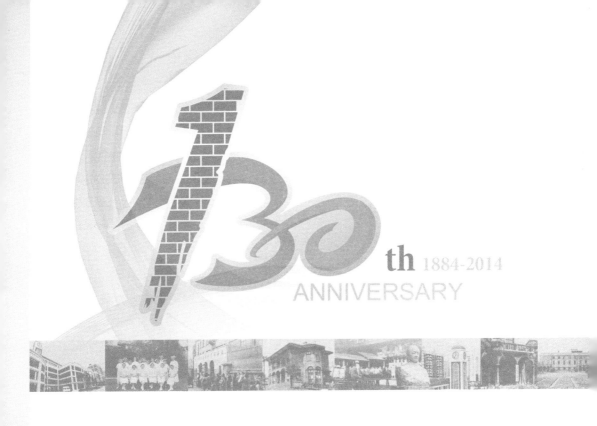

th 1884-2014

ANNIVERSARY

红房子130年

《红房子130年》编委会◎编

上海人民出版社

编委会

主　编：华克勤　徐丛剑

编　委：李　斌　李大金　李笑天　姜　桦

　　　　陈晓军　朱晓勇　李雪莲　王　珏

　　　　陈国华　葛秀贞

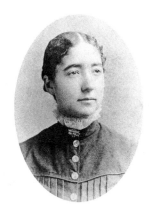

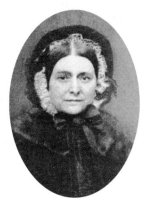

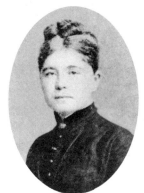

伊丽莎白·罗夫施耐德　　　　玛格丽特·威廉逊　　　　伊丽莎白·麦基奇尼

1883年，第一个女医学传教士伊丽莎白·罗夫施耐德（Elizabeth Reifsnyder）来到上海，创办医务室。1884年6月，玛格丽特·威廉逊(Margaret Williamson)捐款5000美元，租房两间，在上海西门外创办门诊部；同年，伊丽莎白·麦基奇尼（Elizabeth McKechnie）来到医院。

1885年，美国基督教女公会捐款建造新舍。为纪念玛格丽特·威廉逊女士的最初贡献，医院被命名为玛格丽特·威廉逊医院，中文名为"上海西门如孺医院"。图为19世纪80年代西门妇孺医院的全景。

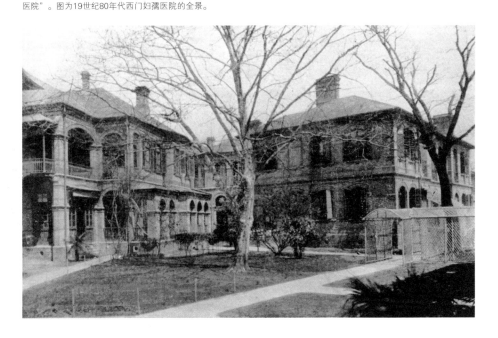

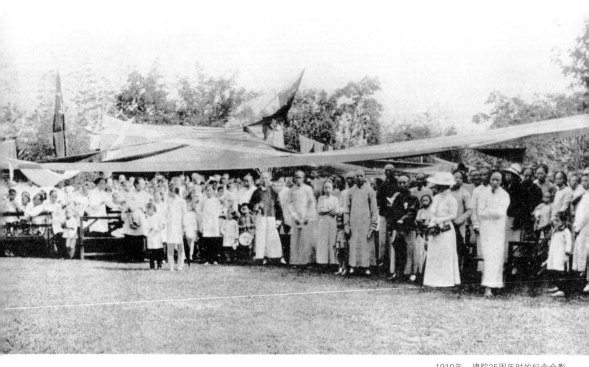

1910年，建院25周年时的纪念合影。

1924年，创办上海女子医学院，也称上海
基督教女子医学院，是当时唯一的女子医
学院。图为当时医学院毕业典礼的情景。

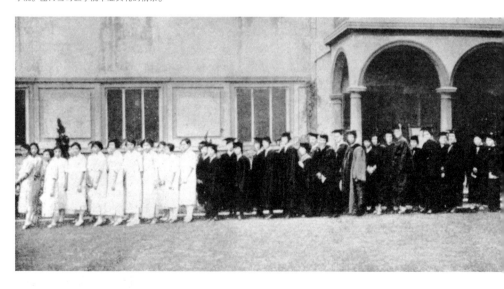

图为上海西门妇孺医院医护人员
的合影。

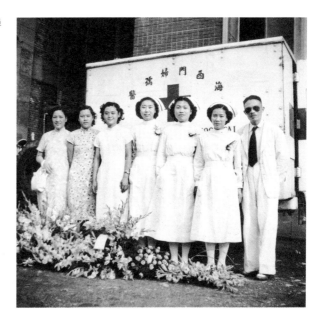

1920年，创办协和高级护士学校，学制
三年半。1952年并入上海医学院护士学
校。图为1939年护校学生毕业照。

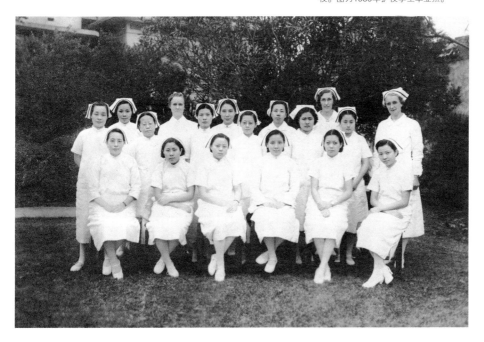

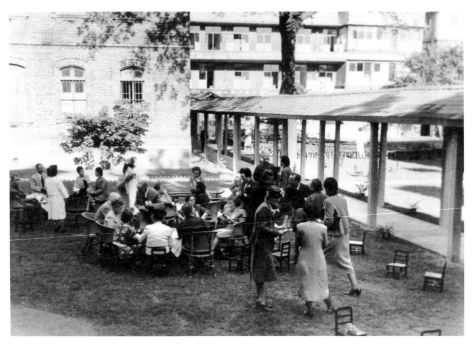

1937年八一三事变后，医护人员和留校学生组成抗日医疗救护队，成立难民医院，救济贫病妇孺。抗战胜利后，1948年医院复院，医院院务全由中国人主持，邝翠娥成为首任中国籍院长。图为复院典礼。

1949年，医院派员到军管处登记。

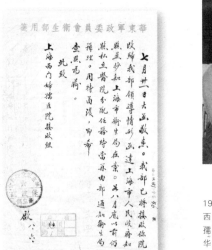

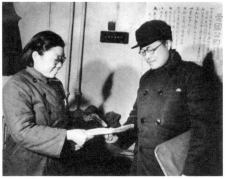

1951年，华东军政委员会卫生部接管上海西门妇孺医院。1952年1月，以上海西门妇孺医院为主体，合并红十字会第一医院（今华山医院）、中山医院的妇产科，成立上海医学院妇产科学院，院址为方斜路419号。图为华东军政委员会当时的接管材料。

自1952年3月起，王淑贞担任医院院长长达20余年，为医院"医、教、研"全面发展殚精竭虑，为医院发展作出巨大贡献。图为王淑贞院长在查房。

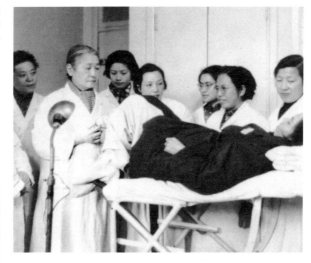

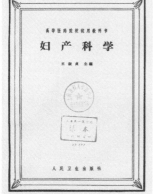

王淑贞院长主持编写了我国第一部高等医学院院校妇产科专业教科书《妇产科学》、《妇产科理论与实践》、《中国医学百科全书·妇产科分卷》、《实用妇产科学》等学术专著，为后人留下了宝贵的医学财富。图为1960年《妇产科学》第一版的书影。

1978年，王淑贞、袁耀萼、陆湘云，同来自全国各地的妇产科专家林巧稚、俞霭峰、司徒亮等讨论编写《妇产科学》第二版。

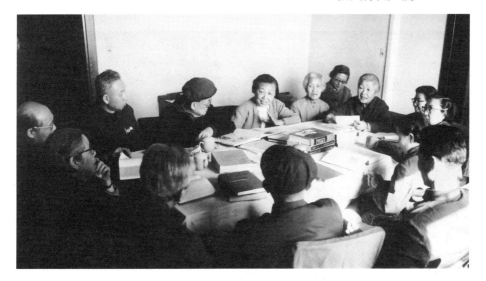

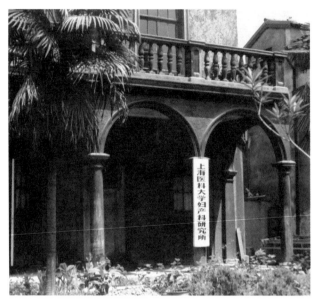

1979年，妇产科研究所成立，下设生理室、生化室、放射免疫室、病理室、遗传室、药理室六个研究室。王淑贞任所长，袁耀萼、李超荆、陆湘云任副所长。

1992年，被国家卫生部、世界卫生组织、联合国儿童基金会首批命名为"爱婴医院"。图为颁奖大会现场。

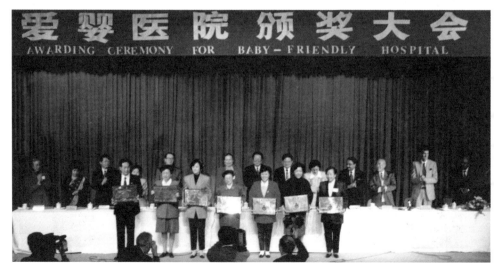

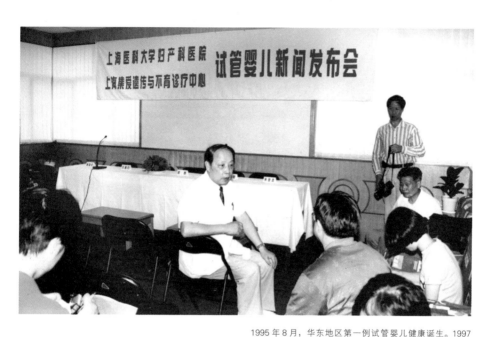

1995年8月，华东地区第一例试管婴儿健康诞生。1997年，成立"中美合作上海集爱遗传与不育诊疗所"。多年来，从试管婴儿、单精子穿刺、冷冻胚胎到睾丸穿刺取精术，助孕技术连上三个台阶，成功率稳定在35%以上，达到国际先进水平。图为第一例试管婴儿新闻发布会现场。

2007年7月，丰有吉院长、杨国芬书记陪同杨浦区区领导及学校领导视察杨浦新院工地。

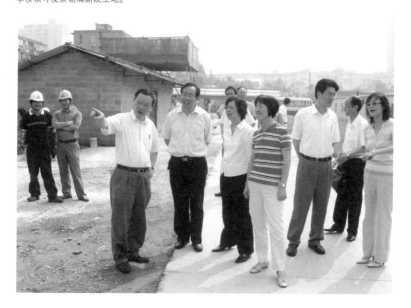

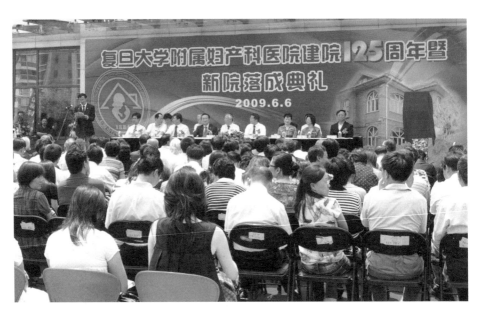

2009年6月，位于杨浦区沈阳路128号的杨浦院区举行落成典礼，10月正式运行。新院址占地面积50亩，建筑面积6万余平方米。今日的红房子医院，犹如百年老树吐新芽，焕发出无限生机。

2005年，"妇产科学"入选上海市医学重点学科建设项目。2010年，卫生部确定妇科、产科为临床重点专科。2011年，"上海市生殖内分泌相关疾病重点实验室"项目通过上海市科委验收。图为第一次重点实验室学术委员会会议的合影。

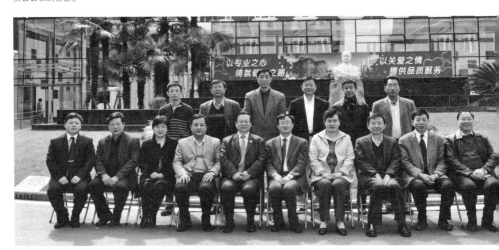

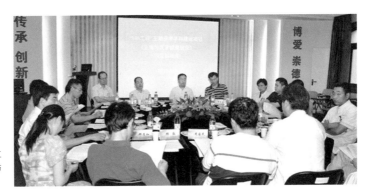

2011年，召开"985"工程三期建设项目"生殖与生育健康研究"启动会。

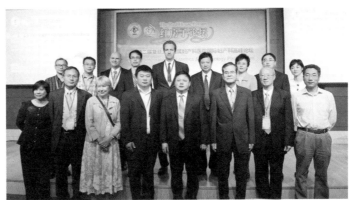

2013年6月6日、7日，在红房子论坛，即第二届复旦大学附属妇产科医院国际妇产科高峰论坛上，国内外知名妇产科专家集聚一堂，共同交流分享最新诊疗资讯和科研成果。图为我院专家与参加本次论坛国外专家的合影。

2014年，举行复旦大学生殖与发育研究院成立仪式。

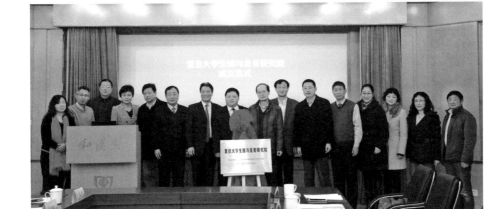

我的红房子情缘

袁耀萼

　　1956年11月，对我而言，是一个特殊的时刻，从莫斯科求学回国的我，来到了生命中第二个事业的起点——上海第一医学院附属妇产科医院。这一晃就是58年，我从一个年富力强的医生变成了细数光阴的老者。回眸这个我服务了接近一个甲子的地方，当提笔再次写下"红房子"这三个字的时候，依然心潮澎湃。在这座百年老院里，有着许许多多像我一样的医者，在这里憧憬过、年轻过、奋斗过，我们都为了一个共同的名字——红房子人，而努力，而自豪，而骄傲。在我看来，这是一所神奇的医院。

　　红房子是妇产科专家的摇篮。早年，医院的硬件条件不好，但年轻医生都愿意到红房子来，为什么？因为这里有最好的教学传统和学习氛围。我永远都记得，每周四医院总查房，洋洋洒洒的一大帮人，为首的就是王淑贞院长。她总是亲自为实习医生做示范，可以这么说，她随时随地为青年医生进行从思维方式到临床经验的医学素养训练。在她的耳濡目染下，"传、帮、带"早已成为红房子高年资医生深入骨髓的意识。红房子的学习氛围有口皆碑，举一个简单的例子，早年医院若是来了一个疑难危重病人，没有一个医生会离开医院，离开病人，因为谁都不想错过任何一个学习的机会和细节。大家都努力地钻研业务，你追我赶，谁都不甘落后，就是这样的氛围造就了红房子的辉煌。医院学科建设始终处于国内领先水平，亚专科的各个方向都能找出国内数一数二的代言人，甚至在国际上也有多位颇具影响力的专家，形成了"群星璀璨"的可喜局面。

红房子历来有"走出去，请进来"的眼光和气魄。王淑贞、郑怀美教授都是怀着一腔热血回来报效祖国的留学生。清晰地记得，王淑贞院长每周二晚上带领着一帮年轻人学习《外语900句》的场景，她总是对大家说，只有学好了外语，才能查看国外文献，以最快的速度掌握国际上最先进的理念和技术，进而为我所用。她总是千方百计地创造机会让医院的医生出国开阔眼界，而聪慧好学的红房子人也总是不负医院所望，"走出去"后每每都能收获"请进来"的硕果。1978年，我被医院派到国外学习，所见所闻让我感到重视基础医学的迫切性。回来后，我向王淑贞院长提出成立妇产科研究所的设想，并得到了大力的支持。 1979年，妇产科研究所成立，下设生理室、生化室、放射免疫室、病理室、遗传室、药理室六个研究室。20多年过去了，红房子医院立足基础医学，探索临床应用，相辅相成，取得了诸多研究成果，技术优势得到进一步的扩大。这又是"走出去，请进来"最有力的佐证。现在，红房子已经成为了业界的明星，成为了妇产科人向往的殿堂，每当医院有捷报传来，我都忍不住喜极而泣——好样的，我们红房子人！

红房子作风严谨，重规范，重管理。医院几经变更，但教会医院的严谨作风一直延续了下来。当年，我是出了名的管理严格，在做医疗副院长的时候，做了很多建章立制的工作，可能得罪了不少人，但我无悔。医生要按规矩办事，按规范办事，才能把工作的随意性降到最低，因为，病人的事情来不得一点马虎，不能出一点差错。确实，那么多年来，红房子医生在诊疗规范性上，在业内有口皆碑，现在国内许多诊疗标准就出自红房子医院，这一点让我至今都非常自豪和欣慰。

　　希望《红房子130年》这本书，能帮助现在以及将来的红房子人更好地领会红房子精神，更好地传承红房子传统，因为你们才是红房子的明天和希望。

希望《红房子130年》这本书，可以让更多人知道红房子的历史，了解红房子的现状，关注红房子的未来，因为红房子的发展离不开各界的支持和帮助。

我一直跟我的学生说，我觉得自己这一辈子，做对了"三件事"：一是走对了"路"，投身学生运动，加入了共产党；二是进对了"门"，选择了医学，进了红房子医院的门；三是入对了"行"，在妇产科临床一线工作，从事医学研究工作。感谢红房子医院培养了我，包容了我，我爱红房子医院！谨此借序寄语，愿红房子医院青春永驻、再创辉煌！

2014 年 3 月

序二

流光溯忆　百年恒远

徐丛剑

　　红房子，一部用岁月唱响的史诗，一部用精神篆刻的传奇，一部用生命书写的巨作。悠悠 130 年，回眸追溯，这不仅是一个医院的足迹，更是一个学科的崛起、一个时代的演变、一个民族的觉醒。此刻，我的眼前分明舞动着一个又一个的身影——

　　1883 年，一个民不聊生的时代，年仅 24 岁的女医学传教士伊丽莎白·罗夫施耐德（Elizabeth Reifsnyder）医师，带着执著和坚定来到了上海，在西门外最贫穷的地方，与首位来华的美国护士伊丽莎白·麦基奇尼（Elizabeth McKechnie）合作开办了诊所，为海边那些贫困的百姓们带来了一个健康的庇护所。几经周折，几经关闭，1885 年，在基督教女子联合公会玛格丽特·威廉逊（Margaret Williamson）女士的资助下，玛格丽特·威廉逊红房子医院（Margaret Williamson Red House Hospital），又名西门妇孺医院，落成并开诊了！伴随着医院的成长，三位始创者从没有停止过付出。威廉逊女士虽早逝，却在生前的遗嘱中确定了捐款的数目以维持医院的日常开支。罗夫施耐德医师则留在中国，不知疲倦地管理着医院，同时兼任医生之职 31 年，终生未嫁，将毕生都奉献给了医

1

院。而美丽的麦基奇尼作为护士长，一直协助罗夫施耐德医师工作，并培养了一批又一批的护理人员，将严格有序的护理管理理念带进了医院，直至1896年离开医院，她还是继续协助医院募集善款。三位富有奉献精神的传教士，在红房子历史的源头，播撒下了仁爱的种子，她们在办医、行医中所表现的施予、平等以及济世精神，超越了宗教，超越了民族和国家，永不磨灭。这是"博爱"的起点，是红房子永远应该牢记的起点。

1926年，一个水深火热的年代，庚子赔款留学生中第一位女医师王淑贞在美国约翰·霍普金斯大学医学院毕业后，满怀医学救国的强烈愿望毅然回国，成为西门妇孺医院第一任华人科主任。抗战期间，她和同仁不顾个人安危，冒着枪林弹雨，免费救治孕产妇和新生儿，博爱之心袒露无遗；而当汪伪政权强令医院登记时，她宁愿停业也不屈服于邪恶势力，铮铮铁骨尽显民族气节；抗战胜利后，她又远涉重洋，筹募资金，重建医院，并捐出了自己的私人诊所。新中国成立后，她被任命为上海第一医学院附属妇产科医院首任院长，长达20余年。此外，她还主编了我国第一部高等医学院校妇产科专业教科书《妇产科学》，主编了《妇产科理论与实践》《中国医学百科全书·妇产科分卷》《实用妇产科学》等学术专著，为后人留下了宝贵的医学财富。更难能可贵的是，她在身后捐出了全部的房产、家产，设立王淑贞基金会，用以奖励和扶持年轻学子，继续为医院、为我国妇产科学的发展作贡献……这位杰出的女性一生与妇产科结缘，与红房子为伴，医院悠远的历史与她的传奇人生融为一体，她以崇高的道德境界向我们诠释了医者济世的初衷，让人崇敬和爱戴。这是"崇德"的楷模，是红房子经久不衰的魅力所在。

20世纪90年代，医院迎来了新的春天。凭借着雄厚的综合实力和优质的医疗服务，红房子在医、教、研等各方面都走在了中国妇产科学界的前沿，在王淑贞教授以及几代妇产科人的共同努力下，规模不断扩大，学科发展迅速，培养并造就了郑怀美、袁耀萼、王菊华、唐吉父、张惜阴、李超荆、俞瑾、张振钧、庄依亮、黄敏丽、归绥琪、曹斌融等一大批专家和教授。在他们的推动下，医院成立了妇产科研究所、生殖调节研究中心、中美合作上海集爱遗传与不育诊疗所、上海市中西医结合月经病医疗协作中心等。成功施行华东地区第一例试管婴儿，研制出新药"天癸丸"和"更年春"，与世界卫生组织合作开展各种药物避孕的临床研究等。与此同时，基于妇产科研究所的科研平台，医院在妇产科医学领域的科学研究不断取得突破，科研课题中标数量和资助经费、SCI收录论文发表数量和质量、科研成果获奖及转化等方面均取得长足的进步。他们如同一颗颗璀璨的明星，将红房子医院推向了另一个历史高度，更吸引和带领着一批又一批的医学生走上了妇产科学的研究和跋涉之路。他们以精湛的技术、高尚的医德、毕生的心血，继承与发扬，传递与承接，使得红房子医院成为了有口皆碑的妇产科专科医院。这是"传承"的典范，是一代代红房子人为之骄傲的奥秘。

　　走进21世纪，历史翻开了新的篇章，红房子已然成为中国妇产科学界的人才摇篮，一个妇产科人心驰神往的事业发展基地。随着杨浦院区的落成，硬件设施的改善和更新，医院的发展空间进一步加大，新一代的红房子人有了施展才华的更大舞台，他们站在巨人的肩膀上延续百年的坚韧不拔和不懈追求。当医院成为国内妇科微创手术领域的领跑者，成为国内开展这类手术最早、数量最大、种类最齐的权威医院的时候，当医院的生殖免疫研究国际领先，生殖内分泌—免疫调节、母胎免疫调节及生育免疫调节研究取得突破性进展的时候，当医院的妇科、产科双双取得卫生部国家临床重点专科时，当"卫生部内镜诊疗技术培训基地"、"上海市生殖内分泌相关疾病重点实验室"、"上海市出生缺陷一级预防中心"、"上海市出生缺陷产前诊断中心"、"上海市妇科质量控制中心"、"复旦大学发育与生殖研究院"挂牌落户红房子的时候，当医院的门诊量、入院人次、手术量、分娩数攀升至专科医院之首的时候，当医院取得的科研奖励、科研基金、科研项目、SCI论文数、专利发明逐年增加的时候，当医院社会声誉鹊起，有口皆碑，赞誉频传的时候，我们看到的是每晚华灯初上时手术室内那如同白昼般的灯光，我们看到的是实验室里那些不知疲惫的身影，我们看到的是疑难手术时，台前争先恐后探出的脑袋，我们看到的是手术直播时，那专注的眼神和目不转睛的期待，我们看到的是多年不孕不育的家庭在治疗后喜得贵子的兴奋，我们看到的是患者字里行间的感谢与感动。在红房子精神的传承下，新一代人对知识的追求，对困难的不屈，对工作的敬业，对患者的仁爱，以及独特而又深厚的红房子文化让医院创造了一个又一个新的奇迹。这是"创新"的节奏，更是红房子新百年的又一个起点。

细读《红房子130年》，正是这一代代可爱的红房子人塑造了历史，传承着光荣和梦想，缔造了医学奇迹及神话，让人不由得肃然起敬。品读着他们的故事，我心潮澎湃，在大气磅礴的故事里，在温婉如水的细节中，我细细咀嚼着红房子的味道，荡气回肠、久久回味。昨天是今天的历史，明天是今天的创造。当红房子成为了妇产科学界的一座丰碑时，那些人，那些事，让我回忆着昨日，思辨着今天，更展望着未来。那是一种成长，一种奋斗，与汗水掺杂、坚持，与奉献交集、交汇的力量。浓浓的百年文脉传承，使红房子的"博爱、崇德、传承、创新"在当下越发地沉淀至深，历史于我们是一座丰厚的宝藏，你我都将是红房子这部史书巨作中的主角、作者以及读者。下一个130年时，我们又将如何被历史来记载和续写？又将如何让这金字招牌更加铮亮耀眼呢？

流光溯忆，百年恒远。厚积薄发，扬蹄奋鞭。征途漫漫，上下求索。我思考着，憧憬着……

是为序。

2014年3月

前言

红房子传奇

王珏　刘琳

清光绪九年 (1883)，黄浦江畔，西门外，一间狭小的村舍里开出了一个医务室。这个治病施药的诊疗点，让周边贫困的渔民有了看病的去处。从怀疑到接受到认同，短短半年的时间。

这，就是西门妇孺医院的雏形，也是医院最早的发源地。

这，就像一把种子，被抛向这片土地，成为当今各种存在的发端。

130 年过去了，种子生根发芽，成熟、长大、繁衍，原来的医务室早已不见了踪影，取而代之的是一个被人们亲切称为"红房子"的妇产科专科医院。这颗妇产科学界的璀璨明珠，犹如一棵枝繁叶茂的参天大树，庇护着普天下女性的健康，保障着维系家庭幸福的母婴安康。她与近代中国同行，令当今世界瞩目。

三位美国女性的跨国传奇

一个世纪前的浦江畔。一个高鼻子、金头发的美国年轻女子，提着精致的皮箱，眨着明亮、好奇的蓝眼睛，走出码头。她此行的目的地是城南，西门外的方斜路。

她就是伊丽莎白·罗夫施耐德，生于利物浦，毕业于宾夕法尼亚州女子医科大学，是第一位来到中国的女医学传教士。这个虔诚的基督徒创立的医务室得到了老百姓的青睐。医务室收费低廉，终是入不敷出的，经营一度陷于窘境。为了维持医务室的日常运作，罗夫施耐德再次回到美国基督教女公会，筹集善款。

这个小小医务室的需求，牵动了另一位美国妇女的心。玛格丽特·威廉逊，一个出生在兄弟姊妹众多家庭的女子。父亲去世后，她便孤身前往纽约，成为一名裁缝。威廉逊性情和善，生活简朴，但乐施善行。婚后，在丈夫的支持下，她专心投身慈善事业。由于小时候家境贫寒，没有受过高等教育，因此她对捐助教育有巨大的热忱。她曾捐款兴建当时美国唯一的一所女子专门学校——密尔斯学院。面对罗夫施耐德的请求，作为女传教协会创办会员的威廉逊慷慨解囊，1884年捐款5000美元，由罗夫施耐德在上海西门外开出了一家门诊部。不幸的是，威廉逊女士不久便因病辞世，但她在自己的遗嘱中，特地划出了部分钱款，用于门诊部日后的运营。

1885年，美国基督教女公会捐款建造新舍，将门诊部改建成医院，为纪念玛格丽特·威廉逊女士，医院被命名为玛格丽特·威廉逊医院，中文名为"上海西门妇孺医院"。这是中国历史上第一家妇产科专科医院。因为当时医院的屋顶为红色，老百姓们便把这个医院叫做"红房子医院"。

1885年，医院建成，罗夫施耐德女士出任第一任院长。她在负责医院管理工作的同时，履行医生职责，之后在华整整31年，直到1916年退休回到美国。1922年7月3日，罗夫施耐德在利物浦的佩里乡下去世，终生未嫁。

与罗夫施耐德女士同行在华的，是一位名叫伊丽莎白·麦基奇尼的护士。她1845年出生在苏格兰，毕业于美国宾夕法尼亚州医学院护理专业。作为来华的第一位护士，门诊部创立伊始，她就加入其中。随后作为护士长，麦基奇尼和她的同事们，将严格有序的护理管理和理念带进西门妇孺医院，并培养了一批又一批的中国护士。1896年，麦基奇尼因结婚而离开医院，但仍继续协助医院筹集资金。麦基奇尼1917年退休后回到美国，1939 年去世。

在三位美国女性的最初努力下，这所由妇女创立、资助，由妇女管理全部人员、资金，专门为妇女儿童提供医疗服务的机构，在中国，在上海，开始了一部关于女性的跨国传奇，开始了她迄今 130 年波澜壮阔的历程。

中国最大的妇女医院

西医、西药、手术刀，尤其是高鼻子金头发的女医生，在 19 世纪 80 年代的中国，是绝对的新鲜事物和新鲜面孔。罗夫施耐德、麦基奇尼，以她们的和蔼态度、高超技术和低廉收费，赢得了百姓们的爱戴，医院的口碑在很短的时间内得到扩大。这些从各种史料中不难看出——

罗夫施耐德在致董事会的信函中写道："1884 年，挂号病人共计 1289 名。出诊 287 次。所开药方过 3000 张。每星期内余进城三次，几成定例 ……综计一日之中，人数最多达 60 号。"

在一份医师文件中，罗夫施耐德写道："1885 年春，工作忙碌，达于极点。不仅病人激增与每晚配药众多已也。若干病家，且要求外国女医生亲自往诊。迎合病众心理起见，皆欣然前往。某少妇抱病已达 65 日之久。初延中医诊治，病势转剧。自经本院疗治，为时日仅两星期，即已痊愈。少妇病体既瘥，赠余大匾额一方。匾为漆制，上镌华文题字，极力颂扬外国女医师医术精湛与中国古代最著名女医相媲美。"这也是可查最早的对医院医疗技术的肯定。

医院 50 周年纪念册中记载了 1910 年 6 月《字林西报》的一则新闻。这篇题为《上海西门妇孺医院 25 周年纪念盛况》的文章中有这么一段文字："传教师某君，曾以某次乱事相告。略为当时人民因饥饿交迫，铤而走险。每至一处，辄捣毁一切以泄愤。当欲破坏一医院，事为附近居民所知，数百人闻讯而至，环集院屋四周，如警卫然，屹立无动，凛不可犯，以保护之。扬言曰：'苟非跨越吾齐尸身而过，尔等决不能损及医院分毫。'并以某老妇经救治而活命，某孩因医治而获愈，以及某孕妇安然生产等事，缕举以告乱党。乱民闻言感动，悄然引退。"小小的一个故事，可见当时的西门妇孺医院在周边百姓心目中的地位。

做医生不易，尤其对兵荒马乱的年代孤身一人在异国的罗夫施耐德来说，更是难上加难。中法战争期间，罗夫施耐德在给董事会的报告中，这样描写出诊的环境："四周空旷，绝无比邻房屋，但其左近有一义冢，稍远处又有童坟一座。……每次与余偕行者，辄为麦基奇尼女士。女士善具药方，极为娴熟。苟无女士相助，余之工作，殆难措置裕如。幸有女士助理始克应付。"而遭遇惊吓，对她们几乎是家常便饭，更时常有生死惊险。罗夫施耐德曾记叙当时的情形："中法战争，目下似告停顿。吾人虽屡受惊吓，但工作则仍照常进行，迄今未受其侵扰。……1884年之夏，实予吾人身心方面，以极大之难堪。天时奇热，往返诊所，一路使人极感痛苦。尤以沿途恶臭熏天，为最难受。行至西门乡间，适遇一西人驱车疾驶将余所乘之车（人力车）撞翻。余因语汤姆生夫人（麦基奇尼护士）曰：同一死也，宁愿待毙于宅中。"

至1910年举行25周年庆典时，上海西门妇孺医院已诊治80万人次患者，年平均820名住院病人，年平均门诊量56709人次。当时有记者记录了庆典盛况："于六月四日，星期六下午，举行二十五周年纪念，记者躬兴其盛。见院内广场，芳草平铺，绿树丛生，嫩枝迎风招展，景色弥极佳妙。场之一端，以芦席大成平台。台上饰以名花瑶草，五色缤纷，并悬各色锦绸及星旗龙旗等飘扬空际，光彩夺目。台前排列坐位，以长条红绿彩绸缀其上，以长绳悬万国旗帜及灯笼之属，点缀如繁星。场中最足引人注意者，厥为道会来宾之踊跃，妇女约五六百人，小孩达二百名，其年龄大小不等，有仅弥月尚在襁褓中者。到会诸人均佩徽章一枚，盖热诚爱戴医院之一致表示也。中西名流，到者颇多。贵宾有道台代表曹君、吴道台及上海知事丁君者。会场内有中国乐队一班，嘉宾荟至，及更换节目时，奏乐助兴。"由此不难看出，医院成立25周年之时，业界声誉、口碑业已俱佳，受人爱戴之程度，一目了然。

1915年，美国人易诺（Eno）出任新院长。及至1934年医院建立50周年时，据特别出版的纪念册中"本院之若干真实情形"记载，"红房子"是当时"中国最大之妇女医院"；由1885年起诊治病人已逾150万人；"为请求医学上的帮助而亲来本院之妇女遍及中国各处"；1933年住院病人逾 3000 名;"生产于本院之婴孩达 4 万名";"本院多数病人每天仅纳资五角,而每日平均开销则达二元五角"。1939 年时,医院已拥有 260 张床位,35 名医生、护士、传教士等,先后开设了内科、外科、妇产科、癌科、儿科、公共卫生科等,医院日渐光大。

中国最大之妇女医院的盛名绝非偶然,西门妇孺医院是中国这片土地上那个历史时期教会医院的一个缩影,也是一个传奇,她的创建、发展和壮大,也是西方医学进入中国,被人们认可与接受的过程。

教学医院的由来

20 世纪初的红房子医院有一件大事必须提及,那就是在她开办之初,就建立了医学院和护士学校。这不但为自己医院源源不断地提供新鲜血液,更为中国培养了一大批本土医护人才,让更多中国的医学生走上了规范的医学道路。

1920 年,红房子医院创办了协和高级护士学校,这个注册于中国护理协会名下、学制三年半的护校,首任校长为美国人安女士。当时能进入护校学习的,皆为有身份有地位人家的小姐,端庄秀丽,思想进步。她们常常是怀揣着"爱心使者"的崇高信仰入行。随着更多人的加入,护士学校的规模不断扩大,并建造了专门的宿舍。抗日战争爆发后,学校虽几易校舍,但仍然没有停止前进的步伐。直至 1952 年并入上海医学院护士学校,协和高级护士学校前后共毕业学生 330 余人。协和护校的创立为医院的发展奠定了基础,更源源不断地向医院输送了优秀的护理人才。

1924 年,美国基督教女公会、浸礼会共同组织联合董事会创办上海女子医学院,也称上海基督教女子医学院(Shanghai Woman's Christian Medical College),这是当时唯一的女子医学院,也是一所小型的高级医科大学。上海女子医学院以原有美国监理会女子部所立的苏州女子医学院迁沪师资为核心,红房子医院提供校舍设施,校址靠近医院,占地 21 亩,民国 13 年春落成,是年 9 月正式招生,并在美国注册,学制五年。

女子医学院对入学者的筛选非常严格,要求须至少修完大学两年课

程，并对所修的普通化学、有机化学、化学分析、物理学等主要科目规定
了具体的学分要求。所招学生大都来自金陵女大、燕京大学、华南女子文
理学院等教会大学，均用英语教授专业课程。专职教师多系国外毕业的医
师，亦有聘自圣约翰大学的兼职教授，学院拥有化学、病理、细菌、生
理、药理和胚胎等 6 个设备完善的实验室，临床实习以红房子医院为主，
个别专业则分赴广仁、同仁、仁济等其他教会医院实习。

作为教学医院，红房子医院与女子医学院互为依存。医院及医学院
的领导机构为美国董事会，董事会成员由 3 个教会的代表组成，在上海的
董事会由 8 人组成，其中 6 人是美籍人士，4 人是传教士，受美国董事领
导，定期向美国董事会汇报，学校人员必须是基督徒，每年由三教会拨给
辅助经费 10 万洋元，医院每年有 8 万元收入（这笔经费于 1951 年完全断
绝）。中国董事会 12 人，由各教会推选，董事会每年改选一次。

学院初创时规模不大，学生仅 10 人，专职和兼职教师约 15 人。美
国人劳合理出任院长，外科、小儿科、产科也是由美籍女医师任教。1927
年，有 3 个中国医生加入其中，分别为王淑贞教妇科，邝翠娥教内科，倪
葆春教外科。1925 年 1 月，中华医学会将其注册为认可的医学院；1933 年
被准许在教育部立案，并由王淑贞任院长。在王淑贞等的精心筹划下，至
1935 年，在校学生近 60 人，专、兼职教师 30 余人。学院在太平洋战争
爆发后停办，前后共有毕业生 72 人。

女子医学院的成立和发展，不仅实现了西医教育的本土化，更是促
进了现代医学教育体系在中国大地的形成。而另一个重要成就就是培养了
各类医疗人才，无论在数量上、质量上还是分布范围上，都有了质的飞
跃，使得西医教育在中国的进一步发展有了充足的人才储备。

公共卫生之雏形

"盖婴儿出院以后，其情形如何耶？彼未完全成熟之婴儿，曾经悉心
看护，并以药剂哺之，出院以后其情形又如何耶？斯皆医师与护士所时刻
在心，念念不忘者。至于内症、外症及病病患者，往往未经痊愈即已离
院，其后在家疗养情形若何？"曾经亲手接生过的健康婴儿，如今长得可

壮实？曾经亲手喂过药的早产儿，出院后可健康？各种疾病的患者是否遵了医嘱，治好了顽疾，恢复了健康？这些殷殷的关切，促使红房子的白衣天使们走出医院造访病人。

1927年，西门妇孺医院特设了公共卫生部。院志记载："该部一切事宜，由曾在芝加哥巡行看护医院办理公共卫生工作两年之戴惠思女士主持之。……以造访生产于本院之诸婴儿家庭为目的，教导其母以保育儿童之方法。此外，以更进步之治疗实施于多数内外科病人，以助其在家疗养；如彼辈有未能准时来院者，则将其接返诊所。"

一开始，回访工作进行得并不顺利。一般的中国家庭，原本并不曾想到洋医生会寻到家中探访，难以揣度其动机，进而疑心是否来收欠费。而且病家留下的住址常常不正确，或者不详尽，再加上老外不熟上海路径，以致"访一病家，每须徘徊街衢，多方探寻始克详悉"。

后来红房子拟定了措施，每当病人离院前先告知将由护士前往回访，并请其留下正确住址。此法实行后，收效越来越良好。7年后的院志记载说，所有造访之病家，几乎有一大半都是再次回访者，这些病人把来访医生"皆视同老友，极表欢迎"，而且"当吾人行近其家时，即有小儿雀跃而来"，及至门前，"即见大门洞开，热烈欢迎余等入内"。记载中还有一位母亲，因为出院后知道医院护士很快就会来家探望新生婴孩，所以每日叮嘱其5个儿女洗面洗手，穿着整齐清洁，等待护士或于某日到来。

"本院巡行看护，遍及上海各处，并兼及附近乡镇，如龙华江湾，以及位于浦江对岸之浦东。每值巡行乡村，吾人倍感愉快。盖除乘机呼吸乡间新鲜空气外，所接触之人士又皆和蔼可亲，诚恳异常。对于所述一切，且莫不全神贯注，热心倾听故也。至吾人走访之处，华租两界，约略相等。"建院50周年纪念册如此记载。

还有一则小故事。某日公共卫生护士前往城中诊视一婴儿，不想却见一个十六七岁的女孩病快快地卧于屋角的席子上，上前一看，女孩的肩部已"溃烂成大洞，脓汁淋漓"。护士马上为其洗净创口，然后得知其为烫伤，数星期前曾在医院看病后返家，但因路途遥远且囊中羞涩而未遵医嘱再回院换药。女孩父亲是每日沿街叫卖糖食的小贩，每块糖食售铜元一二枚，女孩是其父的助手。得知情况后，护士"当即代为包扎并促其同返医院"，并提供免费住院医疗。女孩再度治愈返家后，公共卫生部的护士"继续造访其居，并每周二次或三次为之包裹换药，待其痊愈始已"。

"多数病人离院时，虽其伤势实已痊愈，但仍嘱其来门诊部一边裹治。其遵嘱而来者，固不乏人，但亦有不复来者。此种病人，类皆由本院护士续往探访，俟其痊愈而后已。谚云：及时之一针可省九针。此在卫生工作方面，尤为确论也。"

与公共卫生部同时开办的，还有福婴诊所。当公共卫生部护士走访出院产妇时，会叮嘱她们之后将婴儿抱来医院由主任医士及护士为之沐浴、称体重、量体格及检验等，然后告之正确的喂养方法。"先后来所者甚众"。如果有数星期不至者，公共卫生部护士则又将"造访其家以探究竟"。

1934 年，宋美龄在给红房子建院 50 周年的贺信中如是写道："观乎妇孺医院初起时之惨淡经营，五十年来自种种变革，卒成今日之伟大规模，气象万千……现代化之医院，其护士学校及特许之医学学校，更足辉医学事业。在我国之成就，而该院为妇女所发起，并完全为妇女机关所赞助扶植，此尤难能而可贵者也。"

由此可见，医院在当时就有"随访"及"治未病"的理念，并将教会医院所信奉的仁爱理念不断发扬光大，将诊疗工作从院内扩展到院外。在 20 世纪初，婴幼儿和孕产妇的死亡占据人口死亡的很大比例，而医院开展的公共卫生范畴下的妇婴保健工作，无疑走在了中国妇婴保健工作的前沿，对降低婴幼儿死亡率与孕产妇死亡率起到了一定的作用。更重要的是，公共卫生工作的施行，对推动民众对卫生工作的认识亦起到了积极的作用。

"掌门人"王淑贞与红房子的兴盛

关于妇产科领域的泰斗，素有"南王北林"之说。"林"指的是北方的林巧稚，"王"则是上海的王淑贞。北京协和医院的林巧稚大夫，鼎鼎大名，有着"万婴之母"的美誉；红房子医院的王淑贞教授，同样被业界视为高山仰止，只是因为鲜于宣传，不为大众所知。

没有王淑贞，就没有今天的红房子。这话一点都不为过。她是红房子医院历史上最重要的"掌门人"。她任红房子医院院长长达20多年，是红房子医院的精神领袖，是红房子人最爱戴的老院长。

王淑贞，这位苏州十全街怀厚堂王家走出来的三小姐，出生世代书香门第。祖父王颂蔚是前清进士，做过高官；父亲王季同是著名数学家，子女12人，有7人是中国一流科学家。1918年5月的一天，上海外洋轮船码头，人头显得特别拥挤。在开往美国的外轮前，9名学生模样的女孩，依恋不舍地与亲人告别，她们就是考取清华大学庚子赔款奖学金的第三批派往美国留学的中国女学生。其中有一位漂亮的苏州姑娘，身材苗条高挑，在人群中格外引人注目，她便是王淑贞。

王淑贞先后在巴尔狄摩高等女子大学、芝加哥大学就读，仅用3年时间就完成了4年的大学课程，获理学士学位，她又考取了约翰·霍普金斯大学医学院。获得博士学位的她，满怀医学救国的强烈愿望，回到了中国，走进了西门妇孺医院。这一年，她27岁。之后，直到她离世，她在这家医院整整服务了60年。

在红房子，王淑贞创建了我国医学史上第一个妇科，并成为了有史以来第一位担任医院科主任的中国人。她还兼任私立上海女子医学院教授，并于1933年成为该学院首任中国籍院长。

八一三事变，日本侵占上海，西门妇孺医院遭受严重破坏，王淑贞不畏艰险，继续开展爱国救亡的医疗和教育工作。太平洋战争爆发后，医院财政极端困难，王淑贞和全体职工同舟共济，共渡难关。她以突出的管理才能维持了医院的正常运作，挽救了濒临关闭的医院。

在日本侵略者面前，王淑贞铮铮铁骨，宁可解散上海女子医学院，也绝不向日寇屈服。抗战胜利后，为完成医院重建，王淑贞远渡重洋，募集资金。解放战争时期，王淑贞义无返顾地留了下来，出任院长兼教研室主任。她说："我不离开祖国，不管困难多大，我要把医院办下去。"

六十载从医路，王淑贞研究"产道异常"与"新生儿死亡原因分析"，着手测量中国妇女骨盆数据资料，建立了产科工作常规，使得新生儿死亡率比新中国成立初期下降5倍。她探索妇产科医学前沿，理论联系实际，使妇产科内分泌研究工作实现了从无到有的转变。她开设肿瘤门诊和病房，使宫颈癌根治术、子宫内膜癌及输卵管癌等的治疗效果达到了国际水平。她开展腹膜外剖腹产新技术研究，对腹膜外剖腹产的适应证和禁忌证进行了阐述和论证，对我国开展腹膜外剖腹产手术具有划时代的指导性意义。她尝试宫内节育器的临床应用，为将这一简易可行的避孕方法推广至全国奠定了基础。她主编我国第一部高等医学院校妇产科学教材《妇产科学》，她以84岁高龄主编《妇产科理论与实践》……太多的"首创"，使她成为当之无愧的中国妇产科学身先士卒的理论家和实践家。

王淑贞把一生都奉献给了医院，弥留之际，她捐出全部家产，设立"王淑贞基金会"，用以奖励和扶植红房子的后人。

王淑贞的名字，将永远镌刻在红房子的院史中，留在红房子人的心里。

百花齐放与精神传承

时光，从不曾慢下她的脚步。历史的车轮永远滚滚向前。

先贤已逝，唯红红的7号楼以及王淑贞的雕像静静地伫立在红房子的庭院中，沉淀着时光，沉默不语，却熠熠生辉。回顾着过去，展望着未来。无需言语，只要在那里，就能散发出历经130年中西文化融合交流的传奇光彩。

在"中国医院最佳专科声誉排行榜"妇产科专业中，红房子已连续4年名列全国第二。可能会有人问：红房子强在哪里？细想之下，综合实力强，应该是最好的答案。因为红房子的每一个亚专科都独具特色，在业内享有声誉。

早在王淑贞任院长时，就把学科建设、人才培养作为生命线。王淑贞院长不但注重临床技能的培养和锻炼，更善于根据不同医生的兴趣爱好引导其在亚专科上的发展。于是，有了专注生殖内分泌的郑怀美、李诵弦、袁耀萼、陆湘云教授，有了钻研妇科肿瘤的刘淑湘、张惜阴、朱关珍、曹斌融教授，有了钟情中西医结合的唐吉父、曹玲仙、俞瑾、归绥琪教授，有了探索生殖免疫学科前沿的李超荆教授，有了研究妊娠高血压症病、妊娠合并心脏病的王菊华、高秀惠、张振钧、陈如钧、潘明明教授，有了致力于计划生育研究的杜明昆、黄紫蓉教授，有了潜心病理学研究的陈忠年、杜心谷、赵充教授，有了开拓宫颈疾病治疗的吴劼彝、丁爱华教授。于是，与之相关联的各个亚专科也声誉鹊起。凭借着雄厚的综合实力，红房子在医、教、研等各方面都走在了中国妇产科学界的前沿。常言道，一花独放不是春，百花齐放春满园。也就是在这样的相互辉映之下，红房子才更加凸显了她的实力和魅力。

在王淑贞教授以及几代妇产科人的共同努力下，医院规模不断扩大，学科发展迅速，培养并造就了一大批专家和教授。在他们的推动下，医院内涵建设进一步加强，亚专科纵深研究进一步推进，成立了妇产科研究所、生殖调节研究中心、中美合作上海集爱遗传与不育诊疗所、上海市中西医结合月经病医疗协作中心等。在业内率先开展了电视腹腔镜手术，成功施行华东地区第一例试管婴儿，研制出新药"天癸丸"和"更年春"，与WHO合作开展各种药物避孕的临床研究，成功施行世界首例中孕期行腹腔镜保留子宫宫颈广泛切除术并助患者顺利分娩等。与此同时，基于妇产科研究所的科研平台，医院在妇产科医学领域的科学研究不断取得突破，科研课题中标数量和资助经费、SCI收录论文发表数量和质量、科研成果获奖及转化等方面均取得长足的进步。他们如同一颗颗璀璨的明星，将红房子医院推向了一个历史高度，更吸引和带领着一批又一批的医学生走上妇产科学的研究和跋涉之路。

走进21世纪，历史翻开了新的篇章，红房子已然成为中国妇产科学界的人才摇篮，一个妇产科人心驰神往的事业发展基地。2009年，在各级政府的关心下，医院在上海的东北角杨浦区又建起了一座现代化的医院。至此，两院区总占地面积65亩，建筑面积84600余平方米，核定床位820张，医院的发展空间进一步扩大，红房子人有了更大的施展才华的舞台。他们站在巨人的肩膀上延续着百年的坚韧不拔和不懈追求。

近年来，医院业务呈现量、质同升趋势，2013年，年门诊量近130万人次，住院病人4.26万人次，分娩数达1.5万人次，年门诊量、入院

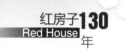

人次、手术量、分娩数均攀升至上海市妇产科专科医院之首。全院具备妇科四级腔镜手术资质医师者多达 17 名。最具代表性的妇科微创手术比例已达到 85%，年完成腹腔镜下宫颈癌广泛根治术（难度最高的妇科微创手术）达 450 台。

与医疗业务一同增长的还有技术力量。目前，医院拥有在职正高职称专家 34 名，副高职称专家 93 名，博导 14 人、硕导 37 人。设有妇科、产科、计划生育科、中西医结合科等 14 个临床科室及专科诊疗中心。在妇科肿瘤、生殖内分泌、生殖免疫及不孕不育、微创手术、盆底、宫颈疾病、妇科病理、妇科影像、高危妊娠、中西医结合、母体医学、胎儿医学、产前诊断和筛查 / 产科急重症救治、出生缺陷一级预防等亚专科上形成了自身的临床医疗特色，通过开设专科门诊、专病门诊，成立专科病房等形式为患者提供了高质量的专科服务。于是，红房子的历史上又多了一个个新的名字：刘惜时、程海东、林金芳、孙红、李斌、王文君、李大金、华克勤、朱芝玲、周先荣、朱瑾、李笑天、任芸芸、丁焱、姜桦、黄绍强、顾蔚蓉、徐丛剑、张炜、鹿欣、隋龙、张国福、尧良清、金莉萍、严英榴、孙晓溪、陈晓军、冯炜炜、汪吉梅、姚晓英、张国福、朱晓勇、张斌、汪清，他们如同一颗颗新星，在红房子的上空熠熠生辉。

近年来，医院又先后成为卫生部妇产科医院标准制定单位、卫生部内镜诊疗技术培训基地、上海市妇科临床质控中心、上海市生殖内分泌相关疾病重点实验室、上海市出生缺陷一级预防指导中心、上海市出生缺陷产前诊断中心、复旦大学发育与生殖研究院；入选国家重点学科、上海市重点学科、国家精品课程和 211 工程重点学科建设项目单位；承担 985 课题、国家自然科学基金重点项目等国家级重点课题。2010 年，妇科和产科双双入选国家临床重点专科建设项目，成为首批"上海市三年住院医师规范化培养基地"之一。

近 5 年，申请到局级以上（含局级）科研项目 200 项、专利 14 项。发表学术论文近 600 篇，其中 SCI 收录 176 篇，最高单篇影响因子达 18.35。与多个国家的医学院校建立了学术交流和友好合作关系。每年接待来访及讲学的外宾百余人次。医院重视人才培养，近年来先后有 19 人次入选上海市领军人才、上海市青年科技启明星计划、上海市浦江人才计划等。

与医、教、研发展同步并行的是红房子人的人性服务与细节关怀。手术前的亲切安慰,病房里的嘘寒问暖,诊室内的热心搀扶,电话里的术后随访,诊察床边的爱心扶手,温热后的酒精棉球和耦合剂,贴心绘制的爱心地图,医务社工的真情参与……这是一份发自内心深处的关怀,更是对病人如涓涓细流般的爱护,深沉而美好。

百年积淀,百年传承。

无疑,红房子人是努力的,也是热忱的。每晚华灯初上时手术室内那如同白昼般的灯光可以诉说她的执著;实验室里不知疲惫的身影可以证明她的努力;上疑难手术时手术台前争先恐后探出的脑袋可以感知她的如饥似渴;手术直播时那目不转睛的专注眼神可以读懂她不变的期待;多年不孕不育的家庭在治疗后喜得贵子的兴奋可以解释她蒸蒸日上的缘由;患者字里行间的感谢与感动可以回馈她的价值与意义。这就是红房子的精神传承,她默默影响着红色屋檐下的后人,就像一个孩子的家教,不在于父母对他说了什么,而在于父母和他周遭人的言谈举止。红房子的第二代、第三代从老一辈身上学到的、继承的,是对知识的追求、对困难的不屈不挠、对工作的敬业奉献、对患者的博爱仁心。这是独特而又深厚的红房子文化。

"博爱、崇德、传承、创新",这句院训如今就如同"红房子基因"一样,渗入每一个红房子人的血液中。

守业守责与百年梦想

岁月无息,世纪回眸,那是一种成长,一种奋斗,一种与汗水掺杂、坚持,与奉献交集、交汇的力量。浓浓的百年文脉传承,使红房子的"博爱、崇德、传承、创新"在当下越发地沉淀至深。当红房子成为妇产科的一块金字招牌时,红房子人正行走在"创业难,守业更难"的征途上。薪火接力,杏林辉煌,站在巨人的肩膀上创造新的奇迹,俨然已成为当代红房子人的责任和义务。

　　年轮跨过130年，红房子始终在思索，如何开创新百年的征途，如何描绘最美丽的蓝图。依托上海，服务上海，辐射全国，领导班子高瞻远瞩，将目标定位在"三个中心一个平台"，即妇产科疑难杂症诊疗中心、妇产科高级临床医师培训中心、妇产科基础与临床研究中心、中外妇产科学界交流平台。以百年大学、百年医院品牌和历史积淀为依托，红房子医院继往开来，执著奋进，向着新的目标不断奋进。红房子利用SWOT理论综合分析自身的优势与劣势、机遇与威胁，制定了细化的举措以及量化的指标来推进新百年的梦想：

　　——强化服务理念，提高服务质效，推进资源配置，加强医疗费用控制。

　　——加快学科建设，重塑亚学科架构，壮大优势发展特色，创建新的增长点。

　　——登高望远，广纳英才，内外兼修，提高医务人员整体素质。

　　——改革内部运行机制，完善管理制度，提高专业化管理水平。

　　——加强精神文明、医德医风和行风建设，构建红房子文化体系。

　　——提高服务与管理能力，改善医疗设施建设，促进学科整体发展。

　　扬帆起航，一幅描绘女性健康、母婴安全的壮丽蓝图已然拉开……

　　正如红房子院歌里唱的："这里让切盼的人遂心所愿，这里为女性健康筑起屏障。用我真情迎接人间每个小生命的降临，用我真情成全人间每个家庭的团圆；用我真情挽留人间绚丽多彩绽放笑颜，用我真情还给人间无私的奉献精神；用我真情播撒人间，医者仁心百年不变，用我真情传遍人间，红房子在你我心间。"

　　过去的130年，红房子书写传奇。

　　未来的130年，红房子续写辉煌。

目　录

Contents

玛格丽特·威廉逊：
医院因她得名

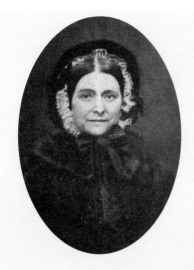

玛格丽特·威廉逊（？—1883）

美国人，出生在一个兄弟姊妹众多的家庭，父亲死后，玛格丽特·威廉逊（Margaret Williamson）来到纽约，做裁缝营生。她性情和善，乐施善行，并在结婚后，在丈夫的支持下，专心投身慈善事业。威廉逊生活简朴，甚至到了节衣缩食的地步，但是遇到他人有急需，毫不吝啬，慷慨解囊，可谓不遗余力，行善造福。由于小时候家境不好，自谋生活，威廉逊没有受过高等教育，因此对于教育具有很大的热忱，她曾捐款兴建了当时美国唯一的一所女子专门学校——密尔斯学院（Mills College）。1882年，作为女传教协会创办会员，玛格丽特·威廉逊捐款5000美元拟用于在上海设立妇孺医院。但不幸的是，1883年她便与世长辞了。弥留之际，她仍对医院一事念念不忘，在遗嘱中特别明确捐款数目，用于维持医院日常开支。1885年，医院建成。为纪念玛格丽特·威廉逊，医院被命名为玛格丽特·威廉逊医院（Margaret Williamson Hospital）。

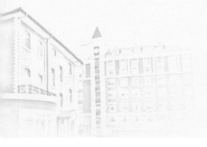

伊丽莎白·罗夫施耐德:第一任院长

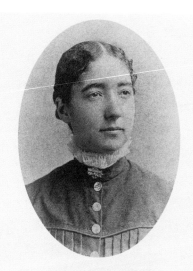

伊丽莎白·罗夫施耐德 （1858—1922）

1858年生于利物浦，从米勒斯维尔中学毕业后，就读于宾夕法尼亚州女子医科大学。21岁时加入女传教协会。1883年，作为第一位女医学传教士，年仅24岁的伊丽莎白·罗夫施耐德（Elizabeth Reifsnyder）来到中国，在基督教女子联合公会的指导下，在一间狭小的建筑中建立医务室，直到1885年西门妇孺医院建成。1910年，西门妇孺医院25周年庆典时，医院已诊治患者80万人次，年平均住院病人820名，年平均门诊量56709人次。之后，战争频繁，医院几乎所有的建筑都被战火摧毁，她又肩负起了重建医院的重任。罗夫施耐德女士担任医院管理工作和履行医生职责31年，几乎将毕生奉献给了西门妇孺医院。1916年退休。1922年7月3日，在利物浦佩里乡下去世。

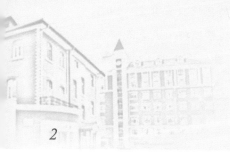

伊丽莎白·麦基奇尼：
第一任护士长

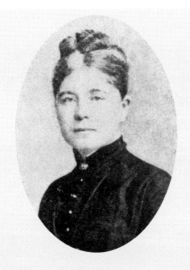

伊丽莎白·麦基奇尼 （1845—1939）

1845年生于苏格兰格拉斯哥，青年时在费城的宾夕法尼亚州医学院学习护理，伊丽莎白·麦基奇尼（Elizabeth McKechnie）于1884年来到上海。作为护士长，她与伊丽莎白·罗夫施耐德一起在西门妇孺医院工作。西门妇孺医院是传教士在中国建立的第三个专门为妇女和儿童提供医疗服务的机构，资金、人员皆由妇女管理。在麦基奇尼的引领下，更多的美国护士加入了中国护理事业的行列，麦基奇尼和她的同事们一起对中国护士进行培训。1896年，麦基奇尼离开医院，嫁给E.H.汤姆森，但继续协助医院募集善款。1917年退休后回到美国。1939年去世。

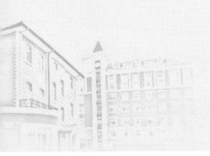

邝翠娥：首任中国籍院长

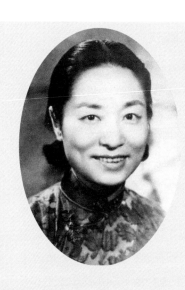

邝翠娥 （1897—1968）

广东番禺人。民国 15 年（1926），毕业于美国康乃尔大学医学院，获医学博士学位。历任上海女子医学院教授、西门妇孺医院院长兼内科主任。1953 年任上海第二医学院附属广慈医院（今瑞金医院）内科副主任、内科学教授。专长消化系统内科。合著《内科临床诊断手册》等，发表《促肾上腺皮质激素治疗 27 例顽固性支气管哮喘》等论文。

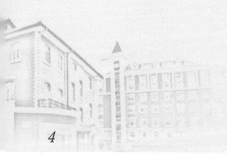

王淑贞：
大爱无私　丰碑长存

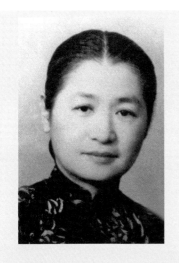

王淑贞 （1899—1991）

江苏吴县人。医学博士，上海医科大学一级教授、著名妇产科学专家、我国妇产科学奠基人之一，与北京协和医院著名妇产科专家林巧稚齐名，有着"南王北林"的美誉。早年获清华大学"庚子赔款"留学奖学金赴美留学，是我国第一位获"庚子赔款"留学的女医师。1925年毕业于美国约翰·霍普金斯大学医学院。其在妇科内分泌、妇科肿瘤、计划生育、产道异常研究、妇科普查推广等方面有着卓越的贡献。曾当选第一、二、三届全国人民代表大会代表，历任第三届全国政协委员、上海市妇联副主任、卫生部学术委员会委员、中华妇产科学会副主任委员、中华妇产科学会上海分会主任委员、中华妇产科杂志副总编、中华医学会总会理事、上海第一医学院附属妇产科医院院长等职。主编《妇产科学》、《妇产科理论与实践》、《实用妇产科学》、《中国医学百科全书·妇产科分卷》、《医学英汉辞典》等专著。从医执教的60余年里，为中国妇产科学的发展立下了功勋，并为我国培养了一大批优秀的妇产科学术人才。

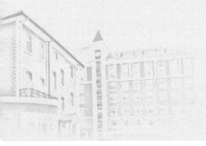

在上海老城厢方斜路上，有着一所著名的百年老院——上海市红房子妇产科医院。在红墙绿树的映衬之下，医院大草坪中坐落着的一尊半身汉白玉塑像格外引人注目。她就是我国现代医学史上的杰出女性、著名妇产科学家、现代妇产科学奠基人之一——王淑贞。她与北京协和医院著名的妇产科专家林巧稚齐名，是"南王北林"美称中的"南王"，她是红房子人的精神领袖。大家每每站在塑像前瞻仰老院长，都会被她那慈祥温婉的微笑所感染，进而把对这位医学大家的崇敬和追思转换为对患者的仁爱。

王淑贞的一生与妇产科结缘，与红房子为伴。她的一生经历了辛亥革命、军阀混战、抗日战争、解放战争、新中国成立、改革开放等重大历史时刻，见证了近代中国百年的发展历程。不管经历多少挫折，她始终没有动摇过自己的理想和信念，为我国妇产科学的发展作出了杰出的贡献，留给了后人很多很多宝贵的财富。后辈每每回忆起王淑贞老院长，一种崇敬，一种仰慕，一种感动，不禁从心底涌现……

治院：以人为本，开拓创新

王淑贞8岁时母亲患产褥病逝世，为此她立志学医。19岁时，王淑贞顺利考取清华大学"庚子赔款"留学奖学金赴美留学，成为我国第一位获"庚子赔款"留学的女医师。她先后在波尔狄摩高等女子大学、芝加哥大学攻读，仅用3年时间就完成了4年的大学课程，获理学士学位，同时考取了约翰·霍普金斯大学医学院。凭借天资聪慧和勤奋好学，王淑贞各科成绩均名列前茅，深受老师的赏识，在校期间得到3枚金质奖章，这种崇高的荣誉，即使是美国本土的学生也很难得到。在那个尚未告别屈辱的时代，黄皮肤黑眼睛的她塑造了全新的中国人形象，也为祖国争得了荣誉。

王淑贞完全可以留在美国干出一番事业，但是这位满怀"医学救国"强烈愿望的女子却毅然决然地回到祖国。在她的心目中，赴美留学的最终目的是为了学习现代医学知识和新技术，更好地为中国妇女服务。就这样，怀揣着理想，她回到了祖国。从此，开始了她与妇产科，与红房子医院的不解情缘……

王淑贞回国后，在传教士劳司理的引荐下进入上海西门妇孺医院任职。王淑贞在西门妇孺医院创建了我国医学史上第一个妇科，并成为医院有史以来第

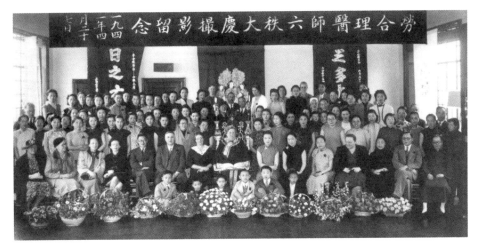

1941 年，医护人员为教务长劳合理（左六）过六十大寿。

一位担任科主任的中国人。同时，她还兼任了私立上海女子医学院教授，并与1933 年由校董事会推选担任院长，成为该学院首任中国籍院长。

1937 年八一三事变后，日本侵占上海，西门妇孺医院遭受严重破坏，王淑贞和一群同事冒着枪林弹雨，将幸免于战火的医疗设备搬到临时医院，医疗工作得以正常进行。1938 年，上海成为"孤岛"，王淑贞不畏艰险，在"孤岛"上进行爱国救亡的医疗和教育工作。

1941 年底，太平洋战争突然爆发，医院的美籍医师、护士均被关进"集中营"，医护人员紧张，医院财政经济也极端困难，王淑贞和全体职工同舟共济，共渡难关。她以突出的管理才能维持了医院的正常运作，挽救了濒临关闭的医院，免费救治了很多因贫穷无力支付医疗费用的患者。1942 年，日本占领当局强令各大学必须在日伪政府注册，为了保全民族气节，不向日寇屈服，身为上海女子医学院院长的她，决定解散学校。

艰苦的岁月，王淑贞走了过来，用一个女性柔弱的肩膀撑起了一片天，也撑起了医院的未来。1945 年，抗日战争胜利，为修复在战争中被炸毁的西门妇孺医院，她再渡重洋，赴美筹款，以南市旧址为总院，徐家汇路院址为分院，完成了西门妇孺医院的重建工作。重建后，不仅恢复了医院，而且扩大了规模。在王院长和医院职工的辛勤努力下，上海西门妇孺医院的社会声誉日益提高，因其重建时医院的屋顶为红色，从此被人们亲切地称为"红房子医院"，这个称

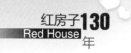

谓延续至今。

抗战胜利后，亲朋好友劝王淑贞前往海外，但她执意不肯。在一封信中她这样写道："我想到自己是一名中国女医生，假如我要去美国，则当年何必由美国回国？八年抗战的孤岛生活我也坚持下来了，还有什么困难不能克服呢？经过反复思考，我决定不离开祖国，不管困难多大，我也要坚持把医院办下去。"1952年，西门医院与中山医院妇产科合并成立上海第一医学院附属妇产科医院，王淑贞出任院长兼教研室主任，继续在妇产科医院这个她心爱的地方用深沉的爱呵护妇女和婴幼儿的生命。

王淑贞担任院长的20余年里，把一生都奉献给了医院，无私忘我，无人能及。50多岁时，她毅然住进医院的集体宿舍，以院为家，只是为了便于及时处理医院的重大事件或疑难危急病人。星期日对她来说只不过是"星期七"。多年以后的今天，邵敬於回忆起当时的情景，仍忍不住感慨："王院长为了医院真的可以说是废寝忘食，除了周六回家一次以外，她每天都住在医院里。"王淑贞在管理工作中也秉持了医生的严谨和细致，注意团结人、尊重人、用好人，把握医院发展中的大事、要事。有一次财务科送来的报表中多了一个零，她马上找来经办人，了解情况，及时纠正了错误。

为医：心系病患，情爱仁术

伴随着王淑贞一生的，是其医术高明、医德高尚的口碑。风风雨雨六十载的从医生涯中，她以仁爱、仁术为数以万计的女性解除了痛苦。

旧时代的女性因为羞于启齿，往往对妇科疾病遮遮掩掩，也常常只有在怀孕分娩的时候才会来到妇产科。王院长深知女性的不易，所以她在工作中，除了严谨的医风，更多透出的是那种对女性浓浓的关爱和体恤。孕产妇在生产的过程中，她总会安慰道："还有几个小时，不要紧张"，"没有问题的，你躺下来，让我看看，看看"……在她的柔声细语中，病人们放下羞涩，放下紧张。她始终把接生看成是一种迎接希望，把保护母婴的健康看成是医生的责任。每一次亲手迎接一个婴儿后，她都会如同珍宝般把孩子抱到妈妈的面前。看到新妈妈们的笑容，无论多累，王淑贞都会同样露出最欣慰的笑容。她常常说："每诞生一个新生命，就可以看到希望，这是生命的接替……"迎接生命，呵护生命，对生命的敬畏造就了这个令人尊敬的妇产科大师。

八一三事变后，医院遭受严重破坏，她在地丰路觉民小学设立难民医院，收治那些从敌占区逃出来的孕产妇，这个医院成了那个时期许多新生命的庇护所。在王淑贞的眼里，病人只有病症的差异和病情的轻重缓急，从来没有贫富贵贱之别。每一个生命都有得到救护的权利。当时医院在肇嘉浜路设有医疗点，两岸与浜内均为贫苦的船民，而渔民的子女一般都出生在船上。只有碰上难产、大出血等特殊情况，贫穷的渔民才会把产妇送进医院。大部分渔民承担不了医疗费用，王淑贞从来不会拒绝救治，往往给予他们费用减免，力保母子平安。淳朴的渔民们为报答她，总是把最新鲜的大鱼送给她，王院长就将鱼转送至医院食堂，作为大家的午餐。

王淑贞关爱病人是出了名的，她诊治病人非常仔细、谨慎、全面。一位老教授在追忆时告诉我们："王院长注重小细节，有一次查房，我在给病人进行检查时，不小心在放器械的时候把病人碰疼了，她严厉地对我说：'病人就是我们的父母，你只有治好病人的责任，不应有一点伤害病人的动作。这样做是不对的，你要给病人道歉。'她始终告诫我们，医生在诊病的时候应该为病人着想，要千方百计减少病人的痛苦。"每次看病、查房，下级医生从来没有见过王院长大声说话，谁都能感受到她言谈举止中透出的对病人的爱意，犹如无声的示范。就这样，她以她的言行，为红房子的后辈树立起了"心系病患，博爱仁术"的典范，更多的后辈在她的影响下，成为名医、良医。

新中国成立初期，我国孕产妇的难产率比较高，主要原因就是产道异常。很多孕产妇被送来医院的时候，孩子已经不行了，大人也奄奄一息。不能救治的时候，王淑贞就会感叹流泪，自责"医生无能啊，医生无能……"正是这份对于生命的敬畏，王淑贞主持了"产道异常"和"新生儿死亡原因分析"的研究，取得了中国妇女骨盆测量值的第一手资料。她从制度建设入手制定了一系列产科工作常规和严格的规章制度，产科的医疗质量得到大幅提升，短短几年时间，新生儿的死亡率就比新中国成立初下降了5倍。

王淑贞的秘书刘吟秋一直记得这样一件事情。1979年8月，她陪同王院长赴厦门召开《妇产科理论与实践》第二次编写会。其间王淑贞院长到厦门

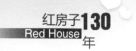

市二医院进行参观访问，恰好遇到一个多年不育的患者前来就诊。看着患者面对医生那近乎哀求和期待的眼神，在院方的邀请下，王淑贞院长参与了此次会诊。她详细地询问了病情，并仔细地为病人做了检查。王院长作出了子宫后屈的诊断，并立即为病人做了矫正，术后还不忘嘱咐病人放松心情，安心备孕。回沪后不久，就接到厦门二院妇产科刘友征主任的来信，告知患者已经怀孕。看着王院长手捧书信、喜形于色的表情，刘秘书知道她是打心眼里把患者的疾苦幸福当成是自己的事情，痛苦着病人的痛苦，欢乐着病人的欢乐。

治学：攀登高峰，永无止境

在医学探索的漫长征途上，王淑贞敏锐地捕捉着现代医学和现代妇产科学发展的信息，她引进国际先进的新技术，不遗余力地进行学术上的探究，始终走在妇产科医学的前沿，成为那个时代妇产科学的开拓者和引领者。

《中华医学杂志》是20世纪40年代前国内唯一一本医学专业学术刊物，该刊妇产科专栏的主编就是王淑贞。她的最大贡献就是纠正了将妇产科学仅仅局限在围产医学这个概念的错误观念，让大家了解到，妇产科学不是一门孤立的学科，而是一个包含着多学科的综合性的学科。后来，她又进一步提出，妇产科学可以细分为妇产科内分泌、妇产科肿瘤、妇产科病理、妇产科免疫等。她认为一个妇产科大夫除了重视生育，更应该关注女性的整体健康。她以现代科学和现代医学的方式开创了妇科这样一个全新的学科，将妇产科学科的发展带向了一个新的高度。

20世纪40年代，妇产科内分泌学刚起步，王淑贞就培养医生学习和掌握妇产科内分泌学，在医院设立了内分泌门诊及实验室，开始了妇产科内分泌学的临床和科研，并于1964年举办了全国第一期内分泌学习班，使妇产科内分泌研究工作实现了从无到有的转变。之后的几十年里，她将妇产科内分泌的最新学术进展和成果与同行共同分享，陆续举办了几十期内分泌学习班，为创建、发展我国妇产科内分泌学作出了巨大贡献。

20世纪50年代初期，国内刚开展妇科恶性肿瘤的根治术，王淑贞即组织医生开展探索性手术，并开设肿瘤门诊和病房，使宫颈癌根治术、子宫内膜癌及输卵管癌等的治疗效果达到国际水平，同时在《中华医学杂志》发表《子宫颈癌》，这是我国妇产科学最早科学论述宫颈癌、宫体癌的论文之一。

20世纪50年代中期，王淑贞又在国内首先开展腹膜外剖腹产新技术的研究，发表了《90例腹膜外剖腹产术》一文，对腹膜外剖腹产的操作、适应证和禁忌证进行了阐述和论证，是我国最早发表的有关腹膜外剖腹产的文章，对我国开展腹膜外剖腹产手术具有划时代的指导性意义。同时，为了更好地了解产道异常的各种情况，减少因产道异常而导致的孕产妇及新生儿死亡，历时两年，研究小组对2500个孕妇进行了骨盆外测量、内测量，记录后再随访分娩过程、胎位以及胎儿大小。在她的坚持和主持下，取得了我国南方女性骨盆外径线的正常值，填补了空白，使中国人有了自己的骨盆测量数据参考值，这个标准一直沿用至今。

20世纪60年代初，她对宫内节育器的临床应用进行研究，为这一简易可行的避孕方法推广至全国奠定了基础……

在王淑贞60余载的治学生涯中有很多的"首创"，她是中国妇产科学身先士卒的实践家，她还是我国妇产科学的理论大家。

1960年，她主编的《妇产科学》出版，成为我国第一部高等医学院校妇产科学统一教材，并于1977年获全国科学大会奖。1979年，她主编的《妇产科理论与实践》获国庆30周年献礼奖及全国优秀科技图书二等奖。编写《妇产科理论与实践》时，王淑贞已84岁高龄，但依然亲自认真审定书稿。炎炎的夏日午后，幽静的小洋房顶层书房，太阳热辣辣地透过落地玻璃直射进来，滚滚的热浪加上眩目的阳光，书房越发地闷热。年迈的王淑贞弯着腰，一袭的确良衬衣，神情专注地站在超大的书桌前逐字逐句地翻看着来自全国各地妇产科专家邮送来的手稿，汗水顺着发丝滑过下巴，滴到了面前的手稿上，而她却丝毫没有发现，依然在稿纸上圈圈点点，连一个标点都不放过。一个小时过去了，两个小时过去了，王院长还是那样纹丝不动地保持着最初的站立姿势，审阅着稿件，汗水湿透了衬衣，衬衣紧紧地贴在了她微隆的后背上……司机陈国华当时特别心疼年事已高的王院长，就悄悄地搬来了屋角的一把椅子和一台小小的华生牌电扇，想让王院长坐下来审稿并解解暑。却不想这一小小的动作惊扰了她，王院长忙不迭地说："不，不，不，我不能坐，腰疼，还是站着好，电扇也不能

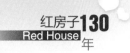

开，稿纸会满天飞的。"那个超大的书桌和王院长俯身看书稿的背影成了永远定格在陈国华记忆深处的画面。陈国华曾写道："王院长就这样一站就是三年，直到书正式出版。我望着眼前这位躬行的老者，心中有说不出的震撼，这哪里仅仅是一位妇产科的大专家，简直是一棵参天大树。"

1987年，已届87岁高龄的王淑贞仍"老骥伏枥，志在千里"，主编出版了大型妇产科学专著《实用妇产科学》。为后人留下了巨大的学术和精神财富。

育人：强化素养，桃李芬芳

作为一名早年留美的医学博士，王淑贞非常重视外语的学习与应用。查房时，她以身作则用英文查房，所有医生也都必须用英文记录、回答。论文也要用英文书写，由她亲自审校。现在医院几乎所有健在的老专家都能回忆起老院长当年给他们辅导英语的情景。在那个艰苦的岁月，每周二晚上的英语学习伴随着他们的成长，而促使老院长长期坚持的主要原因是，她希望更多的红房子医生能掌握英语这个国际通用语言，能有机会和能力去研读更多的国外文献，促进专业的成长，能与国外同行进行学术交流，博采众长。她总是说："要提高

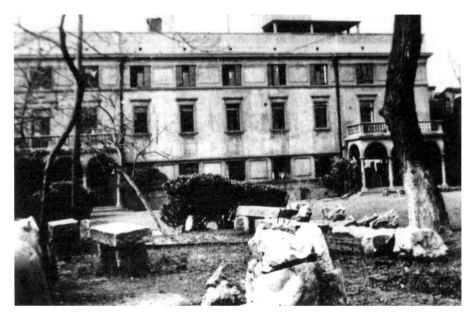

20世纪30年代女子医学院学生宿舍。

专业技能，就要不断掌握国际最前沿的技术，就必须学会英语，这是一种工具，也是沟通的桥梁。"严敬明回忆道："王院长的高标准严要求让我们不敢懈怠、不敢偷懒，想到下一节课要一一过堂，学习就会自觉起来。"每一节课，她都亲自备课选题。课前，学生们会将翻译成中文的书稿交与她批改。她会在每次上课前一一指出大家翻译存在的问题，并在课堂上一一讲解和评论。她还常常挑选一些好文章让年轻医生摘译，送到国外医学杂志上发表。王院长授课从不间断，即使到北京开人代会也会来信布置下一堂课的作业。在王院长的言传身教下，红房子人学习英语的热情一浪高过一浪，你追我赶，互帮互助。英文水平的整体提高，促进了红房子医院在妇产科领域与国际学术界的交流，也为红房子医院成为国内与国际的学术交流中心奠定了基础。

新中国成立之初，满目疮痍，百废待兴，在妇产科领域，妇科疾病、围产期保健等众多问题更摆在了医务人员的面前。王淑贞常常带领大家举办学术活动、专题报告及全国性学习班，还邀请各类外宾专家来医院参观和开设讲座，为国家培养了大批妇婴保健人才。20世纪五六十年代，上海第一医学院附属妇产科医院堪称我国妇产科学学术活动的中心。王院长提倡学习国外先进技术和经验，但也反对照本宣科，主张启发式的讨论，结合我国的实际来吸取国外的经验。她总说，作为一名中国医生，就必须有分析、有批判地学，要发展中国自己的妇产科学。

在教学中，王淑贞十分重视第一手资料和基本功的训练，把查房和病例讨论等放在首要位置，这种做法对提高医学生的质量起到了明显的效果，同时也创造了很好的学术氛围。那时，每周全院大查房，意在培养医生的责任心和临床思维能力，她常说："错不在你，而是你的思维限制了你。"李超荆在回忆年轻时的工作经历时，给我们讲述了这样一个令她终生难忘的故事。当时，她还是一个小小的住院医生，有一次查房，在给病人放置扩阴器的时候，病人哇地叫了起来。王院长随即要求她停止操作，自己来帮病人放扩阴器。结束之后，王淑贞院长问她："为什么我放的时候病人不痛，你放的时候病人会痛呢？你思考过这个问题吗？"年轻的李超荆摇摇头。王院长详细地讲解了扩阴器的使用方法，末了，轻声地说："给病人看病，光有爱心不够，必须要动脑筋。只有动了脑筋才能把你的爱心表达出来。"是啊！她就是这样，从实习医生就开始对其进行医学素养的训练，从思维方式到临床经验，教会了一批又一批年轻的医生。在她的长期培育下，医院人才辈出，在全国学术领域中确立了优势地位，一代代医德高尚，学识渊博，医术精湛的妇产科精英，如郑怀美、袁耀萼、王菊华、李超荆、高秀惠、张惜阴、朱关珍、陆湘云、俞瑾、张振钧、杜心谷、陈如钧等，都继承了她的精神，为中国的妇产科学发展作出了巨大的贡献。

挫折：坚毅不屈，心守信仰

"零落成泥碾作尘，只有香如故。"北宋大诗人陆游曾经这样描述严冬的腊梅，王淑贞身为女子，却有着一副铮铮铁骨，在"文革"中，犹如酷冬的梅花，傲然霜雪，挺拔怒放，成为人们心中的一株"铁梅"。

"文革"中，王淑贞作为第一医学院的重点"反动学术权威"，受到无端的批判与迫害。造反派经常想出各种法子折磨她。两天三夜不让她睡觉。在她脖子上吊个装了半桶粪的马桶还嫌太轻，又放进去一个镇流器，依然嫌不够刺激，再添一包辣椒粉，用热水灌进去……臭气、热气、辣气熏得她涕泪横流，但她依然咬牙坚持。每天批斗完回到牛棚，只发给她一个硬硬的烙饼，当时她已70多岁高龄，根本咬不动这个饼，她只能在冷开水中浸几分钟咬一口，再浸再

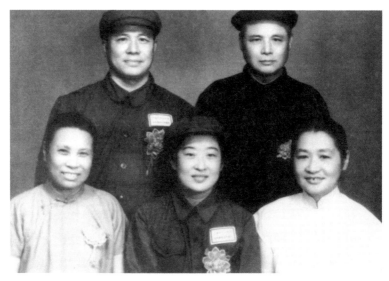

王淑贞夫妇送侄女参加抗美援朝时的合影。

咬……没有批斗的时候，王淑贞就在供应室靠边劳动，折草纸，叠纱布，扫院子，洗扩张器。肉体上的迫害，精神上的摧残，没有压垮王淑贞。"文革"后她曾说："当时我也想过死，但一想起老倪，想到儿子，我就不死，我想共产党总不是这个样子的。"她是甜糯的苏州口音，却字字铿锵有力。平反会上，王院长没有倾诉自己的委屈，没有控诉身心遭受的痛楚，只是惋惜地说："浪费了十年的光阴，我要加倍多作贡献。"事实上，她也确实是这么做的。在晚年她依然伏案钻研，笔耕不辍，育人不倦。

生活：素淡如馨，柔中有刚

王淑贞非常热爱生活，讲究生活情操，举手投足间散发出高雅迷人的女性魅力。

有一次，王淑贞要到市里开会，时间尚早，先期抵达她家的司机就在客厅里欣赏她的一盆插花。淡粉色的玫瑰错落地插在花瓶里，诉说着主人不俗的品位。正当司机有滋有味欣赏的当头，王淑贞悄悄走近了她，亲切地将手搭在女孩的肩膀上说："花瓶插花一定要逢单株，一、三、五、七、九。"司机问为什么。她答道："圆形的花瓶插上单株花朵不会形成四方形，圆润，立体，造型好。"一个大学者，连这个也懂，司机不禁从心底多了一份敬佩。

王淑贞在生活中非常朴素。熟悉她的孙曾一赞扬她"一身正气，两袖清风"，是一个"无欲则刚"的女性。

王淑贞和丈夫平时很节约，但对她家的两位保姆阿娥和阿三却是体贴入微。她对他们说，以后你们退休了我依然会发给你们养老金，不要担心将来的生活。有一次阿三家的一台缝纫机坏了，他为此愁眉不展。王院长立马买了一台新的送给他，因为王淑贞知道这是阿三养家糊口的工具。一台缝纫机在当时可是一笔不小的费用。当阿三摸着崭新的缝纫机时，感激之情不言而喻……

王淑贞虽然是院长，是大教授，但没有任何架子，平易近人，对医院职工更是体贴热心。陈如钧回忆在做住院医生时，三对年轻人同年结婚，医院开庆祝会，王淑贞院长在会上，给每人抓了一把枣子，祝他们早生贵子。那份亲切，那份祝福，他至今记忆犹新。王淑贞对每个医生都很熟悉，对他们在业务上严格要求，在生活上也非常关心，大家都倍感温暖。张惜阴回忆道："王院长常常会问我'你

15

吃得消吗？'，虽然只是很简单的一个询问，但让我们这些实习医生从心底感到温暖，工作的劲道也更足了，我也正是因为仰慕王淑贞院长才喜欢上妇产科学的。"

王淑贞再忙，心里都会记挂着每一个人。《妇产科理论与实践》一书面世后，她不忘拿出自己的稿费买了一条米色的羊毛围巾给司机，并对她说："小陈，编书工作期间你也很辛苦，留作纪念吧。"这份沉甸甸的礼物陪伴了陈国华多年。她从美国探亲回来，赠送给大家的梳子、扇子等小礼品，至今还完好无损地保留在各位同事家中。贴花储蓄中了头奖，她开心地拿出获奖的全部400元奖金给办公室每一个人买了一个指甲钳。休息的日子，她也会邀请医院的同事到家中做客，准备各色美食给大家分享……

王淑贞夫妇过世后，其子倪宣文用父母留下的全部家产在上海教育基金会设立了倪葆春、王淑贞基金，专门用于资助年轻医师出国深造。故人已去，但她的那份博爱、那份美好，将永远留在活着的人心间。

一个世纪的轮回，有着"南王北林"的美誉却低调内敛的王淑贞已慢慢淡出世人的视线，"红房子"这个妇产科响当当的金字招牌却在老城厢的故土上演绎了几代人的辉煌。回眸望去，这辉煌背后深深浅浅的足迹中无一不传承着老院长的教诲和关爱。大爱无私的品德、坚韧不拔的气节、孜孜不倦的精神以及不凡的人格魅力，已经铸成让红房子后人永记心头的"王淑贞精神"，它将与红房子医院一起，世代共存。

王淑贞就是这样的一代大师——妇产科医院永远的老院长，妇产科医院后人心中永远的丰碑。

（王珏、葛秀贞、陈国华）

我心中永远的灯塔

　　王淑贞院长是上海第一医学院16位一级教授之一。我在苏州振华女中读书时就久闻其大名。进了上医很幸运，16位一级教授都给我们讲过课。两年半后，学校把我班分为外科专业和妇产科专业，我服从分配，毕业后分到上医附属妇产科医院工作，有幸在王院长的教诲和指导下成长。

平易近人

　　我刚进医院，周末晚上有两小时交谊舞会，学生、职工和家属都积极参与。一次，王院长也来了，大家很高兴。她慈祥地微笑着，和旁边人说说话。我正跳完一曲，有人说："俞瑾，王院长在朝你招手。"我就走过去，王院长让我坐在她身旁，问我："在这里工作，感觉好吗？"我说："好的。""你中学在哪里读的？""苏州振华女中。""啊！我知道，很好的学校。你要用心学和做（工作）啊！""我会的。"当时我有些激动，心想，这高大的名师怎么没架子啊！

　　一次，秋凉了，我穿着裙子上班，在门诊遇见她，叫了声"王院长"后正往里走。王院长在后面叫我："俞瑾你腿冷吗？""还好。""天凉了，你穿裙子可以在里面穿一双旧的长筒丝袜（那时没连裤袜），外面再套个短裤，就不冷了，我就是这么穿的。""谢谢，王院长。"当时，我觉得全身有股暖流，大院长竟然关心一个刚进医院不久的小医生的冷暖。

　　那时，住院医生都要住在医院的住院医生宿舍内，周末才可以回家。为了方便大家的学习、生活、工作，王院长让后勤部门安排了王阿姨和老许负责宿舍的清洁、安全等工作，房间、厕所、走廊、楼梯总是干干净净的。我们值中班、夜班后一觉醒来已不是用餐时间，王阿姨、老许都会给我们备好点心或饭菜。谁喜欢吃什么，他们都记得。大家要谢谢两位工人，她们却说："要让你们吃好、休息好才有力气学习和工作，这是王院长关照我们的，要谢就谢你们的院长吧。"院领导如此关心我们，我们年轻医生（包括研究生）之间很自然地在生活、学习、工作上都互相帮助，读书很努力，关系较融洽。大家都讲宽容，连躺着休息也会介绍一个自己最近遇到的特殊病例或看到的最新文章，相互交流，共同提高，营造了良好的院风和学风。

我们看书不是在宿舍，就是去图书馆。每年王院长都亲自为大家写订书单，买各科（包括中医）大量的书，书架上总有新的原版书，国内外杂志也很全。一进门，图书馆工作人员就会主动给你介绍，书籍、杂志都整理得井井有条。馆内十分明亮，安静，空气清新。院内没有的图书，可以和上医、市医务工会图书馆联系。总之，在医院的每个地方，都能感觉到王院长对我们年轻医生的关怀和期望，她给我们创造了良好的成长环境。

最感人的是我早孕合并输尿管结石症、贫血、腹泻，间断地住在中医病房治疗。病房内医、护、工对我很关心。王院长等老师几次来看望我，并亲自为我做检查。在我分娩后，还送来红糖桂圆汤、鱼汤，关怀备至，让我这个单身在上海的军属感到亲切和真情，犹如生活在亲情中。

1963年的一天，王院长要我晚上陪她去参加一个欢迎美国医生团来访上海的会。那时，我英语听说能力还不行，美国医生与王院长的交流，我不能完全听懂，王院长都会讲给我听。一位妇产科病理教授来邀我跳舞，跳的时候我似乎听出，他说他喜欢中国，还想来。我想说我们欢迎你，但将英语"welcome"（欢迎）说成了"overcome"（克服）。回到位子，我告诉王院长，知道是错了，非常愧疚。王院长拍拍我的肩，给那位教授作了解释。王院长就是这样在实践中锻炼和培养我们的胆量和能力。她总是那么精神抖擞，却又胸有成竹地规划着医院的未来。我们这些医生在院内外努力向上，也给王院长带来了安慰和希望。

王院长在院内的身影，或是和员工们说话，总是正面地看着对方，轻轻地说，有时微笑着，有时带着很亲切的动作，手慢慢地一摆一摆，讲清道理，从无半点盛气凌人。她将众人的心都凝聚在一起，她尊重每个人的劳动，让大家一起心甘情愿地把医院工作做得更好。

往事悠悠，让我感动、学习和留恋一辈子。

严之有理

那时医院每周有妇科、产科总查房，辅助科室如放射科、病理科等也参与。总查房时，王院长总是走在最前面，大家紧随其后。她作风严谨、学术精湛、气质高雅、从容不迫、慈祥又具有权威性，不失大将风度，但从无霸气。几乎每次总查房，王院长都在场，大家带着阅读过的文摘卡在会上踊跃发言，王院长和高年资医生会从中提出看法和总结。让我印象深刻的一次是，在讨论子宫内膜异位症时，王院长特别强调对每个妇科病人做三合诊检查的重要性，这也成为我至今的妇检习惯。在病例讨论时，她总是让报告病史的低年资住院医生先发表意见，其他医生会逐级补充和讨论。王院长会让一位医生来总结，她自己最后发言，并要求在下一次总查房时一定要汇报上次讨论病例的处理情况。这真是一份活生生的系列教材，王院长知识渊博、经验丰富，在她的带领下，年轻医生都说，每个月都能感到自己在成长。

在医疗质量总查房时，王院长会鼓励好人好事，指出不足和错误，并在追问中说明道理，让你感到心服口服，要认真工作。我刚进产科做第一年住院医生时，一位主治医生亲自带我做臀位助产。她坚持要我按宫颈退缩不全助产，结果发生了不良后果。在总查房病例讨论时，我很内疚地汇报了实情。上级医生很激动地大声呵斥："助产术是你做的，你要负责……"王院长制止了她，并在发言时指出什么是宫颈退缩不全。同时又指出：凡是上级医生带领下级医生做任何事，对自己的言行必须负责，决不能将责任推给下级医生。王院长的话不仅让我补充了书本外的知识，而且让我铭记这样的道理：永远要爱护、帮助下级医生，要敢于为他们承担责任，帮助他们更快更好地成长。这是有助于医学、医德、医术的日益传承和发展实实在在的做法。

王院长写得一手好字，加上她从小培育的深厚语文功底和外文基础，所以当时我们写的专业论文经她一修改就言语通顺、道理清晰。王院长要求大家写病史要字迹清楚。她说："字写得不好还可以，但一个字归一个字，要让人认得；写一句话要达意，让人懂得。"这些习惯已陪伴我们50余年。

提携新人

党中央、毛主席发出西医学中医号召时，医院让我脱产两年半去市里学中医。学习回来后，王院长让我参与唐吉父老师带领的中西医结合月经失调诊治工作，并让我把资料整理成文。当论文入选《上海市解放10周年科技论文集》（收录医学方面的文章共两篇）时，王院长高兴地来病房告诉我，并鼓励我继续努力。其实资料大部分是李诵弦、唐吉父、郑怀美等老师的，在荣誉面前，老一辈退在了后面。她问我："今后中西医工作困难会较大，准备怎样？"我说："我做下去，中医我还有不少问题没学到，西医也很差……"她很高兴地说"很好，你的西医基础的确不够，让我们想想怎么做。"最后教研室和唐老决定，我先做一年的中医工作，以后两年内努力达到西医主治医生的水平，再去搞中西医结合。我完全接受。1965年，我通过了教研室西医主治医生的评估，具备从事中西医结合工作的初步条件。这样的设定是王院长和教研室老师的关注而来，我从中感到了前辈们为培育一个年轻人的满腔热忱和煞费苦心。

当1998年我的《中西医结合妇产科学》英文版在美国出版，并译成德文版、法文版，以及我十余次获国际学术会议的邀请作报告，多次担任分会场主席，受到很好评价时，我深深感到，这是王院长为首的教研室对我的栽培、帮助的结果。我决心不辜负老一辈的关怀，一直坚持走下去。现在，我年届80，卫生局和妇产科医院让我回院以工作室形式带5位高中级医生。我要把我50年，尤其是后10年中已总结，并受到承认的生命网络调控观、中西医融合的诊治经验毫无保留地传给她们。同时，也鼓励大家向更深、更高、更广层次学习，让自己真正当好王院长事业道路上众多的传棒人之一。

王院长提携新人的例子很多。

1950年后期，一位高年资医生留学回院。党组织和王院长达成共识：将她作为王院长接班人进行培养。王院长非常真诚地重视她在国外的研究工作，并针对几年来她没在临床工作，需要花时间多做些临床的实际情况，亲自带她做临床工作，甚至穿上手术衣带她做大手术。经双方两年多的努力，这位教授名副其实地接下了王院长的班，并在1977年筹划和建立了以避孕药研究为主，具备生理、免疫等其他研究的妇产科研究所。

让做过妇产科临床工作的青中年医生转做妇产科辅助科室工作，是王院长在推进妇产科专业建设中的一个创举。

陆佩华医生英文和专业水平很好，但临床工作的某些不顺，使她害怕继续在临床上工作。王院长知道后找她细谈，当时放射科正需要发展，在她本人同意后，王院长安排她去放射科工作。结果聪明、智慧的陆佩华发挥了她妇产科的优势，在放射科率先开展气腹盆腔造影，在没有超声诊断的时代对多囊卵巢综合征等疑难病症诊断起到很大作用。她还开展了不同情况下有清晰判断的子宫输卵管造影术，并协助陆湘云老师完成了妇产科盆腔测量的研究工作。在陆医生的领导下，带出了不少妇产科放射科专家和进修医生，医院放射科在市内处于领先水平。

王院长让杜心谷老师刚做主治医生时就去研究病理学，结果在不断的临床病理案例研究中，杜心谷教授成为妇产科病理学的领先者。她和陈忠年老师共同写出了中国第一本《妇产科病理学》。在王院长创新思想的指导下，主科和辅助科的结合、临床和科研的结合，形成了妇产科医院在南半中国的强势。王院长的远见卓识，其创造力和坚持奋斗的累累成果，在我国妇产科学宏图中无不显示其长远的光辉。

王院长非常尊重和支持医院高级医生的工作。她支持和尊重刘淑香老师最先开展的广泛性子宫切除术和宫颈癌治疗；她支持和加强产科工作，使之在市内保持领先地位，还让陆湘云老师开展独创性的 X 片上测量产妇骨盆的研究工作；亲自参加郑怀美、李诵弦、邴圣民等老师的生殖内分泌组工作，指导许邦华等医生的妇女保健和计划生育推广工作，并亲自在会上向广大妇女做具体宣教讲课，后又请郑怀美、袁耀萼、陆湘云等老师探索口服避孕药工作等。总之，在她的领导下，那时的医院里是百花齐放、生气勃勃。她带动着上海的妇产科工作，还影响到华东地区，乃至全国。

顾全大局

王院长是 1918 年考上"庚子赔款"资助去美国约翰·霍普金斯大学学医的。为了振兴中华，她学成回国，立志为中国开创妇产科事业。新中国成立后，红房子医院并入上医，她和司徒亮副院长等合作把妇产科建设成为上医的一个重要学科。为此她放弃家中优越的条件，经常住在医院宿舍生活和工作，因为祖国医学事业就是她的人生宗旨，心中的大局。

1957年拔白旗时，开会让她检查，遭到揭发批判。但会后她照样平静地工作，总查房时还是保持那样的认真细致，好像什么事也没有发生。以后"教学改革"时，一会儿要这样，一会儿又要那样。她还是照常按教学规律办事，从未忘记回国振兴医学的宗旨和培养人才的职责。

"文革"中，广大知识分子遭了罪，王院长受到了无端的批斗。1970年，医院开始让我从劳动中回中医科工作，同时搞针刺麻醉的研究工作。在工作中，有许多涉及脑生理、神经生物电及新的物理知识，有些外文内容实在生疏，看不懂。那时的王院长每天在院内扫地。实在没有其他办法，我就去找她，习惯性地叫了声"王院长……"她立刻制止我，"你不要叫我王院长，叫王淑贞！什么事？""我有些基础科英文内容看不懂……"她环顾了左右说："你把材料放在炉子间旁我放衣物的格子里。"我按她的话办了。她会很快帮我翻译好，我去取回。就这样我们持续了半年多的"地下工作"。每次译成的中文都是她在小型活页纸上整齐抄写，字迹还那么好看、有力。我很感动：她年纪大了，白天扫地，回去做饭、洗衣，翻译好了，自己还要抄得整整齐齐地给我。

虽然，我接触王院长的事不多，但王院长用她的远大志向、聪明睿智、博学多能、坚毅韧性的才能对医院的兴旺发展作出了最大贡献，其伟业是有目共睹的。

"文革"中王院长受到的迫害是常人无法忍受的，但她的意志永远是那么坚强。她曾说："我是爱国的，我不会自杀……"她貌视一切不实之举，坚持着献身医学，顽强地活着。直到晚年还为我国的妇产科事业奉献知识与智慧，这一切将永远记在一代代妇产科人的心中。我自己历经大病几场，还坚持到今天，继续向前，是和她的引路、帮助和指导分不开的。

王院长是我心中永远的灯塔，照亮我前行。

（俞瑾）

李诵弦：
淡泊明志　甘当绿叶

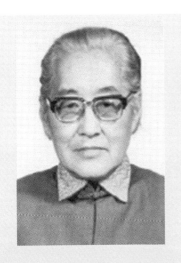

李诵弦 （1906—2001）

生于上海，原籍福州。曾担任门诊部主任，我国妇科内分泌学界的先驱。专职生殖内分泌的临床研究工作，参与主编《妇产科诊断技术》、《实用妇科内分泌学》等，发表学术论文若干。曾任九三学社第九届医卫工作委员会委员，中华医学会妇产科学会会员，上海市计划生育科学研究会会员，南市区第七、八届人大代表。

"薄薄的近视眼镜镜片下面有双睿智的眼睛，自信的神情蕴藏着无尽的关爱病人和乐于奉献的活力。"这是上海红房子妇产科医院的门诊部医生在追忆他们的主任李诵弦教授时对她的"精辟"评价。

作为上海妇产科门诊量最大的上海红房子医院的门诊部主任、我国妇科内分泌临床的先驱者，李诵弦却谦逊有过。她没有出众的外表，娇小优雅，脸庞清秀，身材苗条，肤色略为白皙，而如此体态恰恰与她的审慎、自谦的言辞

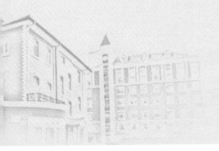

较为吻合。

她坦诚地说："说实话，我曾为数不清的病人解除了疑难杂症，但到现在为止，我也没有在学术上真正拿到过一个像样的奖。"

然而，在患者面前，医生的真功夫一览无遗。

李诵弦终身未嫁，在上海红房子妇产科医院这块土地上甘当绿叶默默耕耘着，奉献了她毕生的精力。每当她望着前来医院就诊的患者，一脸慈祥的笑容。她把患者视为自己的子女、孙辈来关爱。"医者父母心"是她一生从医的真实写照。她是我国妇产科内分泌医学界的一面旗帜、一座丰碑、一个时代的精神象征。

几经沉浮，战火纷飞的从医路

李诵弦 1906 年 12 月出生在上海一个职员家庭，是家中的长女。她曾在《自传》中写道：

> 父亲在北京税务学校毕业后，就来上海任海关职员三年半时间。其间，他因不满旧社会趋炎附势，行贿者则升、正直者受压的黑幕，非常郁闷。不久，时年 29 岁的父亲因患伤寒症，早年英逝。父亲临终前拉着我的手说："你要好好读书，长大了当一名救死护伤的好医生。"父亲的遗嘱深深地铭刻在我的心里。所以，我一生的目的，就是继承父亲遗志，立志长大当一名好医生，做一个正直的人，为父亲争气！

李诵弦的父亲逝世后，母亲带着她和三个妹妹南下，回到福州老家与叔父母同住。当时，家族中重男轻女的封建思想非常严重，李诵弦上学时，备受叔父的反对，但是，母亲坚决遵循丈夫的遗嘱，将房屋变卖，供长女上学。

到 1928 年 7 月，李诵弦在福州华南女子大学上四年级时，上海女子医学院美籍教务长劳合理专程到福州招生。李诵弦虽然非常向往，但当时家庭经济窘迫，很难承受医学院读书的费用。最终经过协商，校方同意提供助学金使李诵弦顺利完成学业。

上海女子医学院是教会协办的一个小型高级医科大学。当时只有 20 多个学生。校长是王淑贞教授，由她教妇产科课程；邝翠娥教授教内科课程；倪葆春教授教外科课程，而教产科、小儿科课程的都是美籍女教授。医学院的生活，将李诵弦带入一个崭新的天地。

1933 年 7 月，李诵弦以优异的成绩获得医学博士学位。从上海女子医学院毕业后，进入上海西门妇孺医院，历任放射科、内科、理疗科住院医生和妇科主治医师、医务主任和门诊部主任。

1937 年 7 月，抗日战争全面爆发，上海西门妇孺医院停止收治病人，只能暂时关闭。不久，由王淑贞院长商借地处地平路上的觉民小学，开设难民产科医院，收治对象都是贫苦家庭出身的产妇，药物则由上海西门妇孺医院供给。在难民医院工作的医生就包括年轻的李诵弦。

1937 年 10 月，医院租下地处徐家汇路上的牛惠生医师创办的骨科医院，在新址上继续开办上海西门妇孺医院。医院同时在成都路设门诊部。从 1937 年 12 月开始，李诵弦在成都路和徐家汇路轮流担任内科门诊医师和住院医师。1939 年 2 月，她开始担任妇科住院医师和主任医师的职务。

民国时期，上海西门妇孺医院历经艰难沉浮，这其中都有李诵弦的身影。1942 年 1 月至 1946 年 12 月，李诵弦除了承担妇产科的临床工作外，还担任了医院的部分管理工作，相当于现在的医务科和财务科的工作。她在《自传》中写道：

> 1941 年，太平洋战争开始后，医院内的美国人被日本人关入集中营，并于 1942 年春被驱逐出中国。从此，医院内行政工作由新当选的执行委员来分担，而我是其中之一。当时，医院被日本人所接管，事因医院规模较小，病人不多，且多数为产妇。那时，医院经济全部自给，收入只够职工维持低限的生活……当时，政局不稳、物价飞涨、货币贬值，我负责把当日的收款拿去银行兑换，以减少医院的损失，保证医院的正常运作。由于局势动荡不安，其过程充满着极大的风险，要避人耳目、行事谨慎，还要赶时间。

1945 年抗战胜利后，李诵弦在李月云医生的协助下，获得了美国纽约妇女医院癌病防治所每月150美元的助学金和来回路费1000美元等资助。医院领导尊重人才，同意李诵弦赴美。于是，李诵弦在1947年1月至1948年12月赴美国纽约妇女医院、孟慕医院学习防癌涂片细胞学、女性泌尿科、妇科内分泌学科等先进的西医技术。1949年1月，李诵弦怀着一颗赤诚之心，不顾当时战乱纷飞，毅然乘货船由东岸途经巴拿马运河、马尼拉、香港，历经50余天返回上海，开始担任西门妇孺医院医务主任兼妇科副主任医师。

学养深湛，硕果累累的科研成就

新中国成立之后，李诵弦的才智得以充分发挥。李诵弦一直衷心拥护中国共产党的领导，热爱社会主义祖国，热爱自己的事业，并且为之作出了重要贡献。尽管在"三反五反"、"文革"中，她多次受到人身与精神的打击，但是仍然忍辱负重，坚持正义，顾全大局。作为九三学社会员的她，为红房子妇产科医院和妇产科内分泌学科的发展，倾尽了毕生的精力。

1953年，在李诵弦的主持下，医院创建了内分泌学科，并协助建立了内分泌实验室，引进国外的先进检测技术，在国内率先开展阴道脱落细胞内分泌检测工作，为医院以后的生殖内分泌临床科研发展奠定了基础。

在之后的近40年的职业生涯中，李诵弦专职生殖内分泌的临床研究工作，在生殖道脱落细胞的生理病理变化研究中，她亲自取材、读片，进行由浅入深的分析。她从自己的临床经验中总结出的一系列药物治疗功血的方法沿用至今。她还曾从事计划生育长效口服避孕的科研工作，临床上提高妇科内分泌疾病的鉴别诊断和治疗以及内分泌新药使用方法。

李诵弦通过临床研究积累的经验，加上刻苦的钻研，取得巨大的科研成果。这些成果主要体现在研究课题和论文专著两个方面。

1980年3月，李诵弦悉心研究多年的两个课题"卵巢功能测定"和"肾上腺与性腺的关系"获得成功。包括院长王淑贞、副院长郑怀美在内的有关学科专家给出了较高的评价意见。"卵巢功能测定"课题的评审意见给出了这样的评价："本课题重点叙述了适合临床使用的三种卵巢功能的测检方法——阴道涂片、宫颈粘液和基础体温。阐述了这些检查方法的原理，列举了许多具体情况下机理现实，并作了详细的解释。对临床医师有实际指导意义，具有国内先进

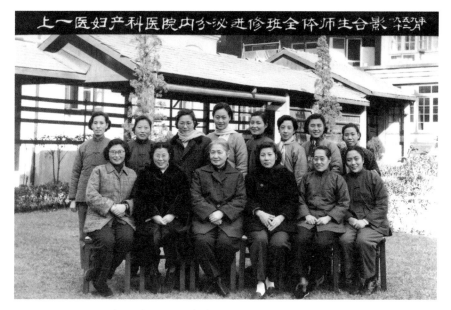

1959 年 12 月上一医妇产科医院内分泌进修班全体师生合影。

水平。""肾上腺与性腺的关系"课题研究的评审意见则是："该课题综述了肾上腺皮质和髓质的胚胎发育到激素的合成及其功能和临床应用，最后也简述了肾上腺与性腺的关系，可供临床医师参考。类同于国内内分泌水平。"

"20 世纪 80 年代中期，有了二维超声是妇产科医院在我国最早开始了监测卵泡发育的临床研究，在妇产科医院生殖内分泌的强大阵容中，李诵弦教授有着不可或缺的作用。"李诵弦的学生杨丹如是说。

除了研究课题获得学界的肯定之外，李诵弦的专著和论文同样颇具影响力。李诵弦不仅医术高明，知识渊博，尤其擅长写作，留下了 200 多万字的医学专著和论文。她曾经开玩笑地说："我的一生除在'文革'隔离审查中写的一封检讨书外，从来没有被退过稿，也从来没有人改动过我的文字。"她中英文修养均很深湛，善于画龙点睛，增减一字一句和润色，都能使文章增色不少，并且文句精炼，文笔流畅，许多英汉医学词典里未曾收入的词汇，她却能意想不到地根据其含义写出恰当的意思。

研究专著方面，李诵弦编写了《实用内分泌进修讲义》，主编了《妇产科诊断技术》。其中，和于传鑫主编的《实用妇科内分泌学》是他在 90 高龄时完成的。该书立足于临床，集中了编者们多年的临床经验，基础理论与临床应用密切结合。自 1997 年 6 月由上海医科大学出版社出版以来，先后印刷 4 次，总印数达 1.2 万余册。该书的出版得到同道的认可，李诵弦也深受鼓励。她说："第一版的内容主要反映 20 世纪 90 年代初的妇科内分泌基础理论和临床实践，在目前知识爆炸时代，生殖内分泌学有着较深入的发展。为此，我与于传鑫又积极编写第二版。第二版较第一版增加了三分之一的内容。根据临床需要增加了'生殖激素'、'诱发排卵'、'类固醇激素与避孕'和'肥胖症'等章节。这本书仍力求内容完整系统，文字简练、深入浅出，突出其实用性。"

除了主编专著之外，李诵弦还参与了其他妇产科医学书籍的编写工作。她撰写的《女性内分泌学》收入 1982 年科学出版社出版的《妇产科病理学》，《性激素》收入《百科全书内分泌分册》，《子宫及阴道的生理与病理变化》收入上海科技出版社出版的《妇女更年为老年期》，《性激素的临床应用》和《功能失调此子宫内膜出血症》均收入北京出版社出版的《实用妇产科学》，《临床内分泌验查方法》收入上海科技出版社出版的《妇产科诊断技术》。这些专著成为国内从事女性生殖内分泌医学专业领域医务工作者的重要参考书，是促进妇科生殖内分泌临床和科研发展的一大贡献。

与此同时，李诵弦还发表了《双侧多束卵巢综合征》、《月经生理》、《垂体性闭经》、《基础体温测定》、《宫颈粘液检查》、《阴道脱落细胞检查》、《流产的防治》、《促黄体生成激素释教激素治疗继发性闭经与月经稀发》、《月经生理和妊娠生理》、《卵巢功能测定》、《肾上腺与性腺的关系》、《无排卵功血临床病理讨论》、《肾上腺与性腺综合征》、《多囊卵巢综合征》、《性激素的临床应用》、《闭经》等学术论文，并参加了多囊卵巢综合征和 HMG-HCG 国产新药的临床应用等课题的研究工作。

亲力亲为，富有创建的医务改革

医院门诊工作的特点是：摊子大、部门多，有妇科、产科、理疗科、激光宫颈、避孕药小组等，但是李诵弦却能全面关心各部门的工作情况。她不但业务上关心，还积极做好医生的思想工作，注重发挥和调动每个医生的工作积极性。她指导激光宫颈组的医生坚持做好随访工作；指导新针组的医生全力配合产科认真做好科研工作和资料积累工作，使大家明确工作目标，深受鼓舞，很好地完成了各项任务。许多门诊医生称赞她说："李诵弦教授对待大家亲切热忱，平易近人，没有一点主任的架子。"

除了日常工作中的亲历指导之外，身为门诊部主任的李诵弦还积极参与制度改革，就门诊和医院的长远发展向院领导献计献策，不少建议被医院采纳并实施。其中包括了李诵弦首创的"医疗工作法"和许多医疗规章制度。

所谓的"医疗工作法"，是李医生为提高业务水平，对内分泌患者从简单分类和对症疗法，逐渐深入要求观察病理生理的变化和动态学上，以此解释各种不同的症状和疾病在发展中经治疗后的变化。由此，提高了诊断和治疗水平，对病人的预后也能作出初步的估计。自从开设内分泌病床以来，首先提高了对疑难杂症病案的诊断和处理方法的水平；其次，集中不同病症，解决了鉴别诊断和处理等问题；最后是新药的集中使用，如 HMG 对其适应证的选择、用法和监护措施上都有了改善，疗效也有所提高。

李诵弦还曾提出过许多提高医疗质量的规章制度。首先是各诊室的医疗小组长制度，建立了各级医生职责，确保每个诊室有人负责，发现问题可以及时解决，不断提高医疗工作质量。其次是负责建立了索引编制工作，为提高医疗质量作了必要的准备工作。另外，还负责健全了门诊医生业务学习制度，确定时间和内容安排，在百忙中关心各级医生的业务学习，关心培养各级医生的成长。

"文革"结束后，70 多岁的李诵弦任医院门诊部主任。她不顾年老体弱，患有冠心病、高血压等疾病，古稀之年对于别人已经是退休在家、颐养天年的时候了，可是她还要身体力行为医院工作和操心。她坚持全天工作，深入一线，足迹遍及门诊各个部门，发现问题及时解决。

李诵弦的恩师王淑贞院长对她的"爱徒"给予极高的评价："李诵弦教授通过几十年的临床实践，积累了丰富的经验，对功能性子宫出血病和闭经的鉴别诊断和治疗效果都有提高。在临床工作中能处理妇科门诊的疑难杂症，对内分泌失调的妇科病人更有独特的见解，对我院开展内分泌工作作出了重大的贡献。"

大师风范，医学教育的楷模

李诵弦十分重视医学教学工作，生动活泼的讲课风格深受学生的欢迎，多

29

次被评为各级优秀教学工作者。她一直说，老师对学生的影响很大，她之所以选择内分泌科为自己的专业，与学生时代老师的熏陶和启发不无关系。李诵弦自己亦用严谨的治学精神来熏陶学生，用各种讲座、进修班来启发学生。

"李老师的治学严谨更让我深有感触。"邵敬於回忆说，"有一次，我请李老师修改我的一篇学术论文。她一口答应，并很快在电话中先告诉我文中存在的问题，应该如何解决和补充材料，后又寄来修改稿。只见她用铅笔对我的文稿作了密密麻麻的修改，有十几条之多，包括遣词造句都一一斟酌，甚至细到咬文嚼字，连标点符号也不放过。"

李诵弦的治学严谨还体现在对基本功的重视上，力求体检要正确而仔细，能从错综复杂的临床表现中抓住细节从而作出判断。听她对疾病的分析，年轻医师均感到收获很大，因为她擅长摆事实，讲道理，思路清，逻辑强，容易让人接受她的观点。她一直对她的学生说："做一个临床医生，知识面要广，这样才能思路宽，而且概念要清楚，思维不脱离事实；善于运用所知，贯穿所有现象，这样才能判断正确。诊病如侦探，诊断如破案，要不放过每一个细节。要达到一定境界，并非一日之功，是多年来不放松学习，不断更新医学知识的结果。"她参加过无数次院外会诊，有求必应，且大多能解决实际问题。

李诵弦为了提高后辈医生的业务水平，还曾经开设专业进修班和英语辅导班。她与郑怀美教授一起创办了全国第一期女性生殖内分泌学习班；参与了第一至第五期全国妇产科内分泌进修班，并赴苏州、无锡等地开办内分泌专题讲座，为全国培养了一大批妇科内分泌专业人才。李诵弦开办英语辅导班，负责医院高级和中级专业英语文献学习班的辅导和讲座，并经常为外送的专业英文稿件而夜以继日地认真修改，为提高医院各级医师的英语水平作出了无私奉献。李诵弦的学生杨丹追忆说："妇产科医院的人都不会忘记在那个年代每周一次的下班后外语学习，老师就是李诵弦，她注意每一个人的发音并加以纠正。我比较笨，有的发音不准确，她一遍又一遍地示范纠正直到她满意，要知道，李老师所做的这些工作都是无偿的。"

李诵弦治学严谨，更为人称道的是她身上散发出来的大师风采，这让李诵弦的学生至今难忘。

杨丹至今还清晰地记得30年前参加医师业务考试的一幕。她感动地说：

"20 世纪 80 年代初，在全院医师业务考试中，口试部分我在李诵弦教授这一组，她是考官。这是我第一次近距离接触这位长者，清秀的面容，像被雕琢过的五官很是精致，高高的鼻梁上架着一副细框的眼镜。虽然她年已古稀，但依然俊秀、美丽。我抽到试题，面对李诵弦教授作答紧张是免不了的。可是她看着我的眼睛，认真地听着我这个小医生不那么连贯、有些颤抖的声音后轻声地说：'不要紧张'，'你说得挺好，继续吧！'顿时，我急速的心跳恢复了正常的节奏，语言也流畅起来。"

李诵弦的学生、曾任上海市第一妇婴保健院院长的邵敬於追忆说："凡见过李老师的人，无不为她的不凡气质和人格魅力所折服。那是一种大师风范。李老师的人文底蕴真是厚重而深邃。她可谓才华横溢，出口成章，似乎在她身上的每一个细胞都渗透着学术和风采。早年我在红房子妇产科医院当住院医生时，跟随李老师查房，不仅学识长进，而且也是一种艺术享受。一个内分泌疾病，一种治疗方法，其历史演变、当代进展等来龙去脉，经她细细讲解，可以让人过耳难忘。"邵敬於感慨地说："优秀的大师可以改变人的一生，李老师首先改变了自己，同时也改变影响着很多人。李老师一直是我心中的好老师！她是我们人生道路上的一座丰碑，指引我们走向未来的道路。"

张绍芬对于自己与李诵弦老师的"相见恨晚的忘年交"，永远铭记在心。2000 年第一届国际骨矿会议在北京召开，会议设置了英文发言及评奖项目。张绍芬代表团队向会议投了稿，并准备大会发言。当时她很想有一位老师指导发音，也很想提高自己专业英语的口语和听力水平。经过引荐，她找到了李诵弦老师。

我第一次到她的卧室和她见面，她就和我约法三章：不接受任何现金报酬；不接受任何补品礼品。授课时间一般每周一次，大约一小时。如有特别事情不能上课，她都会事先打电话通知我。我一般会在下班后去，大约 6 点多钟，每次都见到她面带微笑的脸庞，齐耳的白色短发梳理得分外整齐。老师正精神奕奕地坐在床上，背靠着枕头，身上盖着整洁的被褥。她已吃过晚饭并洗漱完毕，正等着学生到来。我会先兴致勃勃地讲给她听"外面"的世界，尤其是关于红房子医院的各项事情，包括开了什么会，有了什么新发展……老师也兴奋地听着，对红房子医院的事情特别关心。她说以前主要靠听无线电广播了解社会、医院的事情，现在可高兴了，知道得更详细了。我还把病房里的事、病人抢救过程的事讲给她听，于是，我们一起想病人所想，急病人所急，也为解除了患者病痛而一起高兴。遇到一些特殊疑难抢救病例的处理，她会一直放在心上，下次来时，会首先问到×××病人现在怎样了？抢救成功了么？李老师对患者的仁爱之心总是溢于言表，仿佛她的生命已经和医院融为一体。回沪后我就将水晶的奖杯和奖状带给了李老师，告诉她，这是我们共同的，而首先是您的！老师手摸着奖杯，脸上也洋溢着高兴的笑容。

李诵弦言传身教，孜孜不倦地培养卫生事业接班人，获得师生的一致好评。她在医院教学的园地里耕耘了几十年，培养了一大批学生，可谓桃李满天下，其中不少学生已经成为国内医学界的栋梁。她一生钟情于内分泌专业，即使是在病榻上，仍然念念不忘医院内分泌的医学工作和青年医生的培养工作。她曾经说过："我一生做了两件事：一是从美国进修学成回来报效祖国，全身心地投入红房子妇产科医院的工作；我没有孩子，可我把所有的爱都献给了医院和病人。二是创建了内分泌学科，并协助建立了内分泌实验室，为医院以后的生殖内分泌临床科研发展奠定了基础，进行临床研究工作。"

（张绍芬、杨丹、邵敬於、严伟明）

郑怀美：
医学界的女外交家

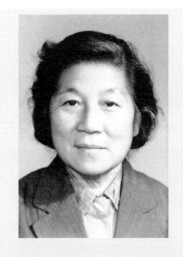

郑怀美 （1918—2000）

福建人。妇产科学教授，博士研究生导师。1943年毕业于上海女子医学院，获医学博士学位。毕业后在上海西门妇孺医院任职。1946年后赴美国进修妇科、产科、内分泌、病理、妇科膀胱镜、癌病防治等专业。历任上医妇产科医院妇产科教研室副主任、副院长，中华医学会妇产科分会副主任委员、上海分会主任委员，上海市人口福利基金会副理事长，中华基督教女青年全国协会会长，美国《妇科腹腔镜》杂志编委。曾任上海市政协第六、七届委员，中国同盟会上海市委委员、顾问。长期从事内分泌、计划生育的临床、科研、教学工作。1953年建立月经失调和内分泌实验室，进行生殖激素测定，增添了妇科内分泌病床，为妇产科医院生殖内分泌临床、科研工作打下了基础。20世纪60年代，参与激素避孕临床研究、对口服避孕药临床应用和应用时内分泌变化以及宫内节育器的临床效果的研究等国家课题。研究成果在全国推广使用。80年代后期，与中国科学院药物研究所等单位合作进行"Ru486配伍Anordrine抗早孕研究"。20世纪90年代初与荷兰Organow

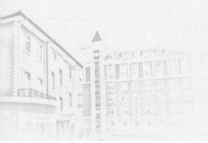

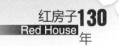

公司合作在国内进行新型单根皮下埋植剂临床试验课题。她最早在临床上开展妇科内分泌研究，率先将国外腹腔镜技术应用于妇产科学。主要科研成果"3种国产宫内节育器临床比较性研究"、"6种不同时期放置宫内节育器的比较性研究"1986年获"六五"国家科技成果三等奖；"不同支撑力金属宫内节育器的研究"1986年获"六五"国家科技成果三等奖；《妇产科学》第3版1996年获第三届全国高校优秀教材二等奖。发表论文30余篇。主编《现代妇产科学》。培养8名研究生。

　　她出身书香门第；她从小接受儒家文化后留学美国，拥有双博士头衔；她是享誉海内外的妇产科专家，也是中国妇女运动的积极参与者和卓越的义工领袖……她，就是上海红房子妇产科医院赫赫有名的郑怀美院长。

　　凡是第一眼见到郑怀美的人，都会由衷地感叹："她的风度和气质真棒！"

两代赤子心，一腔报国情

　　1918年7月，郑怀美出生于上海的一个高级知识分子家庭。她的父母亲分别就读于美国耶鲁大学、麻里州荷里克女子学院，毕业后怀揣着赤子之情回国任教。郑怀美曾坦诚地说："我受父亲影响最深。家庭对我的影响在我一生的成长中起到了至关重要的作用。我孩提时代是在美国基督教传教士办的沪江大学的校园中度过的。那时，我和弟弟们的伙伴，全部都是美籍小朋友。在西化的思维和生活方式以外，父亲也要求我们接收中国传统教育，如少年时，我们每天必须练毛笔字，必须学习四书五经等。除了学习文化知识，父亲还要求我们学习做人的道理。"

　　小时候的郑怀美体质很差，常常生病住院，同学们送了她一个"小病号"的绰号。郑怀美的二弟郑继成曾披露了一件鲜为人知的事情。有一年，郑怀美生了一场重病，危在旦夕。医生对父母说："可能治不好了，回去准备好后事吧！"她的父母非常难过，就准备了一个精致的铜铸小箱子准备给她作为棺材。

　　可是，顽强的小怀美在医护人员的精心医治和家人的精心照料下，竟奇迹般地康复了！而这个铜铸的小箱子，从此就成为了郑怀美装书籍和学习用品的"御用书箱"。也就是在那时，小怀美的心里种下了学医的萌芽，她觉得医生真了不起，因为医生能解决连母亲都解决不了的问题。

1938年7月，郑怀美以优异的成绩考取被誉为"妇产科人才摇篮"的上海女子医学院。1943年7月，戴上博士帽、走出医学院的郑怀美，怀揣着梦想进入了上海西门妇孺医院，任住院医师。而在1946年6月，一封来自美国的信件为郑怀美打开了另一片天空。

这封信是原沪江大学的一位传教士太太写来的。她在信中表示，美国基督教南浸礼会有一位女士愿意给郑怀美提供出国进修的机会，并提供两年的奖学金。郑怀美难捱心中的激动——像父母一样赴美留学深造，进一步提高自己的医术，是她多年来的心愿啊！

同年10月，怀揣着4000美元，郑怀美开始了赴美留学的日子。她先后来到巴尔的摩约翰霍普金斯医学院、费城女子医学院和芝加哥大学医学院进修妇科、产科、内分泌、病理、妇科膀胱镜、癌病防治等专业。"师长的教诲犹在耳畔，同窗的惜别犹如昨日数年的韶光已成怀念。今日的我，带着梦想又开始新的旅程。"当年郑怀美曾感慨地说。

历时两年，1948年10月，当郑怀美手捧美国的"洋派司"时，收获的喜悦涌上心头，辛勤的苦读有了回报。这时，郑怀美面临两个选择：一是留在美国医院做医生；另一个选择就是遵父命回国行医。

美国导师艾柯尔教授非常喜欢这个勤勉的中国弟子，希望郑怀美留美工作。同时，在美国的亲朋好友也纷纷劝她留在美国当医生。然而，郑怀美还是毅然做出了回国的决定，一如当年她的父母一样。理由只有一个：医学没有国界，但医学家永远是有祖国的。她说："报效祖国是一个中国医生最崇高的使命，我要把自己的一切献给祖国。"

当时，正值战争期间，加上美国客轮工人闹罢工。郑怀美克服了重重困难，搭乘了一艘丹麦货轮，历时50天，在解放战争的隆隆炮声中回到了祖国的怀抱。

郑怀美在乘坐的货轮上，也以"医者仁心"的情怀谱写了一段佳话——

货轮驶过夏威夷群岛进入南鸟岛附近时，船上有位美籍华裔孕妇突感腹痛，家属束手无策，只能求助于船长。船长急中生智，通过船上广播寻找做医生的旅客。郑怀美闻之，立马跑步来到船长室主动请缨。经检查，郑怀美发现，由于货船遇风浪颠簸，孕妇羊水已破，引发了早产，必须立即接生。郑怀美当即"命令"船长准备了开水、干净的床单、毛巾、酒精棉花和消毒过的剪刀等。而她娴熟地戴起自备的医用手套，忙着为孕妇接生。"吸气！呼气！"、"加油！好样的，再来再来！……"在郑怀美的鼓励和指导下，两个多小时后，一声婴儿的啼哭响彻整个货轮。在疲惫不堪但满目慈爱的产妇欣喜地凝望着自己孩子的那刻，郑怀美感到所有的疲惫与困顿都化为了最大的幸福与满足。医者的幸福感其实就那么朴素和简单！一位随船的美国女记者在目睹了整个过程后，写下了《中国留美医学女博士接生救治货船上早产孕妇》的现场特写，在美国《纽约时报》上刊登……

医学"灵芝草"，享誉海内外

祖国厚爱每一位抱有拳拳之心的"海归"。郑怀美回国后继续在上海西门妇孺医院工作，不久便因出色的工作被任命为妇科副主任、教研室副主任，直至副院长，分管全院的医疗工作。

郑怀美也没有辜负祖国的厚望，留美的经历让她的目光始终瞄准着世界妇产科的前沿，始终密切注视着国内外妇产科学发展的最新动态，并将自己的感悟以及理解转化为应用。她像一只蜜蜂，将世界一流的技术带回来，在中国生根发芽，酿成蜜糖；她又像是一棵"灵芝草"，作为国内妇科内分泌及妇科腹腔镜领域的前驱者，在长期临床医学实践中解决了许多疑难杂症。

1953年，郑怀美创立月经失调门诊和内分泌实验室，开展了生殖激素的测定，开设了妇科内分泌病房，一系列的举措为医院的生殖内分泌临床科研的发展奠定了基础。60年代，郑怀美积极参与国家"六五"、"七五"规划中的计划生育科研课题，开展了激素避孕的临床研究、口服避孕药临床应用以及宫内节育器的临床效果观察，成果显著，并在全国推广使用。80年代后期，郑怀美与人口理事会、中国科学院药物所等单位又合作进行了"Ru486配伍Anordrine抗早孕研究"，并一举取得成功，为我国计划生育科研工作作出了卓越的贡献。

郑怀美的同事们、学生们公认她的创新意识特别强，常常有层出不穷的新点子。20 世纪 90 年代初，"左旋十八甲基炔诺酮"皮下埋植剂作为一种避孕药只有少数发达国家才能生产，为六根棒型的剂型。郑怀美在一次学术交流中，突发奇想，拟将该埋植剂置入宫腔内，用于治疗子宫内膜增生过长。当时，她让学生周霞平将六根棒捆绑在"T"形环（一种避孕环）的纵杆上置入宫腔，但由于体积太大，放置失败了。这并没有影响郑怀美大胆创新的脚步，她把这个想法告诉了生产厂商寻求帮助，虽然无果，但却得到了一位荷兰学者的响应。他在得知了郑怀美的这个创意后，感觉非常有临床应用价值，就专程来到医院找到郑怀美教授洽谈合作事宜。

在外力的帮助下，郑怀美与荷兰 Organo 公司合作，率先在国内开展了这种新型单根皮下埋植剂的临床试验课题，并通过重点科技攻关，诞生了"曼月乐"节育环。该环不仅能解决避孕问题，更为一部分因功血、腺肌症而长期受困扰的病人减轻了痛苦，也助推了妇科生殖内分泌研究的前进步伐。

"文革"中，郑怀美遭到迫害，曾受非法隔离审查。粉碎"四人帮"后，为弥补十年"文革"而荒废的事业，她夜以继日地加倍工作，继续从事内分泌和计划生育研究，并对妊娠高血压及产后出血等进行调查，发表了《月经的神经内分泌调节》、《多囊卵巢综合征》、《我国妊娠高血压综合征发病的分析》、《糖尿病与妊娠》和《子宫内节育器的应用和改进》等 30 余篇论文。

郑怀美曾任《生殖医学》、《实用妇产科杂志》、《生殖避孕》、《上海医学》、《上海医科大学学报》、《国外医学计生育分册》等多种杂志的编委或副主编，参与过老院长王淑贞主编的《妇产科理论与实践》、《实用妇产科学》等书籍和卫生部医学教育高等学校妇产科教材《妇产科学》（第 3 版）和《现代妇产科学》等学术著作。其中，《妇产科学》（第 3 版）获得卫生部和上海市教委优秀教材奖。

1986—1991 年，郑怀美担任联合国世界卫生组织人类生殖规划处科学与伦理评估会顾问，11 次应邀赴日内瓦对各国学者向世界卫生组织申请的有关生殖功能研究课题的资助进行审阅，并任国际著名的《美国妇科腹腔镜》（ *The Journol of the Americcan Association of Gynecology Laparoscopists* ）杂志的编委。

郑怀美教授对医学的孜孜以求和探索创新让她收获了诸多的荣誉和成绩：

她主持参与的"六五"国家科技攻关项目，获得攻关成果三等奖；开展的长效避孕皮下埋植剂研究获"七五"科技攻关成果二等奖；开展及进行的"中国妇女对 Norplant 皮下埋植剂避孕法可接受性研究"课题获国家计划生育委员会科技进步二等奖……

心系病患的仁心大医

杏林有奇人，神医出巾帼。郑怀美的"心系病人"是医院出了名的，她常说："我一生最大的心愿，就是发展中国妇产科事业，为患者多做一点事情。"

郑怀美的学生、现在深圳市第二人民医院妇产科工作的周霞平在追忆恩师时动容地说：

> 当年，郑老师的门诊被安排在每周三的上午，一般限定十五个号，但就是这十五个病人，郑老师也要看到下午三点。所以，每次出诊，郑老师必然要带上一份简易午餐，一个面包外加一小包咖啡，因为这样能省下午饭的时间，认真、安心地看完十五个病人。中午"填饱"肚子后，郑老师会继续为病人看病，直到病人全部看完。我们粗略地算了一下，郑老师每看一个病人，要花半小时。问诊、检查、解释，时时刻刻可以感受到她对患者认真负责的态度。而每一个病人就诊结束，也都会对郑老师连说好几个"谢谢"！这让我感受到一个医生必须尽心尽责，才能使自己的服务对象满意而归。从中我真正感悟到了，妇产科专家其实就是在这样普普通通无数个诊疗的过程中铸就的。直至今日，她仍深深影响着我，像郑老师那样认真负责地对待每一个病人，先得病人心，再医患者病。

有一次，一名患者千里迢迢从内蒙古慕名而来求医，这位病人家庭条件不那么富裕，病情也比较复杂，如果按常规，她至少要在上海住上一周时间，才能得到初步结果。细心的郑怀美得知原委后，连续打了几个电话，让相关部门特事特办，一一落实相关检查项目的结果，使得患者上午就诊，下午四点就拿到了所有的检查结果，郑怀美立即根据结果给予了相应的诊断和处理。这位患者离开时，激动得边流泪边说："谢谢郑医生！万分地感谢你，郑医生！"周霞平在多年后回忆起这件事，仍然心潮澎湃，感叹地说："这就是大医的风格，这就是大医的精神！"郑怀美一生治疗了许多疑难杂症患者，不少患者曾感激地称她为"神医"。

严谨治学的医疗副院长

郑怀美任红房子妇产科医院副院长期间，以严格、科学的治院态度而有口皆碑，她在医院的学术梯队建设和医疗水平提高上投入了大量精力。她分管全院的医疗工作，常常深入门诊和病房第一线，关心、检查和指导各部门的医教研工作，使医院在各个学术领域得到均衡全面的发展，为切实提高医院的医疗质量奠定了基础。为了工作，她经常废寝忘食，甚至休息日、节假日也来医院办公，每逢夜间总值班，她总是要去病房抽查病史质量，发现问题便留下条子，让医生们知道自己医疗处理方面的不足之处。她参加全院病案讨论会及每周的妇科、产科查房以及医疗质量检查时，常常会启发性地提出各种问题，促使讨论会达到预期的效果。任职期间，她对医院三级查房制度严加督促和检查，不但对科主任提出要求，还经常抽查业务建设和技术考核工作的执行情况。

她特别关心青年医生的外语学习，并亲自进行辅导，率先在院内开展了外语查房，对各级医师提高外语水平起了很大作用。她还经常在上海市、上海医科大学及本院接待外宾，并在学术会议上担任即席翻译，为促进妇产科中外学术交流起到了推动作用。

郑怀美执教50多年，为人师表，诲人不倦，参与各类授课和示教，在教学的园地里辛勤耕耘了半个世纪。作为硕士生和博士生导师，她为国家培养和输送了一大批妇产科专业人才。如今，他们大多已成为妇产科界骨干力量，郑怀美教授堪称桃李满天下。

中国妇女运动的谏言者和贡献者

郑怀美不仅是一位海内外享有很高知名度的妇产科专家，也是中国妇女运动的积极参与者和卓越的义工领袖。1991年，郑怀美担任中华基督教女青年会全国协会执委会会长，自此她对中国妇女事业的关注逐步由"妇女生殖保健"

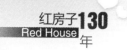

转向更为广泛的妇女发展领域。在她和女青年会其他执委的带领下，中国 10 个城市的女青年会面向转型时期中国城市妇女的紧迫需求，开展了各类文化和职业教育、儿童日托、健身健美，尤其是对社区中弱势群体的服务工作，体现出了基督教女青年会服务社会、造福人群的社会价值。

1995 年，郑怀美率领中国女青年会代表团参加了在北京举行的联合国第四届世界妇女大会的"非政府论坛"，并代表中国女青年会在论坛上发表了题为《信心引领我们向前——中国女青年会对当前妇女问题的回应》的主题演讲，得到了与会者的广泛好评。由于她率领的中国女青年会代表团在妇女大会的出色表现，获得了联合国第四届妇女大会中国组织委员会的嘉奖。

郑怀美是一位爱国主义者，在对外交往中，她总是积极介绍中国和中国妇女运动。尤其在她担任联合国世界卫生组织人类生殖特别规划处顾问期间，由于工作的关系，她经常赴国外工作。在这段时间里，她每到一个国家和地区，总是顺访和考察当地的女青年会，向她们介绍中国女青年会和中国改革开放的情况，使世界上更多的女青年会通过她了解中国的改革开放和中国女青年在国内的各种情况。

作为中国女青年会全国协会执行委员会会长的郑怀美，在工作中始终保持民主作风。她善于听取各种不同的意见，尊重大家的发言；但遇到重大问题时态度鲜明，立场坚定。她以独特的人格魅力影响着大家，给全体执委们留下了深刻的印象。

在工作中，郑怀美任劳任怨，不计个人得失。有一次郑怀美出访美国，当时她刚做完人造股骨手术，但为了出访任务能顺利进行，她不顾疼痛，撑着拐杖，坚持出访，受到了美国同行们的赞扬和尊重。在后来的工作中，尽管行动不便，但她还是经常坐着轮椅车参加各种会议，讨论各项工作。

郑怀美为人谦和，率直大度。每次协会发起社会公益募捐，她总是率先捐款捐物，并动员大家一起来搞好这项工作。她的认真负责、身体力行也得到了大家的尊重和爱戴。

不可多得的良师益友

能被人称作是"良师益友"的人，一定具有非凡的人格魅力，而与郑怀美教授相处过的人，常常会用这样的四个字来形容她。在无数人的心目中，她就像一盏明灯、一根红烛，凭借睿智的学识、宽广的胸怀以及无私的奉献，在不同人的人生道路上给予支持和帮助。

现年 93 岁高龄、曾任世界卫生组织妇婴保健研究和培训合作中心主任的上海市第一妇婴保健院副院长蒋迪仙这样评价郑怀美——

　　与郑怀美教授结识的半个世纪中，我始终感到她是一位不可多得的良师益友。她虽然资历深厚，学术地位高，但她从不居功自傲，十分平易近人。凡是有问题向她请教，她总是诚恳地、不厌其烦地、耐心而详情地介绍。从不会因问题之小而不耐烦，也不会因问题之浅而加以讽刺挖苦。她虽然长期担负着繁重的医疗、教学、科研任务，但仍不辞劳苦、不为名利、乐于助人。1958 年全市开展妇科大普查后，大批的宫颈癌病人需要手术治疗，郑怀美教授多次应我院邀请，来院进行手术示范和带教。在技术上她从不保守，无私地帮助我院开展妇科大普查，并完成相关手术任务。上世纪 60 年代初，她来我院会诊和抢救危重病人时，也从不计较时间，以病人的安危为前提，陪同我们一起守护在旁，直至病情转危为安。

　　她生活俭朴，严以律己，珍惜友情，关心他人。上世纪 80 年代，我患病住院。郑怀美教授闻讯后特地前来探访。进医院时，她和其他探视家属一样，在门口排队取牌，再进入病区，一点也不摆出大院长、大专家的架子要求照顾方便。这些细节也反映出她高尚的道德品质。

　　"医生——不，大夫，这是一个在我生命中最熟悉而亲切的称谓。每每想起这个称谓，就会勾起我对导师许多难忘的回忆。"周霞平感慨地说，"虽然郑怀美老师离开我们已有 13 个年头了，但她对事业的孜孜追求，对工作的踏实忘我，对科学的严谨求实，对病人的和蔼可亲，对学生的贴心负责时刻激励着我。也正是她这种精神的存在，让我能在当下浮躁的社会中坦然地面对社会上对医疗卫生行业的不和谐的声音，真诚、贴心地服务好追随自己而来的每一个患者。我实践着郑怀美老师对我的要求和期望，延续着她对妇产科事业终生奋斗不息的梦想。追忆往事，她的点点滴滴早已成为了我的精神寄托以及事业动力……"

周霞平在追溯 25 年前与恩师的第一次见面时，那份亲切和严谨让他至今仍难以忘怀——

1988 年 9 月，初秋的一个周日，我和师弟姚吉龙大夫一起如约赶赴郑怀美老师的家。那是我们和导师的第一次见面，心里难免有一点小小的紧张。因为我将要见到的是当时我国妇产科界的泰斗。而当我看到郑老师那慈母般的面容时，那种紧张顷刻间就缓解了。她说："周大夫、姚大夫，欢迎你们的到来（大夫的称谓就是从那时开始的，一直贯穿了整整 3 年的研究生生活，亲切而又难忘）！"郑老师嘘寒问暖，详细了解我们生活、家庭及学习上的困难，然后，才渐入主题，告诫我们该如何踏踏实实地完成这 3 年的研究生生活。

"在你们三年的研究生生活中，一定要养成踏实的工作作风、严谨的学习态度、敏捷的科学思维、创新的思维模式。"郑老师的谆谆教诲，至今仍让我记忆犹新。她还从家中找出部分英文原著让我们拿回学校阅读，并相约每两周去她家里汇报一次学习及生活情况、每周跟她出半天门诊。就这样，整整三年的研究生生活，除非郑老师出差，我们从不失约。也就是在同郑老师的一次次交谈中，使我领悟到了人生许多宝贵的精华，滋润着我的人生旅途。

现任深圳市妇幼保健院主任医师的姚吉龙是郑怀美的关门弟子，在回忆起导师指导大会论文发言时的点点滴滴时，内心涌动的除了温暖，更有对严谨治学最初的认识——

4 月的初春正午，阳光透过丁香树斑驳的树叶罅隙映在她的脸上，那张微笑的脸在阳光下明丽可人。

从这一天开始，我来到了上海医科大学，师从导师郑怀美，开始了 3 年 1000 多个日夜的研究生求学生涯。在读研究生期间的工作与学习，坦白地说，我无疑是非常幸运的。

1990 年底，为了参加在广州花园酒店举办的"国际妇科内分泌学术研讨论会"，我要准备 10 分钟的大会论文发言。这是我第一次在如此高规格的国际会议上露脸，导师似乎比我还要重视。很不巧，在我参加会议之前，年届 70 高龄的她因身体小恙在家休养，但她坚持要我将幻灯机背到她家里，在她家的墙壁上放映发言内容。

等我好容易把幻灯机调试好，导师忽然笑了，"你等等"，她说，说完匆忙进了里屋。折腾了几分钟后，举着一柄孙子的玩具长剑出来，这就是教杆！她兴奋地说，那张美丽而沧桑满布的脸瞬间生动起来，她站在墙壁上，挥舞着长剑，不，挥舞着独特的教杆，指教着她心爱的门生。

"记住，要让人对枯燥的论文有印象，有几个地方的重点内容要讲清楚。"她举例，"选题依据、实验方法、重要数据、研究目的及结论，这五个方面要讲好讲透。"

"知道吗？"

"来，你先讲一遍！"

"不对，这个地方是重点，你必须从头再来，再讲一遍给我听听！"

"好！这种提法很生动，会让人对你有印象。"

在导师的指教下，我说得流畅起来，原本不安与胆小的我，开始进入情景，开始领悟了讲述论文的一些细致的方法。

那一日，导师挥舞长剑的姿态，就像魔幻王国里的女王，带领弟子在空白的幻灯墙上征战万里。这一幕场景，日后定格成一帧温暖的画面，在记忆的河床上流动。

经过多次的演练后，我与导师一同参加了这次国际会议。我在大会上的发言，得到了专家、同事们的充分认可。这一切，也使我从导师的言传身教中，学到了她严谨求实的治学态度并受益终生。

热爱生命，一生表率的慈母

郑怀美有一个幸福美满的家庭，老伴周锡庚教授是瑞金医院外科教研室副主任。夫妇俩有三个儿子和一个女儿。

大儿子回忆小时候的事情时，感慨万分，他说："从小我就觉得，作为医生，妈妈很忙。但是一旦有空，她总会尽可能地带上我们一群孩子外出，去公园、去博物馆、去广场、去图书馆、去剧院……让我们更多地接触社会，接触生活，接触大自然。久而久之，我们好像总能比别人早一些、多一些了解生活中、自然界的常识。连我们邻居家的小孩，因为和我们年纪相仿，也常常跟着我们一起去享受这大自然的阳光。这也是我从小一直引以为傲的事情。"

女儿周乃萍说到妈妈时，眼里有一种深深的眷恋。"我记忆中的妈妈是既严格又充满母爱。从来不骂我们，也不过分溺爱我们。不论我们如何调皮捣蛋，在妈妈面前做错的事我们不得不认错，她会花时间和我们'讲道理'。小时候，妈妈常给我们讲科普知识，还没上学，我们就都知道了，人是从猿进化来的。要是我们听到一个陌生国家的名字，妈妈一定会把家里的地球仪拿出来，并指给我们看它的地理位置。"

郑怀美一生获得了无数的荣誉，对这些她从不炫耀。在她去世后，她的子女们竟然找不到这些记载着她为之付出无数心血的表彰资料。然而，郑怀美一生医治、拯救过的母亲和孩子何止千万，无论是她的病人还是与她一同生活、工作过的人，都永远不会忘记她，她的一生将在人们的记忆中永远闪烁光辉。

郑怀美是那么热爱生命，老伴去世时，她坚持不用哀乐。她说："我们不喜欢悲悲切切。"大家明白，她是希望让活着的人忘却悲哀，对生活充满信心，这是何等淡泊的心态和宽广的胸怀。

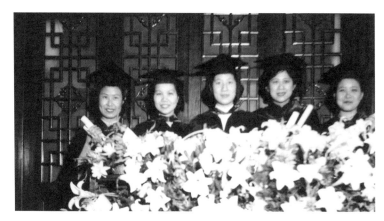

郑怀美（左三）在上海女子医学院的毕业照。

260 位老邻居的义务保健医生

复兴西路 34 号卫乐精舍公寓 42 户代表在追忆郑怀美时，无不唏嘘感念。

"郑怀美教授是我们同住在一个公寓的老邻居，她当了我们这幢楼 42 户 260 位老邻居半个世纪的义务保健医生，我们都怀念她。"邻居顾卫平如是说。

现年 60 岁的方冬平说："在我幼小的心灵中，郑医生是那么的美丽、端庄、优雅，是一位从骨子里散发着爱与睿智的高尚女性。郑医生的女儿乃萍是我儿时的好玩伴。每年放暑假，大楼里的小朋友们常常会聚在一起玩些剧烈的游戏。比如'两面捉人'、'骑马打仗'、'占领冬宫'等，磕磕碰碰也在所难免。我与其他小朋友经常会摔破膝盖、摔伤手臂。这时，大家都会找到七楼寻求郑医生的帮忙。她会取出进口的消毒护创药水，一边耐心地帮我们清理伤口，一边疼惜地说：'以后当心点呀！'我的感受是，在郑医生的治疗和安慰下，'痛并快乐着'。说也神奇，只要经过郑医生的治疗，不出两天伤口准会愈合。"

"我在 36 岁的时候才生下一名健康的女婴，作为一名高龄产妇，我知道这全都是郑医生的功劳。"现年 68 岁的顾正伦追忆说，"我婚后三年才初次怀孕，却接连遭遇两次流产。郑医生在详细了解、分析了我的病情后认为：我们夫妇俩没有任何器质性的疾病，但双方体质较差，因此，她建议我俩调理二至三年后，再考虑生育，千万不要心急。她还向我推荐了中药'五子衍宗丸'、'红参

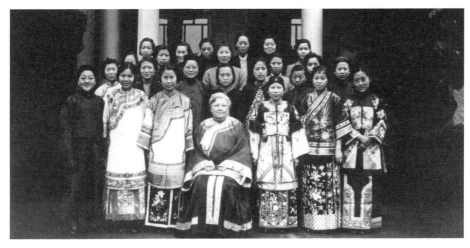

民国时期西门妇孺医院部分职工合影。

蛤蚧'等服用。当时，上海'五子衍宗丸'无货，郑医生到处帮忙打听，最后得知北京郊区有售，就及时告诉我们。我丈夫服药后，化验结果证实精子的质量、数量和活动率都有了明显提高。郑医生不仅注重医病，还重视'医心'。见我求子心切，她常常开导我，并建议我出去旅游。神奇的是，我听了她的话，于1981年9月外出旅游，回来没多少日子就测出怀孕了。次年的8月，我顺利生下了一个健康的宝宝。郑医生是'送子观音'，更是我们全家的大恩人！"

顾正伦说："郑医生为邻里义务行医数十年，不但帮助邻里解决疑难杂症，而且还是我们儿女的义务育儿专家。有一次，我女儿闹'红臀'，用了不少药都不管用，急得我不知如何是好。郑医生看了，对我说：'你用鱼肝油滴在患处试试。'我回家一试，真是神了，果然有效。平时，我们邻居们经常麻烦郑医生，却从不肯收我们的任何礼物。她就是这样，几十年如一日，热情、耐心地为邻居当义务的保健医生。不是亲人胜似亲人。"

王作云和方冬平追忆童年时说："对居住在这幢楼的这群叽叽喳喳的'小麻雀'们，郑医生总是和颜悦色，温柔可亲。20世纪60年代，郑医生家中有一台一般人家没有的黑白电视机，于是郑医生家便成为了我们这些小朋友的据点。每到晚上7点，郑医生总是事先将几十只小凳子放在电视机前等着我们的到来，还热情地端出糖果请大家吃，招呼大家下次再来。平时在大楼电梯里遇到郑医生，她也总是会主动亲切地同我们这些小辈打招呼，叮嘱大家好好学习，天天向上。"

现年60岁的谢景丽回忆道："我妈妈郑淑华在1972年夏天协助居委会进行防火安全巡逻时不慎跌倒送院治疗。郑医生闻讯后，便天天坚持上门帮我妈妈换药包扎，直至伤口痊愈。"

与郑医生隔墙而住的现任中共中央纪律检查委员会常务委员会委员、副书记的杨晓渡同志也曾这样感叹道："能与郑医生做邻居，是我这辈子最幸运的一件事！"

……

作为一名旅美留学的医学博士，她以她的爱国情结让我们看到了一个医生的坚定信仰；作为中国妇产科内分泌及妇科腹腔镜的先驱者，她以探索创新的成果使红房子走在了中国妇产科的前列；作为一名仁心仁术的大夫，她以她的"心系病患"诠释了医者的最高境界；作为红房子医院的一名管理者，她以认真、严谨、务实的作风，为医院的医教研工作打下了坚实的基础；作为一名诲人不倦的老师，她用自己的执著感染着每一个学生；作为一名心怀慈爱一生表率的母亲，她让她的儿女永远为她骄傲；作为卫乐精舍公寓 260 位邻居的保健医生，她让她的邻居因为与她为邻而感到幸运……

郑怀美常说："我一生最大的心愿，就是发展中国妇产科事业，为患者多做一点事情。"如今，她走了，但她以大爱和忠诚挺立起了医德和医术两座高峰。她的一生是忙碌的，更是无悔的。她的一生是奉献的，更是精彩的。她感动着身边人，感动着红房子，更感动着所有至今还想念着她的人……

（严伟明、邵敬於、王珏、林金芳、姚吉龙、周霞平）

王菊华：

开创国内妊娠高血压病研究的先河

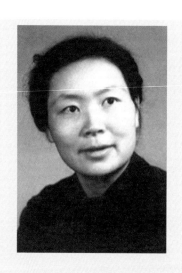

王菊华 （1921—1981）

江苏高邮人。1945年毕业于上海第一医学院，任职于中山医院。1954年后，历任上海第一医学院医疗系副主任，妇产科教研室副主任、副教授、教授。1960年加入中国共产党。历年来发表论文25篇，多次主编全国医学院教科书《妇产科学》。长期从事产科妊娠中毒症的研究，负责全国妊娠中毒症科研协作组、围产期保健科研协作组工作。1977年被评为上海市教育战线先进工作者。1980年，参加世界卫生组织召开的国际妊娠毒血症会议。主编《妊娠中毒症及妊娠合并症》，深受妇产科医师欢迎。领导的胎儿宫内生长测定的研究工作，获1980年国家卫生部（甲）级科学技术成果奖。

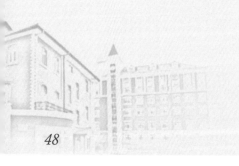

时隔多年，陈国华仍清楚地记得1981年的清晨，作为司机的她来到王菊华家接她时，王菊华正捧着厚厚的外文书，老伴在一旁帮她收拾皮包，并嘱咐她下班了一定准点回家。因为这一天，王菊华整整60岁，孩子们都会回来为

她做寿。

然而，这次她爽约了。

陈国华回忆，那天王菊华上了车后特别焦躁，拿在手上的书合上又打开，打开又合上。细问之下才知道，那天她要接待世界卫生组织（WHO）到访的外宾，而她怕外语不过关，接待不好，丢了医院的面子。陈国华宽慰她："王医生，你没问题的，随便讲讲就行了，不要这么紧张的。"但这始终没有缓解王菊华的焦虑，她对陈国华说："我外语不行，为了这次接待，我已经好几天没好好睡觉了，不知怎么的，今天觉得人特别不舒服……"令陈国华不曾想到的是，就是这一天上午，王菊华在接待外宾的手术室里，在她心爱的、为之奋斗的岗位上永远地倒下了……

生日和祭日，多么不对等的两个词儿，却只有一步之遥，让人望而生畏。就在人生的耄耋之年，她撇下了深爱她的丈夫和孩子，撇下了与她朝夕相处的同事和朋友，撇下了她心心念念的产妇以及病人。突如其来的噩耗，让所有人都唏嘘不已。

"产科是一门艺术"

王菊华在民国时期就已经是中山医院妇产科的主治医生，后来加入了新组建的上海第一医学院附属妇产科医院，以她的学历、学识和才干，在大师云集的妇产科医院长期担任职高权重的妇产科教研室主任。她全面负责医学生的妇产科学教育工作，对全院各级医师的成长情况和进修医师的信息都了如指掌，制定出切实有效的培养计划，为妇产科医院乃至全国妇产科学培养了一批又一批优秀的妇产科医师，使妇产科医院成为闻名遐迩的培养妇产科专业人才的摇篮。可以这么说，铸就妇产科医院鼎盛时期的辉煌，王菊华功不可没。

王菊华身材高大，不苟言笑，目光如炬，令人敬畏。临床上出现危重病人抢救，以王菊华为首的专家们一定会出现在现场。据当年还是住院医生的杨丹说，曾经有位病人发生不完全性子宫破裂，产后大出血需要抢救，王菊华和郑怀美、卓晶如、杜心谷等教授亲临指挥，手术台前后围绕着当时还是主治医师的高秀惠、陆湘云、张惜阴、陈如钧、张振钧……使刚步入妇产科临床的住院医生们大开眼界。回忆那个大师云集的时代，杨丹感慨万千："王菊华威风凛凛，犹如指挥一场战斗的司令员，对病情分析丝丝入扣，她沉稳的语气、严肃的表情、闪烁着智慧的眼神，其气场之大，令人震撼。我们认真仔细地聆听着教授们的分析、讨论和决策，生怕漏掉一丝一毫，浸润在这种氛围中的妇产科医院的医生、进修生怎么能不茁壮成长呢？"

王菊华强调产科技术是一门艺术，操作并不难，难在决定是否要终止妊娠、何时终止妊娠、用何种方法终止妊娠以保障母婴安全。要达到此目的，必须将理论和实践相结合，实践尤为重要。她提出产科值班时，要面观并耳听八方，观察产妇的动静，做到"轧苗头"，一眼就能心中有数，该产妇是在产程的哪一阶段，应该预先采取怎样的措施。而在每次手术后，要回过头来思考一下哪些处理是对的，哪些是不足的，并记录下来，长期积累才会熟能生巧，这就是产科技术的升华。

尤为难得的是，王菊华从反思自身出发，提出态度也是艺术。我们在她留下的工作小结里发现了这样的文字："自从我自己住病房后，体会到病人的痛苦，非常能设身处地地为病人着想。对病人深表同情心，但不够亲切，有时讲话技能不佳，态度不好，引起病人反感。工作方面，虽然认真负责，但细心不够，耐心更差；虽能刻苦耐劳，但不时有怨言，缺乏大公无私的精神。"王菊华意识到自己有时不注意态度，工作中发号施令，容易让对方感到不受尊重。因此，她虚心接受批评，并且不断进行自我批评，努力改正态度，对病人尽量耐心和蔼，不摆"医生架子"。在王菊华看来，为病人服务的态度不到位，即使业务方面再能钻研，也不能算是个好医生。只有讲究态度，才能得到病人的配合和信任，从而有助于治疗。她把治病救人当作艺术，不仅追求完成，更追求完美，在这里，我们看到了一位医学前辈对待工作的精益求精。

专精科研，开妊娠高血压病研究先河

王菊华是我国研究妊娠高血压病的鼻祖。她的《妊娠中毒症及妊娠合并症》是我国第一部系统论述妊娠中毒症即妊娠高血压病的著作，是当时国内妇产科医师必读的经典著作，为我国产科学者研究妊娠高血压病奠定了坚实的基础。其中对胎儿宫内生长测定的研究，开了我国产科对胎儿宫内生长研究的先河。20世纪80年代改革开放国门打开，世界卫生组织特邀王菊华参加国际妊娠毒血症会议，这是自 1949 年以来第一位被世界卫生组织邀请的中国妇产科学者。谈起《妊娠中毒症及妊娠合并症》的成书，曾协助王菊华编写该书的庄依亮说："这一代人生不逢时，'文革'时期，交白卷的是英雄，大家都不敢写文章；'文革'后期，可以出文章了，又不许署名。所以王菊华一生只出过这一本书。那本书也不是很大，但在那个时候也了不得了。妊娠高血压综合征不仅在当时是一个非常大的难题，直到现在仍然不清楚病因，是一个世界性的难题。王菊华在这方面可以说是一个先驱。"

1978 年全国恢复高考，沉寂多年的妇产科学界有了编写一部权威教材的需求。教育部组织以上海第一医学院为主编，天津医学院为副主编，另有山东、北京、山西、青岛、白求恩医学院等 7 所医学院共同编写全国医学院校的妇产科学教材。当时，王菊华被委任为编写组组长，编写组成员还有红房子的陈俊康、陈如钧，北医的王传文，山东的江森，白求恩医学院的乐杰等，皆为当时著名的妇产科专家。主持编写这样一部教材不是一件容易的工作——各医学院有自己的特点和专长，有的主张内容要粗犷，有的主张要精细实用，有的主张要迎合当时的潮流，多写一些中医中药。编写组在青岛聚会讨论的两个月期间，遇到了很多困难，各大医学院纷纷提出自己的成就、经验和治疗方案，意见五花八门，争执不休。这时，王菊华的决策体现了学者的胸怀和气魄，她提出搁置分歧很大的问题，会后征求全国知名专家取得共识；个别医学院的宝贵经验也予以编入，但不加评论。最终，这样一部汇集全国妇产科学智慧和经验的大书，能做到既吸收各家之长，又达成某种程度的共识，王菊华功不可没。

王菊华自 1958 年起负责妊毒及围产期医学研究小组，除"文革"期间中断了 10 年外，将毕生精力都奉献给妊毒科研和围产期医学研究。王菊华带领妊毒科研小组的同志共同进行的课题有：妊毒患者静脉压测定预测妊毒之发生、探讨妊娠中毒症中医辨分类及其规律、应用 32 磷测定正常及妊毒孕妇组织血流量、研究妊娠中毒症与高血压后遗症关系、以气功及中西药治疗妊娠中毒症、妊娠中毒症对胎儿的影响（临床观察及胎盘功能之研究）、妊娠中毒症患者引产的分析、产科休克的分类及处理……王菊华在临床工作中也积累、总结了千百例疑难杂症的抢救经验，如休克、败血症、急性肾功能衰竭、肝肾功能衰竭、呼吸功能衰竭、心功能衰竭、羊水栓塞、弥散性血管内凝血等，她将这些经验写成论文，先后在《妇产科杂志》及《上海第一医学院学报》上发表。在当时，王菊华可谓是专精妊毒症科研的第一人，为推进妊娠高血压病的研究和临床抢救作出了不朽的贡献。

"搞好教学，我们有义不容辞的义务"

除了担当妇产科的技术指导工作外，王菊华从 20 世纪 50 年代起，就负责学校的教学工作。1946 年至 1949 年担任妇产科学示教并辅导生产实习，1950 年起开始妇产科学的讲授，1960 年担任教研组副主任分管教学工作，每一阶段都做出了显著的成绩。此外，她还采取多种方式（例如上大课、利用星期日和休假的时间）提高医院的护理工作质量，在平时工作中认真负责，带头遵守各种制度，尤其是帮助医院建立起不少的医疗制度，给全体医务人员树立了榜样，同时能毫无保留地将自己的技术传授给别人。

20 世纪 50 年代国内热衷于学俄文，王菊华以身作则，积极学习俄文，也带领学生用俄文的工具学习有关妇产科的教材，在临床医疗及教学工作中得以充分的应用。学习俄文是为了学习苏联先进的医学经验，从而在业务上有所钻研、有所创造发明，使工作获得显著改进或提高。与此同时，王菊华也悄悄指导学生不要放弃英文，毕竟她们在中学里学的是英文，已有一点基础，而且英文在世界范围内最为普及。她告诉学生要常看英文杂志，做到看妇产科专业杂志就像看中文一样熟练。在那个时代浓烈的政治风气下，王菊华还能始终秉持一个医生的专业素养和独立思考的精神，是非常不容易的。

"文化大革命"期间，搞教学困难很大，但王菊华总是任劳任怨，抽调师资时再三要求临床科及各方面的支持。在"帽子棍子满天飞"的压力下，教育工作遭到很大的破坏，王菊华的请求经常被不由分说地驳回，每当工作不能落实时，她总是焦急万分。为了党的教育事业，她勇敢地顶着困难，坚持教育事业不放松。王菊华当年的同事回忆说："每一次我们请求支援师资，医院各方面的态度都很强硬，但王医生坚持说我们是教学医院，搞好教学，我们有义不容辞的义务，而没有推脱的权利。经过王医生的不懈努力，有好几次都在几乎不可能的情况下争取到了师资。"那时王菊华已经 50 多岁，血压很高，但是她还是不辞辛劳地上下奔走，为医院的教学工作不中断而殚精竭虑。

除了在校的教学工作，王菊华还负责制定师资培养规划、进修生培养规划等，并参加历年教材编写工作：1964 年起主编妇产科学教材；1973 年负责与上海第二医学院合编上海市大专教材；1975 年与山东、广西、湖南、重庆、中山、上海第二医学院合编《妇产科学》，任主编之一。王菊华很重视教材编写，为了教育革命的需要，她代表上海第一医学院负责南方 7 个医学院校编写妇产科教材的任务。在编写过程中，她和其他编写人员一起，亲自到上海郊县及江苏南通等地听取基层医务人员的意见，认真编写，精心修改，出色地完成了编写任务，教材的质量得到了好评，成为几代妇产科专业学生心目中的典范。

"只要我还活一分钟，就要战斗 60 秒"

在妇产科医院，王菊华是公认的劳动模范。从年轻时参加工作，一直到 60 岁时在工作岗位上猝然去世，她始终积极响应党的号召，在工作中身先士卒，思想上要求进步，为了医疗事业而奋斗终生。

早期的妇产科医院，还没有今天这样细化的分科，医生都是全能型的。尤其在医疗抢救中，医生不分妇科、产科，都全力以赴，主要关注的是怎样能够拯救、治疗病人，把临床工作做好。王菊华也是如此，凡遇抢救重危病人，总是亲临一线，不分昼夜、节假日，随叫随到，抢救的成功率很高。尽管身体很不好，血压很高，但她总是工作为重，经常放弃病假休息，主动承担责任，很少想到自己。为了抢救急重患者，她连续五昼夜不眠不休；为了抢救一个刚生下的孩子，她用自己的嘴打通孩子的呼吸，结果把大家都认为不可救治的孩子救活了，孩子的母亲感动得几次流下眼泪；大出血患者急需输血，而当时血库缺血，王菊华就亲自捋袖输血给病人，结果带动了医院全体职工志愿献血……这样的例子还有很多。

"文革"中王菊华受到很大冲击，她曾重点培养的一位医生对她毫不留情的批斗令她伤心落泪。但在"文革"结束后，她对这段经历只字不提，以博大的胸怀对待一切事物。"四人帮"粉碎后，她心情舒畅，经常带病工作。有一次外出开会，王菊华不慎摔伤了脚，但她若无其事地站起来照样去开会，第二天才来医院包扎，伤处已有发炎也不在乎。虽然年龄大、身体弱，每天工作又起早贪黑，但她精神振奋，干劲倍增，自我感到年轻了许多。她说："我虽然年纪大了，但只要我还活一分钟，就要战斗60秒！"

王菊华为人朴实厚道，她将自己的全身心都扑在工作上，生活上不拘小节，也无暇照料家人。她不会家务，不会理财，家里一应事务全由家里的阿姨掌管；在上海多年，竟从不知道大光明电影院在哪儿。人们回想起来，她生命中的最后一次午休竟是在产房医生休息室，当时她说起了插队外地回沪探亲的女儿，温柔之情溢于言表。

1981年，世界卫生组织专家到访医院，王菊华负责接待。王菊华带着他一边观摩产科手术，一边介绍上海的医疗卫生状况。在介绍上海市的妇幼保健三级网络时，王菊华突发心脏病，一下子从座椅上瘫下，倒在地上便不省人事了。在场的所有医生，包括那位外国专家，赶紧实施抢救。很快，手术室被围得水泄不通，因为不断有听到消息的医生、护士，从各自的岗位赶来，希望能帮上一把，希望能救回王菊华医生。

已经92岁的原护理部主任赵君琇说起当天的情景忍不住眼泛泪光，"王菊华医生，真是了不起啊，她那天在手术室接待外宾突然去世了，我当时在开会，听到后赶紧赶过去，我给她清洗、整容，然后送太平间，她那么好的人，不能让老鼠咬她……"

王菊华走了，这一天，正是她60岁的生日。她知道，老伴做了整整一桌菜，和孩子们等着她回家做寿。可是她回不去了。

30多年过去了，红房子医院里能说得出王菊华二三事的人寥寥，但有一点，是异口同声的，就是：王菊华是个好人，是个好医生。

（熊捷、陈如钧、王珏、杨丹）

吴劫彝：
早期国产阴道镜的研制者

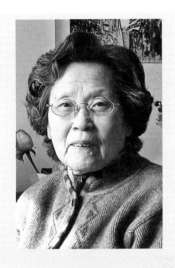

吴劫彝

出生于天津，原籍福建闽侯。1946年国立上海医学院医本科毕业后历任上海第一医学院妇产科医院妇产科住院医师、总住院医师和主治医师等职。1987年在上海医科大学附属妇产科医院退休时为主任医师和教授。1959—1962年兼任华山医院妇产科副主任。1957年加入九三学社。

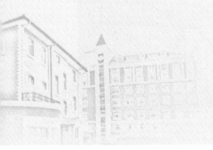

　　推开门，一幅幅精致生动的工笔画和国画作品展现在眼前，用笔精细，画工生动，其细腻程度丝毫不亚于专业画家。令人难以置信的是，这些作品的作者竟是一位耄耋之年的老者，而她就是本文的主人公——吴劫彝。

立志——信念坚定的从医之路

　　1922年，吴劫彝出生于一个知识分子家庭，她的父亲是水利工程师，曾参加东方大港、黄河水利工程等多处大型水利工程的规划和建设工作。吴劫彝自幼多病，常常为支气管炎和肺炎等病痛所困扰，自小与医生接触颇多的吴劫彝于是萌发了学医的愿望。

1940年，吴劫彝考取国立上海医学院医本科。1946年毕业后就开始从事妇产科的临床和教学工作。新中国成立后，华山医院曾经改为内科学院，所以在20世纪50年代长期未设妇产科。在这种情况下，年轻的吴劫彝于1959年被调往华山医院（当时为上海第一医学院附属第一医院）筹备组建妇产科临床专科，并任该科的行政副主任一职。

吴劫彝刚刚毕业没多久，就参与到这么大的筹建工作中，因此倍感压力和责任重大。当时科室医护人员少，而职业的特殊性又要求他们必须经常值夜班。在繁重的工作压力下，吴劫彝并没有退缩，而是凭着极为顽强的毅力顶了下来。在三年的华山医院工作中，她与科室的人员一道，配合默契、团结友爱，顺利出色地完成了医教工作。

回忆起当时的情况，年逾耄耋的吴劫彝依然记忆犹新。记得有一次下班前听说次日手术安排表上有一卵巢肿瘤手术，是由外科安排的手术。当时日班医师均已下班，无法联系。因时间紧迫，也不能按照常规制度等待外科请妇科会诊。吴劫彝觉得不妥，便在未收到会诊单的情况下自行去给该病人检查。出乎意料，吴劫彝发现她竟已经怀孕7月，却被误诊为卵巢肿瘤。吴劫彝当即取消

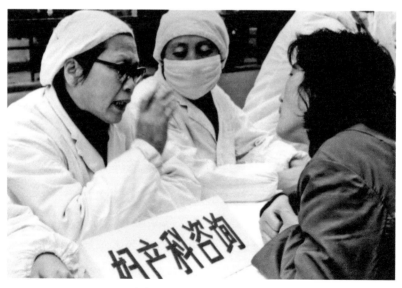

1982年，吴劫彝参加全民文明礼貌月宣传服务队时的情景。

手术安排，避免了一次医疗事故。这次经历让吴劼彝认识到，在当时医疗条件不完善、医生短缺的状况下，对病人的任何一个诊断和治疗措施，都必须严格再严格，仔细再仔细。

当时，上海第一医学院附属第一医院承担着临床医学教育工作，于是，刚回到原单位半年多的吴劼彝于1962年至1969年开始了她在第一医院的临床医学教育工作，全面负责上海医学院在校学生的妇产科教学和实习工作。在这段时间里，吴劼彝担任副主任，与主任林元英互相配合和支持，圆满完成了7年的医疗系学生的教学任务，并获得上医师生的好评。

创新——研制首台国产阴道镜

1969年，吴劼彝回到妇产科医院，开始了妇产科业务上的不懈探索。当时，宫颈癌是女性的高发病，而业界普遍采取的诊断方法有涂片染色以及萤光光谱扫描法等。通过多年临床探索，细心的吴劼彝渐渐发现，这种方法并非最佳方案，它有着无法克服的弊端。比如这种方法需要病人口服一种含有萤光制剂的药丸，通过其在患者体内的发光光线来确认宫颈的状况，这种用肉眼来分辨的方法很难准确和客观，一不小心就会误诊，实在是不够科学。于是，吴劼彝开始了她寻找更佳治疗方案的道路。慢慢地，她萌发了利用镜子作为参照物的初步想法，于是她与镇江的一家光学仪器厂合作，依照宫颈结构放大检测法原理制成了国内早期的国产阴道镜，这是史无前例的。于是，吴劼彝开始利用这面"镜子"诊断早期的宫颈癌和癌前病变，使得诊断率大大提高，这种方法也因此开始替代之前的种种诊疗方法。

有一位病人令吴劼彝印象深刻，她来自东北，因防癌涂片Ⅱ级在多个医院求医，但均未得到确诊。吴劼彝在运用阴道镜检查后，没有立即给予确诊。她反复思考着看到的图像，依稀感觉这个图像似曾相识——原来是之前某本日文医疗杂志上登载过类似图像的报道，而学过3个月日语的吴劼彝恰巧读过该书。她赶紧找出了这本日文期刊，一翻，果真图像一致，通过进一步诊断，病理切片证实病人为早期宫颈癌，从而给这位病人争取到了时间，及时做了手术。

在那个年代，宫颈腺癌由于发病率较低，只占宫颈癌的4%—5%，所以常常会被误诊和漏诊，引发较高的死亡率。吴劼彝研制出阴道镜之后，绝大部分患者都可以得到早期确诊，同时也提高了外阴癌的早诊率，造福了一大批患者。

精进——不辍探索惠及大众

由于出色的表现，在 20 世纪 80 年代，吴劼彝参加了多次关于宫颈癌防治工作中阴道镜应用的学术会议，并在医院内举办过好几届与这方面有关的培训班。通过这些方式，吴劼彝普及了医院内和医院外阴道镜的临床应用知识，使得这项技术得以在更广泛的空间得到运用，从而造福了越来越多的病人；另一方面，吴劼彝在传播的同时也在不断反思和改进这项技术，使得它不断地得到完善，也促进了国产阴道镜的研制和生产。正是通过这项技术，吴劼彝及其同事于 20 世纪 80 年代末和 90 年代初获得了"国家科技进步三等奖"和"国家教委科技进步二等奖"的殊荣。

如今耄耋之年的吴劼彝已经退休，但她并没有闲下来，刚退休的那几年还经常去市政府门诊部工作，一做就是 3 年，并引入包括阴道镜等在内的很多先进诊疗方法，也曾经做过对 Ⅱ 级防癌涂片进行跟踪检查的工作，退休后仍在一线进行着防治妇科肿瘤的努力，为此作出了很大的贡献。近几年，吴劼彝除了参加上海市政协和市妇联组织的学习活动外，还参加了市离退休（高级）专家协会，每年都进行 1—2 次医务咨询活动。吴劼彝爱好书画，参加了市老干部大学国画班，开始了 10 年的山水和花鸟画的学习，只要是觉得满意的作品，她都有用相机拍下来的习惯。到现在，她已经积累了好几本相册的绘画照片，家里也满是漂亮的字画，充满了生趣。这就是吴劼彝，一位在艰难时期勇于突破，努力改善医疗条件的敬业医者，一位善于发现、多才多艺的老人。

（马瑞瑞）

袁耀萼：
红色屋檐下的"撒切尔夫人"

袁耀萼

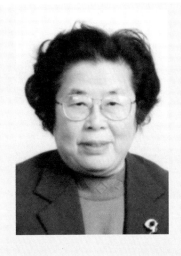

山东荣成人，教授。1948年毕业于上海医学院，1953年赴俄罗斯攻读研究生并获副博士学位。曾任医院副院长、妇产科研究所副所长。曾任上海市高等学校（妇儿科）学科教授职称评审成员、中华医学会妇产科学会委员、卫生部医学科学委员会妇产科学专题委员会委员、上海市计划生育科学研究会理事、国外医学妇产科学分册编委等。从事妇产科专业50余年。主要研究女性内分泌失调，亲手建立了内分泌研究室。参加编写《妇产科理论与实践》、《实用妇产科学》、《妇女保健学》、《妇产科学新理论与新技术与临床妇科病理学（译）》等。主要科研成果有："测定胎儿宫内生长迟缓诊断"获卫生部甲级科技成果奖三等奖，"女用长效口服避孕药远期安全性研究"获国家科技攻关成果二等奖。参编《实用妇产科学》获全国优秀科技图书一等奖。

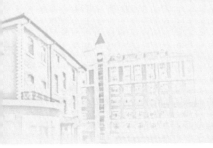

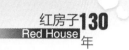
90岁生日宴上，她乐天地说："我现在的任务就是每天开开心心地活，开开心心地过。"精神矍铄、乐观幽默、随遇而安，虽然年过耄耋，但依旧可以在不经意间捕捉到她眼神里的那份敏锐智慧。在我们的历次接触中，从来不曾听她谈起自己的成就，也从来不曾听她谈起受过的委屈，更从来没在她的脸上看到过岁月的沧桑，她始终让人感觉到一种坚毅，一种睿智，一种乐观，一种豁达，我想所谓的"大家"都是如此吧。

她就是袁耀萼教授，复旦大学附属妇产科医院原副院长，妇产科研究所的创始人，与郑怀美教授一起，被誉为王淑贞院长的"左膀右臂"。作为一名医生，她以不计其数的成功手术、临床诊疗为女性患者带去了健康平安；作为一名管理者，她好像医院里的"撒切尔夫人"做事坚决果断，极富执行力。她在医疗质量管理方面作出了各种尝试，不断引进先进诊疗技术和管理理念，在妇产科医院发展史上写下浓重的一笔。

从学生运动和解放战争中走来的年轻医生

回眸半个多世纪的征程，现年91岁高龄的袁耀萼常常会笑称："其实也没做啥，只是做了自己应该做的事，喜欢做的事，感谢党组织和医院的培养，让我圆了儿时的梦！"

袁耀萼1923年9月出生于山东荣成，19岁参加革命。追溯起袁耀萼与医学的渊源，有这样一段故事：在父辈们根深蒂固的重男轻女思想下成长起来的袁耀萼，从小就有着"要比男孩子强"的愿望，内忧外患中的祖国让这位热血青年想到了选择从医之路来实现自己的满腔爱国热情。聪慧的袁耀萼就这样考入了上海医学院。

目睹了解放战争的硝烟，目睹了中国共产党的流血牺牲、英勇杀敌，袁耀萼明白了什么是中国共产党、什么是人民军队、什么是为人民服务。1946年8月，还是学生的她成为一名中共党员。入党时，袁耀萼边在上海医学院读书，边在红十字会医院做代医员。1947年，她与上海医学院的同学蒋兴权、王赞舜、黄桦、曹荃荪等都在当时的中国红十字会第一医院实习。袁耀萼积极参加学生运动和对敌斗争。地下党工作的经历，让她经受了血与火的考验和洗礼。

1947年5月26日凌晨3时执行任务时，袁耀萼被特务盯上了，她穿过好几条巷子，但始终甩不掉特务。于是，她灵机一动躲进了附近的一所医院，并以迅雷不及掩耳的速度披上白大褂，就在戴帽子的瞬间，特务冲了进来，对着她大声问："有人进来过吗？"袁耀萼不慌不忙，沉着冷静地答道："好像刚刚有个人往那边走了……"就这样，她躲过了一劫，然后又马不停蹄地赶去完成组织交予的重要任务。

1948年底，上海地下党医务党总支下达任务，要求袁耀萼和王赞舜两人保护医院防止遭受国民党和特务的破坏，并要求他俩发动群众、依靠群众，积极做好护院工作，迎接上海的解放。在那些激情燃烧的岁月里，袁耀萼心中共产主义理想的火苗越蹿越高，如星星之火燎原。她迄今仍记得当年学生地下党联系时接头的暗号："南京有什么医生托带板鸭来？"回答："原来就是你托带板鸭来的呀……"

袁耀萼也在这个过程中收获了爱情。她与就读上海医学院的同班同学、一起从事地下党工作的王赞舜结为伉俪。

1950年4月，袁耀萼参加了中国人民解放军第三野战军九兵团二十军防治血吸虫病工作，并立四等功。1953年，她赴俄罗斯攻读研究生并获副博士学位。1956年11月，袁耀萼回国进入红房子妇产科医院，历任主治医生、副院长、妇产科研究所副所长。她在复旦大学附属妇产科医院一干就是34年，直至1990年7月离休。

谈起自己的人生经历，袁耀萼总是念念不念"三件事"：一是走对了"路"，投身学生运动，加入了共产党；二是进对了"门"，选择了医学，选择了妇产科专业；三是入对了"行"，在临床一线工作，从事实验诊断研究。正是在走对的路上、进对的门里、入对的行中，她尽情地实践着理想与抱负，尽情地挥洒着汗水，在时光的年轮中，镌刻了一份大师情怀。人们从中真切地感受着一位老共产党员的忠诚。这是信仰的力量，它让一位从解放战争的学生运动中走来的年轻医生成为了享誉业界、救死扶伤的妇产科教授；让她在平凡的岗位上演绎着不平凡的精彩，让她用更加务实的方式诠释了对群众的关爱和关切！

引领妇产科科研的"破冰之旅"

1979年初，袁耀萼参加了卫生部组织的人类生殖和计划生育考察团，先后前往英、美、法等发达国家参观学习。走出国门的她，看到了我国在生殖免疫学研究工作上的落后，一种强烈的紧迫感让她感到应在 2000 年之前结合我国特点，在这方面进行充分的研究，并做出成绩。回国后，袁耀萼参考国外先进的理念，结合医院的自身特点，大胆向王淑贞院长提出建立妇产科研究所的设想。这是何等的勇气和智慧！之后建立的妇产科研究所在袁耀萼的领衔下，向着四大研究领域——生化、免疫、内分泌和遗传进军，由此翻开了妇产科医院科研的新篇章，也向世界性妇产科难题发出了战书。

得到医院领导大力支持后，袁耀萼有计划地开始了筹划，逐步添置实验室设备，建立工作制度，完善操作流程，使得妇产科研究所从无到有逐渐壮大。此时的袁耀萼虽已年近花甲，但依然铁腕担当，作为医院的副院长，她要重建医疗常规制度，而作为研究所的副所长，她又肩负着加紧培养新生力量的重任，使医院的科学研究能尽快赶上世界先进国家的水平。这是何等的责任和奉献！提到这段往事，袁耀萼回忆道："那几年的日子，是在紧张忙碌中度过的，虽然做了些工作，但总感到时间不够用。迫切希望能在最短的时间内把浪费了的十年光景追回来。"

实验室测试难度不小，对此，袁耀萼和她的团队早有准备。对于压力，袁耀萼有时也会有一种透不过气来的感觉，每天工作十几个小时，在家休息时也手不释卷。可是，就是这样的坚持不懈，让她在一次次的困难面前，渐渐把压力转变为动力。这又是何等的执著和毅力！

"我虽然年纪大了些，精力不如过去充沛，但身体状况还好，所以趁现在把自己的经验传授给年轻人，培养好接班人。"在担任医院和研究所领导期间，袁耀萼曾先后选送四位同志出国学习、进修。回国后她们在研究所各自的岗位上发挥着顶梁柱的作用。"宝剑锋从磨砺出，梅花香自苦寒来"。正是袁耀萼这种对人才的重视、培养和遴选以及本身严谨的学风，使得研究所从技术员到负责人，自上而下都透着一股纯正的学术科研作风，其实验报告在科研领域也享有可靠的信誉度。在袁耀萼的领衔下，经过多年的攻坚克难，她和她的团队成功了！一项又一项的科研成果，让医学界的目光聚焦在红房子，而世界卫生组织颁发的一个又一个奖项，也填补了国内的空白，打响了中国的品牌。"测定胎儿宫内生长迟缓诊断"、"女用长效口服避孕药远期安全性研究"两项研究成果分获国家卫生部甲级科技成果奖三等奖、国家科技攻关成果二等奖。国内权威专家称："袁耀萼教授和她的团队这一系列的研究成果，为该类妇产科疾病的诊断和治疗奠定了坚实的基础。"她是当之无愧的"破冰之旅"的启航者。

如今的研究所已经从一个条件简陋的实验室发展成了能满足现代生命科学研究、具有国际先进水平的科研机构。虽然占地面积不大，但这幢宁谧的小红楼是红房子的骄傲，更是妇产科人心向往的学术殿堂，岁月如云烟转瞬即逝，但前辈的呕心沥血以及纯朴的学术作风始终在传承，始终在后人的心中沉淀、凝固。

妇科疑难杂症的"传奇克星"

"以攀登医学高峰、解决疑难杂症为生命的最强音。"这是医生们对袁耀萼评价最多的一句话。她对医术精益求精，始终挑战自我。她的办公桌上，摆满了书籍，这些书籍中，除了妇产科书籍外，还有其他与医学相关的图书。她总是认真倾听患者的需求，提出整体的治疗建议和步骤，同患者一起讨论各种可行的治疗方案，告知预期的效果、恢复过程和可能的风险。她总是站在病人的角度考虑如何治疗对病人更有好处。

袁耀萼的办公室挂满了患者送来的一面面锦旗。其中有一块日籍华人专程从东京送来的匾。金粉红底上遒劲地书写着"华佗妙术，杏林之光"。原来这位年轻女子是袁耀萼收治的一位患者。因妇科疾病并伴有心脏病被日本各大医院拒之门外。无奈之下，她回国求医。袁耀萼没有让这位患者失望。经过周密的准备，她与心内科、麻醉科的医生紧密合作，使这位患者恢复健康。出院时，患者感慨地说："华佗虽神，我们谁也没见过。但今天袁耀萼教授的妙术让我起死回生，使我亲身感受到了当代华佗的妙术。"

印象深刻的还有一位 36 岁的女教师，怀孕 3 个月，因合并子宫肌瘤出现了先兆流产的症状。B 超监测肌瘤有 4 个月大小。众所周知，当子宫肌瘤与胎儿共存的时候，风险非常大。多家医院都建议患者手术，然而手术也需要承担风险。就在女教师一家左右为难时，袁耀萼成了孩子的"救星"。考虑到病人是高龄初产孕妇，全家好不容易盼来一个孩子，袁耀萼带领团队周密分析病情，安排她住院接受"周期式治疗"。第一阶段为女教师治疗先兆流产；28 天后，先

63

兆流产症状消失进入下一阶段定期密切随访，观察胎儿在子宫内的生长发育情况，并随时对情况作相应处理。就这样，奇迹出现了！女教师孕期情况越来越好，与普通孕妇越来越接近，最终顺利分娩了一个可爱健康的男婴。患者一家感激不已，总是不定期地来看望"袁妈妈"。

袁耀萼一直认为，作为一名医生对病情变化的"敏感度"是考量其优秀与否的杠杆。记得一位入院诊断为畸胎瘤的病人，在准备进行手术剥离的前夕，袁耀萼教授在查看病程录时发现她的化验报告有异常，于是详细询问了病史，并反复检查后，怀疑其为消化系统疾病，请来外院专家会诊，确诊为直肠癌，由此避免了一次不必要的妇科手术。

还有一位外籍华人，在国外诊断为子宫肌瘤、不孕症。袁耀萼接诊后，发现患者的宫颈硬且不光滑，怀疑并非子宫肌瘤，她当即为患者做了宫颈活检。果不其然，患者得的是宫颈癌，随即做了切除手术。几十年来，袁耀萼纠正误诊、发现的早期病灶例子不胜枚举。

深得职工拥戴的"传奇人物"

对红房子一缕爱意，凝成一份份责任。作为副院长，袁耀萼负责医院的医疗质量管理。工作在临床的医护人员，每每看到她都会心生敬畏，工作起来也格外认真。

那个年代的红房子人都知道，作为一名管理者，她常常亲临一线，出现在临床的各个科室和部门中。无论多么细小的问题，她总能用敏锐的眼光发现，处理起来认真严肃，不留情面，展露出一名女性不常拥有的"果敢"。在管理工作中，袁耀萼强调严谨负责的工作作风，公开公正地管理医院，以保证红房子团队能始终保持着高质量的医疗水平。虽然严厉，但她的公正公平深得职工的拥戴，她是一个红房子人一提起都跷大拇指的"传奇人物"。

从医的人都知道，产科是一个高风险科室，一手托着两条生命。袁耀萼在心里始终有着这样一个理念——孕妇来院分娩，母子平安地顺利出院，这是产科理所应当的常态。在她担任副院长期间，重新修订了医疗管理制度，从根本上控制了产科的剖宫产率。同时，袁耀萼狠抓医疗质量，在她任职期间，医院没有出现过一例孕产妇及新生儿死亡案例，医务科更是没有接待过一例医疗纠纷。她永远把病人的生命安全摆在第一位，"让每个新生命降临的第一声啼哭响彻在红房子，把温暖与喜悦带给每一个家庭"，这是袁耀萼最欣慰的时刻。

"治病救人，以患者为中心"是医者的终身信仰。袁耀萼在管理方面更是事无巨细，力求完美。临床上无论出现什么问题，她都会不留情面地直接指出。但对当事人她却从来不会直接批评，总是在每次的例会、查房中把事实置于大家面前，让与会医生轮流发言，交流经验，探讨防范措施，最后再由当事人进行概括和总结。日日重复，周周强调，直至相似的问题不再出现。对于出现过一次的错误，袁耀萼决不允许它轻易翻页，她用自己特别的管理方式，让每一个医生把临床的经验教训深深地记在心里、印在脑里，从而在根本上保障了医院诊疗的安全质量。

人才培养是医院发展的基石，袁耀萼任副院长期间也可谓费尽心思。无论是在医院，还是在回家的路上，袁耀萼总是会同郑怀美教授一起讨论年轻医生的未来发展。在"文革"的后遗之风中，不免遭人非议，但她依旧坚持着人才选荐的唯一标准——个人才能。在她的眼里，人才的优劣不是凭借家庭背景判别的，只要有能力就应该获得继续深造、交流的机会。在实行人才梯队培养的战略中，袁耀萼根据个人综合能力的考核，先后选派数批青年医师出国进修学习。如今，这些精英都已学成归国，循着前辈的足迹在红房子的屋檐下践行着"关爱女性，呵护生命"的承诺。

为青年医生的成长插上"隐形的翅膀"

一花独秀不是春，万紫千红春满园。作为一名在红房子妇产科医院工作了34年的老前辈，袁耀萼怀着绿叶对根的深深情谊，希望将自己掌握的医术技能全部传授给医院年轻的下一代，为青年医生成长插上"隐形的翅膀"。34年来，究竟带过多少学生，她自己也记不清了。在她的"传、帮、带"下，一支精干的青年妇产科医师队伍已经能够独当一面，奋战在临床、科研和教学的第一线，成为医院和妇产科研究所的中流砥柱，为医院的可持续发展贡献着力量。

身为一名老教授，在立足岗位做好本职领导工作的同时，袁耀萼深谙："红房子医院要始终走在世界妇产学科的前沿，必须培养一大批年轻医生。我应当主动甘为人梯，多培养医德双馨的新人。"平时，她因材施教，言传身教，利用每一个临床机会积极培养新人，力争把自己长期积累的实践经验尽快传给青年一代。为了让自己的经验可以固化下来，袁耀萼还参加了编写辅导讲义材料，为年轻医生传道、授业、解惑。

每一次查房，袁耀萼总是会对向她提出问题的青年医生给予详细的解答，知无不言，言无不尽。袁耀萼没有一点架子，平易近人，善解人意。青年医师总是这样形容她："袁耀萼教授是一个喉咙不响的院领导和老师。"

袁耀萼第一个研究生邵公权深有感触地说："袁教授的教学方法就是'授之以渔而不授之以鱼'。"在辅导邵公权读研阶段，耳提面命，循循善诱，提出将当时的巴普洛夫生理学说如何与妇产科相结合，研究植物性精神系统功能与妇产科内分泌系统之间关系。邵公权早已成为诊治不育妇女的高手。通过他治疗后的妇女所生的宝宝有几千例。

在学生的心目中，袁耀萼就是培养人才的工程师。她的理念就是把自己一生的积攒，作缜密的梳理，培养精英，传承医技。袁耀萼做到了，做得如此完美。在培养年轻医生时，严格指导，有错必纠，她的远见卓识、为人之道充分体现在师生情谊上。每当学生论文答辩成功，她都要上台拥抱学生，拍拍肩膀以示祝贺，并动情地说："以前我们是师生，今后我们是同事了。"这是多坦荡的胸怀啊！

袁耀萼的"关门弟子"、1990届毕业生黄元华这样评价自己的老师——她是一位严谨的老师，温馨的妈妈。他动情地介绍说：

袁老师医德高尚，对待病人热情、和蔼，急病人所急，想病人所想。在读研究生期间，我每月跟随袁老师出一次专家门诊。每次看到袁老师以专注的神情、慈爱的声音、慈祥的笑容与病人交流；每次看到病人以焦虑的神情进来，以期待的目光相求，以满怀期望的神态离去，都激发了我对专业的热爱。袁老师十分关注学生医德的培养。记得一次在向袁老师汇报研究课题想法时，提到了想收取活体研究标本。袁老师十分严肃地说，医生首要为病人着想，一切以病人的健康为首要利益。任何时候都不能以自己的目的去伤害病人，在科研工作中尤为要注意。我当时震动很大，立即改变了课题设计，使之既符合科学原则，又符合伦理原则。工作后，我还是时常会想起袁老师的教诲，并贯穿于我的临床工作和科研工作中。如今，我已作为专家参与了卫生部关于人类辅助生殖技术管理相关文件的起草和制定，并成为中华医学会生殖医学分会伦理学组的副组长，但我依然谨记袁老师的教导，把维护病人的利益作为我永远的行为准则。

袁老师对学生的学业严格且严厉，但对学生的生活却如同妈妈一般关心。黄元华来自湖北农村，母亲常年重病，生活极为困难。读研究生时，女儿在南京出生，他奔波于上海和南京之间。冬季，白天衣服不能保暖，夜间棉被不能御寒，身体瘦弱的他时常感冒，且久治不愈。1989 年 12 月的一个晚上，令黄元华终身难忘。九点钟左右，袁耀萼把他叫到家中，和蔼地对黄元华说："小黄，你的困难我知道了。年轻人在外不容易，你就把我这里当成自己家吧，有困难给我讲。天气冷了，别冻着，我给你一床棉被，你拿去御寒、晚上够冷的。"稍停了一下，袁老师从口袋里拿出 200 元钱递给黄元华，并平静地说："你妈妈有病，女儿又小，这钱你拿去解决眼前的困难。如还需要，就告诉我，千万不要客气。"16 岁离家上大学，一直在艰难而拮据的环境中生活、成长的黄元华泪水夺眶而出。在回宿舍的路上，黄元华想了很多，其中之一就是一定要做一个对社会有用的人，通过回报社会来报答袁老师的关爱。

甘为人梯育人才，袁耀萼用言行为师者"传道、授业、解惑"的古训作出了新的诠释。

如今的袁耀萼已离休在家颐养天年。与当年的雷厉风行相比，现在的她更多的是经历风雨之后的淡定和淡然。看着乐乐呵呵的她，我常常觉得这是一个可爱的长者，一个从容的长者。看着她和她的风雨爱人相濡以沫的亲近，内心不由得感动，智慧的女性也体现在生活的方方面面，看着王赞舜教授体贴入微的照顾，看着袁耀萼欣然顺从的接受，我想他们是幸福的，暮年的携手让她回归和享受最常态的家庭生活。现在，袁耀萼还是会常常来医院，看着妇产科学后继有人，总能在她的嘴角看到最幸福的笑容，看着踏着她的足迹前行的后辈们井井有条地管理着医院，总能在她的脸上找到最满意的微笑；看着她所深爱的"红房子"在业界取得的每一点一滴的进步，也总能在她的眼神里捕捉到那一抹闪亮和欣慰。

袁耀萼是幸福的，这一生，她有信仰，有事业，有成果，有病人，有学生。她用修为为自己、为红房子留下了岁月也无法消融的宝贵财富。她，就像一部史书，引领后人前行。

（陈国华、王珏、黄元华、严伟明）

司徒亮：
支援重庆医学建设的先驱

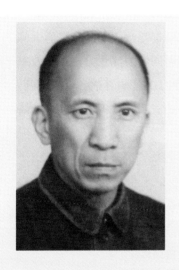

司徒亮 （1912—2002）

广东开平人。著名妇产科专家，中国妇产科学先驱者之一，重庆医科大学附属第一医院副院长，政府特殊津贴获得者。1930—1938年就读于北京燕京大学和北京协和医学院，获医学博士学位。1938年起，先后在北京协和医院，天津马大夫医院，上海医学院附属红十字医院、中山医院、上海第一医学院附属妇产科医院工作，1947年10月至1948年6月在美国米那苏打州大学及约翰霍金斯大学留学。1948—1958年任上海医学院中山医院、中国红十字会第一医院妇产科主任及上海第一医学院附属妇产科医院副院长、教授。1958年响应支援内地的号召来到重庆，参加创建重庆医学院的工作，任附属第一医院副院长，为重庆医科大学及附属第一医院的创建和发展作出重大贡献。曾任民盟第五届中央委员，中华医学会妇产科分会常务委员，《中华妇产科杂志》常务编委，全国高等院校教材《妇产科学》副主编，《妇产科理论与实践》副主编，《中国医学百科全书妇产科分册》副主编，《实用妇产科杂志》副主编。1989年获全国优秀归侨、侨眷知识分子称号。

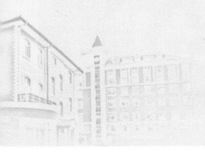

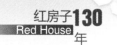
睿智和大度的人常常在离开人世后还被人深忆。执著和奉献的人更是会被历史和后人所传诵。司徒亮，一个从红房子走出去的妇产科教授，一个从浦江畔走进山城的妇产科男医生，他的名字被我国妇产科界铭记，更让红房子人骄傲。

魅力教师钟情妇产，严谨独到循循善诱

据卞度宏教授回忆，最早接触司徒亮老师是在上海第一医学院四年级妇产科大课上。那时学校前期基础和后期临床专业课教师都是全国鼎鼎有名的大师级人物，虽然不同老师的讲课风格各异，但都能吸引同学的注意力，课堂效率极高。司徒老师讲课平铺直叙，语不惊人，但简单明了，逻辑性强，直奔主题，一堂课下来，印象极为深刻。尤其是聆听司徒老师的查房，分析精辟，条理清晰，曾激发了不少医学生对妇产科的兴趣和向往。

1953年，学校宣布将有一批学生要被培养为外科或妇产科专业医生，由于女同学少，所以要动员一部分男同学从事妇产科专业，这可是一件伤脑筋的事。医学生都希望在毕业后能成为一个风度翩翩的外科医生，相比之下，要成为和妇女打一辈子交道的妇产科医生并不是热门之选，为此学校专门开了动员会，做动员工作的就有司徒亮医生—— 一位优秀的妇产科男医生。

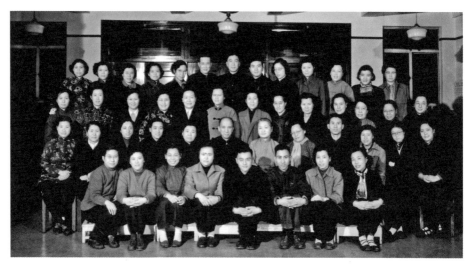

1957年，欢送第一批重庆建院医护人员。

很多年以后，戴钟英教授在回忆当时的情景时，留下了这样一段话：

> 司徒医生的秃顶、大脑门和一双睿智的眼睛引起了大家的注意。他以朴实无华而又十分肯定的语气向我们讲解了对妇产科医生的要求："妇产科医生首先必须有很扎实的内科基础，同时还应该有熟练的外科技巧，并要有很好的儿科知识。"这段话，我记了一辈子，也因此转攻妇产科专业。我当了妇产科医生之后，也经常拿这段话去教育我的学生。

这就是人格的魅力，虽说是20世纪50年代的事情，但用今天的话来表述，戴钟英老师算是司徒医生的"粉丝"了。那么这位妇产科学界的知名教授又是靠什么来征服这些在当时思想进步、博学多才的医学生的呢？

卞度宏教授在回忆录中这样写道：

> 新中国成立初期，国家鼓励妇女生育，那时经产妇极多，产后大出血颇为常见，因产后出血而死亡的情况也屡屡发生。我还记得在红十字会第一医院实习时，一位第6胎的产妇产后大出血不止，血压急剧下降，各种止血措施无效。紧急情况下，司徒医生赶到，神情凝重，不多言语，立马戴好手套，穿好手术衣，用长纱条塞入产妇子宫止血，操作熟练利索，塞完后出血迅速停止，产妇转危为安。我们几位实习医生在旁观看，无不啧啧称奇，对司徒医生的技术操作赞叹不已，也增强了我对做妇产科医生的信心。

短短的一段话，就不难看出，在后辈心中，司徒医生是怎样一个技压群芳、令学生们敬仰崇拜的大师啊！

就这样，卞度宏走上了妇产科学之路，并有幸来到司徒亮教授担任副院长兼妇产科教研室主任的红房子医院，成为了他麾下的一员。他至今还清楚地记着一次误诊。那时，卞度宏是妇科病房的低年住院医师，经门诊收入一位诊断为子宫颈口脱出的粘膜下肌瘤患者。患者入院后，卞度宏和上级医生都同意门诊医生意见，认为该手术简单，便由其独立操作。但情况并非所想的那样，手

71

术中卞度宏费尽了周折也找不到粘膜下肌瘤的蒂在何处，不得已之下，请来司徒医生会诊。司徒医生仔细查看后确诊为罕见的子宫内翻。并改全身麻醉下行剖腹手术，将子宫切开，作内翻复位。虽然术后效果很好，但对卞度宏而言，教训是极其深刻的。事后在全院大查房时，王淑贞院长和司徒亮副院长均指出，门诊医生太忙，看病时间匆促，偶尔诊断错误是可以理解的，但收入病房后，医生们完全有充足的时间详细询问病史和进行检查，有疑问的时候，还可以逐级请教上级医生。若不开动脑筋，人云亦云，盲目相信门诊医生的诊断，随意将病人推上手术台，严格说来，是责任心不强的表现，有可能导致严重不良后果。通过此次大查房，卞度宏逐渐养成了在医疗工作中独立思考、绝不盲从的好习惯，这也为以后医疗工作中减少和避免了许多误诊和误治。

司徒亮在红房子的岁月，对妇产科学的贡献至今被后人津津乐道。1952年，他首先在我国建立了妊娠合并心脏病专科门诊和病床，而他对于治疗女性生殖器结核及尿漏修补术等方面的造诣也颇深。他任副院长期间，与院长王淑贞默契配合，建章立制，培育人才。令老一辈妇产科人记忆犹新的是每次病例讨论会，司徒亮教授的发言都严谨严密，让人难忘，而在他的启发下，与会者发言之踊跃，气氛之热烈，讨论之自由，也让当时的那些小医生深深地感受到学术思想交流的意义，并愉快地在这种氛围中自己分析、辨别、汲取所需要的知识。

义无返顾支援山城，德艺双馨誉满天府

1956年，为了三线建设，中央要求上海第一医学院分流三分之一的医疗骨干支援内地，创建重庆医学院。司徒亮带着一批红房子人走进了山城，开始了支援西部医疗建设的岁月。卞度宏清楚地记得司徒亮副院长单独约他谈话的情景。司徒院长恳切地说："内地医疗水平较沿海落后很多，为了祖国的建设，支援内地是你们年青人发挥力量的大好时机。"当时踌躇满志的卞度宏毫不犹豫地表态，愿意服从组织安排支援西部。谈话后不到一月，他便成为首批支援重庆的医护人员乘船溯江而上。抵达重庆后，仅短短的20余天，就借重庆医学院儿科医院部分院址开设了内科、外科、妇科、五官科和皮肤科。一年后，重庆医学院附属第一医院新建的医疗大楼落成，司徒亮便也从上海来到重庆，任医院副院长兼妇产科主任。

放弃上海的优厚生活，只身来到艰苦的西部，可以想象面临的考验和境遇。那时重庆山区贫穷落后，农村妇女患病得不到及时治疗，只有听天由命，能逃过死亡就是幸运。记得当时来了一个长期腹痛、腹部膨隆近足月妊娠大小的年轻妇女，这在上海是从来没有见过的。最初大家不知诊断从何着手，查房的时候司徒亮亲自详细询问病史，了解患者有停经、流血和腹痛史后判断是陈旧性宫外孕，绒毛膜促性腺激素试验阳性确诊后，随即手术清除腹腔内大量陈旧性积血并切除原发病灶后，患者迅速治愈。司徒医生曾有一句名言："宫外孕的诊断主要靠病史，体征是千变万化，不足为据的。"就是这么一句简单的话语，使大家茅塞顿开，找到了诊断的关键，从而避免了不少误诊，也救治了不少这类病人。

司徒亮虽然忙，但每周一次的总查房从不缺席。他参与的总查房，气氛总是热烈而活跃，大家自由发言，争论很激烈。当然，也不可能每一次查房的诊断都是正确的，偶然也有错误的时候，在下一次查房时，司徒医生就要总结，为什么会发生误诊，错在哪里。戴钟英教授回忆当时刚去重庆的时候，新中国成立还不久，当地农民生活有了些改善，大山里的老百姓也有机会从山坳坳里走出来看病。有一次，医院来了一位60多岁的老大娘，挺了个大肚子来就诊，检查时发现是个巨大囊性块物，比足月妊娠还大了很多，但奇怪的是扪不到子宫颈，术前诊断是巨大卵巢囊肿。进腹以后才发现是一个巨大的子宫肌瘤囊性变，因为囊肿太大，有40斤重，向腹腔内生长，所以把子宫吊上去了，因此术前扪不到宫颈。术后，司徒医生还在第二次总查房时作了分析。不久以后，戴钟英也遇到一位曾被别的医生怀疑为双侧性卵巢肿瘤合并早期妊娠的病例，检查后诊断为双侧子宫阔韧带肌瘤囊性变合并早期妊娠，也是摸不到子宫颈，他很是自豪地说："这就是我从司徒医生总查房时得到的启发。"

司徒医生十分重视询问病史，有时他也会自己去采集病史。1961年，戴钟英教授在重庆妇产科医院带教时任组长，司徒医生来查房之前，下属们总是先选好病例作为教学查房的素材。有一次，教学组另外一位老师选了一位认为是葡萄胎的患者作为查房对象，司徒医生详细地询问病史，又仔细检查了病人，并作了认真分析，认为病人有过一次剧烈的腹痛，曾经有里急后重感，同时有过少量不规则阴道流血，是陈旧性宫外孕，并讨论了发生误诊的原因。后来剖腹探查也证实是陈旧性宫外孕。这令戴钟英很是羞愧，因为作为教学组长的他事先并没有问过病史，也没有检查过病员，就根据教学组其他成员的话就相信了这个诊断。这样的经历让戴钟英印象尤为深刻，他在当天的日记里这样写道："以后凡是经过自己手的病人必须仔细讯问病史，亲自检查过病人才能下结论，不能人云亦云。"很多年过去了，戴钟英自己也成为了教授，但这个习惯一直保持至今，他告诉我们："司徒医生对病人自己问、自己查的这种优良作风我们都继承和保留下来了。他是我们的榜样。"

1958 年的"大跃进"和随之而来的"浮夸风"影响了重庆地区群众的生活。重庆市的各大医院为完成卫生局制定的各项规定指标，只愿收治一般的感冒发烧或单纯阑尾炎等轻症患者。但重庆医学院仍按上海医学院的老传统，把各个医院推过来的重症患者都收下来。妇产科也一样，收了不少重症病人。医院本来就病人多，医生少，再加上还要参加大炼钢铁，下乡巡回医疗，医院里不幸连续发生了几起医疗事故，其中也有妇产科的。医疗事故发生后，医学院党委书记在大会上点名批评了司徒医生，因为司徒医生既是附一院的副院长，又是妇产科主任。当时妇产科医生都感到压力很大，司徒医生也不例外，压力更大。不过，他还是带领着大家认真地、实事求是地找出事故原因，吸取教训。他从不呵斥任何人，而是耐心地帮助犯错误的同志。他对大家说："要负责任的首先是我，因为我是科主任嘛！我们从中汲取教训，不要再犯！"之后，大家在司徒医生的领导下，坚持科学态度，对患者的诊治更加认真、细心，逐渐渡过了这个难关。

一天，医院接诊了一位严重贫血、妊娠近足月的孕妇，骨瘦如柴，下肢和外阴水肿得厉害，皮肤都透亮了，睡不平，心率快，气喘，有心力衰竭，血红蛋白只有正常人的六分之一，内科医生建议用小剂量毛地黄治疗，但不幸患者还是死亡了。司徒医生带领妇产科和内科医生一同总结了教训，这种严重贫血的患者容易发生毛地黄中毒，要改用其他的方法抢救。不久，又来了一位严重贫血的孕妇，症状、体征与死去的那位几乎一模一样，经过讨论，司徒医生决定用换血的方法来抢救这位濒临死亡的孕妇，在作了充分的准备后，由两组医生在同一时间内，一组慢慢地从孕妇体中抽出 200 ml 红细胞极少、血红蛋白水平很低的血液，另一组则慢慢地输入 200 ml 红细胞计数和血红蛋白水平都正常的新鲜血液，患者安然地度过了第一天，第二天和第三天又做了两次换血，患者的情况明显好转。护士们也在十分困难的情况下尽量为患者提供一些富有营养的食品。最后，患者终于足月分娩出一个不到4斤重的婴儿。其后几年，妇产科没有再发生任何医疗事故，而且还成了医院里最好的科室之一。

实事求是坚持原则，坚决抵制盲从跟风

"大跃进"中出现了许多违背科学规律的事情。当时四川的妇产科学界，也出现了一些所谓的"创造发明"：重庆某大医院介绍剖宫产T字形切口，某县医院的院长和某军大的医生来重医附一院介绍子宫脱垂的"快速子宫切除及阴道前后壁修补术"。司徒医生在重庆妇产科学界威望最高，但他对这些决不轻易表态。这绝非故作姿态，他看出这些方法有不少缺陷，技术上不成熟。例如手术粗糙，出血多，甚至隐藏着某些危险。

一次重庆市卫生局推广子宫旁组织注射酒精治疗子宫脱垂，要医院派人参加下乡治疗，市里有几家医院很积极，可司徒医生却托词妇产科因为教学、医疗工作十分紧张派不出人而不参加这个活动，他觉得这种治疗方法很不妥，极有可能伤及周围软组织，还可能会累及输尿管。后来，事实证明了他的想法是有道理的。"文革"中，戴钟英在大足县人民医院（当时重庆医学院附二院的教学基地）检查教学基地的工作时，接诊了一名60多岁的膀胱阴道瘘的患者，仔细询问病史，得知她10多年前因患子宫脱垂带头接受过宫颈旁酒精注射治疗，注射酒精时，痛得不得了，子宫是缩上去了，但是一年多后子宫又掉了下来，她每4—5小时能解一次小便，但阴道还会不断流水（即尿漏）。戴钟英怀疑这个病人是输尿管阴道瘘，就把她转到重庆医学院治疗。不久传来消息证实该患者除右侧输尿管阴道瘘外，双侧输尿管上段扩张、积水，并有尿毒症。4个月后患者病逝在重医附一院。这件事证实了司徒医生的远见卓识，他认为没有事实的根据，没有科学的验证，在医生手里，也可造成种种不幸。司徒医生决不盲从，对有些非理性的决定，没有办法反对，就不参加，坚决做一个讲科学、有良心、有责任心的医生。对那些没钱没粮的穷苦农民患者，他也总是资助钱款给予帮助。

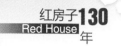

圣人君子细致周到，信仰坚定执著追求

司徒医生虽然不苟言笑，但待人诚恳，和蔼可亲。他对待同志，不分亲疏，一视同仁。而作为院领导，他处事公道，是非分明，因而受到了群众的拥护。他从不背后批评和非议别人，大家都觉得他是难得的圣人君子。他的这种优良品德也表现在文化大革命中。"文革"初期写大字报揭发批判他的人，实际上是以往与他过从甚密的同事和学生。"文革"结束复职后，他不计前嫌，对这些人毫无芥蒂，甚至在他们有困难的时候，还积极协助解决。

除此之外，司徒医生还是一个细致周到的人，这也体现在他待人接物的方方面面。1984年，为了编写《妇产科理论与实践》一书，全国妇产科专家汇集到上海医科大学附属妇产科医院，司徒医生也是其中一个。当年接送司徒医师的是王淑贞教授的司机小陈，很多年过去了，已近花甲之年的小陈在回忆起当年的情景时，仍然感动不已。那次审稿结束，小陈将司徒医生送往机场，到了候机厅司徒医生突然拉住她，轻轻地问："你爸爸抽烟吗？"不谙世事的小姑娘老老实实地回答："抽的。"只见司徒医生转身对她说："你帮我看看行李，我去去就来。"5分钟后，司徒医生拿着两包中华烟小跑过来，乐呵呵地对小陈说："这些天辛苦你了，谢谢你！这烟拿回去给你爸爸抽，他会很开心的。"望着眼前赫赫有名的学界大师，小陈激动得不知如何是好，要知道，那个时候香烟都是凭票供应的，像中华烟之类的高档烟只有在机场凭机票才能买到。而司徒医生却将这么高档的东西送给她这个名不见经传的小司机，只因自己接送了他几回。他是何等细致周到啊！

低调谦和、宽容大气的人往往都有着非常崇高的信仰，这是一种品质，也是一种深度。司徒医生就是这样一个人。他的信仰让他站得很高，也眺望得很远，这一生他都在执著着他的目标——为妇产科事业奉献一生，为妇女解除疾患。1965年，北京召开全国首届妇产科学术会议。会议结束前，邓颖超同志在中南海家中接见了包括司徒亮院长在内的6位全国医学院校的妇产科专家。会见时，邓颖超谈到她本人在新中国成立初期亲身经历的难以承受的更年期症状和当时不能参与正常工作的内心烦恼，还当场拿出她撰写的一篇呼吁医学界重视妇女更年期的文章，征求在座专家的意见。文中除殷切期望妇产科大夫应尽可能设法缓解和治疗妇女更年期相关症状外，还希望男同志们在妻子进入更年期时，应特别关心、帮助和体谅她们，和谐相处，使其平稳地渡过这道难关。并于会后，赠送了一盒广东特产的葵花梗牙签给司徒医生留为纪念。司徒医生一直珍藏未用。直至其病重期间，特别郑重地将这盒葵花梗牙签转赠给卞度宏医生，希望他能谨记邓颖超大姐对妇产科医生的期望，继续他未完成的梦想。

2002 年 11 月，司徒医生终因年迈体弱加上肺部感染而谢世，享年 91 岁。虽然他在离开这个世界时没有说什么，但是他的道德风范、他的治学精神，永远烙着红房子的印记，也永远留在了后人的心中。

（卞度宏、戴钟英、王珏）

高秀惠：

用生命书写医者挚爱

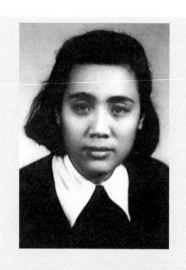

高秀惠（1924—1980）

福建福州人，副教授。1950年7月起，历任住院医生、妇产科主治医生、妇产科教研组讲师、妇产科副主任、院工会主席。1970年支援云南玉溪地震救灾。1972年赴阿尔及利亚援外。1980年4月3日，带病行医不幸逝世，年仅56岁。从事中西医结合工作20多年，在活血化瘀的临床实践和理论探讨方面卓有成效。著有《关于妊娠期心脏病几个问题的讨论》、《"活血化瘀"治疗月经过多和原发性高血压合并妊娠》等论文，六七十年代参与董承琅、陶寿淇主编的《实用心脏病学》的编写和修订。

第一次听红房子前辈们念叨高秀惠这个名字的时候，脑海里蹦出的第一个词儿就是"秀外慧中"。我猜测着，这可能就是她名字的由来吧。在收集医院历史的过程中，有幸得到第一手的资料。包括所有老专家的照片。在一堆照片中，那张清新、纯净以及秀丽的脸庞，让我的脑海里很自然地跳出了三个字——高秀惠。

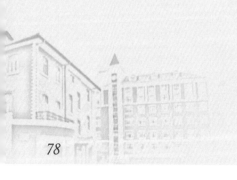

在老专家访谈的过程中，每每说到高秀惠，都会有人落泪惋惜，都会有人念念不忘。高秀惠生前最好的朋友，和她一起念高中、上大学的李超荆说起她，几度哽咽："她就是这样，始终那么忘我，一直忙着工作，以至于耽误了病情，在阿尔及利亚援外是这样，在重庆支医也是这样……"

如今，一名红房子医院的医生——高秀惠世交的孩子在一封信中这样追忆道："大妈的音容笑貌仿佛就在眼前。1980 年的那个凌晨，我妈妈拖着疲惫的身子归来，咱们全家就抱头痛哭，久久也不愿接受这个现实，那情那景至今历历在目。到现在，医院的老一辈只要一提起大妈无一例外地跷起大拇指，我想这就是红房子精神的缩影，大妈是红房子的骄傲。"

历尽艰辛，让磨难成为财富

高秀惠，1924 年 11 月出生在福建省福州市一个商人的家庭。1 岁时，曾任福建松木工会会长的父亲亡故，母亲又在她 7 岁时因罹患绝症离开了人世。

从此，高秀惠与两个姐姐、一个哥哥四人相依为命，依靠父亲放在银行里生息的遗产维持生活。失去双亲照顾的高秀惠，上小学就开始在教会学校住读。

高秀惠的母亲在临终前将四个孩子托付给了丈夫生前的好友——任私营华南银行的经理照顾，高秀惠父亲的遗产就存在这家银行里。1937 年，卢沟桥事变后，物价暴涨，因伪币的贬值和私人银行的倒闭，高秀惠一家存储在银行的钱全部"蒸发"了，父亲的生前好友也无力承担抚养的重任。

虽然厄运接踵而至，家庭经济的困境却并没有让高秀惠放弃求学的意愿。她开始利用一切闲暇时间打工挣钱。从上大学一年级开始，高秀惠就做起了家教。每次晚上上完课，她辗转回到学校的时候，已经是晚上 10 点多钟。此时，她还要复习自己的功课。临近春节，她开始上门推销对联。大年三十的生意格外好，她连饭也没顾上吃，"扫街"推销一直干到下午。晚上，当高秀惠顶着满街的鞭炮声推开学校寝室的门时，室友们早已入睡了。

尽管生活艰辛，求学不易，但高秀惠一直成绩优异，在投考大学时同时考取了厦门大学工学院机电系和福建省立医科学院。因为看好医科的前景，高秀惠放弃了名声更著的厦门大学，选择在福建省立医科学院学习。

1948 年 6 月，高秀惠从福建省立医学院毕业后，告别家乡来到上海，踏进了上海西门妇孺医院的大门，从实习医生做起。

高秀惠在《自传》中说：

> 在我上高一时，银行破产，家里遭殃，生活拮据。我只能向学校贷款，并勤工俭学。课余时间在学校"打工"还贷。我在读完高中毕业后，继而上大学。我要做一个有知识、有学问的人。就这样，从而让自己从小养成了学习工作吃苦耐劳、生活勤俭朴素的好习惯。这也是自己几十年生活中最大的收获。磨难是一种考验，也是人生的最大财富！

支撑高秀惠完成学业的正是这种面对磨难的勇气，也正是凭借着将磨难当作财富的豁达和不屈，让她在今后的科研和工作中表现出超常的勤勉和苦干。

勤奋钻研，夙兴夜寐的科研之路

作为一个担负一定职责的医生，高秀惠平时的工作之繁忙是可想而知的。但她深知业务学习的重要性，作为一个医生，没有专业的学习，就是对病人的极大的不负责任。

在那个实际上谁学习业务谁就是不红，不红就是走白专道路的年代，要坚持不断学习业务，提高自己的业务能力并不是一件容易的事。高秀惠常常一边读马列的原著，一边钻研业务知识。她也深知不断了解和汲取国外经验的重要性。一开始，高秀惠家中只有一本非常古老的《英华字典》，这成为她用来学习的重要工具。后来，《新英汉词典》出版了，她非常高兴，买来一本，怕每天翻检会坏，不仅包上了厚厚的牛皮纸，还在里面衬上了一层布，把词典包得结结实实的，并在词典的侧面标上了字母以便检索。直到今天，她的后人还在继续使用这本保护得好好的词典。

家人早就对高秀惠的工作狂特质习以为常。早晨，只要看到高秀惠坐着睡着了，书散在被子上，就知道她夜里犯"病"了。子女们记忆中的妈妈是这样的：冬日清晨醒来，常常看见高秀惠披着被子坐在窗前的背影，她正迎着晨光，仔细地阅读专业文献。常常是在睡梦中隐约地听到妈妈回家进门和大姨妈交谈的声音。偶尔高秀惠早点回家，就抱着一本厚厚的外文杂志合订本看起来。她的写字台玻璃板下，一直压着一张她手录的格言录，其中的一句是："时间就是生命。浪费时间，就是浪费生命。"这是她终身激励自己的座右铭。

只要一提起高秀惠，当时一起共事的医生就会想起她那鼓鼓囊囊的白大褂口袋。那里面不是红包，也不是礼品，而是随时用来记背单词的笔、笔记本、外文单词卡片、小词典，以及特殊病例和处理结果的记录本。她使用过的每个医疗工作笔记本，头几页都会密密麻麻地贴着妇产科临床遇到的疑难杂症、近阶段医治的进展情况分析、对应的措施及发展趋势图。高秀惠说，"作为一名医生，各种病情诊断工作情况都须牢记。只有自己心中有数，遇到问题才能胸有成竹。"除了医疗工作笔记本，她还有很多记载不同工作的专业日记和工作日志等，用这些密密麻麻的文字记录了平时工作的点滴，时刻督促自己前行。

高秀惠深知医学研究的谨慎性，对待研究工作慎之又慎。一个结论的得出，往往需要几百个甚至几千个病例的积累和分析。当时的红房子医院保存着每一个病人的病历卡，医院甚至比病人更了解病情的变化。常常会有医院的工作人员打电话或写信到病人家中，了解多年前的某个疾病是否已经痊愈，是否还有后续的发展。高秀惠常常和相关的工作人员一起整理分析有关的病例，从中发现规律，找出治疗的方法。

高秀惠曾经对 1953—1978 年间的 1432 例妊娠期心脏病患者的资料进行回顾性分析。在没有电脑的年代，这里面的工作量，是很惊人的。后形成《关于妊娠期心脏病几个问题的讨论》在《上海医学》上发表。她先后两次参与董承琅、陶寿淇主编的《实用心脏病学》，在妊娠心脏病领域和中西医结合治疗妇产科疾病方面，高秀惠有着很深的造诣和自己独到的见解。"只可惜在《上海医学》发表论文后不久即去世了。天假时日，母亲一定可以为世人留下更多的研究成果。"她的子女说。

在高秀惠的努力下，红房子医院在国内妇产科医院中，率先建立了产科高危病房，为妊高症、妊娠合并心脏病的孕妇提供了很好的针对性治疗。

1972 年至 1975 年，高秀惠随中国医疗队在阿尔及利亚工作期间，为推动当地医院妇产科的发展作出了历史性的贡献，规模从她刚到时的几个病床扩展到了上百个病床。她曾经为阿尔及利亚总统的夫人治好了不孕症，深获好评，为中国医疗队和中国医生的医术赢得了很高的声誉。

除了自己刻苦钻研，高秀惠还帮带年轻医生，毫无保留地将所学所思传授与人。高秀惠曾说："我们青年大学生有短处，知识面不广，根基较浅，缺乏实践经验。但是也有长处，比如敏感、开放，有充沛的精力，有充足的时间。尤其是在时间上，当年我们没有家务，没有教育孩子的任务，也没有更多的行政和社会工作，一天可以用十多个小时去工作、去学习。这是多么大的优势啊！青年大学生如果能充分发挥这种优势，多问、多学、多思、多实践，就能与中年医师一样有作为、出成绩。"

学生也最愿意听高秀惠老师讲课，说她的讲解自成体系，条理清晰，举重若轻，声情并茂……"一个很难懂的问题，经她一启发，一比喻，就形象化了，我们顿时都明白了，而且记得特别扎实，不会忘记"、"她对所有青年医生一视同仁，用慈母般的爱心来关心听她上课的学生"。她带教的年轻医生，后来不少成长为妇产科医学方面的专家。

严己宽人，无私奉献的好党员

1959 年 7 月 1 日，高秀惠加入了中国共产党，从此党员的身份更加激励着她为人民服务，无私奉献。从小贫困的家境让她一直保持着艰苦朴素的作风和善良仁爱的情操，她始终对自己很节俭，却以一颗真挚的心把家人、同事、病人的冷暖放在心上。20 世纪 60 年代，高秀惠的工资有 100 多元，生活条件应该算比较宽裕的。但是，由于需要接济的亲戚较多，每月都要拨出几乎半数的工资贴补没有工作的兄嫂和其他亲戚。丈夫长年远在数千里之外的云贵高原工作，工作艰苦，开销较大，每月的家用几乎没有什么剩余。家中的家具从来没有买过新的，高秀惠和子女的衣服也都是很多年才会添置一套。她的子女在追忆母亲时，曾讲过这样一个故事："有一年，母亲快过生日了。晨起，我问她送什么礼物给她好。她一边刷着牙一边对我说不用了。在我的一再要求下，她说：'要不就送我一把牙刷好了'。我定睛一看，眼泪夺眶而出，母亲正在使用的牙刷已经看不到整齐排列的牙刷毛，全部向两边翻卷，根本无法刷清牙齿。而就是这样一把不知用了多久的牙刷，我的母亲还将就着没给自己换……"

正是这样一位勤俭持家的好母亲，对自己是"抠门"，但是对别人却肯慷慨解囊……

1970 年春节前夕，同医院的曹玲仙医生的钱包不慎丢了，里面有布票、粮票及 20 元钱，正巧她先生又回乡下了。曹玲仙医生急得眼泪打转，不知如何是好，喃喃自语道："这可咋办？什么也没有了，全家老小这可怎么过年啊！"这时候，闻讯而来的高医生悄悄把她拉到了一边，塞给她一个小纸包。曹玲仙医生打开一看是 20 元钱。要知道，那个年代，一般人的月工资也就 36 元。这对一个家庭而言，是多大一笔开销啊！曹医生连连退却说："高医生，这怎么行呢？你家也不富裕，负担很重啊！"可是，高秀惠什么话也没说，硬是把这 20 元钱塞回了曹玲仙医生手中，说："没关系的，安安心心过年最重要"。许多年过去了，一提起此事，曹玲仙医生依然会眼眶发红，感动不已，她说："我接过的不仅仅是 20 元钱，而是一颗滚烫的心啊！"

高秀惠医生在担任医院工会主席期间，对全院职工关心备至。20 世纪 70 年代，成健医师怀了双胞胎以后，高秀惠跑前忙后地非常关心成医生，直至她的双胞胎出生。成健医师激动地说："我真的好想谢谢高医生，可她……"

在那个物资匮乏、紧衣缩食的年代，每家每户都紧着过日子，高秀惠负担着一大家子的生活，却仍然不忘身边需要帮助的同事。有一次住在同一小区的同事得了胃病，久未治愈。高秀惠打听到一个偏方，立即去菜场买了一个当时极少有的猪肚，并特意嘱咐家人按照土法蒸煮了送上门去。

不仅是对待同事，对待病人和家属高医生也热心宽厚，如同自己的家人一般。她的子女回忆说："把病人看成自己的家人，这不仅是说说而已。我记得小时候，家里常常来一些毫不沾亲也不带故，甚至可以说是莫名其妙的客人。大多是年轻夫妻一起来的，这些人我们完全不认识。母亲常要请这些客人在家中吃上一顿饭。印象深刻的只有一次，其中那个男的言谈举止都比较粗俗，以至于客人走后我家的老保姆唠叨了很长时候，说那个男的如何举止粗鲁，在家里的地板上随地吐痰。后来我才知道，这些年轻夫妻，大多是经过母亲的治疗，保住了胎儿或者怀上了孩子，心存感激，送来一些土产品，这种礼物绝大多数是被拒之门外的，实在推不掉的，就要请吃饭来还礼。那个时候，到饭店吃饭是极少才会有的事情，所以，客就在家中请了。"

在高医生弥留之际，她还在以一名老共产党员特有的方式——请家人把当月的工资作为自己最后一次党费，向她心爱的党组织作最后的道别，这也成了她对后事的唯一要求。

曾几何时，我都以为上述的一幕只是 80 年代电视剧里对于那个年代的一种艺术刻画。但是，采访中当很多的前辈和我真实说到这一幕的时候，我才真正体悟到了那个年代人们思想的纯净和崇高。而高秀惠，正和许许多多的医者一样，是她所生活的那个年代的一个典型、一个缩影。她代表着一个时代，浓缩着一代人的追求和理想。

鞠躬尽瘁，为医学事业耗尽生命

作为一个优秀的党员，高秀惠不仅在日常生活中表现得宽厚无私，在面对国家的征召、职业的使命的时候，她更加勇于牺牲自己，为医学事业鞠躬尽瘁。

1970 年 1 月，高秀惠参加了云南玉溪地震救灾的工作。当年云南玉溪通海县发生强烈地震，震级达到 7.7 级，死亡 15000 多人，据说当时整个通海县一共只有 16 万人，因为地震 800 多户人家绝户。国家马上在上海等大城市组织医疗队赴灾区救险。接到通知，高秀惠匆匆回家，告诉家人，她这一两天就要出发，参加医疗队到云南去，并向家人关照了一些家中的琐事。当时地震的消息还是保密的，甚至连具体去哪里都不能说。第二天，她就随队出发了。家人也是后来从来信中才知道她去的是云南通海县。如果是其他人，也许会向组织提出，家中孩子无人照料，以此为理由不去参加医疗队。但高秀惠没有，在她的心里，责任和使命重于一切。

1972 年，她参加上海医疗队赴阿尔及利亚工作，丈夫仍在外地，家中只剩下两个正在中学读书的孩子，她只是把家事交代给了老保姆，就出发了。这种从不把家中的事情放在工作之上的观念，对她的后辈来说印象极深，以至于直到今天，她的子女还坚守着"不因个人原因而拒绝组织交代工作"的原则。高秀惠赴阿尔及利亚援外的两年中，因胆囊炎发作，至全身黄疸，而她却不愿返国治疗，仍然坚守岗位，直到期满。回国后有两个月的休假，她为了工作放弃了休息和调养身体的机会，又一头扎进了繁忙的工作。子女们回忆起他母亲那时的情况："母亲原定 1974 年回国，但当时接替她到阿尔及利亚援助的国内另一省份的医疗队无法立即接手，提出希望她继续留任一段时间时，她毫不犹豫地留了下来，独自在阿尔及利亚与外省的医疗队合作，又继续工作了半年多的时间。但国外的工作极为艰苦，回国后她最终去世时所患上的疾病，很可能就是那时留下的隐患。她回国后不久，儿子即去农村插队，等儿子参加高考回到上海，大约半年多，母亲就病逝了。"没能让母亲享上一天的清福，对此子女很是遗憾。

高秀惠对待工作的认真负责也体现在日常的工作中。因为对病人的疾苦非常同情，高医生平时在用药方面能从病人利益出发，在个别患者病情比较严重时，总是牺牲自己的休息时间，尽量多一些时间留在病房照顾病人。比如，产科徐女士，因产后药物过敏，引起白血球过低，继而引起败血症。虽然，高医生下午5时可以下班，但她一连5天都留到晚上10点多钟才回家休息。因为她觉得把一个这样的重病例交给一个很忙的值班主治医生是不妥当的。即使在休假时间，如果病人需要，她也会每天抽出时间去医院看病人，了解病情，调整治疗方案。

王采玉医生在追忆高秀惠时，讲述了这样一段感人的故事——在一个狂风暴雨的冬夜，劳累了一天的高秀惠医生刚在家躺下，一阵急促的敲门声又把她从床上叫起。一听说有产妇急需抢救，她二话没说，拿起雨伞便破门而出。一向怕黑胆小的高医生，此时却显得勇气十足，走在漆黑的小路上，凛冽的寒风让她浑身打颤，但这并没有阻止她前行的步伐。不过，细心而聪明的高医生，为防不测特意怀揣10元钱，以应付那动荡年代的小混混。为了患者，高医生变得那么地勇敢、那么地智慧！这是一种什么动力在驱使她？这也许就是一切为了病人的无私无畏的精神！王采玉医生不无伤感地说："我们觉得很亏欠她，她每次抢救好产妇后就独自步行回家，连一客夜点心都不吃。高医生就像白求恩医生，她把自己的生命献给了病人，她英年早逝是累坏的！"

一些年轻医生时常不好意思地对高秀惠医生说："经常深更半夜把你叫起来，真辛苦你了。"而高秀惠医生总是笑着说："没关系，你们叫我好了，只要母子平安就好。"

像这样的事例不胜枚举，就连高秀惠医生家里的保姆也说："从未见高医生在家好好睡过一个安稳觉。"更使人痛心的是："高秀惠医生救活了千千万万个病人，而自己却没被人救活。"

那是1980年3月24日深夜，天下着蒙蒙细雨，这又是高秀惠医生的一个不眠之夜。她发着高烧，连续两天39℃—40℃，人已经昏昏沉沉。与此同时，有一妊娠合并心脏病产妇在剖宫产 12 天后，突然阴道大出血，人已经处于休克状态。在家休息的高秀惠医生闻讯后，不顾虚弱的病体，立刻赶到医院，来到病人身边进行抢救。见此情景，大伙儿都心疼地说"高医生，你身体吃不消了，还是先送你去中山医院看病吧。"可她执拗不肯："不行，我要尽快给产妇输血！"

为了使血浆快速地流进病人的血管里，浑身在颤抖的高秀惠医生亲自站在病人床旁，她边说边使劲地捋皮条。而此时她自己却已近虚脱，浑身发抖，险些倒地。倪玲芳医生见状，立即走上前搀扶她。只见她身体已完全靠在倪医生身上，但她仍在艰难地为病人输血浆，直至产妇血压稳定后，她才同意去中山医院就诊。

3 月 28 日凌晨，一位再生障碍性贫血的产妇，病情十分危急，高秀惠闻讯后，挣扎着起床要赶到医院，家人看她脸色苍白，一再劝阻，可始终拗不过倔犟的高秀惠，她心里装着的全是病人的疾苦，全然不顾自己的身体。就这样，她再一次拖着病体赶到医院抢救病人，不言而喻，病人转危为安了，而高医生自己支撑不住倒了下去，从此她再也没有站起来……

那时，高秀惠人已完全虚脱，送进医院时已尿液全无，几经周折，最终诊断为出血热。但因病情耽搁时间过长，已无回天之术，入院仅 6 天，她便遗憾地离开了人间。

追悼会上，人们声泪俱下，痛惜万分。被她亲自救活的最后一个产妇也来到现场送她最后一程，哭得几近晕厥。

坐在书桌前，写着高秀惠的故事，看着影集里她当年清秀端庄的脸庞，我不禁感慨：她并没有轰轰烈烈的事迹，但她以她的执著在她的生命里留下了最铿锵有力的声音，她以她的方式在她的那段岁月里留下了最美的痕迹。我想当我原原本本来还原这样一位秀外慧中、温柔可亲的医者时，历史已然记住了她，红房子已然镌留下了她的名字，而后辈们更是会以她为荣，并踏着她的足迹前行。高秀惠，用生命书写医者挚爱，用无悔镌刻杏林永恒。红房子永远记得您！

（王珏、陈国华、刘民刚）

"惜"添人寿　苍生受庇"荫"

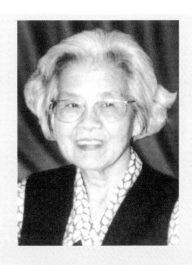

张惜阴

江苏无锡人，1948年6月毕业于上海医学院，进入上海西门妇孺医院。曾任妇产科副主任、中华医学会妇产科学会副主任委员、中华医学会上海分会妇产科学会名誉主任委员。从事妇产科医疗、教学、科研工作51年，尤其擅长妇科肿瘤的诊治。"宫颈癌早期诊断和手术治疗"1988年获卫生部科技进步二等奖、1989年国家科技进步三等奖、1991年国家教委科技成果推广丙类二等奖、1992年被列为卫生部百项科研成果推广之一；"子宫内膜癌的基础与临床研究"1994年获卫生部科技成果三等奖；"子宫内膜异位症发病因素实验及临床研究"1996年获上海市科技成果三等奖。曾获"上海市先进工作者"、"上海市巾帼奖"等荣誉称号。

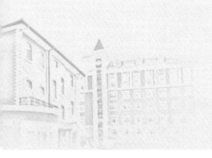

　　2012年7月15日，首届"捷斯瑞杯"中国妇产科医师奖颁奖典礼在合肥市大剧场隆重举行。大会将"中国妇产科医师奖"颁给了未到现场的张惜阴教授，以表彰她将毕生的心血

和精力投身妇产科事业的重大贡献。

由于种种原因，我们始终没有机会见到这位被红房子人描绘成"叱咤风云"式人物的获奖者，但是通过对其身边的人的接触，让我认识到，这位外刚内柔、阅历丰富、对专业充满执著、做事雷厉风行，同时对自己要求十分严格的主人公有着独特的魅力，是红房子历史长河中一位不可湮灭的"传奇人物"。

理想和信念，让她心里亮堂堂

张惜阴，1926年1月出生在江苏无锡。5岁入学前，母亲在家里先教她识字，所以书本上的字她差不多都认识。当年扎着小辫、带着满脸稚气的小惜阴读书成绩一直在班里名列第一。"因为我的名字叫惜阴，所以常以爱惜光阴来自勉，好好读书做一个好学生。"她说。

张惜阴从小就懂得爱国。她认为"每一个中国人就该爱自己的国家，列强来侵略，必须起来抵抗。"为了反对日本强占东北、侵占我国，张惜阴参加了学校里组织的街头宣传队，宣传抵制日货。由于遭日军不断轰炸，学校宣告解散，张惜阴只能随全家逃难，1938年2月，从泰州乘船到上海。那时，除在校读书外，张惜阴很喜欢看小说，比如巴金的《家》、《春》、《秋》，茅盾的《子夜》，曹禺的《日出》、《雷雨》，等等。具有教育功能的文学是这个时期张惜阴最不可或缺的精神食粮。她说："很享受思想在大脑里舞蹈的感觉。"

1943年秋天，张惜阴如愿以偿地考进上海医学院。"我当时选择读医的目的，主要是想学一门专门技艺，将来可以不求人而独立生活；而且在旧社会里，工科一般不收女生，文理科一般认为这是有钱的子女为拿一张大学毕业文凭而读的。因此，只有学医最合适。"张惜阴如是说。

在大学里，张惜阴受同班同学顾素娟的影响，开始接触进步思想。她俩经常阅读从重庆寄来的《新华日报》，逐渐明白了内战的真相。此时，国民党统治黑暗，贪污腐败，通货膨胀，市场混乱，民不聊生，令国人愤恨。包括上海在内的全国各地学生运动高涨，各地纷纷举行罢课、游行。张惜阴积极参加爱国活动，逐渐萌发了振兴祖国、民族自强的梦想。

1948年6月，张惜阴以优异成绩从上海医学院毕业后，申请来到上海西门妇孺医院成为了一名实习医员。1949年6月底，升为助理医师。从此，她一生钟情于妇产科医学事业，并为此投入毕生的精力，作出积极贡献。无论是顺境还是逆境，她都不改初衷，潜心研究医学，热忱对待病人，帮助她们解除痛苦，无愧于崇高的职责。

1952年11月，张惜阴经主动报名，最后由组织上挑选派往哈尔滨医科大学俄文进修班学习俄文。张惜阴后来回忆："当时我对俄文速成的信心主要是相信自己，我一向读书不惧困难，进修俄文也不例外。等到一个月速成结束时，铁的事实告诉我：这是一种新的教学法的成功！这一个月中，老师比学员更辛苦，往往备课到深更半夜；学员学习遇到困难时，也是废寝忘食地想尽一切办法克服。这一切，都给了我很大的启迪，世上无难事，只要肯登攀。"

经历为期半年有组织的学生生活，张惜阴目睹学员中逾半数是党团员，他们勤奋学习、团结互助的精神，鼓励着她的进步。她时常在课余时间阅读《论党》、《论共产党员的修养》和《怎样做一个共产党员》等，并开始以一个共产党员的要求来衡量自己。

1953年7月返回上海后，张惜阴任上海医科大学第五期俄文速成班的辅导员。当年9月，她回医院任总住院医师，同时负责全院的俄文辅导工作。此外，她还组织医生集体翻译了《紧急产科处理》一书，受到工淑贞院长的好评。

擅长俄文这对当年张惜阴学习苏联医学先进经验帮助很大。她平时再忙也会挤出时间认真阅读苏联医学杂志，把有值得借鉴和学习的先进经验译成中文，让大家共享。她为提高自己的业务水平，曾参阅大量苏联教材做成笔记进行学习，比如：产后出血、生殖道胎盘早期剥离、产后感染、骨盆的分类、妊娠并发肌瘤，等等。她对于巴甫洛夫学说的学习尤为努力。

1954年3月，张惜阴被提升为主治医师。同年，她应邀列席黄家驷院长和杨国亮教授的入党支部大会，会议让她感触很深。她清楚地看到了党对知识分子的关怀，入党大门始终向知识分子敞开。她在日记中写下这样一段话："现在问题是自己有无决心来争取、有无坚定的目标。两位老教授的入党，使我兴奋。我要迎头赶上，不再彷徨，积极创造条件争取早日加入党组织……"

自从有了理想和信念，张惜阴心里亮堂堂，她要把自己的一切献给党、献给自己挚爱的妇产科医学事业。

1960年秋天，张惜阴如愿以偿加入了中国共产党。在支部召开的入党审批大会上，她感慨地说："如果没有医院党组织的培养和教育，就没有今天的我。党要求我勤奋工作，做一个有益于病人的好医生。这些我基本上做到了，但还有差距。对此，我会继续努力的。我会一辈子听党的话，永远跟党走！"

当晚，她在一首诗中写道：

秋高气爽艳阳天，
人生转折喜事添；
深深牢记党教育，
志愿入党意志坚。

多哥之旅，"白衣外交官"的赫赫之名

1974年11月，张惜阴前往多哥，参加为期27个月的医疗援助工作。中国政府每年为多哥免费提供价值30多万元人民币的药品，并派遣医疗队，迄今已有近40年历史，医疗队每两年轮换一批，第一批医疗队员就来自上海。

张惜阴在"援非"日记中写道："多哥位于非洲西部，紧邻大西洋，气候湿热，曾是法国殖民地。为了能与当地患者顺利交流，医疗队员出国前都经过

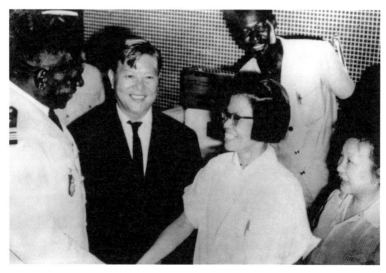

1974年，张惜阴参加援多哥医疗队时与当地卫生部门官员合影。

了半年的法语培训。这个国家土地贫瘠，艰苦条件超乎想象。人们的生活状况跟国内 50 年代相仿，医院规模相当于条件较差的县级医院，部分药品和设备也是中国援助的。但那里的人却很朴实，对中国人比较友好，特别是医疗队员在当地很受尊敬。一上街，他们会和你热情地打招呼，与你寒暄，Bonjour（法语'你好'）、alvalai（地方卡布列语'你好'）。"

对于上海医疗队员来说，适应当地的生活环境是他们首先要克服的困难。卡拉市气候炎热，蔬菜短缺，还是疟疾高发区，肝炎等传染病肆虐，医疗队员随时有被感染的危险。住处的床铺异常潮湿，张惜阴每晚都要将毛巾被垫在身下，白天再去晾。可医院离大西洋就 10 分钟路程，海风一吹，就又湿了。不到半个月，医疗队员中已有不少人出现上吐下泻等水土不服现象。张惜阴则是起了全身荨麻疹，奇痒难忍。为了防止患上当地流行的疟疾，张惜阴每次出诊前都要穿长衫长裤，裹紧袖口和裤腿防蚊虫叮咬。

医疗队所在的医院医疗设施简陋，医护人员极缺，全院仅有 3 名医生。中国医生抵达多哥，无疑充实了该医院的医疗力量。张惜阴在多哥援非医疗队工作 800 多天里，几乎没有休息天和节假日，还经常加班加点。她的出诊量大得惊人，根据她的"援非"工作手册，两年多时间，她累计看门诊 16164 人次，其中，妇科 11210 人次，产科 4954 人次。收治病人 1596 人次，其中，妇科 390 人次，产科 1206 人次。处理分娩 1138 人次。进行手术 750 人次，其中，妇科 370 人次，产科 380 人次。抢救重危病人 115 人次，其中 40% 为休克病人。抢救新生儿窒息 128 例。在她的努力下，该院的剖腹产发生率从 9.73% 下降到 5.67%。她在针灸麻醉下开展妇产科各种手术 20 例，获得良好效果，为祖国赢得了荣誉。她针对多哥共和国妇产科疾病特点发表妇产科临床资料 7 篇：《子宫肌瘤 47 例》、《盆腔巨大囊肿 5 例》、《1000 例多哥妇女分娩》、《剖腹产 60 例》、《子宫破裂 14 例》、《植入性胎盘 8 例》、《间质部妊娠 1 例》。为两名多哥助手讲解妇产科常见手术，并培养她们基本掌握剖腹产手术，此外还培训 3 名助产士掌握了刮宫手术。

张惜阴作为上海卫生局援外队员远赴非洲多哥，发扬国际人道主义精神，用精湛的医术、高尚的医德，赢得了"白衣外交官"和"民间大使"的美誉。当上海医疗队员完成使命撤离当地准备回国的那天，当地人依依不舍，送了又送。

治病救人，她的字典里没有"困难"二字

张惜阴既是妇科副主任、教研组副主任，又是医院党支部副书记，人称"双肩挑"。

在大家眼里，张惜阴"不怒而威"，"眼里不容沙子"，绝不允许"捣糨糊"。护士都清楚地记得，张惜阴当年是如何在手术室"叱咤风云"的。张惜阴是左撇子，手术时"左右开弓"，又快又好。而且，她极其严谨，不容闲话。她的手术间里只能听得到电刀和吸引器的声音，与器械护士的交流也是简洁而果断。

在易晓芳的印象里，自己的硕士导师刘惜时、博士生导师丰有吉在这位"师奶奶"的面前，历来都是毕恭毕敬的。易晓芳清楚地记得，2004年博士答辩的操作考试内容是"开腹全子宫切除术"。张惜阴是答辩委员之一，当她一走进手术室，气氛一下子就变得很紧张。"张教授来了！"护士们赶紧去搬踏脚凳，搬电扇。当别的评委们还在交谈的时候，张惜阴已经一言不发地站在易晓芳身后的踏脚凳上了，观看徒孙的每一步操作，直到子宫切除、缝好阴道顶，张惜阴才带着满意的微笑离开。

张惜阴的严谨是出了名的，敢挑重挑，敢担风险也是出了名的。当时从外院转到红房子的疑难杂症病人很多。起初不少医生都不愿意收治这种"棘手病人"。张惜阴看到这种情况，毫不含糊地教育下属："我们是三级甲等医院，我们不收，谁收？我们做医生的职责就是治病救人。我们应该竭尽全力，尽我们最大的责任来救治病人，决不能有畏难退却的情绪。"在她的带领下，当年妇科救治了80多例从外院转来的患有疑难杂症病人。

有一天，病房里有一位患巨大子宫肌瘤的病人，血色素只有4克，生命垂危。这类病人按常规应及时做切除子宫手术，但这位病人患有严重的心肺功能障碍，麻醉科、内科医生和病房医生都认为手术有很大危险，张惜阴闻讯后，认为若不能彻底解决顽疾，该病人以后势必会有大量流血而死亡的危险。如果现在在做好充分准备工作的条件下切除子宫，比以后大量出血病危后入院被动抢救来得好。张惜阴当即召集了妇科、内科、麻醉科有关医生进行讨论，预估

可能发生的情况，制定手术方案，最后，手术成功完成病人康复出院。

还有一次，一名疑难病人从安徽转来。这位病人因腹水引起盆腔脓肿，曾在安徽做过 4 次手术，治疗一年多仍未愈，故专程来到红房子妇产科医院妇科做了全子宫切除手术，无奈因先前的严重感染，术后出现腹壁阴道瘘。对此，张惜阴立即召集医务人员反复讨论，制定治疗方案，再次手术时她亲自把关，再将瘘管彻底切除。结果伤口愈合良好，这位病人康愈出院时，给张惜阴送来了一面写有"悬壶济世，德艺双馨"的锦旗。

1979 年已经掌握英、俄、法三门外语的张惜阴，开始学习日语，并与大家一起完成了《百科全书》妇科部分内容的编撰工作。1981 年，她带头开展腹腔镜手术。先后带教了 14 位医生，使他们全部掌握了腹腔镜手术的操作技术。之后她举办了多期腹腔镜学习班，培养来自全国各地的学员；为国内开展和普及妇科腹腔镜技术作出了积极的贡献。

这个雷厉风行的张惜阴，她娇小的身躯迸发出巨大的能量，在她的字典里没有"困难"二字，她以她的执著和坚定，赢得了所有人的钦佩和尊重。

专攻妇科肿瘤三十载，扬名业界威望卓著

张惜阴从医半个多世纪，重点专攻妇科肿瘤 37 年，在妇产科肿瘤的预防与治疗方面取得丰硕成果。

宫颈癌是最常见的恶性肿瘤之一，在发展中国家，宫颈癌的发生率是发达国家的 6 倍。从 20 世纪 60 年代起，张惜阴开始从事宫颈癌的研究，组建肿瘤病房，制定放疗常规、手术常规，探索早期宫颈癌的诊断方法，发现了很多宫颈癌的癌前病变及无症状的极早期宫颈癌，并提出在宫颈多点活检的同时，刮颈管取材病理检查可代替绝大多数宫颈锥形切除术的观点。由此改进了妇科恶性肿瘤的根治手术，减少了手术的并发症，提高了疗效。1962 年，张惜阴与上海肿瘤医院院长王琪合作撰写了有关宫颈癌治疗的文章，代表我国参加了在苏联召开的第八届国际肿瘤会议，得到世界的关注。

之后，张惜阴继续宫颈癌的深入研究，并在国内率先提出子宫颈癌的根治手术范围必须根据癌灶的大小、浸润深度和病理类型等来决定，并从临床实践出发，不断改进放疗方法。多年的潜心研究终于获得了丰硕的成果。"宫颈癌早

期诊断和手术治疗"荣获卫生部科技进步二等奖（1988年）、国家科技进步三等奖（1989年）、国家教委科技成果推广丙类二等奖（1991年）、卫生部百项科研成果推广之一（1992年）。

20世纪70年代末，在开展宫颈癌研究的同时，张惜阴又带领着各级医师开展了子宫内膜癌的研究，并根据大量临床病例寻找出了一套子宫内膜癌的药物治疗方法，取得了骄人的科研成果。"子宫内膜癌的基础与临床研究"荣获卫生部科技成果三等奖（1994年）。

张惜阴和她的团队取得了一系列的成果，她让红房子医院妇科肿瘤亚专科的名气不胫而走，更多的来自全国各地的妇科恶性肿瘤患者蜂拥而至，数十年间共诊治妇科恶性肿瘤患者逾5万，诊断了不少早期病例，抢救了无数疑难和晚期病例，博得了病人和家属的信任和爱戴，也让红房子再次成为了业界关注的焦点和骄傲。一次，张惜阴为一位81岁宫颈癌患者进行子宫根治手术后，患者迅速康复，患者的儿子当即赋诗一首："惜添人寿，苍生受庇荫；华佗再世，枯木又逢春"送给张惜阴。这首诗经过口口相传，让更多的病患奔着张惜阴而来……

此外，张惜阴还撰写发表论文50余篇，主编《女性生殖系统肿瘤》、《实用妇产科急症指南》、《临床妇科肿瘤学》、《妇产科诊疗常规》等医学专著数十篇，其中《临床妇科肿瘤学（第一版）》荣获上海市科技进步二等奖（1989年）。张惜阴本人亦于2001年荣获中国妇科肿瘤特殊贡献奖。

傲立霜雪一枝梅，她带着暗香走来

张惜阴作为博士生导师，为我国妇产科学科梯队人才培养作出了卓越贡献。她的门徒遍布大江南北……张惜阴的得意门生，现任红房子医院院长徐丛剑回忆起恩师当年教导自己的点点滴滴时，立即打开了话匣子。

刚考上张老师博士生的那个暑假，好学的徐丛剑写了一封信给老师，询问自己要为即将到来的研究生生涯做些什么准备。很快便收到回信。"当时张老师说了三点让我印象深刻，她一让我锻炼身体，这是本钱；二让我学习英文，这是必备的；三让我开始考虑课题方向。"徐丛剑说。开学的时候，徐丛剑跟张老师谈了三个他思考的可以进行深入研究的方向，张老师说："哪一个都可以试一试，因为现在对哪一个都没有十足的把握，如果实在没精力，那么就选一个现在有条件进行的做。"在20世纪90年代中期，宫颈癌是女性的高发病，张惜阴以敏锐的洞察力预测到今后子宫内膜癌将替代其成为高发病，她教导徐丛剑："当医生要顺应趋势和社会需求，及时调整研究方向，这样才能造福更多的人。"

在很多学生眼中，张惜阴是一位不折不扣的严师，但对于徐丛剑来说，她却仿佛是个很慈祥的母亲。在读书的那段时间，每逢过年，张惜阴总会叫上家在外地的徐丛剑夫妇等学生到自己家中过节。学生们最怀念的就是张老师做的"油氽春卷"。春节里，张惜阴总是用冬笋丝、鱿鱼丝、肉丝、黄芽菜丝等作为馅料，制成春卷，放在油里一炸，款待前来拜年的学生们。这也一度成为她的"招牌点心"。随着年事渐高，张惜阴渐渐体力不支，但学生们还是能在节日里尝到她亲自熬制的"白木耳莲子羹"或"参片红枣汤"，她的热情不是挥洒在脸上，而是洋溢在热腾腾的香味里。

徐丛剑回忆道："做学生那会儿，张老师对我特别好，我们常常会相约去植物园，她总是会告诉我老一辈医生对一些疾病的研究和治疗方法，让我获益匪浅。"

退休后，张惜阴和老伴在家生活得也是有滋有味，保持着很好的心态，在很长一段时间内，张老师都保持着长跑的习惯。徐丛剑还给我们讲了一件趣事：有一次，院里组织老一辈出去游玩，到了地方，大家出于关心，想让张惜阴坐轮椅，推着她，好让她省点力。但没想到张老师竟然"毫不领情"地说："我不需要这个！"便自己走了起来。

易晓芳说："我与张教授交往的这十余年，恰是她从繁忙的临床与教学工作中解脱出来之后的时间。她从没有在我面前摆出大教授的架子，但却时时刻刻让我感受到了她身为老教授的榜样与威望。

易晓芳第一次见到张惜阴是1998年的夏天，她当时在江西省妇幼保健院做第三年住院医生，因为参与了李诚信教授的一项有关宫颈癌手术改良的临床研究，获得了去河南郑州参加第六届全国妇科肿瘤学术会议的机会。那天的会议，恰巧是李诚信教授和张惜阴教授共同主持。易晓芳第一次见到了张教授，非常地震惊：为中国妇科肿瘤的临床与科研发展作出了卓越贡献的惜阴教授竟是女性！在易晓芳眼里，当年叱咤妇科肿瘤界的张惜阴，宛如一幅国画，虽然寥寥数笔，未上彩妆，却经久耐看。

就是那次见面让易晓芳坚定了考上医大的决心。会议结束后，易晓芳将合影寄给张教授，想不到很快得到回信，张老师鼓励她备考研究生。从此才有了易晓芳和张惜阴之间 10 余年的师徒"忘年"情分。

2002 年夏天，张惜阴主编的《实用妇产科学》第二版进入最后统稿阶段，易晓芳是秘书之一。无论刮风下雨，张惜阴总是第一个到达小阁楼，除了十几分钟的午餐时间，她几乎不休息，逐字逐句审稿、校对，那时的编者不少是资深教授，对电脑操作不熟悉，张惜阴一丝不苟地审核，遇到不清楚的地方就停下来与戴钟英和于传鑫两位副主编商榷。当时，人民卫生出版社约定的交稿时间临近，还有部分章节的编者拖欠着迟迟不交书稿，秘书们已经没辙了。张惜阴了解情况后，不留情面地给这些编者下了"最后通牒"：要么交稿；要么换人写。很快有人交来了书稿。可是，张惜阴发现稿子的内容太过陈旧，基本是上一版书的摘录，这是她绝对不允许的。张惜阴严肃地说："王淑贞教授主编的第一版《实用妇产科学》，曾经在全国妇产科界引领了潮流，成为无数专科医生的案头必备参考书。我希望第二版在第一版的基础上能进一步发扬光大，而不是照搬照拿。"她果断更换了编者，获得了所有人的认可。

"看张老师做妇科手术，是一种艺术；听张老师讲课，是一种享受；做张老师的学生，是一种荣幸。我们惊叹张老师深邃的医学思维，常为我们的临床研究思路和科研之路指明方向，带来启迪。她时常教导我们'学海无涯，天道酬勤'。这就是我们心目中一位伟大而平凡、高尚又朴实的恩师。"这是弟子们对恩师的评价。张惜阴八十大寿那年，她的弟子们一起给恩师办了个简朴的生日晚宴。

张惜阴一辈子清风傲骨，从不低头，对自己甚至有些"苛求"，她年过 86，仍不肯请保姆照料，坚持自己洗衣烧饭，料理卫生。旁人以为她节约，她实则是用生命在抒写"剪雪裁冰，傲立霜雪"的篇章。

她，带着梅花的暗香款款走来，如此地沁人心脾，耐人回味，将永远驻扎在人们的心间……

（易晓芳、严伟明）

陆湘云：
妇产科内分泌的一朵祥云

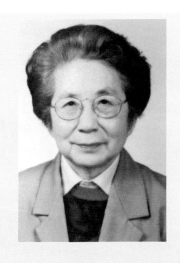

陆湘云 （1925—2004）

生于湖南长沙，原籍江苏苏州。曾任妇产科研究所副所长、中华医学会妇产科内分泌学组委员、中国计划生育技术指导中心专家咨询委员、上海市计划生育协会理事、上海市优生研究会副会长、中国优生科学会胎教学会顾问、上海市优生优育科学会理事；并获国家计划生育先进工作者、上海市计划生育先进工作者和卫生部计划生育先进个人等称号。擅长诊治妇科内分泌疾病、子宫内膜异位症、不孕症与更年期综合征等。"女用长效口服避孕药远期安全性研究"获国家计生委"六五"攻关二等奖、科技展览铜杯奖；研制新药尼尔雌醇片（现名维尼安）获上海市优秀新产品三等奖，老年医疗保健二等奖；开展国产 LHRH 及 LHRH-A 的基础与临床研究，获卫生部科技二等奖，国家科技三等奖，光华科技基金三等奖，同时获国务院特殊津贴。参加编写《妇产科理论与实践》、《实用妇产科学》、《实用妇产科内分泌学》、《现代妇产科学》等全国教材，参与《辞海》、《百科全书》中妇产科部分内容的编写与修订，发表论文60余篇。

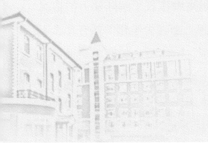

"湘云"是陆湘云祖父起的名字，寓意为湖南上空的一片云彩，自由而美丽。

她，普普通通、平平淡淡，似一缕春风，像一片云霞，如一股山泉，既没有什么豪言壮语，也没有惊天动地的壮举。但她有高度的责任感和强烈的事业心，有为病人奉献一切的无私情怀，有对医学梦想的毕生眷恋和执著追求，是医院的"一朵祥云"。

她是湖南上空的一片云彩

小湘云出生数月，突然传来住在上海的祖母病危的消息。于是，她的父母立刻带着她登上长江轮船返沪。之后抗战爆发，全家辗转南京、重庆等地。自小颠沛流离的经历让陆湘云倍加珍惜读书学习的机会，国难当头更让她增强了求学报国的信念。陆湘云从中学起，就树立了投身医学、治病救人的理想。她说："立志成医是我的坚定信念。"陆湘云在回忆录里披露：

> 我第一次接触到医生，是我的祖父在乡下患急病，因缺医少药，只能束手无策，难以救治。第二次接触到医生是乡下的中医使我起死回生。第三次接触到医生是我的母亲在乡下患急病，住了半个月医院，无法解除痛苦，最后到了上海住进了西门妇孺医院，立即进行手术后才挽救了我的母亲的生命。打这以后，我一直对医生的医德和医术羡慕不已。于是，我立志学医，向往做一个为大众服务、救死扶伤的医生……

1943年4月，离高考还有三个月。当时，陆湘云功课在班级名列第三，而校方宣布，只要功课在班级前三名，可以保送上浙江大学化学系。为了从小的医学梦想，陆湘云决定放弃保送。当时的重庆合川高中校长了解陆湘云的情况后，非常支持她的想法，语重心长地对她说："不想去浙江大学化学系有什么不可以？自己的前途应当由自己选择。确立报效祖国，治病救人的意愿是很了不起的。重庆有两所医学院，一所是歌乐山的国立上海医学院，另一所是在沙坪坝的中央大学医学院，都是很好的学医去处。以你的成绩一定能够考取医科大学的。"校长的教示和勉励，让她很受感动。当年8月的一天，《重庆日报》公布了陆湘云被国立上海医学院录取的消息。"真是天从人愿！"陆湘云感叹地说。

当时的国立上海医学院，是驰名中外的培养医学精英的摇篮，淘汰制度严格，各科教授的要求都极高，讲课也用英文。陆湘云发奋用功，如饥似渴地汲取知识。抗战胜利后，陆湘云与同学们在 1946 年随学校迁回上海。在上海的大学后三年，陆湘云大部分课余时间是在图书馆度过的。在临床实习、见习阶段，她结合实践自修了不少理论著作，连睡觉前都要捧着医书阅读。陆湘云的一生和书结下了不解之缘，这对她的行医生涯起着重要作用。

1949 年 7 月，陆湘云毕业后进入上海西门妇孺医院，历任住院医师、总住院医师、主治医师、产科主任；1979 年起任红房子妇产科医院妇产科研究所副所长。她为内分泌专科的建设和发展倾注了毕生的心血。

攻克顽疾，视病人为前进动力

做个优秀的产科医生，全心全意为病人服务，这是陆湘云从医的最大心愿。她发自内心地关爱病人，视病人为亲人的高尚医德和精湛医术令人难忘。

陆湘云的儿子雷明回忆："在儿时的记忆中，母亲工作一直很忙。年幼的我和妹妹在弄堂里一直要玩到天黑，才能见到在幽暗的路灯下妈妈拖着疲惫的脚步走进弄堂。那时候，家里没有电话，只有弄堂口有一个公用电话，深夜，我时常被管电话的大妈从梦中叫醒：'陆医生，陆医生，医院叫。'不论春夏秋冬，不管刮风下雨，妈妈总是边答应，边毫不犹豫地迅速穿上衣服，消失在漆黑的夜幕中。"从医 30 多年，陆湘云始终坚持每天回家之前再查一次病房，对每个孕产妇的情况做到心中有数，把工作做仔细，做在前面。尤其是担任了产科主任以后，她白天亲自坐镇产房，遇到任何问题，当班的医生都能马上找到她；深夜有电话叫她时，她能马上想到是哪几个孕产妇或胎儿可能出现了什么问题，在采取及时治疗后，都能安然无恙。

晚年的陆湘云在谈起这段岁月时，仍无怨无悔。"虽然在这些年里，我放弃了许多外出学习和深造的机会，但我认真对待、总结每个病例，收获也很大。"陆湘云动情地说，"孕产妇住进医院不是由于生病，而是生孩子，她们是健康的，虽然在以前有'生孩子等于一只脚已踏进了棺材'这样的说法，但在我这里不能让她们有任何意外……"说到这里，她微笑着说："医院曾经统计过，在我做产科主任的那几年里，没有死过一个产妇，也没有产妇及其家属的投诉。"从陆湘云幸福的神情中可以看出，作为一名医生，无论什么奖励和荣誉都不比这更有意义，这是对她工作最高的评价和最高的肯定，是她把全部的身心都倾注在孕产妇和胎儿身上的最好的回报。

为响应毛主席把医疗卫生送下乡的号召，陆湘云曾到青浦香花公社参加为期半年的送医送药为贫下中农服务，与农民同吃同住同劳动，同时全心全意为老百姓看病。由于农村缺医少药现象十分严重，以致有些妇女生病长期得不到治疗。有一次，陆湘云闻讯有一户农家，主妇沈菊珍结扎输卵管后一直腹痛难忍，生活不能自理，难受时在病床上翻来覆去地打滚，只能吃止痛片来消除疼痛，完全丧失了劳动力。沈菊珍去过上海的很多医院，治疗都不见效，也查不出病因。这家人为了治病几乎倾家荡产，沈菊珍痛苦不堪，多次自杀未遂。见此情景，陆湘云心里十分难过。她在问清病史后，当即为病人做了妇科检查，她发现病人左下腹有个粘连包块，有压痛，不同于以前医生的诊断。陆湘云于是为沈菊珍安排了病房进行复查，结果发现左侧结肠与输卵管结扎处紧紧粘连，经请外科会诊后决定切除部分粘连肠子。手术很成功，病理报告为血吸虫病。于是真相大白，洗清了沈菊珍历年来被人诬陷为"无理取闹"、"要钻计划生育的空子"的莫名冤屈。她说："是陆医生还我清白，让我重新抬头做人。她是我的大恩人哩！"当陆湘云结束送医送药要回上海时，农民们拉住她的手挽留她，希望她能经常回来。许多年后，当地有妇女生病，都会到红房子医院找陆湘云看病。看到当年的小女孩已长成漂亮的母亲，陆湘云非常高兴，像见到亲人一样热情地为她们治病，陆湘云甚至还能叫出她们中很多人母亲的名字。

陆湘云在临床上精益求精，最重视治疗疑难杂症。在医院内分泌门诊，每年接诊数不清的全国各地慕名而来的病人。陆湘云用她的热情和独到的诊疗技能，治愈了这些病人的顽疾。每逢碰到特别棘手的病例，她都会用随身带的小本子一一详细记下病情，再回家查阅文献，找出最佳的治疗方案。她常常对年轻医生说："名誉也好，地位也好，都是过眼烟云，最难忘的是攻克疑难杂症。某一天躺在床上突然想到了解决病人痛苦的答案，这个时候所得到的欢愉是任何东西都不能替代的。"

从多年的临床经验中，陆湘云发现妇科医疗常识的普及程度还远远不够，深感普及老百姓医学知识的重要性。她在百忙中撰写妇产科常见病的防治文章，发表在《大众医学》杂志上。读者的反应相当热烈，有时一天就有几十封甚至上百封的读者来信咨询，她对每一封信都认真作答。看着来信像雪花般不停飘来，她的学生担心她的身体，提出代她复信，但陆湘云却认真地说："病人是冲着我而来，望眼欲穿等待的是我的回音，我可不能让她们失望哟！"

正因为陆湘云时刻心系病人，体贴入微，她的病人"回头率"相当高，而她一丝不苟、无私奉献的精神，也感染了身边所有的人。

钟情科研，填补业界众多空白

使命在肩，责任如山。陆湘云从医数十年来，对妇产科学内分泌研究的探索始终锲而不舍。"在医学研究方面，要想做得更好，就要永远不懈地追求。"陆湘云如是说。

早在 20 世纪五六十年代，陆湘云就作为王淑贞院长的助手，负责"2500例女性骨盆外测量研究（包括测量径线与分娩的关系）"课题。为了取得课题数据，医院特开设产道异常门诊，由王淑贞院长和陆湘云医生亲自为孕妇做检查，并把孕有脊柱畸形、头盆不相称、巨大胎儿等的孕妇都转到这一门诊，实时观察妇女怀孕后及分娩过程中产道的变化情况，作为临床研究的样本。陆湘云连续做了三个月的研究，取得了满意的结果，这项课题填补了国内空白，使产妇、胎儿和新生儿死亡率都有了明显下降。

1979 年，上海第一医学院妇产科研究所正式成立，由副院长袁耀萼任所长，陆湘云任副所长，重点负责内分泌实验室。新成立的妇产科研究所，首先承接了国家重点课题"女用长效口服避孕药远期安全性研究"。这是一项艰巨的任务，由全国 27 个省市的研究单位通力合作，联合攻关。陆湘云负责该课题的各项具体工作，并最终写成论文，后来又经过不断完善和改进，获国家计生委"六五"攻关二等奖、国家计生委科技展览铜杯奖。

女用长效口服避孕药的研究取得了初步成果，但陆湘云并没有就此停步。在研究过程中，她注意到："无论我们怎么想方设法开动脑筋，改变雌二醇与孕激素配伍方法与剂量，都无法最大限度地减少雌激素的副作用。"这让她很揪心。一天，陆湘云突发奇想："能否让活性较小的雌二醇代谢产物——雌三醇来取而代之呢？"她带着这个新想法，找到华联制药厂工程师一起商讨。最后，在他们的支持和帮助下，新一代雌激素——E3醚（后又命名为维尼安）终于问世了。这种药最初在红房子妇产科医院作小规模试用，发现维尼安对治疗更年期综合征有很好的疗效。于是，1983年至1984年在全市12家医院进行临床扩大试用，共治疗了339例更年期综合征病人。陆湘云汇总了各家医院的资料，证实了维尼安能明显缓解更年期的症状，比如潮热、出汗、情绪急躁，具有副作用小、降低血脂、提高骨密度、服用方便等多种优点，还可用来治疗妇女闭经和月经失调等疾病。该药推广后，深受广大妇女的欢迎，并且出口到东南亚等国家，于2004年被评为上海市名牌产品100强之一。

陆湘云悟性极高，对科研有着独到的见解。她常年关注国际前沿的医学成果，致力于开拓对中国妇产科学最有价值的研究领域。20世纪70年代，当国内还很少有人问津促性腺激素释放激素的时候，她却早已对该课题深思熟虑，并从1973年开始着手研究国外于1971年创新合成的促性腺素释放激素（GnRH）。陆湘云带领4位研究生和医院同事，采用中科院生化所合成的国产促黄体生存激素释放激素（LHRH），做了大量的动物实验和临床研究。由于该课题在国内没有前车之鉴，做起来困难就更大些。当时的临床实验需要脉冲泵，用它来定时往病人体内注射GnRH，陆湘云花了很大的精力和时间找公司制作这些器械。初期的脉冲泵质量并未过关，为了达到良好的治疗效果，陆湘云把她办公室和家里的电话都告诉了病人，遇到脉冲泵出问题，她不管多忙，多晚，都及时赶到医院，解决病人的燃眉之急。后经反复研究改进，终于制成了国产的脉冲泵。陆湘云从不畏惧困难，经过17年的不懈努力，突破一个又一个难关，填补了国内在GnRH研究领域的空白。这一研究成果使得我国的妇产科内分泌学与国际接轨，获1991年卫生部科研进步二等奖，继而又获1992年国家科技进步三等奖。1994年，陆湘云出版了《促性腺激素释放激素及其类似物在妇产科的应用》，这是国内第一本有关LHRH论述的专著，对我国LHRH的临床应用具有拓荒性和指导性的意义。

正谊明道，诲人不倦

陆湘云是一位著名的妇产科内分泌专家，也是一位受学生爱戴敬仰的良师。她坚守"授业传道，诲人不倦"的师道，"授人以鱼，不如授人以渔"的教学方法，为妇产科医学事业的薪火传承倾注了大量心血。

1953 年开始，陆湘云第一次参加教学工作，为上海医科大学护校学生上课。1961 年，她承担上海医科大学的妇产科本科教学任务。那时，教研室正在严抓在校教学质量，要求集体备课、试讲，王淑贞院长作为教研室主任也来听课，并提出意见。陆湘云教学十分认真，试讲一次就通过。经过一学期的教学实践，陆湘云讲授的课程得到了同学们的热烈好评。她在教学岗位上一直工作到 2001 年，整整 48 个春秋。

"白驹过隙，我们与前辈恩师陆湘云教授相识几十年。常年来，我们有幸得到陆老师的教导，感激之情须臾不曾忘怀，她是令我们景仰的医学大师。"美国耶鲁大学医学院内科副研究员张俊慧、原上海市计生委主任周剑萍和上海市第一妇婴保健院老院长邵敬从谈起陆湘云，敬意和感激溢于言表。陆湘云在业务上一贯注重对年轻人的提携和培养，曾培养了几十个硕士生、博士生，现在他们之中的许多人已是中外妇产科医学领域的领军人物和学科带头人。

陆湘云的关门弟子张俊慧于 1986 年考上她的研究生，直到 1998 年赴美国耶鲁大学求学，与老师相处 12 个年头。张俊慧追忆说："当时流传着这样的说法'北葛南陆'，意思是北方的妇产科内分泌专家泰斗是葛秦生教授；南方就数陆湘云教授。但陆老师为人非常谦虚。她从不满足于自己的过去成就，她从不同意这一说法。她总是跟我说：'天外有天，学无止境，比我优秀的人多的是。'在陆老师的所有研究生中，我与她相处时间最长，从她那里得到教诲最多。这是一段最美好、最充实、最值得怀念的时光，影响了我整个人生。"

陆湘云治学严谨，言传身教，恨不得将她的所有学问毫无保留地掏给学生，深受学生们的爱戴。陆湘云知识渊博，学生的一点点过失与错误，都很难逃过她的眼睛。因此她虽然对学生很温和与慈祥，但总有种震慑力，学生们往往都惧怕她。张俊慧回忆说："在我读研究生期间，每周都要向她汇报课题的进展。她还经常到实验室，观察我们的实验操作是否规范，仔细检查我们的实验记录本。她要求我们的实验记录本公正详细，不可遗漏。她教导我说：'做科研要脚踏实地，实事求是，决不能造假，一是一，二是二。别人能重复你的结果，能经得住时间的考验。当然也不要墨守成规，要有创新，要有真本事，走在科学的前沿，触类旁通。'她的这些话，是她长期的科研经验之谈，使我终生受益。"

103

陆湘云对教学工作相当重视，在她半个世纪的医学生涯中，为本科生、研究生和进修生的教学工作殚精竭虑。在带教过程中，她身体力行，非常注意对医德方面的培养，对待学生既严格要求又热情鼓励。她的学生第一次备课给本科生上课，往往十分紧张，陆湘云就鼓励他们："别害怕，人生总会有第一次。"并且帮助学生修改讲稿，还让学生一遍又一遍试讲给她听，直到她满意为止。

陆湘云讲课简明扼要，逻辑性强，突出重点。为促进我国妇产科生殖内分泌的发展，她亲自举办了十期全国妇产科内分泌学习班。每期讲课，她都力求加进新的观点，不断充实新内容，介绍世界上最前沿的成果。这样，学员听起来才津津有味，获益更广。每期的学习班结束时，她都要召开一个总结会，请每个学员评价学习班的成败和对今后的建议。学员的每一条反馈，陆湘云都详细记录，并在下期学习班中作些调整。

陆湘云不仅在学术上如此，对学员的衣食住行也很关心。每次她都亲临学员的住处询问有无不到之处，为他们的生活排忧解难，使学员很感动。她为学员付出很多很多，所以每届学员都说学习班像个大家庭，大家都学得很认真。陆湘云为全国各地输送了一批又一批妇产科内分泌的骨干，可谓桃李满天下。

2004年，陆湘云因肺癌手术后的感染而永远离开了我们。在她去世的前两年，她仍然坚持门诊，直到安放心脏起搏器，才不得不停止工作，离开她毕生热爱的事业。这位白发苍苍的老教授，如同燃烧的红烛，默默地为祖国的妇产科内分泌临床事业奉献了一生的学识、才能与经验，她从来没有汽车、房子、奖金，甚至加班费的追求，不计名利、任劳任怨、全心全意地为人民服务。她的母校上医的校训"正谊明道"，是教育学生"正其谊不谋其利，明其道不计其功"，这些她都不折不扣地做到了。作为一名真正的医者，陆湘云教授无愧此生，而她留下的精神财富将垂范后世。

（雷明、张俊慧、严伟明）

拓荒中西医结合领域　探索生殖免疫学科前沿

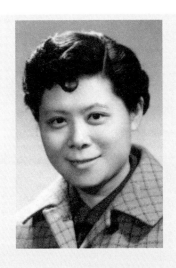

李超荆

福建人，教授。1949年毕业于福建医学院医疗系。先后4次应邀赴英国、德国、日本等国进行学术交流。曾任妇产科研究所副所长，第二、三、四届中国中西医结合学会妇产科专业委员主任委员，上海市第七届人民代表大会代表等职。主要成果"肾本质的研究"和"宫颈癌栓剂、冲剂"1977年获上海重大科学技术成果奖；"掌叶半夏抗子宫颈癌有效成分 β-谷固醇治疗宫颈癌的研究"1980年获卫生部（乙）级科学技术成果奖；"掌叶半夏治疗子宫颈癌的研究"1981年获上海市中西医结合科技成果一等奖；"肾主生殖与排卵机制的研究"1981年获上海中西医结合科研成果一类奖；"补肾对更年期综合征妇女生殖内分泌—免疫功能的调节"1993年获国家中医药管理局科技进步三等奖，"卵透明带免疫及其抗生育作用的研究"1993年获国家教委科技进步三等奖；"肾主生殖的研究"1995年获国家中医药管理局科技进步三等奖及光华科技基金三等奖；"肾主生殖与女子生殖生命周期调节机理的研究"1996年获上海市科技进步二等奖。获全国"三八"红

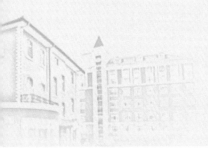

旗手、上海市"三八"红旗手、上海市先进工作者、全国名中医等称号。参编
《妇产科理论与实践》,《现代医学免疫学》、《中国中西医结合医学》等专著,国
内外共发表论文50余篇,培养博士及硕士研究生9名。

有这么一位老者,在我第一次见到她的时候,就有一种任凭时光穿梭而她
独享岁月静谧之美的感动。她,就是李超荆教授,博士研究生导师、上海红房
子妇产科医院原妇产科研究所副所长、全国名老中医、"肾主生殖"理论的首创
者、中国妇产科中西医结合学科的拓荒者。

每次我摁响她家的门铃,都会热切地盼望那一声柔柔的、亲切的询问"哪
一位啊"。在大门开启的那一霎间,迈着蹒跚小步的老者就笑盈盈地出现在我的
面前。那亲切的笑容和话语常常让我有这样的联想——她年轻时一定是一位大
家闺秀!

喜欢坐在她家软软的沙发上,看着窗外斜射进屋的阳光洒在她羸弱的背上,
虽然不再挺拔,但依旧坚毅。耄耋之年的岁数,丝毫不影响她的思路,对于过
往的回忆清晰而有沉淀,听着她给我讲老故事,常常会有一种岁月静好的向往。
而满头的银发无论在何种场合,都被她打理得整齐而有"味道"。她的一颦一
笑,她的娓娓诉说,常常让我有这样的感觉——这就是"老专家"的范儿!

李超荆是一个医者,也是一个学者;是一名管理者,也是一名中共党员;
是一位老师,也是一位母亲。多种身份交错之下,呈现在我面前的她是立体的,
而感受到的是一种"得意淡然,失意坦然,喜而不狂,忧而不伤"的境界,一
种不会因为时光流逝而减退的精神信仰。

在档案里翻看她毕生的荣誉,努力和执著跃入眼帘——

1977年,"肾本质的研究"和"宫颈癌栓剂、冲剂"获上海重大科学
技术成果奖;

1980年,"掌叶半夏抗子宫颈癌有效成分 β-谷固醇治疗宫颈癌的研
究"获卫生部科技进步二等奖;

　　1981 年，"掌叶半夏治疗子宫颈癌的研究"获上海市中西医结合科技
成果一等奖；

　　1981 年，"肾主生殖与排卵机制的研究"获上海中西医结合科研成果
一类奖；

　　1993 年，"卵透明带免疫及其抗生育作用的研究"获国家教委科技进
步三等奖；

　　1993 年，"补肾对更年期综合征生殖内分泌—免疫功能的调节"获国
家中医管理局科技进步三等奖；

　　1994 年，"肾主生殖的研究"获国家中医管理局科技进步三等奖……

　　这其中的任何一项都是令人向往和难能可贵的。而能集于一人之身，可见
李超荆的勤勉和超能力。面对这些可圈可点的殊荣，她的平静也在我的意料之
中："其实这些成果都是中西医结合团队共同努力的成果，都是很久以前的事
了，我就是尽力做好人生每个阶段该做的事而已。"她用一句最质朴的话诠释了
自己的努力……

从医，闽江妹子的无悔选择

　　李超荆，1926 年 2 月出生于福建福州市闽江之畔。对于儿时的记忆，李超
荆说："我家后门是一片森林，有一条小河穿流其间，远处可见到广阔的田野。
我小时候在这大自然的环境下成长，心胸宽阔，常有许多幻想，曾向往将来长
大当一名工程师。"1938 年，家乡沦陷，初中二年级的李超荆随校迁到山区小
县永泰，开始了独立生活。山区缺医少药，传染病多，给李超荆留下了很深的
印象，她一改之前的工科理想，在 1943 年填报高考志愿时选择了医科，并顺利
考入了当时的福建医学院。

　　1949 年 7 月，以优异成绩毕业的李超荆，怀揣梦想，克服重重困难，几经
周折来到上海，考进了上海西门妇孺医院。在这所闻名遐迩的全国第一家妇产
科医院，李超荆努力开拓着属于自己的医学事业。

　　1954 年，安徽遭遇大洪灾，担任总住院医生的李超荆带着一批实习医生奔
赴灾区。那年的洪灾来势凶猛，许多良田和建筑被洪水淹没成了一片汪洋，老

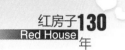
百姓只能逃到山顶上，李超荆乘着小船与尚无临床经验的实习医生一起与百姓同宿，从一个山头到另一个山头，在积极营救的同时，巡回治病救人。对于一个妇产科医生而言，困难可以想象，对许多内外科疾病，李超荆也没有经验，遇到少见的内科疾病，则更是困难重重。但就算是束手无策之时，性格坚毅的她也没想过放弃。她迎难而上，依靠带去的书本，依靠每个实习医生在实习期间获得的知识，群策群力，讨论诊治方案，救治了不少的病人。消息不胫而走，传到了别的医疗队，别的医疗队纷纷把自己治不了的病人转到李超荆的队里。两个多月后，安徽灾区水退人康，抗洪救灾胜利完成了，李超荆也因此获得了抗洪救灾个人二等功。在 50 多年后的今天，当她回忆起这些的时候，她还是那么谦逊："其实这些应该归功于那一批天真烂漫并且好学无私的年轻医生。"也正是这次抗洪救灾的经历让李超荆看到了中国共产党的伟大，就这样，这位从基督教家庭走出来的大家闺秀下定了成为一名中国共产党党员的决心。1956 年李超荆加入了中国共产党，开始了她的政治生命。矢志不渝的信仰和医者仁心的初衷给了她战胜困难的勇气、救死扶伤的力量以及勇攀医学高峰的信心，使得她在从医这条道路上一走就是一生。

如今，已进入耄耋之年的李超荆，在和我聊起这些年党员生涯时依然信仰满满，而对于医生这份职业，她也依然心怀敬意。一些只言片语，或许能够帮助我们更好地理解这位医者，和她关于"医者"的理解：

> 我想医生是一个探索人的生命规律和医治病人的工程师。医者，必须拒绝冷漠。更多的时候，患者是渴望从医生那里得到精神上的慰藉，她们渴望听到医生耐心地解释病情，她们在意医生的一个动作、一个触摸、一句提醒。而这种时候，如果我们的医生轻慢了这些看似随意的东西，那么无形中，会对渴求期待的病人产生巨大的伤害。更重要的是，职业的真谛恰恰就在这随意之间。"大医"始于心诚，而成于精湛。

中西医结合，职业生涯的重要转折

1958 年 10 月 11 日，毛泽东发出号召："中国医药学是一个伟大的宝库，应当努力发掘，加以提高。有条件的省市都应该办一个 70—80 人的西医离职学习中医的学习班。"批示中特别强调，"应该尽可能出几名高明的理论家"。毛泽东的号召让中西医结合进入了一个蓬勃发展的春天。而李超荆也可谓是号召下成功转型的典范、毛泽东批示下的"几名高明的理论家"。

当时，红房子妇产科医院在全国掀起"西学中"的热潮下，也跟着开办了相关学科，并率先建立了中医门诊、中医药房和中药库。同年，全国中医经验展览会在北京举行。上海第一医学院党委书记兼院长陈同生带了医学院 5 名医生前往观摩。李超荆就是其中之一。这是她第一次踏入中医的神圣殿堂。

目睹全国中医经验展览会上一例例让西医束手无策、而中医治疗成功救治的病案，李超荆受到极大鼓舞。李超荆至今还清楚记得陈同生院长的话："祖国传统医学有几千年的历史，实践证明其具有丰富的科学内涵，是座医学的宝库，希望年轻医生有志学习中医。同时，不断关注现代医学的新进展，包括学习哲学，以唯物辩证思维，用现代医学的科学手段去挖掘中医这座宝库，去实践、去创新、创造超越中医和西医的新医学，来一次医学革命！"李超荆当时心想，要创造新医学，这是多大的责任啊！

返沪后，王淑贞院长找李超荆做了一次推心置腹的谈话。从此，李超荆带着医学要创新的理念，开始了中医理论、哲学、现代医学新进展的研究，并跟随唐吉父、盛萝仙等名老中医临证学习。就这样如海绵吸水般边学习、边实践，边探索，走上了中西医结合的征途，实现了转折，翻开了医学生涯的新篇章。

道路是曲折的，前途是光明的。"宝库的挖掘不是一句空话，最困难的是要颠覆自己的思维定势，战胜自己，用西医的理论基础去解释中医临证治疗的疗效。"李超荆选择的第一个突破点是无排卵功能性子宫出血病。当时这个妇科病尚无有效的治疗方法，年轻妇女往往因失血过多而被迫切除子宫。李超荆看在眼里，疼在心里。在跟随唐吉父教授学习中医的过程中，她发现根据功血的临床表现应该属于"崩漏"，历代医家均认为是"脾不统血"所致，李超荆尝试着在临床上采用引血归脾的方法，结果以失败而告终，依然无法恢复卵巢的排卵功能。但李超荆并没有气馁，总结经验，从失败中积极寻求解决之道。那段时间她常常通宵达旦地研读中医与西医书籍，寻找两者的结合点。她惊喜地发现，中医脏腑学说的"肾上通于脑，下连冲任而系胞宫"及其调节女子生殖生命周期生理功能的论述，与西医下丘脑——垂体——卵巢性腺轴的生理反馈有异曲同工之处，由此她得出了"功能性子宫出血的排卵障碍与肾阴阳失调有关"。理论依据站住了脚，李超荆便以燮理阴阳的疗法治疗该病，在临床上根据不同患者辨证施治，获得了90%以上的疗效和73%的排卵率，看着一个个"功血"病人渐渐康复，免去了切除子宫的痛苦，李超荆初尝胜利的果实。初战告捷，受此鼓舞的李超荆并没有躺在功劳簿上享受，而是大踏步地向前，大量临床实例显示，肾阴虚的患者往往卵泡刺激素 FSH 偏高，反之亦然，肾阳虚患者 FSH 水平低下。她发现了肾阴阳与垂体促性腺激素水平相关的微观辨证的物质基础。这位一钻到底的医生，以此为据，在世界上首次提出了"肾主生殖"理论，也因此获得上海市重大科学技术成果奖。

同样，应用该理论，李超荆在多囊卵巢综合征病人的诊治中也取得了惊人的效果。西医角度看多囊卵巢综合征是由于下丘脑——垂体——卵巢功能失调而致排卵障碍，而中医辨证看多囊卵巢综合征是肾气不足，阴阳失调，痰实之体；从理论出发指导实践，李超荆首次在临床上开创了温肾化痰之法，使排卵率达到80%以上，超过了当时西药促排卵的效果，这在全国又引起了轰动，各地医院纷纷仿效。李超荆在中西医结合之路上的创新亦引起了国际上的关注和瞩目。

成功的喜悦，让李超荆看到了中医宝库的巨大潜力，更坚定了她走中西医结合之路的信念。她曾说："在中西医结合工作的探索中，失败并不可怕，可怕的是思想僵化，是丧失信心和勇气。路是人走出来的，只要紧紧掌握中医学理论与现代医学理论新进展的结合，勇于实践，就能越过失败的难关，实现柳暗花明又一村。"[①] 是的，李超荆敢于尝试，敢于创新，敢于开拓，这成为她攻克一个又一个医学难题的制胜法宝。

1966 年"文化大革命"开始，李超荆的生殖内分泌研究遭到批判，她跟着医疗队被下放到青浦农村。艰苦的环境、思亲的情绪都没有难倒李超荆，"既来之，则安之，到哪儿不是为病人服务"的良好心态再次成就了这位仁心仁术的医者。农村妇女由于对生殖知识的缺乏，一般很少就医，等到实在熬不住的时候才会去医院就诊，于是李超荆和农村的赤脚医生们一起，一个村一个村地走，

---

① 李超荆：《不断思考　才能不断创新　培育后辈超越自我　才能使事业常青》，《中国中西医结合》1999 年第 9 期。

走进最基层的乡村，为当地妇女解决难言之隐。这样贴近基层的工作方式让她的眼界更加开阔，这一段艰难困苦的经历也再次证明了"有心人天不负"这个颠扑不破的真理。有一次闲谈时，一位邻村的赤脚医生听说李超荆来自上海红房子医院，就告诉她，他们村子有一位妇女，前不久在红房子医院诊断出宫颈癌晚期，由于没钱接受放射治疗，只好回家等死。这期间，意外获得一个土方，用了一种中草药内服外敷，病居然好了。李超荆觉得难以想象，就立即和这位医生一起去随访该患者。经检查，该患者子宫颈光滑，再次活检也未检到癌细胞。这难道是误诊？李超荆立即根据病人提供的资料回到医院调阅就诊病史，病史反映确实有宫颈癌体征，且活检病理切片也证实了宫颈癌。于是，李超荆立即回到农村，对该患者使用的中草药进行鉴定。经鉴定，该草药为掌叶半夏。这一发现让李超荆兴奋不已，她开始了宫颈癌的中草药研制。新药的研制可谓百转千回，充满曲折。由于不知道药性，她又与生化教研室顾天爵教授和化学教研室的老师们共同研究，提取出天南星抗癌的有效成分，制成阴道栓剂及口服液。在应用于临床的过程中，治疗宫颈癌 155 例，有效率达 80%。其中，60 余例患者完全治愈。该项成果又使她获得 1980 年卫生部科技进步二等奖。"文革"结束后，李超荆回到了自己的工作岗位，为了集中精力继续开展"肾主生殖"的研究，她将天南星治疗宫颈癌的研究交给了医院腔病治疗小组。遗憾的是，因为种种原因，天南星的研发没有得到继续，在采访的过程中，李超荆始终叹息，也希望今后能有感兴趣的研究者继续这个她始终关注和关心的课题。

探索前沿，生殖免疫领域的拓荒者

"文革"之后，医学科学得以发展，70 年代生殖免疫学异军突起。为顺应发展需求，1979 年上海第一医学院妇产科研究所成立，王淑贞任所长，李超荆任副所长。李超荆主要负责建立免疫研究室，研究方向为生殖免疫。对于再一次的转型李超荆回忆道：

　　当年袁耀萼副院长动员我到研究所工作，当时让我觉得很棘手，因为我是搞中西医结合的，怎么又让我搞实验室了？后来我慢慢想明白了，中西医既有宏观辨证、中医辨证，也需要微观辨证，搞实验室不就是微观辨证吗？于是我就同意了。

当时，生殖免疫学科在国际上也刚刚起步，在国内尚未开展这项工作，李超荆作为一个临床医生，担负起一个妇产科前沿学科基础实验室的建设，任务之艰巨可想而知。

虽然李超荆平时性格斯文，但了解她的人都知道，一旦进入工作状态，她的执著和干练就立马出现，风风火火，大刀阔斧，谁也拦不住。缺基础理论知识和实验技术知识，她就走出医院，到上医的微生物、免疫和生化教研室，向林正卿、顾大爵等著名老专家求教，去科学院细胞所、生化所学习实践。人员匮乏的时候，她又挑选了几个护士，培养为技术员，成为了研究所的第一批技术骨干。开展实验研究，必须有一定的仪器设备，然而当时医院重点投资内分泌室，免疫室除了一台细胞灭菌操作台外，别无所有。面对物质匮乏、资金断档的压力，李超荆也没有放弃，开动脑筋，利用国家自然科学基金的申报获得弥足珍贵的 5 万元启动资金，购置了灭菌细胞培养箱和倒置显微镜，保证了卵透明带单克隆抗体研制的顺利开展。有了成功运作的经验，李超荆一发不可收拾，再次申请到"免疫避孕"等国家"八五"攻关课题，获得 50 万元基金，这也为以后生殖免疫的科研发展创造了条件。

李超荆在中西医结合之路上的创新使得她在国际上的学术地位得以提高，先后多次应邀赴英、德、日等国家进行学术交流。1985 年 5 月至 7 月，李超荆应邀赴英国剑桥大学皇家学院免疫病理研究所做访问学者。在那里，李超荆掌握了生殖免疫研究领域大量的前沿信息，打开了科研思路。回国后，她将在剑桥的所学所感付诸实践，继续带领研究生进行卵透明带抗独特型抗体的研究，并开展免疫性不孕与反复自然流产的免疫学研究，获得可喜的成果。

随着对生殖免疫学的临床和实验研究的推进，对于一些妇科不明原因疾病的免疫学问题，李超荆开始结合中医"肾主骨生髓"的理论进行研究，敏锐地将肾与免疫功能联系起来，从卵巢早衰着手探索。西医认为卵巢早衰是一种病因不明的自身免疫性疾病。由于卵巢自身抗体的攻击破坏，致滤泡闭锁，卵巢萎缩，雌激素水平低落，促性腺激素显著上升，临床表现为闭经、骨质疏松等更年期综合征症状。而中医的宏观与微观辨证解释为肾阴虚火旺，气滞胆瘀。两者结合，李超荆尝试采用滋阴降火、补肾滋血的疗法，使这类患者卵巢内仅存的滤泡得以复苏，从而催发月经来潮。这再一次震惊了学术界，也拯救了为数众多的患者。在此基础上，她进一步开展动物实验，再次证实了该方通过降低自身免疫反应，达到降低卵巢局部诱导滤泡闭锁的 IL-1 分子表达，从而减缓对滤泡内颗粒细胞的损伤，挽救了卵巢周期性内分泌的功能。一项试验的成果激发了李超荆深入研究的信心，她又以此为基础对免疫性不孕症进行了拓展研究，由于同种免疫产生了抗精子抗体，中医辨证认为是阴虚火旺。李超荆辅以滋阴降火法治疗，使得患者抗精子抗体转阴率达 80% 以上。按中医内经对肾气盛衰与女子生殖生命周期调节的论述，李超荆又采用补肾柔肝泻火法治疗更年期综合征，亦获得了显著的成果。根据一系列的补肾疗法对女性生殖生命周期从幼年、青年、生育、更年到老年各项疾病诊治有效性为依据，李超荆向神经—生殖内分泌—免疫功能调节机理的研究进军，发现了生殖内分泌系统与免疫系统间的相互作用主要是通过上调淋巴细胞上的雌激素受体完成，从而阐述了补肾中药调节神经生殖内分泌免疫系统的细胞与分子基础，这为"肾主生殖"观点在神经—生殖内分泌—免疫网络的调节作用提供了理论依据。这一连串的研究成果，得到了全国妇产科中西医结合学术界的公认与反响。1986 年，李超荆被推荐任第二届中国中西医结合学会妇产科专业委员会主任委员，以后又连任第三、四届的主任委员与第五届的名誉主任委员。

在李超荆的带领和努力下，红房子医院的生殖免疫学术水平始终处于全国领先地位。曾有"科研不言老"一说，正是老一辈学者对科研工作的不息追求，才成就了他们学术事业的高峰。李超荆亦如此。如今已 88 岁的她依然心系生殖免疫学科的发展，在采访中，她说："生殖免疫，在当年是前沿学科，发展到如今，在中国依然是前沿学科，中国仍然缺乏这方面的人才。应该进一步推广生殖免疫的研究，让年轻一代的医生更多了解、接触和掌握这门应用型技术，为更多免疫性生殖疾病患者服务。"

培育后辈，为祖国医疗事业传帮带

在李超荆家客厅的柜子里，有一个国家教委赠予的大理石材质的铭石，左 **113**

面是一匹奔腾的骏马，右面则苍劲有力地刻了一排文字："老骥伏枥，志在千里；桃李不言，下自成蹊。"我觉得这就是李超荆非凡人生的真实写照。

李超荆曾说过，红房子的出色，在于两点，一是教学，二是临床。从实习医生，到住院医生、总住院医生，再到主治医生，一路走来，她始终记得当年来到红房子做实习医生时，王淑贞院长是如何领着大家教学查房，又是如何循循善诱教她有爱心、有诊治思维，以及如何要求大家看英文参考书，指导大家做毕业论文、做报告。她也始终将红房子着眼临床教学的特色实实在在地贯彻在她的职业生涯中。她共培养了硕士研究生 6 名、博士研究生 3 名，均已成为生殖免疫领域的骨干力量。她的人生格言是："不断思考才能开拓创新，培养后辈，超越自我才能使事业常青。"可见培养后辈在李超荆心中的分量之重。李超荆在《自传》中曾讲述过她的人才培养观：

> 我们妇产科中西医结合与生殖免疫的成就还是万里长征第一步，需要世世代代的努力。后起之辈的培养与成长，是使我们的事业走向辉煌的保证。在培育后代的过程中，要尽早识别千里马，并要求他们超越自己。

她的第一个硕士研究生屈建平，其研究课题是猪卵透明带免疫抗生育作用的体内及体外实验观察，被教委评为优秀研究生论文，并获得上医大科技成果奖，该项研究工作为开展生育免疫调节打下基础，研究卵巢与胎盘分泌的抑制素与激活素在月经周期与妊娠的调节作用，在国际会议上报告，获得优秀论文奖，其专著在《内分泌学会》（*Endocrine Society*）期刊发表，后在比利时布鲁塞尔勒芬大学的人类生殖生理研究室任主任。

她的第一个博士研究生李大金，现已经是妇产科医院科研副院长、妇产科研究所所长，博士研究生导师。李大金在诸如《免疫学杂志》（*Journal of Immunology*）、《生殖生物学》（*Biology of Reproduction*）和《人类生殖》（*Human Reproduction*）等顶尖杂志上发表了高质量的学术论文。近 5 年来他发表的学术论文高达 90 余篇，其中 SCI 论文 77 篇，其领衔的课题组取得的研究成果得到国际生殖免疫界的广泛认可，填补了国内一项又一项空白，并跻身国际先进行列。李大金同时是《美洲生殖免疫学杂志》（*American Journal of Reproductive*

Immunology）副主编，《细胞与分子免疫学》（*Cellular & Molecular Immunology*）编委、《国际临床与实验病理杂志》（*International Journal of Clinical and Experimental Pathology*）编委，妇产科中西医结合和生殖免疫事业在李大金等的努力下不断创造着新的辉煌。

接力棒交到了新一辈人的手中，这是李超荆最欣慰的事情。学生就像自己的孩子一样，每一步成长都有着老师关爱和关注的目光。哪怕如今她的学生已经成为生殖免疫领域的专家，她还是一如既往地惦记着、关心着。李超荆的家就在妇产科研究所的旁边，从北面的窗户望下去，学生李大金办公室的窗户正好对着。于是，每每深夜，当李大金办公室的窗户还豆灯如星时，李超荆就会在窗前爱怜地喃喃自语："大金还在办公室工作，还没回去……"就这样，寒来暑往，学生们传承着老师的勤勉努力，在探索和创新中取得了一项又一项的成绩，从一个门外汉变成了学界领袖。而李超荆依然如故，每个星期总会挑一个下午，在四五点钟李大金比较不忙的时候来看他。每次来，老师和学生都海阔天空地聊，一聊就是一两个小时……耄耋的老师依旧思维敏锐，从没有放弃过对医学领域和外界社会的关注。李大金曾经笑称，自己就是那孙悟空，本事再大也翻不出老师这个如来佛的手掌。这么多年来，他已经将老师看成了亲如一家的长辈，而李超荆最关心的除了得意门生的进步之外，更多的是一份嘱咐和期许。她关心的又何止李大金一个呢？常常地，在她的嘴里听到一个又一个学生的名字，身边的，外地的，国外的，这桃李满天下的满足不是一般人能体会的。每当圣诞节、春节、各种节假日，贺卡将至，电话响起，李超荆的幸福便跃然脸上……

难能可贵的传承，除了学生，更有她的女儿。一个医者如果将自己的一生都交给心爱的事业，这不足为奇，而她能将这份仁心仁术传承给她的后代，这将是怎样的一种伟大和奉献。都说医生不好做，其中的辛苦只有自己知道，但是李超荆从不这么认为，她的孜孜不倦，她的潜心钻研，她的求知若渴，深深影响着她的女儿，从小时候闻着橡胶手套的味道爱上医生这个职业，一直到长大后与母亲一样成为一名妇产科大夫，李超荆与女儿完成了职业追求的完美接力。女承母业，一样的勤勉努力，一样的勇于创新，一样的善良仁爱，不但成为了红房子医院新时期的优秀专家、妇科微创技术的领头羊，更成为了医院管理工作的一把好手，与班子成员一起勾勒着红房子新百年的壮美蓝图。说到女儿，李超荆动情地对我们说："我 36 岁早产生下我的女儿，因为工作繁忙，将女儿托付给了父母照顾。每周只有周末才能抽些时间陪女儿。她总是盼望着每周这珍贵的一天，能跟我睡觉，听我给她讲故事。正由于此，从小培养了她独立坚强的性格，她勤奋踏实，成绩优秀，善良助人，多次被评为市级三好学生、优秀团干部。工作后，她一心为病人，技术上精益求精，总有一股使不完的劲儿，向着更高的目标冲刺。她是我生命的延续，更是我医学事业的延续。青出于蓝而胜于蓝，我以此为慰、为荣……"

李超荆还是坐在客厅里那个她一直坐着的座位上接受我们的采访。屋里的镁光灯和屋外映射进来的阳光交错在一起，落在她清瘦的脸上，岁月的沧桑并没有改变她的优雅和从容，娓娓的述说中，红房子的故事愈发精彩，岁月沉淀之下，焕发出的不仅仅是耀眼的光芒，更有历久弥醇的魅力。故事随着摄像机的转动成为了永恒，而和红房子的故事一起镌刻在我们脑海里的，依然是那个为了妇产科中西医结合事业倾其一生的李超荆，以及她留给我们的对信仰、对事业、对育人的诸多思考和感动……

（王珏、李大金、孙晓溪、王凌）

杜心谷：

兰生幽谷 不为人香

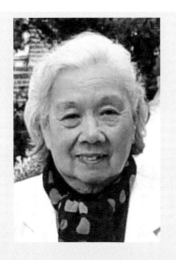

杜心谷 （1926—2004）

出生于浙江绍兴，1950 年毕业于上海医学院。1950 年 7 月起在上海红十字会医院（今华山医院）从事妇产科临床，1952 年 6 月调入上海第一医学院妇产科医院工作，1959 年因工作需要从妇产科临床转入病理科，师从著名病理学家顾绥岳教授。1960—1986 年间担任病理科主任，是全国妇产科病理专业学组的创始人之一，并长期担任学组副组长等职。共培养了 5 名研究生，并通过举办培训班和接受进修生的方式，为国内妇产科病理学培养了许多的骨干力量。致力于发展和完善病理科的工作制度和常规建设，使本院病理科成为国内最有影响的专业妇产科病理学学科。尤其擅长妇科病理学的诊断和研究，对子宫颈和子宫内膜病变的诊断有独到的建树。在我国经济最为困难的时期，她创造性地倡导采用一次苏木素染色法用于宫颈癌的细胞学普查，对降低宫颈癌的发病率起到了重要作用。所参与的有关宫颈癌早期诊断的研究曾获国家科技进步奖。她同时探索了适合我国女性的避孕药剂量，至今仍然造福广大女性。发表专业论文数十篇，参编著作十余部，她参与主编的《妇产科病理学》，是国内妇产科病理诊断的必备参考书。

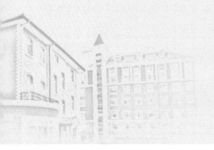

她，在妇产科病理学的舞台上，为数以万计的疑难患者第一时间找出病因，因而被誉为"人民的好医生"；她，在科学探索的尖峰上，先后承担了多项国家和省部级科研课题，并获得国家科技进步奖等奖项；她的研究涉及妇产科病理学领域的诸多方面，参加专业著作编写十余部，她参与主编的《妇产科病理学》成为国内妇产科病理诊断的必备参考书；她，总是默默耕耘在工作岗位，仿佛是身处幽谷的兰花，走自己的路，做自己的事，不为莫服而不芳，不为无人而不香；她，就是上海市红房子妇产科医院原病理科主任杜心谷。

女承父业，立志"做一名好医生"

杜心谷，1926年4月出生于浙江绍兴的一个医师之家，父亲杜克明是开业医师。杜心谷曾说：

> 父亲对我教育和成长影响很大。他时常叮嘱我："平平淡淡做人，勤勤恳恳做事。"所以，继承父业的我把"人生在世待人接物应该是诚恳的，处人地方应该对得起自己的良心"作为自己的行为准则。"做一个好医生"成为我的座右铭。

1949年7月，杜心谷以优异成绩从上海医学院毕业，进入红十字会第一医院任助理住院医师。1952年5月调入上海第一医学院附属妇产科医院从事妇产科临床工作，任住院医师、主治医师。1959年起因工作需要调入病理科，历任主治医师、副教授、教授、病理科主任。

从医半个世纪以来，杜心谷致力于妇产科病理研究、宫颈癌早期诊断和研究、妇科肿瘤的诊断及鉴别诊疗研究、女性内分泌失调引起的病理变化的实验和临床研究，病理专业水平高，看片准、细，赢得口碑传颂。作为学科带头人，她带领的病理科始终处于全国领先水平，在国内享有较高的声誉。

杜心谷担任中华医学会妇产科分会创建的全国妇产科病理专业学组副组长，为妇产科及妇产科病理学事业的建设和发展倾注了毕生的心血。

在病理实践中，20世纪60年代，杜心谷参加了全国计划生育"六五"攻关课题的研究，应用病理形态学的方法，探索了适应我国妇女适用的避孕药剂量，至今仍然造福广大的女性患者。20 世纪 70 年代末，杜心谷开始了女阴白色病变的研究，对卵巢病变的形态观察，指导研究生开展对子宫内膜及胎盘病理学的观察研究。她始终重视子宫颈癌的早期诊断，在 20 世纪 80 年代参加了有关宫颈癌早期诊断的研究，并成为国家科技进步奖的主要获奖者之一。她同样极为重视对子宫内膜的研究，尤其在子宫内膜功能性改变和增生过长和内膜癌的区分上有独到的理解。

在医疗工作中，杜心谷负责全科的常规检验工作，她总是与临床紧密联系，总是及时给出报告，对疑难病例进行随访，并提示临床对某些病理作进一步检查诊断。她设专科门诊随访治疗功血病人，组织全国各地病理切片会诊，并为上海各医院解决有关妇产科病理的疑难杂症发挥了积极作用。

在教学工作中，杜心谷悉心带教研究生，并担任妇产科病理学习班、全国妇产科内分泌学习班、围产医学学习班等的示教工作。她曾担任医疗系部分妇产科课程和临床示教、儿科系部分妇产科课程和临床示教，以及卫生系部分妇产科课程和临床示教。同时，她担任带教医院住院医生的教学任务。多年来，举办多次阴道涂片检验学习班，培养了一大批人才。

在科室工作中，她针对每个医生的特点和特长调动大家的工作积极性。为了使中青年医生尽快提高外语水平，除了教大家外文外，她还每天早上抽一小时的时间为大家做个别辅导。为了帮助陈幼妹写好文章，有一段时间杜心谷每天利用下班前半小时与她一起读《病理学》(*Navak*)。

在半个世纪的从医生涯中，杜心谷的研究涉及妇产科病理学领域的诸多方面，她勤奋笔耕，发表专业论文数十篇，参与编写其他专业著作十余部。她曾任我国第一本妇产科病理学专著《妇产科病理学》的副主编。

谆谆教诲，严师出高徒

凡是在杜心谷身边工作、学习过的人，都十分敬佩杜老师的为人。她勤勉谦和，正正直直，是非分明，坚持原则，为人师表。"站起来是架梯子，躺下去是座桥"。她把所学、所思、所有，融入所从事的妇产科病理实践中，造福人类，也照亮了后来人。

凡是杜心谷带教的青年医生都有体会，爱才、重才和惜才的她要求非常严格。她主张科研选题起点要高，科学设计要严密，论文内容要新颖。她要求学生能自己做的事尽量自己做。杜心谷带教的学生、1990届毕业生周先荣追忆恩师时，感慨地说："一生中有些事情必定被忘怀，而另一些会永远地铭记。那些被铭刻的不见得是重大历史事件，一句话、一个动作、一个眼神，便久远地留在心头。时光雕刻，那些再平凡不过的事情，处处闪烁着人性的光辉，每每在黑暗中指引着我们。"

1986年底，周先荣参加了杜心谷举办的妇产科病理学习班，从此便与病理学结下了不解之缘。"我当时研究生报考的是外校，却最终参加了当时上医的复试，并被录取。这成了我心中的一个'谜'。毕业后，我和杜心谷老师在一个办公室工作，但杜教授始终从未和我谈起这个'谜'。"周先荣说。

导师改论文和课题答辩是研究生的一道坎。当年，周先荣把自己的论文交给杜老师，没曾想一个星期以后，便收到了退稿。杜心谷淡淡地对他说："我看不懂你写的东西。""上帝呀，当时我就想找个洞钻进去。"周先荣如是说。又是一个星期过后，杜心谷询问周先荣的修改情况。听完后，杜心谷沉思了一会，以商量的口吻问："这部分去掉好吗？……那部分去掉好吗？"周先荣一看，这样一来，论文几乎被删去了一大半。但他不得不承认，按导师的提议修改后，整个论文的结构显得简洁多了，更为有力了。

一天后，杜心谷再次把周先荣叫到办公室。接过修改的论文，周先荣惊呆了，400格方格纸的稿子已经成了一本"牡丹江联络图"。再细看，周先荣发现，导师连参考文献都帮自己复核过。"杜心谷教授的原则就是，论文中每一个可以去掉的字，都不应该存在在论文中。要和别人讲清楚一件事，自己必须要知道10倍多。用杜老师的话说，一座冰山，你能看到的只是十分之一。"周先荣说。

终于到了周先荣试讲论文的时候，在一旁指导的杜心谷一会儿说学生讲话语速太快，要求重来；一会儿说学生说话声音太轻，要求重来；一会儿说没有面朝观众，要求重来；一会说表情太紧张，要求重来。"多年以后，我才真正体会到这种训练的意义所在。"周先荣说。

对大多数人来说，医院病理科是个有点恐怖的地方。不仅因为刺鼻的福尔马林，那些触目惊心的标本，足以让不够坚强的人少吃一顿饭。

一次，遇到一个子宫肿瘤问题，周先荣不能确定是平滑肌还是间质来源。他打开标本袋，一股浓烈的刺鼻气味扑面而来，周先荣立马泪眼涟涟。当他还在擦拭眼泪的时候，杜心谷老师已经开始检查标本，她把标本拿在手里，仿佛是在欣赏一件艺术品。她竟然没有戴手套！面对学生的目瞪口呆，杜心谷只是淡然地说："习惯了就好了。"

还有一次，检查标本后，杜心谷根本就没有洗过手，就拿了蛋糕吃。她对周先荣说："福尔马林是干净的，年纪大了吃不了什么的。"

"病理医生看标本，如同临床医生看病人。不临床的大夫是屠夫；不看大体的病理大夫便是盲人。"杜心谷的这些理念，让周先荣一生铭记在心。

智慧敏思，成就从医哲学

从周先荣读研究生一年级开始，杜心谷教授就在病理科给他安排了一个房间，让他每天晚上来看片子。看片子，是病理诊断过程中决定性的最后一步。看片子，体现了一个病理医生全部的智慧、学识、经验、勇气和决心。直到今天，周先荣医生依然觉得，看片子就如坐禅，病理医生一起看共览显微镜，就如同庙里的和尚们在佛堂一同念金刚经。对于那些悟性高超的人来讲，可以立地成佛。但病理科的新人却从来没有捷径，必须需要导师带教的，并且要长久地磨炼、进化、升华。

一次，周先荣拿一个病例请杜心谷复核。杜心谷看完后没有立刻回答学生，她意识到自己的学生不太同意复片医生的意见，她对周先荣说："下级医生必须绝对服从上级医生。每个医生都有自己的长处和短处，你必须学会学习别人的长处而避免其短处。只有这样，才能真正地成为一个好医生。至于对错，你自己将来就会知道。如果将来你也不能知道，我今天就算告诉你，又有何用呢？""这件事对我后来的影响是很大的。个人的认识终究是有限的，每一个成名的病理学家必有其过人的地方。打这以后，我开始注意每一位老前辈的诊断和诊断过程。"周先荣感慨地说。

"杜心谷教授要我读文献，也是博采众家之长的方法之一。科里每次安排读文献，我就去图书馆找几篇来，先读摘要，再从前言一直念下去。往往一开始念时，杜心谷教授就会先叫停。她先问我，文献的作者名字，再问是哪所大学，还要问是临床医生还是病理科的。有些文献我只念了个标题，杜心谷教授就说：'这篇不用念了，下一个吧。'但有些文献，她会让你反复地去念，并且特别注意作者选用的材料与方法。后来，她告诉我，要读书，但不是什么书都可以读；要看文献，但不是什么文献都可以看。我问道：'应该看哪些呢？'她给我开了一份长长的名单，几乎囊括了妇产科病理100年。"周先荣说完笑了。

每每在读片闲暇的时候，杜心谷就给周先荣讲病理科的历史故事。杜心谷曾经很遗憾，科室里没有一个医生愿意专职从事细胞学诊断。她曾断言：细胞学将是未来病理学的一个最为活跃的发展方向。20多年过去了，杜心谷的话得到了证实。

周先荣从杜老师这里知道了许多红房子的历史故事，有一次，杜心谷说："司徒亮医生的夫人生孩子的时候，是司徒医生亲自接生的。但最后就是胎头出不来，就在所有人不知所措的时候，就见苏应宽医生戴上手套，一步抢上前去，挡开司徒院长，把胎头顺利娩出。据说，司徒夫人一生就这一个孩子。显然，当一个好医生，需要的不仅仅是技术、学识、判断、智慧，有时还需要勇气。"

执著坚定，用一生践行行医诺言

1991年左右，杜心谷教授要退休了。大家都在猜测老太太是否愿意返聘。有一天，在一个五头共览显微镜下读了一会片子后，杜心谷抬头看了大家一眼，问："你们知道小百花越剧团吗？新中国成立初期，在越剧界，上海是名人辈出，都是大腕。她们每个人都带了很多徒弟。而在浙江的小百花越剧团里，是一帮初出茅庐的年轻演员。许多年过后，上海再也没有出过越剧的名家。而小百花已经成为越剧界的栋梁。"看着大家不吭声，她继续说："和师傅学，你就永远地会被套在师傅的框框里。只有离开师傅，独立地去闯，你们才能走出自己的天地。"

之后，当时的院领导做了很多说服工作，杜心谷仍是不同意返聘。面对被周剑萍院长派来做工作的周先荣，她说："你们有困难需要我的时候，只要叫我，我就会来的。但退休就是退休。人的一生呐，就如同子宫内膜。学习阶段就是子宫内膜的增生期；工作阶段就是子宫内膜的分泌期；分泌期结束了，就该撤退了，这就如同退休。这时，你说我要发光，我要发热，不就形成黄体萎缩不全了吗？这个周期能好吗？"接着，她像连珠炮似地说："该你好好学习的时候，你不学，那就会增生不足，到分泌的时候，肯定是不好的。这个就相当于黄体功能不足，这种人的工作也不能尽责。……但最要警惕的是一种人，一直停留在增生期，没有分泌，这个就叫增生过长。这个东西没有功能，但理论一大套，你还讲不过他，最大的问题是这个东西要恶变的……"

次日一大早，周先荣把这个情况向周剑萍院长作了汇报，周剑萍沉思了一会，缓缓地说："杜教授是一个纯粹的人，我们应该尊重她的意愿。"

退休后的杜心谷依然关心和关注妇产科病理学的发展，并帮助所有遇到困难的同行们解决诊断难题。更为令人感动的是，在患病近一年的时间里，她仍然坚持参加上海市病理读片会。1998年10月，科室举办第四届妇产科病理进展学习班，特邀杜老师做专题讲座。已70多岁的她仍精心准备教案，讲座时整整讲了4个小时。她用丰富的病例讨论，指出病理工作者病理诊断工作必须与临床相结合，必须将显微镜下组织形态与大体特征相结合，必须与时俱进，学习新的理论和开展新的技术。只有这样，才能使病理诊断结果经得起时间的考验，满足患者的需求。

"真正地认识一个人，了解一个人，其实是一件很难的事情。我和杜心谷教授认识近20年，起初我是学生，后来是同事，再后来是朋友。她的很多行为，在外人看来可能非常的特立独行。比如，她退休以后，请原来科室的老同事吃饭，意为你们大家曾经支持我也好，反对我也罢，现在大家都退休了，要说清楚，那是为工作，不是个人问题。也就是江湖一笑泯恩仇了。"周先荣感慨地说。

当杜心谷的丈夫、华山医院教授邱传禄患病的时候，她谢绝了一切邀请，专心在家陪老伴。她说："年轻的时候为了忙工作，我没有给老伴买过一件衣服，也没有做过一顿饭。现在退休了，我要为这个家多分担一点。"

2004年8月，杜心谷患肺癌住院。科里的同事回忆道："其实，在两年前的体检中，杜老师自己已经发现得病，为了不让大家担忧，直到出现胸水影响呼吸，她才告知大家实情。住院期间，每次去探望，她总是以最好的精神状态和我们聊科室的现状，展望未来的前景，很少谈及自己的病情。"杜心谷的儿子邱世奇说，母亲在留弥之际曾和他讲过一位哲人所描绘的人生：幼年如溪，成年如江，老年如海。生命当如百川归海。

杜心谷，一个坚强的人，一个对自己要求严苛，一个对他人包容的善良纯朴的长者。张仁元教授曾说，杜心谷的一生，是"智慧、坚定、简洁的一生"。

（曲玉清）

卓晶如：
勤勉低调的实干派医生

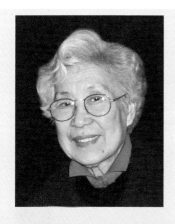

卓晶如（1923—2000）

主任医师，教授，硕士生导师。曾任门诊部副主任、复旦大学上海医学院专家委员会名誉委员、中华医学会上海分会会员、上海市南市区科技协会理事、我国第一部《中华人民共和国优生保护法》专家咨询组成员、《上海科学育儿基地》咨询组委员会委员、中国致公党上海市委妇女委员会副主任。曾多次出国参加世界卫生组织专业学术会议。

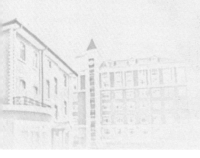

对于卓晶如，医院档案里的资料少之又少，而关于她的故事，了解和熟悉的人更是屈指可数。更多的人传递给我们的是这样一个信息——"卓教授啊？这可是个好人！"但仅凭这样的一句话，如何去描绘一个活生生的人？这给我们的采访带来了很大的难度，曾有一度，我都苦恼于这篇文章的出处和故事的收集。直到热心的退管会老师找到了她的同事和儿子，一个低调谦和、如沐春风的人才呈现于眼前。我感慨于她的医术精到，助无数产妇顺利生产；

感慨于她著作等身，却从不宣扬；欣赏她多才多艺，充满大家闺秀风范。

医者仁心，心怀济世救人之心

卓晶如原籍广东中山，自幼随父母居住在澳门。1941年太平洋战争爆发，日本侵略军大举入侵我国，正值18岁的卓晶如刚从澳门协和女子高中部毕业，目睹了祖国山河破碎，同胞流离失所的悲惨情景。从小深受父亲"医者仁心，济世救人"理念的影响，她立志学医，为积贫积弱的国人同胞做一点力所能及的事。在随后的几年里，她千里跋涉，辗转来到陪都重庆继续学业，1944年考入国立上海医学院。

1950年初上海刚解放，驻扎在郊县的人民解放军部队中有不少官兵感染了日本血吸虫病。即将从医学院毕业的卓晶如积极参加了中国人民解放军和医学院共同组成的医疗队，紧急奔赴上海松江县开展血吸虫病防治工作。她在医疗队工作中态度积极，成绩突出，获得中国人民解放军第二十军政治部颁发的个人四等功。1950年6月，卓晶如从国立上海医学院六年制本科毕业，进入上海第一医学院附属中山医院妇产科任住院医师。1952年随科室一起并入上海第一

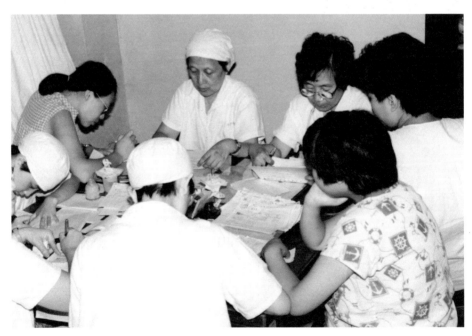

20世纪70年代，卓晶如为病人作产前检查。

医学院附属妇产科医院。1955 年 9 月晋升为主治医师。她虚心学习前辈和老师们的临床经验和工作作风，勤恳认真，同时积极要求上进。1959 年在新中国建设热潮中，为支援内地建设的需要，上海第一医学院要组建一支医疗队到青海省一大型水利工地工作一年，院领导征求她是否能参加医疗队的意见时，她以工作为重，没有推脱（当时她的 3 个孩子，最大 7 岁，最小只有 1 岁），安排妥家庭生活后欣然接受任务，参加了青海医疗队的工作。

20 世纪六七十年代，卓晶如活跃在医院的妇产科临床工作实践中，多次救治了妊娠中毒症和妊娠合并症的危重病人。1964 年 12 月，她被聘为上海第一医学院讲师，在繁重的临床医疗和教学工作之余，她还积极参加下乡巡回医疗队工作，多次到上海郊县农村为缺医少药的农村妇女进行医疗服务，宣传普及卫生知识。此后多年里，她一直坚持定点定时到川沙、奉贤和七宝卫生院指导妇产科医疗工作。

从临床出发，获医学研究新突破

以往产妇的难产率比较高，首要的原因就是产道异常。而在 20 世纪中期以前，医学文献领域参考的数据很多是外国人的，但外国人的骨盆和中国人的很不一样，所以对实际工作没有多大的参考价值。从 1953 年开始到 1955 年，王淑贞就组织了一支队伍来做"中国女性骨盆"的研究项目。卓晶如就是这个队伍中很重要的一员。虽然自 1918 年起就有中国妇女骨盆测量的报道，但从来也没有完整地得到公认的中国妇女骨盆的数据。在卓晶如等人的努力下，中国人有了第一次属于自己的妇女骨盆基础数据，这些数据，不仅作为教材引用，直到现在仍然为科研所引用。

在卓晶如的工作中，"胎儿大小和顺产之间的关系"是她研究的重点，她也将大量的心血倾注于此。据卓晶如的同事回忆，当年医疗和研究设备条件有限，卓晶如在开展相关研究时克服了很大的困难。在研究阶段，为了拿到第一手的数据，卓晶如曾经与自己的研究生一直待在产房里，甚至晚上也睡在那里，产妇生产一个婴儿就观察一个，以拿到第一手材料，为研究的继续奠定了扎实的基础。她从大量临床数据中研究归纳总结出"宫底测量法"来估计临产前胎儿宫内生长情况，成为指导产科临床的有效方法之一。这些来之不易的研究数据和测量方法也成为医院后辈医生的一笔宝贵财富。

20世纪80年代末，国内的产科研究仍偏重于产妇，而对胎儿的注重相对较弱，但是卓晶如凭借多年的经验和研究观察发现，产前胎儿的医学研究也同样重要，不可忽视，"产妇＋胎儿"的研究才是今后医学的发展方向。同事回忆道："卓晶如一直说，要让产妇生健康的孩子，成为今后社会有用的人才。"正是基于这个认识，卓晶如在产前检查方面非常重视对胎儿的观察，避免了一部分先天疾病和残疾胎儿的降生，大大提高了优生优育率。若干年后的今天，当我们以如今胎儿医学迅猛发展的趋势来看，卓晶如当年"产妇＋胎儿"的理念正可谓是一个"超前行动"。

卓晶如的科研能力很强，只是当时并没有成果鉴定之类的事情，老一辈专家那种不计名利、为科学献身的精神永远值得后人学习。

德高望重，结出医学研究累累硕果

1978年，卓晶如被医院任命为妇产科门诊部副主任，负责产科门诊部工作，1980年晋升为副教授、副主任医师。在门诊部工作期间，她认真细心地处理协调繁忙而琐碎的事务工作，同时积极开展临床科研、教学讲课及带教工作，撰写并发表了多篇医学专业论文。1979年和1980年两次出国参加世界卫生组织亚太地区妇女儿童健康医学专题研讨会，并作为中国地区代表在国际研讨会上发言。1980年和1983年，她主持和参与的科研项目"测量胎儿宫内生长的研究"、"上海县卫生服务研究"分别获得卫生科技成果甲等奖和卫生部科技成果甲等奖；"经腹壁胎儿心电图的临床研究"获得"1983年上海医科大学三等奖"。

1985年，卓晶如被任命为上海医科大学第一届专家委员会委员，1986年，被聘为主任医师，随后又被医科大学聘为教授。她在科研教学上积极发挥作用，与来访的国外妇产科专家进行学术交流，同时开展临床课题科研工作，并指导硕士生进行临床科研，全面负责开展《胎儿心电图》专业学习班及授课教学工作。她还兼任上海市南市区科技理事，热心指导地区基层开展工作。一位厂医回忆起卓教授曾多次到她厂里帮助开展职业妇女保健工作，在她悉心指导下写出的论文获得中华预防医学会施思明基金奖和中华预防医学会妇幼保健会三等奖。1986 年，卓晶如被聘为专家咨询组成员，参与起草了我国第一部《中华人民共和国优生保护法》。1987 年，被聘为"上海科学育儿基地"咨询委员会委员。1990 年 7 月，67 岁的卓晶如在退休后返聘继续进行专家门诊。年过七旬的她仍笔耕不辍地编著医学专业书籍。

卓晶如在妇产科医院工作服务的 40 多年，始终以敬重的王淑贞老院长为榜样、尊敬师长、团结同事、正直诚恳、以身作则、献身于妇女健康事业。她政治上要求进步，工作中细心、耐心，对病人有爱心，在专业上有钻研的恒心。热爱国家和医疗事业的同时卓晶如也深爱着家庭，她与身为医学院眼科教授的丈夫相濡以沫，互敬扶持一生。在她的影响下，子女都成为了学有专长的人才。

（马瑞瑞、黎毅仁）

邴圣民：
潇洒"老邴"　走向世界

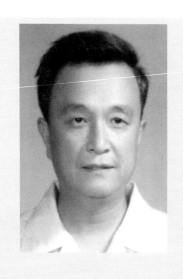

邴圣民　（1930—2009）

1951年武汉市博医技专检验毕业，1962年上海第一医科大学药学系夜大学毕业，副主任技师，主任技师。曾任妇产科研究所副所长，内分泌室主任。受聘于世界卫生组织人类生殖处生殖激素测定咨询委员会顾问，国家生殖激素试剂规划协调员。1980年邴圣民在瑞典、英国世界卫生组织合作中心进修。根据世界卫生组织人类生殖处放射免疫测定的质量控制原理在实验室建立了严密的质量控制系统，并配合外国专家来沪举办学习班，1986年，他从英国伯明翰大学妇女医院带回价值10万美元的四种生殖激素纯品及抗血清，解决了多年来存在的临床内分泌测定无试剂的困难。制备我国自己的任垂体促性腺激素及泌乳素药盒，承担并完成了"磁性颗粒第二抗体的制备"、"成功提纯人尿绒毛膜促性腺激素"等上海市科委科研任务。编写上医检验系临床生化生殖激素教材。

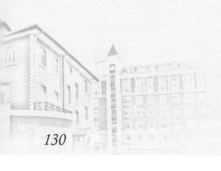

一千个人眼里有一千个哈姆雷特，一千位专家有一千种各不相同的特点和品性，而"潇洒"二字，之于一代名医郑圣民，则是再贴切不过的。从小学到中学，从大学到留洋，十几年的求学生涯中，他乐观豁达，不以外物为意，更"潇洒"着他的从医之路。

年幼时的郑圣民因家庭原因，从山东辗转到上海，被寄养在舅舅家。舅舅是教会的牧师，郑圣民自小便深受教会思想的熏陶，又因为接受了洋化的教育，思想颇为西化，外语水平也甚是了得。幼年的经历培养了他凡事独立思考、勤学好问的品质，更造就了他潇洒从容面对人生的价值观。正是这位潇洒"老郑"，引领了中国生殖内分泌激素的测定工作走向世界。

让中国生殖内分泌激素测定工作走向世界

郑圣民的人生道路并不轻松，而是曲折、复杂的。可是他每跨一步，都有着他深沉的思考。"文革"中，由于教会身份，他被排挤过，被迫离开上海远赴江西，但他并未动摇对党和党的政策的信念，也不计较个人恩怨得失，仍然积极投身于医学事业。改革开放后，他作为我国第一批被公派出国的医学专家，先后赴瑞典、英国等进修，在出国深造的两年里，他刻苦钻研，勇于实践。白天积极参加各种医学会议，晚间还要去图书馆查阅相关文献。他一直邀请国外

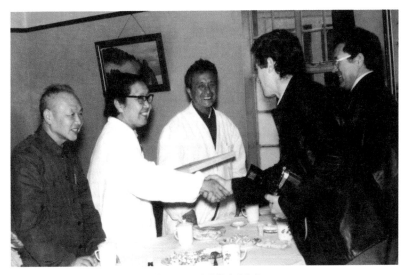

王光正、郑圣民接待外国专家。

131

资深专家回国学术交流，让我国医务人员也能吸收国外医疗技术的精髓。由于精通英语，他为国际医学会议担任同声翻译，既方便大家，同时也提升自己。他在完成繁重的医疗、教学、科研任务的同时，抓紧点滴时间，夜以继日地翻译国外免疫学专业著作。他翻译了英国专家杰夫考特的《效率与效果——放射免疫测定的质量控制》，为临床诊疗及科学研究提供有价值的实验数据，引起了强烈反响，并很快在国内各大医院普及推广。

邝圣民深知，学科和技术的发展唯有立足于世界，才能走得更阔更远。生殖内分泌学科要有长远发展，激素测定的准确性和及时性是前提。70年代，他毅然挑起了筹建中心实验室（妇产科研究所的前身）的工作，结合在国外进修时的所学所思，凭着一股韧劲，迎难而上，从实验室构建、仪器设备布置，到测定项目的探索，他带领团队翻阅了大量外文资料，进行了无数次实验。在一次次的失败和尝试之后，终于有了回报，他和他的团队先后探索并建立了一套适合中国生殖内分泌激素测定的质量控制体系，并先后完成了绝经期妇女激素水平正常值、老年男子激素正常值和绝经后妇女恶性肿瘤激素水平关系、妊娠免疫实验、孕二醇气相色谱测定等多项工作。老邝并不甘心于过去的发现和成绩，他常说："实验试剂不能依赖外援和进口。"他不断改进甾体激素的测定方法，并建立了放射免疫测定激素的质量控制标准，对中期妊娠时男女胎儿羊水睾丸酮和促卵泡成熟激素的含量进行了比较，为探索孕期女性性激素的变化和规律、开展人群优生促进工作提供了有力依据；同时，他成功开展了甾体激素放射免疫测定质量控制血清试剂，提纯了人尿绒毛膜促性腺激素，填补了国内的空白。他的不懈和坚持促进了国内生殖内分泌激素测定工作的大步发展，更得到了世界同行的认可和赞誉。在他的带领下，中心实验室因突出的行业贡献被世界卫生组织指定为生殖内分泌试剂评估点，试剂只有通过实验室有效性、安全性、效果、效度和标准等的权威评估后，世界卫生组织才能投入到第三世界国家使用。

1986年，邝圣民赴英国伯明翰大学妇女医院进修。主攻人垂体促性腺激素及催乳素的分离技术、提取和纯化技术，他出色的工作受到导师Butt的赞赏。在导师眼里，这位严谨的东方学者聪明、谦逊而上进。临走时，导师向邝圣民赠送了价值约10万美元的生殖激素纯品和抗血清，被老邝视为珍宝。回国后，郏圣民奔走卫生部和上海各单位，摘取和收集垂体，提取垂体激素制备适合中国人群的垂体促性腺激素及催乳素试剂盒，为垂体催乳素瘤、各种因素引起的高催乳素血症以及下丘脑蒂病症的诊断提供了有力支持。同时，他承担并完成了上海市科委的磁性颗粒第二抗体的制备课题，并应用于我国蛋白激素测定中。在 30 余年的研究生涯中，郏圣民教授不仅被卫生部指定为国家生殖激素试剂规划协调员，还连续 4 次被世界卫生组织聘为人类处实验室方法标准化和质量控制咨询委员会委员。据悉，世界卫生组织成立人类生殖专家委员会，有来自全世界不同国家的十二个专家，每隔四年轮换一次，而在中国，郏圣民教授是唯一任职两年的专家委员。他在参于世界卫生组织的工作中，积极引进国外技术，凭其雄厚的专业功底和娴熟的英语优势，翻译了国外大量的激素测定前沿著作，为国内生殖内分泌的发展奠定了坚实的基础，也把中国的甾体激素测定工作引领向了世界。

在郏圣民多年的从医生涯中，有这么一件事不得不提。1985 年，世界卫生组织与中国政府合作十年规划，主要针对我国生殖免疫诊断试剂的研究。当时政府承诺共有 100 万美元用于项目的运作，前五年主要是普及知识和免疫技术的研究，后五年准备搞实际生产。郏教授从国外争取了 9 个出国名额，他建议由他来推荐备选人才，但他的建议没被采纳，上头指示由组织推荐出国交流者，由卫生部制定相关政策，郏圣民写推荐信。在项目的生产链接上设置了 9 个重要环节，分别由交流的 9 个人来把关，这样从整体保证了研发生产的质量。但由于国内外医疗环境相差甚大，巨大的收入差距也阻止了一些专家回国的决心，所以项目被迫中断，为此郏圣民也非常痛惜，如果由他来推荐相关人才，他会成立股份制公司，用股份奖励制来吸引出国交流的专家。郏圣民一直强调，如果项目能成功，国家免疫诊断的试剂从此就不会再依赖进口，至少可以收回 2000 亿产值。但后来，美国公司进入中国，一下子垄断了 70% 的市场，所以现在我们不得不进口试剂。这个项目虽然最终没有实施成功，但郏教授对医疗产业发展趋势的敏锐判断和对医学事业的贡献是有目共睹的。

用行动书写人生的坚守

郏圣民的事业成就，在人们心中树立了一块丰碑，受到人们永远的纪念，　　*133*

他严谨踏实的治学态度是学生学习的典范。上海医科大学和哈佛大学有互派医生出国交流的项目，所以他的学生中有来自美国的斯诺、英国的马歇尔、中国的乔丰云等。他对任何人都是一视同仁、和蔼可亲的，没有因为国籍的不同而差别对待。学生乔丰云跟随他20多年，乔丰云说："在邴教授身边学习的日子里，他许多的良言嘉行深刻地影响和教育着我们。有很多小事也许当时不会很在意，但要经过时间的冲刷才能领会其间意义。"邴圣民不仅能在科研上给予学生们帮助，在生活上也是个有情趣的潇洒人，每次带学生去南京路吃饭，他总会给他们讲每家饭店的特色，每一道菜的营养知识，不光填饱了肚子，还增加了知识，丰富了见识。

邴圣民不仅对自己的学生视如己出，做学生们工作生活中的良师挚友，而且还是一个教子有方的好父亲。他有一个幸福美满和睦的家庭，夫人也是上海医科大学公共卫生所的医生，几十年来，他俩生活上相濡以沫，学术上互促互进。他们唯一的的女儿在美国工作，夫妇俩每年都去探亲，这对早年都受西式教育的老教授，对美国的生活自然是熟悉而又习惯的，照理完全可以定居美国，全家老小团聚一起，享受天伦之乐。然而，他始终觉得自己的事业在祖国，在余生之年要努力工作，为国家的卫生事业多贡献自己的力量。

邴圣民一生淡薄名利，乐观豁达，他的"潇洒"更为人称道。从中心实验室成立到在研究所工作的30余年间，他常常接济和帮助患者、学生、同事和邻居。退休后，他更是积极参加各类社会活动，穿梭在舞会和比赛间、活跃于老年大学的众多课程中……2009年，邴圣民因消化道肿瘤术后多发转移去世。作为一位享誉一时的生殖内分泌激素测定专家，学生在整理他的遗物时，惊讶地发现他仅有的存款还不到10万。

时至今日，人们回想起老邴，津津乐道的，不仅是他卓越的学术地位，更是一大把年纪，还活跃于电视台舞蹈比赛的"潇洒"劲儿。这位乐观豁达的老邴，用他全部的人生智慧在世间走了一遭，留下了许多。

（何媛、陈洁、郁陈琳）

赵君琇：
严苛温情的护理部主任

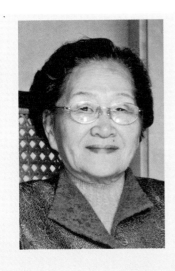

赵君琇

江苏江阴人。1944 年起历任西门妇孺医院护士长，新中国成立后任上海第一医学院妇产科医院护理部副主任、主任，1983 年晋升为主任护师。1977—1988 年连续三届任上海市政协委员。1979—1990 年任中华护理学会上海分会常务理事。1983 年任南市区医科协护理学会副理事长，1986 年任理事长。1986 年 12 月任南市区医科协常务理事。

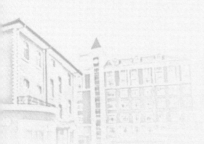

　　赵君琇，不仅在红房子，在全国护理界都是响当当的名字。她拥有中国护理史上许多的"第一"，是上海第一批被聘主任护师，连续多年被聘为上医专家委员会委员、上医大管理委员会委员、中华护理学会上海分会常务理事、南市医科协常务理事，多次获上海市荣誉称号。

　　她是红房子的护理部主任，护士们敬畏她，崇拜她，她是偶像，是榜样。

　　今年，她已经 92 岁高龄了。

耄耋之年，心系至爱

我第一次见到赵君琇，是在 2013 年 3 月的一个明媚的上午，方斜路 419 号的红砖瓦墙洋楼里。一位身着暗红色棉袄的老人向我们走过来，满头银发，一脸春风，风度翩然。我的第一反应简直不敢相信是赵老师：这么年轻，怎么可能是一位 92 岁的老人呢？

她笑着对大家说："我们都是护理这支队伍的！"那么慈祥，全然不是传闻中的严苛领导的形象。赵老师亲切地招呼我们坐在一起，她拿出随身带的杂志说："我这么老了，你们肯定不认识我了，现在的小朋友我也都不认识了，但是，你们看，这个认识吧！"她手指着封面，"华克勤！漂亮吧！还有报纸上有介绍丁焱的文章，厉害吧！不要看我年纪大了，我每天都看报纸关心我们医院的新闻，医院现在发展得那么好，我真的是很开心、很开心啊！"语气充满了自豪。

她开始跟我们兴致勃勃地讨论起医院的最新动态，护理学的发展。我后来才知道，赵老师 70 岁退休后，一直时刻关注医院的点滴进步，关注护理学的动态发展，每个月的院报、《上海护理》，她都要仔仔细细地看，认认真真地学。每个月的党组织生活，只要当时身体情况允许，她都是必到。

9 月，我们在她的家中再次见面。聊起旧年往事，翻看着老照片，明显地感到，岁月流逝，老去的，只是容颜。她对红房子医院的爱，对医护事业的爱，一直都没有改变。

一眼心动，情系一生

1922 年出生在江阴的赵君琇，家庭并不富裕，童年时代因为战乱，随着家人四处逃难。童年的苦难，她已经记忆模糊，但自己第一次见到护士的情形，她记的是清清楚楚：

> 当时我跟着母亲逃难，投奔到亲戚家。亲戚在教会医院里生孩子，我也跟着去医院。这是我第一次看到护士从眼前走过，穿着教会制服的护士看上去是那么圣洁优雅，好神气，于是我就想，长大了，我也要当护士。

一眼之缘，却让赵君琇从此心心念念。读初中的时候，学校的老师来给赵君琇做媒，按当时的家庭条件，早早嫁人或许可以减轻家庭负担，也可以在战乱的年代有个依靠。但赵君琇想，当护士的心愿还没有实现怎么可以停下脚步，她跪在地上苦苦哀求父母让自己继续念书，父母心软了。初中毕业，赵君琇得偿所愿开始在护校学习，最终辗转到了上海。

护校的学生，一年级学习铺床和基本护理，二年级学习打针、发药，三年级就开始当副护士长，四年级就要担当医院的护士长。1944年，赵君琇从上海协和高级护校毕业以后，在西门妇孺医院当护士，新中国成立后任上海第一医学院妇产科医院护理部副主任、主任。

"在红房子医院，护士的地位是很高的，这是个习俗，老早就留下来的老传统。当年护理部是院长垂直领导的。院长相当尊重及相信护理部，护士长开会，院长也不参加，不是不关心护士，是给予护士长和护理部主任信心、尊重及威望。医院领导相当不容易啊。"赵君琇说。

王淑贞院长给了护理部绝对的"垂直管理"权利，同时也给了赵君琇施展才能的空间。在当年，赵君琇的管理才能是人尽皆知的。

"文革"期间，医院的护理制度被严重扰乱，赵君琇亦受到冲击，守在厨房劳动改造。有一年大年初一，赵君琇还得一清早去医院的厨房里拣菜。当时，医护人员之间相互贴大字报检举揭发，赵君琇没事的时候也会去围观大字报，还会津津有味地观看批评自己的内容。面对别人的不理解，她却说："我要看看同事们是怎么批评我的，有什么问题我也好及时纠正嘛。"

"文革"结束后，赵君琇重新回到医院主持护理工作。她开始在全院挑选优秀护理人才外出学习，以改变医院护理风貌。在赵君琇的眼里，人是没有"出身背景"的，只要有能力就应该获得机会去读书交流来获取知识与经验。此时，"文革"的遗风仍存，不免遭人非议。但她却毫不顾忌，只要有机会，就千方百计地让有能力的人去读书、去培训、去交流，哪怕是脱产读书、出国读书。在她的努力下，护理人员在几年内迅速达到了中专水平。当时成长起来的这批护士早已成为活跃在红房子医院以及上海市护理学界的骨干力量。

赵君琇任人唯贤，对人才的那份渴求，还体现在另外一件事上。她主动提拔了曾经在"文革"中贴过自己大字报的护士长。旁人都愤愤不平："怎么可以提拔这种人呢？"但是任人唯贤的赵君琇却释然道："只要工作能力可以胜任，为什么不提拔？她是贴过我的大字报，但那个时候谁没写过呢。"她的这份心胸让大家不得不服。

对于临床护理一线，她从护理基础抓起，确保护理质量。1979年全国劳模张济华就是她的得意属下。为加快医院护理事业的发展，她走出去，到全国各地甚至到各区县，悉心倾听、学习，然后回到医院，跟大家传授新理念、新技术，交流介绍成功经验。她鼓励护士们写论文，鼓励她们在不断地研究和总结中提高护理质量。她认为，撰写论文确实是一项研究工作，这个研究的过程本质是，找到更加科学的提高护理质量的方法和途径，更好地服务病人。在第二次见面时，赵君琇骄傲地提到了1987年的全国妇产科交流会，她带领四位护士长进行了论文发言。

培养人才、研究总结早已成为红房子护理部的传统。近年来红房子医院在护理权威、核心杂志上发表的论文在逐年增加，有的论文甚至被 SCI 收录。护理人员们有了更多外出学习、进修、交流的机会。听闻这些，赵老师欣慰极了。她殷切嘱咐我们：

> 你们都还年轻，现在一定要多努力，多学习，想当年，医院对我们很好，给我们护士好多读书的机会，比如夏海鸥、叶小蓉出国念书，你们也是啊，不能忘了随时提高自己，除了要提高护理质量，更要刻苦钻研，多写文章啊。

工作狂人，严苛而温情

赵君琇是个工作狂。女儿陈平说，从她记事起，母亲就从来没跟她们俩姐妹睡过一个晚上。"她忙死了。除了上班，还要读夜校、办护训班，我们起床的时候，她已经出去了。她回到家的时候，我们已经睡着了。"赵君琇的两个女儿，从小是在外婆、父亲和保姆的照顾下长大的。尽管相处时间不长，但赵君琇对女儿的要求却很严格，要求她们从小学会自己照顾自己，学会自己做饭、做女红，保姆都看不下去了。有趣的是，赵君琇自己是不做家务的。直到80岁才进菜场买菜，学做饭。

在工作上，赵君琇是出了名的严苛。护士们怕赵君琇，这话一点也不过分。上夜班的护士，只要一听到赵主任的脚步声，就会十分惶恐，马上打起十二分的精神。"夜间巡视，我不是10点、12点去。我常常是在凌晨两点的时候去'突袭'，看哪个护士'偷懒'，工作是否到位。"赵君琇说。

工作上，赵君琇是严格要求的护理部主任；但在生活上，赵君琇又是护士们的妈妈。为了了解每一个护士的具体情况，赵君琇一家一户地上门家访。不仅对护士的生活嘘寒问暖、关怀备至，甚至连她们的父母亲戚都照顾周到。谁家夫妻有矛盾了，她上门调解劝和，谁家的父母生病了，她主动关心照顾，解决实际问题。

"赵老师，你给我们说说你在工作中的故事吧！"

"记不得了。"92岁的赵君琇说。然后她滔滔不绝地讲起了红房子和她的同事的故事："'文化大革命'结束，医院护理工作开始整顿，从基础护理抓起。当时一位从偏远地区慕名来到我院就诊的病人收入四病房，因为受当地生活卫生条件的限制，病人一入院，张济华就为她进行了全面的生活基础护理，简单

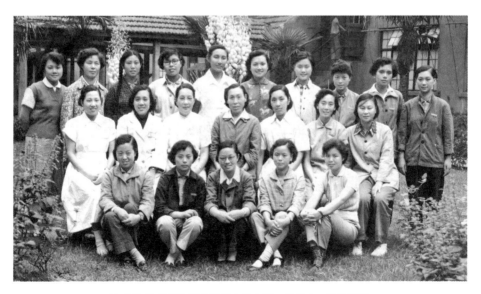

20世纪50年代初部分医护人员合影，二排左一为赵君琇。

的一个擦身就换了若干次水，可张济华没有因为脏和累而把这个工作转交给他人，一个人为病人提供了全面的卫生护理服务，没有任何怨言……"赵君琇眉飞色舞地说着，神采飞扬。

善解人意的陈平看到我们的"无奈"，便打断母亲："你就说说，你是怎么照顾病人，照顾护士的。比如，我记得，有一次有个护士和丈夫吵架，她老公的衣服被撕破了，你花了十块钱给他买了件新的……"

"那些都是我应该做的。"

"'文革'期间还有后来，你们医院很多同事身故，都是你清理、入殓的……"陈平继续提醒她。

"噢……王菊华医生，真是了不起啊，她那天在手术室接待外宾突然去世了，我当时在开会，听到后赶紧赶过去，我给她清洗、整容，然后包好送太平间，不能让老鼠咬她……"

幸福家庭，夫和女孝

丈夫陈老师是中学的教导主任，性格与赵君琇十分互补，一个开朗热情一个沉稳内敛，赵君琇一心在外工作，陈老师默默在家付出。不仅对她的"不着家"从无怨言，还经常带着两个女儿去车站接赵老师下班。

赵君琇夫妻俩一辈子没吵过架，陈平都忍不住羡慕妈妈："我爸爸什么家务都不让她操心，照顾了她一辈子。我们家里吃饭，第一口菜，爸爸都是给妈妈的。这个在我们家已经成为习惯了，第一口菜，给妈妈吃。我妈妈吃花生，是爸爸剥掉壳，送给她吃的。我母亲经常对我们说，要是找得到像你爸这样的男人，就可以嫁了。"

"文革"时，陈老师在学校被批斗得苦不堪言，一度萌发了轻生的念头。当时赵老师从乡下巡回医疗回来，觉察出丈夫的异常，彻夜地与他谈心、开导，整整谈了一个星期，才让陈老师重燃了求生的信念，全家一起熬过了那段艰难岁月。

夫妻俩携手走过了大半个世纪，92岁的老先生在赵老师82岁的时候驾鹤西去。我看着老人卧室墙上那张赵老师八十大寿时两位老人的合影，想起来了那首《因为爱情》：

因为爱情，不会轻易悲伤；

所以一切都是幸福的模样。

因为爱情，简单的生长；

依然随时可以为你疯狂。

因为爱情，怎么会有沧桑，

所以我们还是年轻的模样。

　　现如今，赵君琇和大女儿陈平住在一起。"文革"时，两个女儿都下放去了外地，一个去了江西，一个去了贵州。虽然小时候不常与母亲相处，长大了也是远离父母，天各一方，但陈平对母亲毫无怨言，在南京退休后，便回到上海照顾母亲。她说："我妈身体很好，每天早上都去散步，能走不少路。她早上不吃水果，每天下午吃一小碟水果。""她最喜欢看电视，能看一整天！她最近最喜欢看《甄嬛传》。" 言语间不断流露对老人家的关心。

　　采访时还有一个细节。我们说老人是把青春献给了红房子，快言快语的陈平在旁纠正："岂止是青春，她是把一辈子奉献给了红房子，她把红房子医院当作自己的家。"老人听了有些不高兴，立即就问女儿说了啥。我们赶忙解释。我想，在老人心底，对于年轻时忙于工作疏于照顾家庭是有所愧疚的。但女儿的孝顺，是最好的回答，也是对赵君琇一生最大的肯定。

（李敏、达玉婷、秦怡、严伟明、沈雁君）

张济华：
精细的护理 "艺术家"

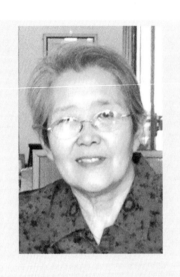

张济华

上海人。毕业于上海西门妇孺医院附设协和高级护士学校。后任上海红房子医院护士长。1979年被评为全国劳模。

2013年的上海夏天，百年难遇的酷暑。敲开张济华家的门，一个清清爽爽的高个子老太太出现在眼前。迎入、倒水，坐定。80多岁的张济华开始为我们讲述她的故事。

"人一生最大的幸福莫过于能终生从事自己所爱的工作，生命若有第二次选择，我仍愿做一名护士。"这是她的开场白，她这辈子的幸福，下辈子的理想，一目了然。

初入行，协和高级护校走出的女学生

1948年，17岁的张济华高中毕业。在那个年代，但凡能够上学的女子，不是家境殷实，至少也是出身开明家庭。当护士、教师，体面又收入稳定，是当时女孩子最热门的职业。在人生的十字路口，北京协和医学堂毕业的邻居

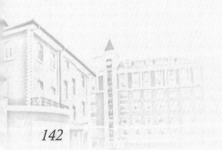

告诉从小就向往护士职业的张济华："上海也有一所很好的医院，你可以去报考这个医院附属的护士学校。"

邻居口中的那所很好的医院，就是上海西门妇孺医院，她说的护校，就是上海西门妇孺医院附设的协和高级护士学校。由护理教育家张祖华担纲的上海西门妇孺医院附设协和高级护士学校，校风学风严谨。张祖华的招生有两条特别的标准，一是仪表端庄，二是要有文学素养。张济华成绩优异，同时长相出挑、能歌善舞，没费多少周折便得以进入这所人人羡慕的护校深造。

护校的生活，在张济华的面前展现了一片新的天地。协和高级护士学校在张祖华校长的言传身教下有一支高素质、高学识的教师队伍。老师们仪表端庄，举止得体，脸带和蔼笑容，言谈温柔亲切，对病人体贴入微，关怀备至。在张济华的心中，她们就是天使，是学习的榜样。张济华现在仍清楚地记得，第一次看到老师拿着洋娃娃，教她们给婴儿洗澡的场景。她清楚地记得，第一次看到老师像模像样地对着躺在床上的病人模型说"太太，你的伤口好些了吗"是怎么样的轻声软语，而自己是怎么的哑然失笑。渐渐地，张济华融进了与这种模型人反复练习的"假戏真做"。

一年级，张济华进入儿科病房实习。

那一年，有一个患上上颌癌癌的小病人，我们叫他顾弟弟。只有5岁，面目清秀，一双炯炯有神的大眼睛，真是人见人爱。随着病情的严重，癌肿使他面容改变，脸上黯灰，鼻腔里不时流出液体，他骨瘦如柴，整天靠在小床上，两眼直盯着房门口，他就是盼望有人来到他的房间。每天，我和另一名护士为他做晨间护理和晚间护理，在整理床铺、换被单的时候，我们一人就抱着他，和他说说话，他会露出一丝笑容。顾弟弟的父母是双职工，家里还有三个孩子，没有时间每天来看他。我下班后，就坐在他的身旁陪着他，给他讲讲故事，他就会高兴一点。楼道里摆放了一缸金鱼，我就向护士长提出，把一缸金鱼搬到顾弟弟房间的桌子上。看着金鱼游来游去，顾弟弟笑了。每天我都希望为他做一点事情，使他高兴。他的笑容，让我感觉到很幸福。就这样，直到他离开人世。顾弟弟的妈妈特地给我送来了顾弟弟戴着太阳帽在公园里拍的照片。

多少年后的今天，张济华说起顾弟弟来还是十分动容。她说，顾弟弟让她感到，做护士真好！"通过工作，我帮助病人减轻因疾病带给他们的痛苦，同时，我能够体会到自身工作的价值，护理工作是辛苦的，但又是崇高的。"

当代"南丁格尔"，爱人者人恒爱之

1951年，张济华护校毕业，进入癌科病房工作。

这个病房的病人，大多为宫颈癌晚期，形容憔悴，骨瘦如柴，这让张济华心酸不已。癌症病人白带有腥臭，因此病人大多有很强的自卑心理，张济华明白，这些病人的身心，都需要有最好的床房护理。这个时候，张济华住在宿舍，几乎24小时待在医院。病人做好化疗后要卧床若干小时，她时时关心病人的饮食和动静，喂水喂饭，主动密切地与她们交往、护理。渐渐地，病人与她成为了无所不谈的朋友。

杨云，一位小学老师，卵巢癌晚期患者。她脐旁的腹壁有癌肿的瘘管，排液甚臭，令她十分痛苦。丈夫陪护时，就坐在门外的椅子上。张济华给她做床旁护理时，听她讲她的4个孩子们，讲病愈后的打算，张济华就鼓励她坚持跟疾病作斗争，打消她因为排液恶臭而自卑的心理。杨云的化疗反应大，食欲差，一直想喝薄薄的新米粥。张济华听后便记在心里，第二天早上5点钟，她便在宿舍里给她熬粥。装在搪瓷杯，用毛巾包好送到病房。杨云看到盼望已久的新米粥，高兴极了，一下子喝了很多。

一位姓黄的年轻妇女，患有恶性葡萄胎，经过手术治疗，病情仍无好转，于是就回家休养。但婆婆嫌弃她未曾生育，不愿意接她回家。张济华一听来气了，一跺脚便用平时推病人的推车，自己送病人回家。经斜桥，走陆家浜路，路上遇到了陈如钧医生。陈如钧便一同护送病人回家。事后，张济华问陈医生："你怎么来了？"陈医生说："被你的精神感动了。"

一次，有一个从外地来的病人要出院了，却愁眉不展。张济华便跟她聊天。聊着聊着，她知道答案了。原来病人入院时是秋天，治疗结束后已是冬天了。她是在为没带棉衣犯愁呢，张济华二话没说，就把自己的一件新的棉列宁装借给病人，并告诉病人"随便什么时候寄回来都行"。

　　说起这段岁月，张济华总会忍不住感叹旧社会的民不聊生、旧时女子的悲惨遭遇。在医院，张济华每天都能看到很多的人间冷暖。为了想办法 "教训" 那些薄情寡义的家属，她4点下班后不走，等到5点的探视时间，一个个地找家属谈话。她会对他们说："如果你得了什么男科疾病，你的爱人会丢掉你吗？""她如果不是嫁给你，她是不会生这个病的。" 谈话后的几天，张济华发现家属有了好的转变，心里就特别开心。对于南丁格尔说的 "护理的工作对象，不是冷冰冰的石块、木头或纸片，而是有热血和生命的人类"，张济华有自己的体会："这一方面是在告诉我们，护士要有爱心，另一方面，正是有热血和生命的人，在接受我们护理的同时也会给予我们很多生命的感动。"

　　一位病人去世后第二天，她的爱人带着云片糕来了，他说他刚办完丧事，是病人生前关照的，办完丧事一定要来看看。并带来话：千万不要为她难过，要为她高兴。

　　一位同济大学外语学院的老师患上晚期卵巢癌，经手术及化疗，病情继续恶化。这一年，她儿子要参加高考，病人希望自己能够看到儿子发榜的那一天。为了满足她最后的心愿，张济华和其他护士，小心翼翼地把她从日护交接到夜护，一班又一班地接力。很不幸，高考发榜前两天，病人离世了。两个月后，

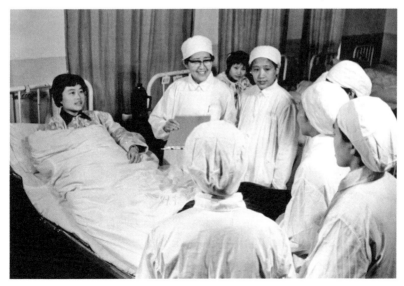

张济华（左二）带着护士们查房。

病人的妹妹到医院找到张济华，她带来一本书，对张济华说："这是姐姐生前交付给我的。这本书内有一篇我姐姐的遗作，她叫我送给陪她走完最后人生路的医务工作者。"捧着书，张济华流下了眼泪。

这个护士长是个干活务实派

1958 年，恋爱七年的张济华结婚了，她搬出了住了十年的宿舍。先生是作曲家，那时常年在外演出，往往回来还没在家坐暖，就又奔赴另一个地方。两个人聚少离多。先生回来时，会给在上班的张济华打一个电话，电话打通了，也不说话，就放张济华最爱听的《妈妈教给我一支歌》。就这样，两位同样为了"艺术"献身的人，从此携手走过琴瑟和鸣、风风雨雨的一生。

同事们印象里的护士长，总是笑嘻嘻的。她说，护士面前的都是不开心的病人，你再不用一张笑脸来面对他们，他们就要愁死了。"可是人总是会有情绪低落的时候呀？"面对这样的疑问，张济华的回答是：再不好的心情，进了医院就忘记了！

她忘记的不仅仅是自己的坏心情。有一次，她的儿子不小心牙齿被磕坏了，但是工作走不开，拖延了好几天，过了两三天后才去看医生，被医生骂了一通："你怎么不懂呢，怎么可以拖那么久？你看都感染了。"看着儿子肿得一塌糊涂的嘴，张济华心疼坏了。作为医务工作者，她怎么会没有这个常识呢？她是忘记了！一进医院，她就忘记得干干净净。一进医院，时间就排得满满的：做护理工作，手不停；做健康宣教、思想工作，嘴巴也不停。

"护士除了要有爱心，还必须有一双愿意工作的手。"张济华说。

同事眼里的护士长，始终是个干活的务实派。"文革"时，床旁护理被认为是搞修正主义的一套，是资产阶级的生活方式而受到批判。打扫卫生、搬运病人、送水送饭，都交给家属操作，很多护士趁机转岗做了医生，张济华却始终一门心思地做热爱的工作。

这时，她被分配到婴儿室。她觉得，对小孩子而言，预防感染最重要。因此，在"文革"串联最火热的时候，张济华全然置身事外，她天天组织大家做大扫除。她趴在地上，用肥皂粉把病房角落都打扫得干干净净，把自己的手都洗白了。干活的劲头足得不得了，大家看护士长这么做，当然也就甩开膀子干了起来。

大家记得很清楚，在张济华的婴儿室，口罩是要一天戴到晚的。"因为小孩子的抵抗力太低了。"大家也同样记得很清楚，张济华是如何带着大家一起洗小孩的奶瓶，她说，"清洁是消毒的前提"，"看起来最微不足道的事情，其实是最主要的"，"医护人员要慎独，要有人没人一个样。一不小心，自己就会变成感染源"。所以，干活派的张济华，在医院，永远有做不完的事情，干不完的活。

于细微处用心，成就护理"艺术"

"南丁格尔说过：人是各种各样的，由于职业、地位、民族、信仰、生活习惯，文化程度的不同，所得的疾病和病情也不同，要使得千差万别的人们都达到治疗和康复所需要的最好的心理和生理状态，本身就是一门精细的艺术。"

"张祖华校长说，护理工作是精细艺术中最精细者，必须努力学习，观察敏锐，处置周密，防患于未然。"

张济华将这些她奉为偶像的话烂熟于心，同时，倾心倾力地见之于行，张济华的床前护理、基础护理，不仅在红房子，在全国都是响当当的。

在张济华的四病房，所有的病人进来，都要接受一次宣教。张济华会拿来女性生殖系统模型，告诉病人女性生殖系统的构成，将女性一生的生理变化告诉她们。进来的病人，多半要被拿掉子宫。年轻的病人，你要给与她希望，要告诉她，有一些内分泌的药可以提供给她，帮助她渡过难关，告诉她，开刀的时候上的是什么麻醉，手术过程中你会有一种什么样的感觉，在子宫拿出来的时候你会有什么感觉，这个时候你应该配合医生告诉她你的感觉，开刀后要怎么样才能更好地恢复……

她对病人体贴入微，病人也愿意把自己的难言之隐告诉她。有一次晚间值班，一个第二天要做手术的病人问她切除子宫后还能不能有夫妻生活，因为她爱人是海员，一年他们见面的时间只有探亲假的日子。张济华赶紧给她的主刀医生联系，打消了她的顾虑，第二天顺利地完成了手术。这个病人为什么不跟医生说呢？原来每天医生查房时，总是站在门口，问病人有什么事。病人当着那么多人的面又怎么好意思启齿呢？

在旁人看来，张济华总是在做一些护士的分外事。比如说，早产儿出院的24小时内，儿保所要上门访视和指导。但"文革"时，儿保所取消了。张济华就利用中午休息的时间，跑到早产儿家里，指导家长如何喂养、保育、预防疾病。比如说，有一个女孩子，化疗后头发都掉光了，坐在床上哭。张济华就到城隍庙给她买一个假头套，第二天病人就笑嘻嘻的了。张济华从来不觉得这些事是分外的。她说："早产儿是我们艺术精品中的精品，是宝贝中的宝贝。"她说："我们护士就像是战士，就是要保护病人的。"

张济华说，自己"文革"后主要做了两件事，一是在病房里较早地恢复了岗位责任制。二是取消了家属的陪客制度。

她积极在病房组织业务学习。无论是工人，还是医生，是大主任，还是实习医生。这个星期内看到的好人好事，都可以说出来。在病房里形成了提高医疗质量、改善服务态度的良好氛围。

"文革"把原有一整套完善的护理制度打乱了，张济华就重新建立起基础护理制度，她提出，护士应该负责各级护理内容，对不同护理要求的患者订出岗位责任。只有各自做好自己的专业工作，才能相辅相成有益于患者的健康，体现自己事业的价值所在。

张济华提出："消毒后的体温计，病人能用，我是护士，我也能用。病人吃的碗，我也可以吃。"她的话，在今后看来，仍有现实意义。

1979年，张济华被评为全国劳动模范。1982年，她回到母校担任校长。

如果不是那么爱，她不会把病房天天打扫得比家里还干净。

如果不是那么爱，她不会做一辈子的护士，穿着制服是护士，脱了制服也是护士。

如果不是那么爱，她不会说，下辈子还当护士。

在技术护理盛行的今天，用心护理的张济华，值得更多的人去了解。

（楼岚岚）

王光正：
大家闺秀的红色之旅

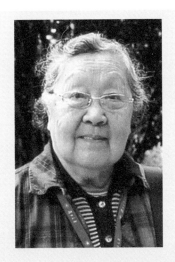

王光正

1925年1月8日出生于北京。1949年10月参加中国共产主义青年团，1950年5月参加中国共产党。1936—1942年北京师范大学女子中学学习。1942—1945年北京国立第一助产学校学习，毕业后在该校工作。1948年到上海仁济医疗妇产科工作，其间于1951年8月至年底参加中国人民解放军二十军血吸虫防治工作。1952年进入上海医学院妇产科医院工作，历任助产士主任、医疗秘书、医院办公室主任等职。"文化大革命"期间受到批斗和审查。1978年7月，调回上海医学院妇产科医院，担任党总支书记兼副院长。1984年7月，调任上海医科大学党委副书记兼纪委书记。1991年2月退休。

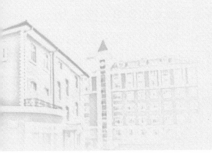

　　王光正，出身名门的大家闺秀，作为西门妇孺医院最早的一届党支部委员，她见证和亲历了这座医院新中国成立后40年的沧桑岁月。妇产科医院的几度变迁，从特殊时期的混乱到"文革"后的新生，每一个阶段都有王光正等各

届医院领导集体勤勉建设、无私奉献的身影，她们的功绩将被历史铭记。

济弱扶贫，见证医院成长

王光正 1948 年初来到上海，在上海仁济医院妇产科工作。新中国成立之际，她参与区委建团工作组工作，并加入了中国共产主义青年团，曾任仁济医院共青团总支部书记。1950 年 5 月，王光正加入中国共产党。

1951 年底王光正在仁济医院时，参加派往中国人民解放军防治血吸虫病医疗队工作。工作结束后由华东军委卫生部分派，调往西门妇孺医院工作，担任助产士主任。当时派往西门妇孺医院的总共有四人，即刘球、顾秋、顾展和王光正，刘球不久即调往卫生部工作，而另外三位则在医院建立起第一届党支部，从无到有地逐渐开展党的工作。

西门妇孺医院的前身是一所有内、外、妇、儿各科的综合性医院，1952 年由上海第一医学院接管，内、外、儿科和病理科的专家调至中山医院、华山医院等。1954 年，改制成为外科学院、内科学院、儿科学院和妇产科学院，此时几个学院的妇产科专家、教授都集中调入妇产科医院，如司徒亮、毕婵琴、王菊华、周毓菜、袁耀萼等人先后到来，妇产科医院迎来了一个人才济济、欣欣向荣的时期。这是医院医、教、研发展的重要阶段，王淑贞院长投入了极大的精力，党支部也充分发挥了知识分子的作用，将思想工作与业务工作相结合，宣传党的路线、方针和政策，在知识分子中发展党员，壮大党的队伍。如李超荆、周毓菜、赵君琇等专家、教授都在这一时期先后入党。

王光正家里珍藏的老照片中，有许多早期西门妇孺医院的影像，记录着 20 世纪 50 年代上海解放初期方斜路、陆家浜沿岸简陋残破的小桥、道路和民居，以及当时医务人员下基层诊病的场景。王光正十分感慨地说："我们妇产科医院地处南市区，以前这一带有不少贫民聚居。妇产科医院设立在这里，就是为广大贫困妇女儿童服务的。"在当时，不少妇女由于贫困，又生育多胎，都是找旧式接生婆在家生产，卫生和技术设备条件差，故而产后患产褥热和新生儿破伤风的人很多，乃至直肠、膀胱阴道瘘等都时有发生。为此，医院有计划地组织医务人员深入街道里弄开展妇幼卫生的宣传教育工作，并且招收和培养了一批助产士外出接生。遇到难产需要用产钳助产或实施臀位助产术，王光正总是一接到报告就立即亲自赶去处理，以确保母婴安全。那时妇产科医院的床位数量不能满足住院生产的需要，直到 1954 年前后产科床位增加和各区妇幼保健院相继成立，才逐步解决了产妇的入院生产问题。1952 年，王光正毅然离开待遇优厚的私立医院，调至妇产科医院，除了服从组织安排外，不能不说也是一种不计个人得失的崇高精神追求。

无怨无悔，忠诚为党工作

"文化大革命"的十多年，王光正遭到抄家、批斗、游街等严酷的迫害。这期间，上医校本部、妇产科医院以及她去参加"四清"的上海机床厂和上海电磁厂等单位轮流拉她去批斗，使她经受了严酷的考验，后来又被送到上海县七宝镇去劳动，接受贫下中农再教育。直到 1971 年按中央文件精神"技术人员归队"，王光正被安排到中山医院继续接受政治审查，同时在妇产科搞临床工作。王光正回忆说："在中山医院的 7 年，在临床一线为病人服务，妇产科的同事们对我的帮助很大，业务有了很大提高，看门诊、做小手术，还抽出时间下工厂，曾为上海无线电四厂和上海益民食品三厂建立起女工卫生保健室。此时虽仍在被审查，但做临床业务工作是我'文革'期间心情最平静的几年。"

1978 年 6 月，上海第一医学院党委书记李静一找王光正谈话，并在妇产科医院中层干部会上宣布王光正将调回医院，担任党总支部书记兼副院长工作。王光正说："这也许意味着，对我自 1966 年到 1978 年的 12 年的审查结束。"此时"文革"已告结束，但妇产科医院仍可见动乱余波，包括王淑贞院长在内的不少知识分子工作和生活仍未落实，管理混乱，制度不健全。王光正和党总支部领导班子团结一心，动员大家完善各项管理和医疗制度、建立党政联席会、院务委员会、周会、三级查房制度等，集中各方面的力量共同建设医院。"那段时间大家心情舒畅，清除了'文革'的流毒，完善各项制度，开展创先评优活动。1985 年，我们医院被评为'五讲四美文明医院'。"王光正说，"这段时期工作很辛苦，也没有什么物质和金钱的鼓励，但大家却热情很高，不怕苦和累，浑身是干劲。通过大家的努力，医院逐渐恢复了原貌。"

聆听王光正老人讲述她大起大落的人生，我们忍不住问她，在"文革"中受到这么多苦难，同时目睹亲人们遭受的残酷迫害，"文革"结束后还继续做党的工作，会不会心里有疙瘩？有没有过信仰动摇的时候？王光正摇头说："'文革'是一场动乱，是一个特殊的时代，不止我一个人和我们一家受了迫害，不少干部和家庭都受到迫害甚至失去生命，所以不必怨天尤人。过去的事就让它过去吧！要团结起来向前看。"回到妇产科医院后，有些过去批斗过王光正的职工思想上有顾虑，有的人还向她道歉，王光正却说："那时的政治环境你们也不了解，大家都是'文革'的受害者，你们放心，我不会计较的。"说到信仰，王光正微笑着说："'文革'能坚强挺过去，正是因为有共产主义的信念，有为共产主义奋斗的精神，这就是信仰的力量。"

随着20世纪80年代医院的医教研各方面工作陆续走上正轨，王光正又将视野投向了更高的层面。她说："妇产科医院是医教研三位一体的教学医院，要把它的科研成果、临床经验普及到全国，让更多的病人受惠。"在医院党政领导班子的大力促成下，"文革"前妇产科医院开办学习班的传统又得到延续，每年开办有围产医学学习班、内分泌学习班、细胞遗传学学习班等等，全国各地的专家学者都前来学习和交流经验。王光正至今完好地保存着各届学习班的开学或结业照，照片中前排就坐的有郑怀美、袁耀萼、张惜阴、陆湘云等老教授，其间也有王光正的身影。看着这些照片，能够感受到医学事业的薪火相传，这是红房子精神的一部分。

1984年7月，王光正调离妇产科医院，任上海医科大学党委副书记兼纪委书记，直到1991年退休。

朴素低调，笑对人生起落

王光正在妇产科医院工作前后几十年，凡是熟悉她的同事都知道，她是非常平实低调的一个人。王光正家就住在医院隔壁弄堂里，跟大家一起上下班，在医院一线为病人服务。20世纪50年代的生活条件很艰苦，人们每天清晨都可以看到王光正在家门口生煤球炉，生活简单而朴素。偶尔，王光美从北京来到上海，会叫妹妹去见面，王光正从不叫车接送，都是自己乘车前往，公私分明。

在日常生活中，王光正从来不肯享受特殊化待遇。她说："我以前工作的仁济医院是私立医院，每周发一次工资，薪水较高。调到妇产科医院后，我主动去找领导，希望把我的工资降下来，能和我情况相近的人差不多为好。医院同意了我的要求，将我的工资进行了调整。"如此律己和无私的境界，在今天的时代下看来，已经有点不可思议。但这些往事在性格随和的王光正口中娓娓道来，我们却能体会她内心的清正和坚定——不多得半分利益，不给组织添麻烦。王光正处处以身作则，也同样严格地教育自己的儿女。小女儿虽身患残疾，却身残志坚，努力工作，自食其力；三个儿子经历了学工学农、插队落户，也都重新自学技术，各有专长，在自己的工作领域闯出了一片天地。王光正乐呵呵地说："我就是这样，不管做什么工作都高高兴兴做好，不管人生中有什么起伏都坚强面对。看到孩子们也能做到，我很欣慰。"

今年89岁高龄的王光正，面色红润，笑容可掬，心态积极阳光，让人完全想象不到这是一位四年前因结肠癌实施过手术和化疗，半年前刚刚经历肺癌手术，病情还在恢复之中的老人。与王光正谈话，我们很容易忘记她的年纪。老人身材高大，气场十足，嗓音洪亮，一口地道的北京话字正腔圆，叙述30年前的往事，分寸恰切，脉络分明。对于红房子而言，王光正是一位杰出的领导，是一段平易近人的传奇。

（熊捷）

卞度宏：
行医不止　人生不老

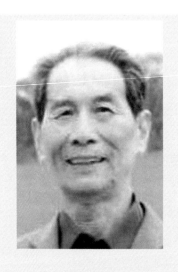

卞度宏

主任医师、教授，博士生导师，享受国务院专家津贴。1952年毕业于上海医学院医疗系。曾任第三届国务院学位评议组成员，中华医学会妇产科分会第三、四、五届常务委员。现任中华医学会重庆分会第一届理事，中华医学会重庆分会妇产科专业委员会主任委员，《中华妇产科》常务编委，《实用妇产科》副主编，《中国实用妇科与产科》顾问，《中国医学文摘妇产科和计划生育分册》副主编，《现代妇产科进展》、《重庆医学》、《外科手术学》和《健康人》编委，《全国高等院校医学专业教材》编委等。多年从事妇科肿瘤、妇科内分泌、计划生育、妇科尿瘘、子宫内膜异位症等临床诊治和研究工作。

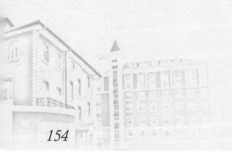

2013年夏，重庆进入高温"烧烤"季节，酷热难挡；86岁高龄的卞度宏仍然每天坚持在重庆医科大学附属第一医院妇产科上班，在门诊认真接诊每一位病人，在病房和各级医师共同探讨病例，偶尔还要参加手术。从医60余

年，经他手为无数妇女患者解除了病痛，重获健康。卞度宏在重庆妇产科医学领域久享盛誉，得到业内专家及患者的一致好评，这不仅是因为他的高超医术，更是因为他的大爱情怀。

上海，学医行医十二载

1928 年，卞度宏出生于湘江畔的湖南省长沙市郊。受湖湘文化的影响，他从小就上进心强，勤奋好学。1938 年，日军进犯长沙，一把大火，全城被毁，还在读小学的他只得辗转到乡下避乱，从小学直至高中毕业，先后去了未被日军占领、距家几百里外的好几个学校学习。抗战胜利后的翌年秋，他以优异成绩考上了上海医学院医学系六年制本科。从 1946 年秋至 1952 年夏，他在这里度过了 6 年大学岁月。

由我国医学界老前辈颜福庆教授创办的上海医学院师资雄厚，治学严谨，学术氛围浓厚，在这里卞度宏不仅学到了系统的医学知识，打下了扎实的医学基础，更重要的是养成了良好的医德医风。

全国解放后，上海也和全国各地一样，进入了欣欣向荣的发展时期，上海医学院更名为上海第一医学院。1952 年夏，卞度宏六年本科毕业，分配至上海第一医学院妇产科医院工作。那时医院病人多，工作极忙，院长王淑贞教授和副院长司徒亮教授对住院医师要求极严，几乎每周只能得到半天休息时间。卞度宏工作积极，学习努力，业务能力也因此得到锻炼和提高。1954 年在王淑贞院长的领导下，卞度宏和医院同行一道掀起了全面学习和推广"精神预防性无痛分娩"的高潮，取得了显著成绩。在王院长的鼓励下，他还在当时上海《解放日报》上发表了一篇有关无痛分娩的专题论述，影响极佳。卞度宏还直接翻译了俄文版的《子宫运动功能的皮质调节》一文，刊载于《中华妇产科杂志》1956 年第 3 期，受到王淑贞的表扬。王院长多次强调，产科医生必须熟练掌握各种助产技术，具有爱心、细心和耐心。她的这种从维护产妇健康出发，以人为本的理念极大地影响了卞度宏的一生。

在妇产科医院工作的 5 年间，卞度宏先后任助教，住院医师，主治医师。卞度宏不是军人却获得过军功，那是在 1949 年底，还是医学院学生的他参加上海市郊区血吸虫防治委员会，为解放军第 12 兵团的战士治疗血吸虫病，因其工作任劳任怨，认真负责，4个月后离开时受到部队表彰并评上军功一次。1954年夏，卞度宏被抽调参加安徽防汛救灾医疗队达4月余；跑遍了受灾严重的城镇乡村，不但为消除灾后病患作出了贡献，还为当时的乡卫生院培训和建立了妇产科，被评为四等功臣。由于在工作中作出了显著成绩，1956年他当选为上海市百名先进卫生工作者之一。

繁华的上海是令人羡慕的大城市，临海连江，工作和生活条件优越。卞度宏在这里学习和工作了12个年头，已经习惯并喜爱上了这里的一切。1956年，他被提升为主治医师，并分得住房一套，他结了婚，安了家。

由于祖国医学事业发展不平衡，偏远的西部更需要各方面人才。1957年4月，卞度宏响应号召，步医学界老前辈、当时上海医学院副院长钱惪教授的脚踵，告别了他依恋的上海，踏上了溯江而上的客轮。

重庆，攀登事业新高峰

从江之尾的上海到江之头的重庆，卞度宏整整坐了11天的轮船，5月到达朝天门码头时，受到当地群众和先行者的热烈欢迎。初来乍到来不及洗去旅尘，安顿立家，就投入了紧张的筹建工作中。其时，重庆医学院附属第一医院院址还是郊区一片田地。来重庆仅一个月，他们就借先来重庆的儿科医院院址，开设了附一院妇产科的门诊和产房。在那里他开始接待第一批妇产科病人。那时，虽然条件简陋，但大家干劲冲天，争分夺秒工作。附一院大楼建成后很快就各科齐全，诊治了大量病人，树立了威信，获得了良好口碑。在"文化大革命"前，重庆医学院特别是重医附一院的医疗水平在西南地区可以说是首屈一指的，这其中，就有卞度宏的心血与奉献。

对于卞度宏来说，除1959年学习中医一年，其后回医院协助建立中医教研室近二年以及建立新医科近一年外，他在重庆的其余时间均在附一院妇产科工作，1986年曾以访问学者身份至美国交流两月。在附一院历任主治医师、讲师、副教授、教授。1984年担任妇产科主任，直至1999年退休。这些年来，卞度宏长期从事妇科肿瘤、妇科尿瘘、子宫内膜异位症和计划生育等临床、科研和教学工作，具有较深的造诣。20世纪70年代他开展利凡诺药物引产的实验药理研究，为促

进全国广大城乡利用利凡诺引产起了推动作用；1979年，他担任四川省川东片区

"子宫脱垂和尿瘘"两病的防治工作组长，在达县、万县和内江等川东片区指导治疗和培训手术人员，为消灭"两病"做出了显著成绩，受到四川省卫生厅的嘉奖表扬；20世纪80年代开始，他从事妇科肿瘤特别是卵巢肿瘤的早期诊断和综合治疗研究，在西南地区最早开展CA125单克隆抗体测定诊断卵巢癌，以及应用ECT诊断盆腔包块等临床研究。他还开展卵巢癌对顺铂耐药性的研究和BRCA-1家族性卵巢癌的发病调查。进入21世纪以来，他积极开展和推广异位妊娠非手术保守治疗，还曾提出对外阴白色病变进行药物和聚焦超声治疗的新疗法。近年来他又提出了治疗功能失调性出血的简易诊疗方法，受到基层医师普遍欢迎。

卞度宏是国务院特殊津贴获得者，曾任第三届国务院学位评议组成员、中华医学会妇产科分会连续五届常务委员或委员、四川省中华医学会妇产科专业委员会副主委、中华医学会重庆分会第一届理事、中华医学会重庆分会妇产科专业委员会主任委员、中国抗癌协会重庆分会妇产科专业组主任委员。卞度宏还被聘为全国高等院校医学专业第2至5版教材编委，《中华妇产科》编委，《中国医学文摘妇产科和计划生育分册》副主编，《现代妇产科进展》、《重庆医学》编委，《外科手术学》、《健康人》等编委。

卞度宏主编和参与编写的专著和大型专业参考书有《中华妇产科学》、《计划生育手术图解》、《妇产科理论与实践》、《实用妇产科学》、《中国医学百科全书妇产科学分册》、《高等医药院校妇产科教材》（第2—5版）、《临床症状鉴别诊断学》、《妇产科症状鉴别诊断》（第1—2版）、《妇科肿瘤学》、《现代妇产科学》、《现代急诊医学治疗》、《门诊医学》、《妇产科疑难病例会诊》等，还曾负责妇产科中专教材主审。

卞度宏在《美国妇产科》杂志、《中华妇产科》杂志等全国性杂志发表论文100余篇。他曾获全国优秀科技图书一等奖、卫生部科技进步二等奖、四川省科技进步三等奖、重庆市技术发明一等奖。他曾多次在全国各省市妇产科学术讨论会议上主持会议或作专题报告，还先后共4届主办四川省中华医学会妇产科分会和中华医学会长江流域六省市学术会议，主持召开中国抗癌协会妇产科专业会议，在国内妇产科专业领域有较大影响，受到同行的敬重。

卞度宏在退休前还曾担任重庆市医疗事件鉴定委员会副主任委员，历时10年之久。一般大外科（包括妇产科）的重大医疗鉴定会都由他主持。当时重庆市医疗鉴定会均邀请市人大、政协、妇联派专职代表参加。由于鉴定会公开透明，鉴定实事求是，鉴定结果一般均公允，医患双方大多能接受。重庆市卫生局某医院曾因患者手术后一桩死亡事故闹到北京，在卞度宏主持下作出合理鉴定结果后，医患双方均满意，该鉴定获国家卫生部高度肯定和表扬，中央电视台为此专程来渝拍摄专题片，在新闻频道播映，获广泛好评。

卞度宏现已86岁高龄，退休后仍被返聘全日工作。他是目前重庆乃至西南地区泰斗级专家，在全国妇产科界亦享有广泛知名度。2012年，他获得中国医师协会首届中国妇产科医师奖。此荣誉正是他60余年热爱妇产科事业，付出了辛勤劳动和不断进取所取得的。

重视教学，热心培养新人

卞度宏热心教学是众所周知的，无论讲大课或教学查房，都深受学生和各级医师欢迎。他在每次大课前，对即使是讲过多次的题目还要再次认真备课，并补充新的观点。讲课内容简明扼要，突出重点，举例生动，不照本宣科，由于学生注意力集中，从而提高了课堂效率。

有一次卞度宏夜间外出抢救一例产后大出血产妇，翌晨赶回上第一节大课，因为一夜未眠，早晨来不及进食，讲课中途突然感到眼花脚软，体力不支，当即由学生搬来一把座椅，休息5分钟后又站立继续讲完两节课，学生无不为其坚持教学的精神所感动。

在教学查房时，卞度宏对特殊病例不是光听汇报，还要亲问病史和检查病人以取得第一手资料。一次一位40多岁的农村经产妇，阴道侧壁有一巨大疼痛包块。大家对诊断莫衷一是。当他亲自询问了病史，了解到患者2年前曾有剖腹排脓史后，他当即诊断为阴道侧壁脓肿。并进一步分析此脓肿是原有的输卵管卵巢脓肿中长期积聚的脓液，穿破阔韧带，引流至阴道侧壁的腹膜后所致。随后在他亲自参与手术下，剖腹将巨大的输卵管卵巢脓肿连同子宫全部切除，为患者解除了多年宿疾。

卞度宏重视培养学生，还表现在他技术不保守，乐于传授的美德。每当他初步掌握一项手术操作后，接着就会自己当第一助手协助下级医师尽快熟悉该项操作。他在担任主任期间，对要求医生外出会诊的手术，绝不独揽，尽可能派可胜任的医生外出，以提高下级医师的医疗水平和独立操作能力。他常说，一个科室只有大家医疗水平提高，科室的整体水平才能得到进一步提高。

卞度宏在其从医 60 余年的漫长岁月中，培养了大量的学生和进修生，目前已遍布于重庆乃至四川和全国各地，其中很多早已是各医院的领导干部和科室医疗骨干。在他退休前的十余年中还培养了硕士生 5 名，博士生 7 名。7 名博士中，3 名现任我国医学院附属医院妇产科主任，其他 4 名在美国工作，其中 3 名任副教授或副研究员。一名是颇有名望的妇科开业医师。卞度宏医师还是一位伯乐，十多年前他将一位优秀学生黄国宁介绍到我国试管婴儿之母的张丽珠教授处学习。经过几年的艰苦创业，现在的黄国宁已成为妇幼保健院副院长，他所直接领导的生殖生理研究所已崭露头角，成为全国最优秀的试管婴儿基地之一，在国际上亦占有一席之地。正因如此，人们赞誉他培养的学生众多，成绩突出，真可谓"桃李满天下，个个是良才"。

打破教条主义，重视临床实践

医学界有一句名言："病理报告是诊断疾病的金标准"。对绝大多数疾病而言，情况确是如此。但在卞度宏从医数十年的经历中，也发现了不少例外。

在"文化大革命"结束后不久，卞度宏被邀请至某医学院附属医院，为已被全国 5 家权威医学院病理科切片会诊为外阴肉瘤的 30 岁患者行外阴广泛切除术。当他到达该医院后，仔细询问患者病史，检查了病人也复习了病理切片，从其病史中发现患者是在近 2 月余学习骑自行车后逐渐出现外阴肿块的。他认为外阴肿块极可能与其初学骑车，局部反复摩擦损伤导致组织增生有关，因而大胆地否定了原有病理诊断。当晚经全科反复讨论，决定取消第二天预定的手术，改为短期随访，当时患者及其家属虽然极为高兴，但也将信将疑，心存忐忑，直至一周后肿块有所缩小，一月后块物基本消失，才完全安下心来，并将此特大喜讯告知卞度宏。一年后患者还专程来重庆看望和衷心感谢这位避免了她个人残酷的致畸手术，并维系了她全家幸福的好医生。

重医大附一院妇产科长期保留了原上海第一医学院妇产科医院对疑难病例召开临床病理讨论会的优良传统。在一次为病理确诊为宫颈肉瘤的 20 岁阴道流血妇女讨论会上，卞度宏认为患者流血时间短，病变较小，恶性的可能性小，可能是局部炎症刺激了细胞形态暂时变异，导致病理与临床诊断分歧，因而建议暂缓手术，密切随访。迄今该患者已随访7年无任何异常。充分说明临床实践是何等重要。

大爱情怀，病人为本

卞度宏从医60余年，把看病作为应尽职责，一切从病人角度出发，视病人为亲人，态度和蔼，问诊细微，操作轻柔，解释详尽。门诊时不做过度检查、过度诊断和过度治疗，不需用药则不用，能用价廉药则不用贵药，不需开刀的绝不开刀，可开可不开的刀则严密随访，暂时不开，需要开刀的则劝其尽早手术。

卞度宏八十大寿时，《重庆晨报》曾作报道。当时前来祝贺的同事和学生多达200多人。第三军医大大坪医院妇产科主任李力这样评价他的博士生导师："卞老师学术精湛，尽管是男同志，但很细心、耐心。"细心和耐心不仅是一种工作态度，更是一种情怀，只有以病人为本，关心、爱护、体谅病人，才能让患者如沐春风，心情舒畅。

卞度宏70岁才离开妇产科主任岗位正式退休，之后又被返聘到第一线工作岗位全日制上班。弹指间又过去了16个年头，他早已是个耄耋老人，本应在家含饴弄孙，颐养天年，可他心中装着病人，以他夕阳的余晖仍然一如既往温暖着患者。

古人曾有"不为良相则为良医"的人生追求。作为正直廉洁的官员，应让老百姓安居乐业，作为技术高超、医德高尚的医生，应尽其所能解除百姓疾病的痛苦。老上海医学院的校训是"正谊明道"，为学生立下"正其谊不谋其利，明其道不计其功"的座右铭，也就是说，作为医生，服务的对象绝大多数是普通的老百姓，更需不谋其利，不计其功。不计个人得失，着眼于广大妇女的健康，一心一意为她们服务。这是卞度宏一生的追求目标和为人处世的准则。

进入耄耋之年，除每周查房外，卞度宏已很少动手术，绝大部分时间坐班门诊，接待慕名而来的病人，患者经常是满怀希望而来，得到满意结果而去。在卞度宏大夫网友评价里，许多患者留下了感人篇章，在这里仅摘录一封感人来信：

尊敬的卞老：

我是四川省凉山村的一名普通教师，今年37岁。2009年9月我患上了难言之隐的一种妇科病——小阴唇肿胀并长出脓点，穿内裤痛，走路时更是钻心的痛。我曾到攀枝花、成都各大医院多次看病，做了不少检查，吃了很多中、西药、输液都无效，我忍受身心折磨 3 年多，非常悲观。

今年，重庆的朋友介绍我到重庆医科大学附一医院找德高望重的卞老看看。结果卞老给我检查后，开了 5 天的药，花去 1 元零 4 分钱。用药后，第二天我便感觉明显好转，第四天更有了明显好转。卞老叫我第五天后去复查，复查后，卞老又给我开了 10 天的药，花去 2 元零 8 分钱。连续服药 7 天后，我就痊愈了。我和我的朋友们感觉太神奇，简直觉得不可思议，几年的折磨竟然几天时间并且只花几元钱就治好了，我和家人四处求医花费了许多精力物力，光路费和其他开销都是几千元，还不要说医药费了。在为我治疗过程中，卞老你和蔼可亲，没有让我感觉到你作为全国妇产科界泰斗、享受国务院津贴的专家的距离感，为此，我们深深感受到卞老你不仅医术高超，而且医德非常高尚，我和我的家人以及我的朋友们认为中华民族博大精深的医学水平和优良传统的医德医风在你老人家的身上得到了充分的体现，再多的语言也难以表达我们对你的崇敬、钦佩、感恩之情，我们只有从内心深处默默地祝你老人家身体健康！工作顺利！

金杯银杯不如老百姓的口碑，病人的赞扬更让他明白妇产科患者对自己的希望，他要以"老骥伏枥"的精神为她们服务一辈子。在人们眼里，86 岁高龄，应该是老态龙钟，步履蹒跚，气喘吁吁的神态，而卞度宏至今还身板挺直、步履稳健、青丝犹存、幽默风趣、神清气爽的模样。人生不老，是因为他不仅有大爱情怀还有为这大爱坚持锻炼自己的身体。从 2006 年 79 岁开始，卞度宏学会了游泳，从此便每天坚持游 1000 米，历时 40 分钟，7 年来从未间断，因而身体更加健康。工作时不感疲劳，看门诊时不戴老花眼镜，看到他的人都说：这哪像个 86 岁的高龄老人呢？

卞度宏有一个心愿：只要身体许可，他将继续发挥余热，为妇女健康服务终身！

（陈伶俐）　*161*

朱人烈：

仁者为医　耕耘一生

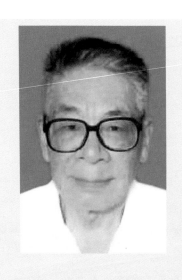

朱人烈

上海宝山人。1954年毕业于上海第二医学院。上海医科大学教授。曾任中华医学会上海分会妇产科学会委员，上海医科大学高级职称评审委员会委员，《实用妇产科》、《妇产科进展》编委。主要从事妇科的临床、教学及妇科肿瘤研究。在《中华妇产科》等国家级刊物上发表论文39篇；主编《妇产科诊断技术》（1979）、《女性生殖系统恶性肿瘤》（1988），副主编和参编的有：《临床妇科肿瘤学》（1992），《妇科手术图解》（1996）、《现代妇产科学》（1998），全国高等院校统编教材《妇产科学》（1990），《中国医学百科全书：预防医学分册》等。其中"电针引产771例"获卫生部科技成果二等奖，"子宫颈癌早期诊断及研究"获国家教委科技进步二等奖。

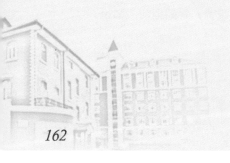

见到年近90的朱人烈，是在他家小区的湖边。其时，他身着黑色夹克，里面衬着一件红色的毛衣，正和小区的其他老同志聊得火热。

得知我们的来意，他摆摆手："抢救病人没什么可说的。"亏得旁边的老伙伴替我们说话："讲讲吧，你那么好的一个大医生、大教授，说说你的故事呀！"

"百转千回"入杏林

朱人烈24岁开始入行学医。对大多数人来说，学医前的经历，无非就是读小学、中学之类的求学故事。但对朱人烈而言，说它是一个百转千回的故事，一点也不为过。

朱人烈中学毕业时成绩非常优秀，被保送当时的西南联大学习，但当时由于到西南联大路途遥远，加之年龄较小，所以考虑再三后进入了国立暨南大学学习。没想1941年，日本人轰炸珍珠港，战事陡然紧张，暨南大学关闭，搬迁到香港办学，对于部分学生，则再次获得西南联大的入学资格，朱人烈便是其中之一。但当时到西南联大，须跨过多个战区，时局动荡，人身安全没有保障，结果还是和西南联大第二次擦肩而过。而后，在这个兵荒马乱的年代里，他做过教师、海船预报员等职业，最终还是和医学有缘，进入上海第二医学院学习。

1954年，朱人烈来到上海第一医学院附属妇产科医院报到，成为一名妇科医师。从此勤勤恳恳，从小医生到大教授，一直在红房子医院工作到退休。

有师者说，回过头来看时，我们往往发觉，其实人生选择的岔路口，充满了偶然和机缘。从朱人烈最初的职业生涯，我们可以看到很多偶然的成分。但后来朱人烈自己的职业定格，从深入到卓越，其中原委就不仅仅是缘分二字可以概括的了。

抗震救灾去唐山

知道的人都说朱人烈"天资聪颖"，而他自己却说，自己既然做不到笨鸟先飞，那就努力做"笨鸟多飞"吧。查资料，他比谁都看得多；跟前辈医师开刀，他比谁都跟得勤、看得仔细。每天下班很晚，在他的同辈人中业务属于出类拔萃的。

朱人烈的手术，同仁经常用"干净利落，清清爽爽"来形容。晚上遇到难处理的手术，他经常会在半夜从家里被紧急叫到手术室处理一些危急情况。有次遇到一个胎头开始娩出的产妇，胎儿脐带绕颈，情况万分危急，当时朱人烈一只手抵住胎儿，另一只手拿手术刀紧急快速剖腹，成功保住了母子的平安。

他的科研能力很强，曾经受过国家领导人的接见。他的电针刺引产论文获得卫生部乙级奖后在北京国际会议上交流，当时一名日本专家对此提出异议，认为不可信。但当该专家回到日本并重复了实验后，才发现自己错了，便写信给朱医生道歉，并在以后的同课题国际论文中都注明——"基于中国朱人烈的研究结果"。

1977年，朱人烈参加救灾医疗队，奔赴唐山。当时资源匮乏，医生奇缺。朱人烈带着医疗小分队，天天穿梭在灾区的各个地方，施行了大量手术。"有一次，遇到一个直肠癌患者，由于扩散范围较大，便由我和外科医生一起上台，他做外科部分，我做妇科部分。"朱人烈回忆道。医疗救灾队当时的另一个成就，是带教了一大批当地的医生，手把手带会了一些他们还没有开展的手术，如宫颈癌手术，从而给当时尚在灾后重建的民众很多福祉。

回到上海后，由于技术好，朱人烈几乎每个周末都会被要求到各地会诊、带教、讲课，当播种机传道解惑。上海周边的苏州、无锡、常州、太仓和芜湖这些地方的医院都有他带教开展新手术的经历。

扶持后辈 不遗余力

平时年轻医生会问许多问题，朱人烈都会很认真地解答，一旦他觉得学生的能力达到可以上手术台的标准了，他是很愿意给年轻医生上台机会的。

跟着朱人烈进唐山的医疗队的钱来娣，当时进医院半年多，在唐山她遇到一个绒癌患者。临上手术台时，钱来娣觉得自己资历尚浅，不敢上台。看出学生胆怯，朱人烈马上鼓励她："你这个时候不上台，那还等到什么时候呢？"那一次，朱人烈手把手地教她，让钱来娣永远都忘不了。她说从唐山回来后，发现自己的临床能力大幅度提高了，这很大一部分就来自老前辈的提携和指导。

钱来娣说，有些手术按照常规，年轻医生是没有机会来做的，但朱人烈很愿意让年轻人来做。当他觉得你可以的时候，就会让年轻人来做。而这样做往往会遇到很多阻力，手术台上医生有主、副刀的位置，有些资历的医生不愿意把手术的机会让给年轻人，就自己站在主刀位置。为了鼓励年轻医生，朱人烈往往会和颜悦色地说一句"你的位置站错了吧！"然后让年轻医生站在主刀位置上。一般年轻医生在手术后会特别兴奋，而朱医生下了手术台，却往往要面对各种质疑，甚至批评。"出了事情，我负责。"朱人烈话不多，就这么一句却胜过千言万语。"他是能够顶住压力，来大胆带年轻人的。"钱来娣说，"顶住压力后，他会转过身来对你说，今天手术哪些地方是优点，哪些可以做得更好。"

上善若水　淡泊不争

在众人口中，"忠厚勤恳"是我们听到对朱人烈最多的评价。他对工作充满热爱，在业务上要求精益求精，对下一辈同仁充满关爱，从来不利用自己的职务施威。而对荣誉、奖励、头衔等光环，保持淡泊随意的心态。有时遇到平衡关系，要求在他得奖或论文中增加名字或挪后位置，他都是一笑置之，毫不在意。他不是骏马，驰骋疆场，立下赫赫战功；他是老黄牛，默默无闻耕耘着，做着医生的本分，身体力行，用一辈子的人生诠释医者仁心，大爱无疆。

（楼岚岚、朱祺、杨丹）

张振钧：
大师的君子情怀

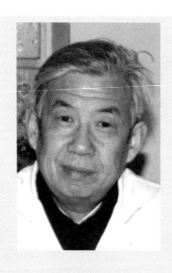

张振钧 （1928—2006）

山东济南人。教授，博士生导师。曾任全国妊娠高血压综合征协作组组长、中国围产医学会副主任委员、中华妇产科学会产科学组副组长、中华妇女保健学会常务委员、上海市围产医学会副主任委员，《中国实用妇科与产科》副主编，《中华妇产》、《实用妇科与产科》编委、《现代妇产科进展》常务编委等职；参与编写《实用妇产科学》、《妇产科理论与实践》、《妇幼保健》等专著。发表论文40余篇。长期从事围产医学的临床、科研、教学工作，开展妊娠综合征血浆肾素、血管紧张素Ⅱ测定及前列腺素测定、胎儿肺成熟度、妊娠合并糖尿病、孕妇胸廓畸形对妊娠的影响的研究，对妊毒症、胎儿宫内发育迟缓、心脏病合并妊娠等有丰富的临床经验。特别是对妊高征的病因防治等方面均有较深入的临床与实践研究，小剂量熟大黄预防妊高征为国内首创。他领衔成立了我国围产医学研究小组，对高危妊娠处理起到了十分重要的指导作用。主要科研成果"妊娠高血压综合征的研究"1996年获卫生部科技进步二等奖。

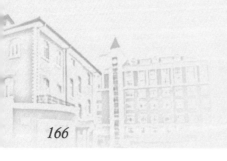

我国产科高危妊娠临床创始人之一、国务院特殊津贴享受者、上海红房子医院原产科主任张振钧，在我国的妇产科医学史上书写了许多个"第一"：他发明了以小剂量熟大黄预防妊娠高血压综合征；他领衔成立了我国围产医学研究小组，对高危妊娠处理起到了十分重要的指导作用；他 1996 年因主要科研成果"妊娠高血压综合征的研究"获得卫生部科技进步二等奖，成为我国围产医学研究的开拓者和领头人……张振钧为我国妇产科学的发展贡献了毕生心血和精力，产生了巨大的影响，不愧为一代名医和大师。

临危不惧，重症抢救的主心骨

"叮铃铃……"一阵急促的电话铃声，划破了隆冬深夜的宁静。张振钧又一次从梦中被惊醒，他一骨碌披衣起床，快步奔向电话机旁。"喂！请讲。什么？……产妇危急！"他挂断电话，连忙出门。张振钧家住肇周路，距医院仅几分钟路程。他顶着刺骨的寒风，向医院疾步走去。他一到手术室，就投入抢救病人的战斗……像这样深更半夜放弃休息来医院抢救重危病人、"召之即来"的事例，对张振钧来说已是"家常便饭"。多少年来，医院产房和高危病房的醒目处一直张贴着张振钧家里的电话号码，即使在深更半夜，只要打个电话，他便会随叫随到。每当病人生命垂危时，手术台上总少不了他忙碌的身影。

妊娠高血压疾病是张振钧一生重点研究的学科专题之一。当年，每逢上海市郊金山、奉贤、川沙等浦东各县的危重产妇抢救有困难时，都划转给红房子妇产科医院管辖，有时青浦、松江等县的危重产妇也会送来。这些市郊的危重产妇常常是半夜转来红房子医院，转来前基层医院一般都做了很多医疗处置，但仍无效，转来时产妇往往病情急、状况差、病史复杂，个别患者还是由于前期处理错误才导致了严重问题，因此处理起来非常棘手。这时候，值班医生通常一边紧急进行前期处理，一边打电话请张振钧教授来指导抢救。张教授接到电话十分钟内就能赶到抢救室，忙乱的值班医生一看到张教授出现，顿时有了主心骨，个个精神倍增，有条不紊地投入抢救。张教授问明产妇病情，仔细检查后，镇定自若地布置医嘱，制定完善的诊疗方案，不仅保证了患者眼前的安全，也纠正了以前的错误，为分娩手术争取了极其宝贵的时机。如果说抢救危重产妇是与死神的赛跑，那么张振钧教授在医护人员和病人心目中，就是能够率领他们战胜死神的人。

1987年底至1988年3月间，上海市31万人患上甲肝，死亡47人，这一医学史上最大的甲肝爆发是由于食物不洁造成的，不少孕妇也不能幸免于难。当年，红房子妇产科医院每天收治和接生的患上甲肝的孕妇在15人至18人不等。为了尽力减少肝炎孕产妇的并发症和合并症，张振钧冒着被传染的危险，亲自承担起肝炎病房的日常诊治工作。他常常亲自带着肝炎病房的住院医师，查房、分析病情、制定诊疗方案，有时忙不过来了，他还帮着下级医师一起直接完成医嘱。他的密切观察，审慎处理，挽救了多个妊娠合并重症肝炎的孕妇，在那次甲肝流行期，创造了红房子妇产科医院无一例重症肝炎孕产妇死亡的奇迹，也总结了很多宝贵的临床经验。当时，红房子妇产科医院的孕产妇重症肝炎抢救独树一帜，无人能敌。

"妇女在怀孕期间感染甲肝病毒，是否会通过胎盘或分娩过程传播给胎儿？"怀着这样的疑问，张振钧对临床案例进行了跟踪研究，发现甲肝孕妇新生儿出生后24小时内甲肝病毒抗体免疫球蛋白M全部阴性，由此他认为甲型肝炎病毒无母婴传播，对胎儿也无不利影响，由此填补了我们对甲型肝炎认识的一个空白，避免了社会对此的恐惧。

"时至今日，我还能清楚地记得张老师指挥我们抢救危重病人的沉着气概；时至今日，阅读张老师写的重症肝炎抢救文章，依然会令人拍案。"张振钧的学生、上海第一妇婴保健院院长段涛感慨地说。

"三性两戒"，产科工作的金科玉律

张振钧在长期的产科工作中，对产科重症病例抢救，特别是在羊水栓塞预防及抢救、重症肝炎抢救、妊娠高血压疾病防治等方面，应用中西医结合的方法，不断总结和积累，逐渐形成了自己的诊治风格和特色。特别是在产科工作策略上，他总结了自己毕生的体会，首创了"三性两戒"四字方针，适用于产后失血性休克处置。所谓"三性"就是：原则性、灵活性、主动性；所谓"两戒"就是：戒盲目观察，戒轻举妄动。

张振钧在临床上贯彻了他的"三性两戒"四字方针，挽救了大量产科危重病人。如今，张振钧的"三性二戒"方针已在他的弟子中得到全面的推广和传承，成为产科医学的宝贵财富，也给无数产科病人带来了福音。

休克处理的"原则性"，是指处理产后出血要遵循以下的原则：一是复苏，二是评估，三是止血，四是请会诊，五是治疗并发症。张振钧指出，这些原则是大量临床经验的结晶，将复杂而棘手的临床问题简明化，是临床应用的典范。

休克处理的"灵活性"，是指产后出血的原因各不相同，患者的病情也不一样，因此在临床处理时不能拘泥于教科书里所列举的方法，而要根据实际情况实施诊疗方案。例如在羊水栓塞引起产后出血时，教科书一般建议用肝素。而产科医生的临床体会是，肝素只适合用于羊水栓塞的早期，即血液呈高凝状态时。若羊水栓塞引起产后出血时，再用肝素，往往反而会加重出血。因为在临床上有两种情况可怀疑羊水栓塞：一是患者大叫一声就昏迷或死亡了；二是发生了出血不凝。出血不凝的原因是羊水中的有形成分消耗了血液中大量的凝血因子，在这种情况下再用肝素，无疑是雪上加霜。因此，张振钧告诫年轻医生，产后出血的处理既要按照原则去执行，也要根据患者的实际情况"灵活机动"，不能太机械和死板。

休克处理的"主动性"，指产后出血的诊断一定要有预判性，处理永远要提早一步。一般在处理产后出血时，子宫切除往往是最后万不得已而为之的一件事，不到山穷水尽，医生是不会轻易切除子宫的。因为切除子宫意味着患者将丧失生育能力，也往往意味着没完没了的医疗纠纷。但是，张振钧提示医生要密切观察，必要时主动采取处理，因为主动的子宫切除和被动的子宫切除有着很大的区别。循证医学的证据显示：早切除子宫比晚切除好，晚切除往往会导致大量的出血，甚至造成DIC（弥散性血管内凝血）和死亡。

"二戒"之一，是要戒盲目观察。张振钧认为，现代医学今后发展的方向可以概括为"3P"：预测（Predictive）、预防（Preventive）、个体化（Personalized）。就产后失血性休克而言，就是要了解每个产妇的产后出血高危因素，预测其是否有可能发生产后出血，在分娩过程中和分娩后采取相应的措施预防产后出血的发生。所以对产后失血性休克处理的最佳方法，其实是要强调早期诊断，预防其发生，等休克出现再处理就比较被动了。但是在临床实践中，出于种种原因，不少产后出血往往会被忽视，从而导致失血性休克。导致临床判断失误的最重要的一个原因就是过于依赖化验和检查，而忽视了最基本

169

的病史询问、体格检查，导致医生丧失了正常的判断能力。

"二戒"之二，是要戒轻举妄动。做一个好的产科医生既要主动，又不可盲动，才会不被动。产科医生有一个共同的特点：喜欢动手。然而，分娩是一个自然过程，正常情况下产科医生应该干预得越少越好。张振钧认为，产科医生应该多看（观察）、多说（沟通）、少做（少干预），但是一旦确实有临床需要，还是应该果断处理。

张振钧总结的"两戒三性"，在产科临床实践和教学中，多年以来一直都是鲜活的经典。段涛感慨地说："张老师不但学问大，临床经验丰富，还十分善于总结。他总结的'两戒三性'在我们的工作中始终是指导性的方针，我现在讲课还在引用张老师的语录，而且一点也不会觉得过时。"

润物无声，引导后学的指路明灯

无论是他的弟子，还是他手下的青年医生，都亲历了张振钧的谆谆教诲和精心栽培。张振钧带教学生，不是简单地传道授业解惑，而是以创造条件、鼓励实践的方式，加快培养青年医生独当一面，切切实实为青年医生的成长铺平了道路。

1988 年，张振钧启动"脐动脉血流阻抗测定"这一研究课题。他带领青年医生王宏与复旦大学医学工程系王威琪教授合作，经过一年多的努力，终于成功完成了研究，撰写的《脐动脉血流阻抗初探》论文获得 1990 年度《中华妇产科》杂志一等奖，填补了该领域国内仪器和应用的空白。从此，王宏在张振钧的带领下一发而不可收，联系研究和撰写了多篇论文，其中《脐动脉血流阻抗对 IUGR 预后的评估》《新生儿大脑中动脉血流阻抗对 HIE 预后的评估》分别获得 1992 年度和 1995 年度《中华妇产科》杂志优秀论文奖。这些得奖论文中，王宏均是第一作者。之后，张振钧还特意对王宏进行产科 B 超、新生儿科培训，让其成为全面的产科医生。"当时，我毕竟只是一个初出茅庐的年轻医生，张老师能对我这么好，真的很感人，令我没齿难忘。张老师是我事业上的'再生父母'！"曾任厦门市妇幼保健院副院长，两度获得"厦门市卫生系统优秀医学教育工作者"称号，现任上海红房子妇产科医院社会发展部主任兼门诊办公室主任和体检中心主任的王宏感慨地说。在弟子们的心目中，张振钧是真正令人肃然起敬的师者——不是高高在上，而是甘做铺路石，一心一意为祖国医疗事业培育接班人，如春风化雨，润物无声。

段涛用以下几个关键词来描述张振钧："恩师"、"慈父"、"才子"、"君子"、"大师"。熟悉张振钧的人都知道，他是个大才子，人文底蕴厚重而深邃，文学功底颇深，即使是专业文章，字里行间也流露出一股书卷气。老派文人的特点一般是书画俱佳，张振钧也是如此。他写得一手好书法，还会画国画，颇具专业水平。张振钧不但能文，还善武，打得一手好拳；有时还操练兵器。因此他虽身材不高，却不怒自威。段涛感慨地说："现在回想起来，能成为张老师的学生是我一辈子的福分。张老师很儒雅，也很威严，在专业方面是个大学问家。他为人正直，诚实，爽快，在业界和圈外都有很多好朋友，对我们就像慈父一样，他和师母都把我们这些学生当成自己的孩子。但是也因为这样的真性情，他吃了不少苦。'文革'的时候，他被发配到妇科门诊每天清洗窥阴器，一旦遇到产科病人大抢救，他就被派去产房或手术室抢救病人。为了病人，他从来都是在所不辞。"[①] 这就是张振钧的君子情怀和大师风范，无论命运加诸个人怎样的苦难，他始终信念坚定，视救死扶伤为医生的天职。

"落红不是无情物，化作春泥更护花。"2006 年 3 月，张振钧去世，而他留下的大医风范和学术财富将薪火相传。正如他的学生所感念的那样，张振钧是青年医生人生道路上的一座丰碑，指引他们走向未来更高、更远的事业道路，他的人格魅力和谆谆教诲将令他们受益终生。

（段涛、严伟明、王宏）

---

① 段涛：《大师已去，音容宛在——忆导师张振钧》，《现代妇产科进展》2013 年第 4 期。

陈如钧：

从 0 到 100% 的努力

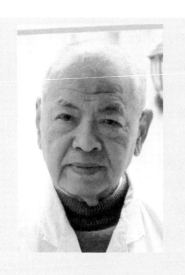

陈如钧

江苏吴江人，主任医师。1954 年浙江大学医学院医本科毕业。毕业后在上海第一医学院、上海市第一妇婴保健院历任主治医师、副主任医师、主任医师等职，并担任上海市第一妇婴保健院院长、世界卫生组织妇婴保健研究培训中国上海合作中心主任。长期从事妇婴保健工作，主编《产科合并症》、《不孕不育症治疗学》等。

有这样一位老人，虽然已耄耋之年，却依然活跃在妇产科临床的舞台上；他从医 59 年，先后获卫生部全国妇幼卫生先进工作者、上海市卫生局优秀共产党员和先进工作者、卫生部中国医学基金会杨崇瑞妇幼卫生优秀工作者等荣誉称号。

他就是来自上海市红房子妇产科医院的妇产科专家、曾任上海市第一妇婴保健院院长兼上海市妇女保健所所长，上海第一医学院华山临床医学院妇产科教研室主任、教授，世界卫生组织妇婴保健研究和培训合作中心主任、

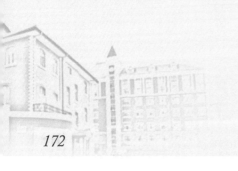

WHO 围产保健合作中心主任，享受国务院政府特殊津贴的陈如钧。

信念坚定，"不为良相，便为良医"

陈如钧自幼接受传统的中式教育，形成了沉稳内敛的处事作风。1948 年他考入以严谨治学著称的杭州国立浙江大学医学院，与身边许多家境出身较好的同学相比显得默默无闻。他这样回忆："当时的我从小城镇而来，跟周围同学比起来，内心有些卑微感，不太和周围的人打交道。"而正是这种"沉默"，让他在医学生涯的起跑线上，心无旁骛地博览群书，学习新知，即使在闲暇时刻到美丽的西子湖畔休憩片刻，而脑海中想的仍然是医学。陈如钧在回忆录中写道——

在国立浙江大学读书期间，接受竺可桢校长和苏步青训导长求是作风的教导；浙大所用的教材都是英语，医学院王季午院长提出要把阅读英语专业书籍像自己母语中文那样顺利，这一要求在浙大总算是过关了。在上海第一医学院妇产科医院工作期间，接受王淑贞院长、司徒亮副院长勤奋、严谨的教导。深谙要做好一个医师，必须不断更新医学的临床知识和技能，并无保留地传授给别人；诊治过程中要经常换位思考，假如我是病员怎样诊治，以减少病员不必要的诊治痛苦和经济支出……

1955 年陈如钧怀揣着梦想，毕业后来到上海第一医学院妇产科医院工作，在这里，老院长王淑贞的言传身教给了他很大的影响。他曾感慨道："老院长王淑贞教授既是一位严师，她严谨的治学态度，高尚的学术操守，让我们后辈受益终身；又是一位大师，她燃烧自己，照亮别人，用自己的肩膀托起我们成才的希望。她不愧为医学界的一代宗师！"

陈如钧回忆道："当时，陈俊康医师是总住院医师，我是第二年住院医师。按要求，住院医师必须住院。陈俊康、朱人烈、戴昌秸和我 4 人同居一室，住在方斜路，医院对面 506 号的小洋房宿舍内。陈俊康医师每晚总是在宿舍内看书，晚 10 时后才入睡。我们这些小医师们不好意思早睡，也就只能跟着看书。常常看到夜深了，他就带我们一起到医院对门老虎灶旁的馄饨店吃小馄饨，遇抢救病人就跟着他去学习。陈俊康医师以后调离去中山医院妇产科，现虽已离世多年，但他的为人处世总难忘。"

陈如钧正是继承了前辈们的衣钵，以"清清白白做人，认认真真做事"为信条，以"不为良相，便为良医"为一生的追求。时刻铭记"给患者解除病痛是医生的天职"，他常说："作为一名医生能得到患者的认可和信赖，是最快乐和自豪的事情，付出的再多也是值得的。"据张济华回忆，有一次，他们一起去上海的郊县做医疗援助，恰巧那天遇到一个农妇急产。当时农村医疗设备贫乏，陈如钧连一双医用手套都找不到，情急之下他也顾不得那么多了，冲到水池边洗干净双手，把手指甲全部剪平滑，然后直接用手进行了检查。这种不顾一切为产妇的精神令一旁的同事敬佩不已。当时郊县的生活比不上城里，农民们的生活都很贫苦，陈如钧就将自己为数不多的粮票分给了当地的农民们，这样一来，他自己的吃饭问题就紧张了很多，常常是只能喝点稀粥了事，吃不饱肚子的情况更是家常便饭。

20 世纪 80 年代初，妇产科界遇到来自各方的问题：当时上海的孕产妇死亡率高达十万分之三十，远超出同期的世界平均水平，尤其是外来孕产妇的死亡率极高；彼时国门刚刚打开，洋奶粉的强力冲击力又使中国延续千年的母乳喂养方式遭到了严峻"挑战"；上海市各医院的婴儿室初步建成，但"母婴同室"的理念又要打破这一格局，前途未卜。行医虽是本职工作，但通过接触底层百姓，亲临抢救一线，了解国外先进理念，才使陈如钧理解什么是真正的疾苦，什么是病人最需要的，什么是适合中国妇婴体质的保健精髓所在。20 世纪 90 年代初，他在任上海市第一妇婴保健院院长兼上海市妇女保健所所长期间，在市卫生局妇儿处的大力支持下，在全国率先提出建立省市级产科多级管理网，以降低孕产妇死亡率；在全国，他着力推广母乳喂养，逐步取消传统医院对新生儿保暖用棉布或棉毯捆挷，仅头部外露，形似照明中的"蜡烛包"服式。

陈如钧执著地坚守在自己钟爱的医学岗位上，用心呵护每一位妇婴，人们称之为"妇婴的保护神"。

从医历程，"不思量，自难忘"

"我从医前半生的 30 年是在红房子妇产科医院度过的，从一粒极为平常的种子，在这片肥沃滋润的土地上发芽、开花、结果，把我培养成能承上启下的妇产科医师。提起这近 30 年在医院中遇到的人和事，就像提起我在家乡童年时的邻里间那些人和事那样亲切，真如苏东坡先生说的'不思量，自难忘'。"陈如钧感慨道。

陈如钧于 1955 年 4 月进入上海第一医学院妇产科医院工作，直至 1984 年 10 月，按组织分配调离至上海市第一妇婴保健院任院长。当红房子妇产科医院即将迎来 130 年华诞之际，陈如钧在情不自禁地回忆近 30 年的职业生涯时动情地说："红房子妇产科医院所培养的医师很有特点，主要反映在业务要求上。首先是理论与技术上要精益求精，尽量缩短医疗和病员愿望之间的差距。因为治病总是跟不上疾病的千变万化，所以要求医师多读书、多总结经验。其次，教学医院的医师既是医师又是教师，要把自己所学得的经验与教训，毫无保留地传授给他人。再次，工作上要认真负责。那时，医院既无 B 超又无宫腹腔镜检查，仅凭病员的主诉、体征和自己的双手检查作出判断，稍有疏忽就会误诊误治，这就要求换位思考，又快又省地为病员治好病。医院有不少院规，有些近乎严苛，比如，住院医师 24 小时值班制，每周只有星期天可以回家；有些是难以实现的，如除门急诊外，每周有一个半天不开刀，进行业务学习，主要是各科对一周中所诊治病例成功的经验和失败的教训，在科室或全院进行交流和讨论；要求医生们对整个妇产科，包括妇科、产科、计划生育科一专多能，还要有一些内外科的急诊治疗知识。"

王菊华、高秀惠老师逝世后，产科由陈如钧、张振钧和卓晶如 3 人负责，按次分管产房、休养室和门诊，由陈如钧负责总管。陈如钧和张振钧之间经常相互交流。令陈如钧印象最深的是有一天张振钧值产房，有一位产后出血休克的产妇，经治医师发现为阴道壁撕裂，经缝扎及压迫止血无效。张振钧上台后发现血自撕裂深部向上涌出，于是尽量向深部去寻找出血点。当时，该产妇已处于濒死状态，张振钧找到陈如钧协助。陈如钧洗手上台后检查，撕裂表面处无出血，偶然把撕裂处向外翻出时，见皱襞下有一活跃出血点，用卵圆钳钳夹后血止，随后暂停手术并快速输血，待血压上升后再进行缝扎止血，最后终于把该产妇抢救过来。这时，大家才终于松了一口气。

专业尽责，"0"和"100％"的逻辑关系

"视病人为亲人"，"假如我是病人，假如我自己躺在手术台上，你会是一种怎样的心情？你又会要求手术室工作人员怎么做？"陈如钧常常会这样教育身边医生和护士"换位思考"，设身置地地为病人着想。他常说："你多做一点，病人就舒适一点。"就这样，在他的言传身教下，妇产科的医护人员把一份份暖暖的温情，传递给了那些需要帮助的病人。

2001 年，家住江湾镇仁德路上的 26 岁的沈女士，不育，月经过多，痛经剧烈，重度贫血（血红蛋白仅 5.2 克），B 超显示子宫后壁有 $80 \times 80 \times 105mm$ 的大型腺肌症，在外断断续续治疗两年，都说生育无望。沈女士抱着一丝希望慕名来到医院找陈如钧。在耐心听完患者的病情介绍及看过以往的诊治经过后，陈如钧深知要达到治顽疾、保子宫、能生育这三方面的要求，难度确实是很大的，但并非无希望。陈如钧抚慰她说："我对医治你的疑难杂症有信心，不过你对自己战胜病魔也要有信心！"就这样，经过 8 个月的悉心治疗，沈女士终于怀孕了，陪同患者的母亲获悉喜讯后激动得热泪盈眶。陈如钧随后继续为她"保驾护航"，2003 年 8 月的一天，患者沈女士由陈如钧亲自做剖宫产手术，顺利分娩了一个 2750 克的男婴。如今，沈女士的儿子十多岁了，已经上小学。"饮水思源。我们全家人时常会说：是陈如钧给了我们幸福完整的三口之家。他是我家感激不尽的恩人啊！"

其实，临床上"一丝希望"往往相伴的是不小的风险，只要相互信任和沟通，梦想多半能实现，如果不积极努力，那一丝希望就变成了"0"；如果积极努力，一丝希望可以变成"100％"的成功。就是这样"0"和"100％"的逻辑关系，一直牵着陈如钧在医治疑难杂症的临床和研究中一路走下来。

20 世纪 80 年代，市卫生局妇儿处下达给市妇女保健所一项任务：要把产科作为重点，切实有效地降低孕产妇死亡率。作为市妇女保健所所长的陈如钧教授迅速行动起来，要求全市医院内一旦发生孕产妇死亡案例，都要叙述其发生和抢救的全过程并书面上报至市妇女保健所。他强调，要从死亡病例中看到问题所在，每一次的不幸都是一个"血泪"学习的开始。

陈如钧坚持每半年组织全市十几个产科专家开会学习，共同分析上报而来

的孕产妇死亡病例，发现症结所在。有一次，在不到半年的时间里，从各区县先后报来多例因宫外孕而死亡的病例。他立即召集全市大大小小产科主任一起开会，明确宫外孕诊疗上的注意事项。开设抢救的绿色通道，并与电视台联系，在"名医大会诊"节目中宣传，普及妇女的自我保护意识。

陈如钧在兼职上海市妇女保健所所长期间，建立了专家定期对每例孕产妇死亡原因的讨论，及时发现问题并向全市产科通报的多级管理制度。在职 10 年中，他一直担任上海市每年两次的孕产妇死亡病例专家评审组组长，对上海市产科质量的提升倾注了热情与心血。

良师益友，让众多年轻医者叹服

普及医学科学知识是陈如钧"学无止境，诲人不倦"的医学态度的组成部分。他十分重视对年轻医生的指导，从著文、讲课、编写教材，到门诊、病房，做好年轻医生面对面地传、帮、带工作。他参与编写恢复高考后第一版 1979 年的全国高校教材《妇产科学》；主编的《母乳喂养培训教材》、《妊娠合并症》、《不孕不育治疗学》，均为妇产科医师的业务参考书。

如今，83 岁高龄的陈如钧，依旧坚持阅读最新的国外文献，学习最新的医学知识。陈如钧"手把手"地教着成长中的年轻人，他会把国外文献中的"精华"复印分发给医生们，由青年医生定期在科室晨会上用中文扼要介绍，以加强外文学习，并结合临床病例情况加以分析点拨。许多人都有这样的经历：只要你去向陈如钧"取经"，他就会"引经据典"地把以前、现在国内外对此问题的看法、发展情况、临床应用等一股脑儿地全倒出来，反应速度、范围广度、新鲜程度堪比发达的互联网，让众多年轻医者自叹不如。

在"学无止境，诲人不倦"医学态度的背后，陈如钧更是不断强调着"实践"的重要性，这对于有着显著应用科学特点的临床医学来说尤为重要。他常说："看病不是简单地修理机器，医生不能做纯技术专家。不要只凭数字报告诊断开处方，要结合实际病情，悉心观察，尝试用学到的新理念解决临床中存在的实际问题，要把所学所会的知识技能毫无保留地传授给年轻医生们。"

在别人看来，很少有人像陈如钧这样辛劳：他勤勤恳恳地工作了几十年，做了一辈子的"值班医生"，到耄耋之年，还在惦记着接生，牵挂着产妇和婴儿……

陈如钧虽已退休，但凡医生打电话向他咨询有关临床疑难问题，他总是悉心地给予具体指导。有时，觉得情况不够清楚，他挂上电话便赶到医院，无论盛夏严冬、刮风下雨或是深更半夜。陈如钧还是习惯让医生把处理的结果告诉他，否则他会一夜睡不好。

这就是陈如钧，中青年医生信赖他、崇敬他，这种亦师亦友的关系源自他丰富的经验、高超的技术，还有他对病人无限的爱。1953 年在妇产科医院当实习医生的时候，陈如钧就深谙："病人是最好的老师"；成为著名专家后，他还是坚持"以患者为中心"。有患者这样评价他："他是心里想着病人，经过他的整治，会显得格外宽心、放心。"

（王珏、严伟明）

俞　瑾：
调控生命网络的"世界外婆"

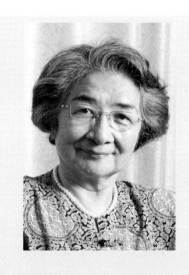

俞　瑾

教授、博士生导师，上海市名中医，国家级名中医。1955 年 8 月毕业于上海第一医学院本科后，在上海第一医学院附属妇产科医院工作。现任中国中西医结合学会妇产科专业委员会名誉主任、《生殖医学》常务编委，上海市坤泰女性健康中心主任等职。从事生殖内分泌学、中医学结合妇产科学的医教研，获国家、上海市及部级科技奖 27 次，国内外核心期刊及杂志发表论文 200 余篇，国内外获论文奖 14 次，在国内外出版专著 39 部。受到国内外病人的好评，有"世界外婆"之称。68 次受邀国外讲学和参加国际学术会议，具有广泛的国际影响力。2003年，提出"生命网络调控"学说。2007 年，成立俞瑾名老中医工作室。

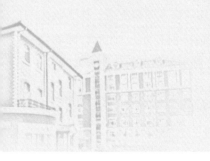

　　苏州城有户姓俞的医学世家，到民国时出了一位儿科医生名叫俞起华。他出身中医，但东渡扶桑学了西医，回国后与一名叫作姚志民的助产师结婚，在苏州开了一家华民医院。俞氏夫妇不仅医术高明，而且心地善良，救死扶伤无数，在苏州赫赫有名。1933年农历十月六日，俞家迎来了第一位女公子。俞起华为这个宝贝女儿取了个小名"倖"，希望她一生免除灾难，人生幸福。这位女公子长大后果然没有辜负父亲的期望，不仅实现了自己的人生精彩，为女人争了气，还为这世界上的女人带来了福音，她的"孙子孙女"遍布世界各地。她就是本文的主人公——俞瑾，她有一个很霸气的外号："世界外婆"。

她打开了中西医结合的大门

1938年，日本人攻占苏州，不愿出任伪卫生局局长的俞起华带着一家老小逃到上海。安顿下来后，俞瑾背着小木箱便上学去了。她聪明伶俐，功课特别好，亲戚们每每嘀咕"可惜倖官是个女孩，不然……"，母亲姚志民就会对她说："你一定要给女人争气！"

1955年，她从上海第一医学院毕业进入红房子医院。1958年，毛主席号召西医学习中医，俞瑾开始了为期两年半的中医学习，从此走上了中西医结合的道路。

1960年，俞瑾从父亲手抄的清朝医书《伤寒集注》中受到启发，在国内开中西医结合治疗多囊卵巢综合征（PCOS）的先河。她从《伤寒集注》中读到论"闭经"的一段文字："有湿痰占据胞胎者，其腹渐大，白带常来，饮食非如孕妇喜恶不常，且又无胎息可验，由其脾胃素虚，而生化之源为留饮窒塞，是以经血不行，肾阳不足，不能化气，而痰乃得占据胞胎。"她发现，这里描述的症状与多囊卵巢综合征相似。进而联想到多囊卵巢综合征的表现可能与"肾虚痰实"相关，因此想出补肾化痰之法。她就在临床上探索找出中药方，证明此方可以通过调节下丘脑—垂体—卵巢轴而促排卵，血泌乳素过高的无效患者则用补肾清肝的中药获效。经过不断选择而组方治疗，取得了86%的排卵率和47.4%的妊娠率。

80年代，日本东京菅井正朝教授从杂志上获知俞瑾这项研究后，作了临床验证并发表文章，将此方在日本生产，推出了"俞氏温补丸"。此后，随着物质生活的改善，肥胖者增加，PCOS病人也出现了胰岛素拮抗等代谢失常现象，俞瑾根据病人的临床表现，改变中医辨证为"益肾祛痰化瘀"，摸索出"天癸方"，获得了59.7%的排卵率和41.2%的妊娠率，高于国际上单独使用二甲双胍（20%）的临床效果。

1989 年在伦敦的国际多囊卵巢综合征研讨会上，国际 PCOS 学术界首次领会到中医的科学影响。主席库克（Cooke）教授的开场白是这样的："读了俞瑾论文的英文摘要后才知，比起国际上 1935 年斯坦（Stein）和利文撒尔（Leventhal）二位发现多囊卵巢综合征，中国早在 1450 年的清代对此病就已有描述和记载。"俞瑾及其团队的研究成果，终于使国内外生殖医学界逐渐形成共识——中西医结合正是解决多囊卵巢综合征这一复杂疾病的首选方案。

中西医结合，成为俞瑾在临床上的思维方式。对于 20 种急慢性妇产科疾病，俞瑾都要首先明确西医诊断，进行中医辨证论治，然后科学总结效果。20 世纪 90 年代初，俞瑾在用益肾清火的中药方"更年春"治疗更年期综合征中获得发现，经研究取得了中药方对于改善更年期综合征患者的精神、皮肤、骨质、肠道功能等方面的科学证据。

有着几千年历史的针灸疗法，由于缺乏科学试验的论证，一直游走于正规的医疗体系之外。中医记载针刺可以治疗月经失调、不孕，俞瑾就在农村和城市反复开展临床观察针刺是否能够促进排卵，发现有 30% 的可能性。于是就同何莲芳、黄登凯等教授一起研究针刺作用原理和其促排卵的机理，设想和进行了一系列临床规律及动物的研究，得出针刺主要是通过 β-内腓肽（β-EP）在下丘脑内不断释放后，GnRH 去抑制而促进排卵，并在现代医学中确立了雌二醇（E_2）水平能预测中枢 β-EP 水平的论点。不仅论证了针刺促排卵的疗效，还最终选出了青春期功能性子宫出血病为针刺促排卵的首先适应证，效果为 80%。

1997 年，俞瑾受美国国立卫生研究院（NIH）针刺听诊会邀请作有关针刺调节神经内分泌的报告，受到大会智囊团和千名参与医师的好评，促成了针灸进入美国医疗保险的步伐。2003 年，她又和美、意等国专家协作，对 1970 年从云南亲自访到的治痛经的中草药进行研究，联合完成了美国 NIH 的课题。俞瑾的工作被世界认可，她的努力，让中医走向世界。日本原东京帝大教授菅井正朝称赞她是"妇科中西医结合第一人"；协和医科大学国内外生殖内分泌学权威葛秦生则认为俞瑾是"打开中西医结合大门的人"。

她为医学狂

为什么俞瑾能够成为中西医结合"吃螃蟹"的第一人？

她是应组织要求去学中医，之后学中医的热潮退却，一片"中医怎么讲得清"的质疑声中，很多人回到了西医。俞瑾却坚持了自己的独立思考，因为在临床中她实实在在看到了中医的效果。她说，自己曾经有过埋怨领导不支持中西医结合的想法，但后来想，中西医结合是前人从未吃过的"螃蟹"，西医认为搞不清也是情理之中的，就逼着自己拿出科学证据来让大家认同。正是这股不服输的倔劲，使得俞瑾对探密中西医结合产生了更浓厚的兴趣及顽强的毅力。

俞瑾开始了疯狂学习。在她看来："要做最好的中西医结合，就一定要先掌握最好的西医和中医，再将中西医融合，这样你就能根据病人的治疗需要选择最好的综合疗法。中西医融合的疗效一定会大于单纯的中医或西医。"她一边利用休息日去上海第一医学院听基础课，自学生殖内分泌学、细胞亚结构和受体学、放射免疫学、免疫组织化学、分子生物学；一边啃古医书。那时候的古医书往往还没有经过点校整理，她就凭着自己的古文功底自己句读，一点点理解下来。她孜孜不倦地读书，无论是工作日还是节假日，无论是在家还是出差外地，保持着每晚读书到深夜的习惯和每星期读文献20篇的速度。她的家里就像个图书馆，除了书柜还是书柜。俞瑾到国外访问，对游览是没有兴趣的，她最喜欢在教授们的工作室内读书，在实验室里看实验、提问题。外国同行送她新书、杂志、新药盒和器械，是她最喜欢的，她统统带回医院。她还经常请国外的学者寄来许多新资料。被誉为"生殖内分泌学圣经"的《生殖内分泌学》，从20世纪80年代第一版开始，她每版必读。2012年，俞瑾80岁生日，从美国特意赶来的学生送她的生日礼物就是该书的第六版，当晚俞瑾就迫不及待地读多囊卵巢的章节，为此先生陈玉昆还笑她："到这把年纪了，读书还这样如饥似渴。"

俞瑾疯狂学习的另一个例子是学英语。她是40多岁才开始学英语的听和讲，她为此还特意参加了一个4个月的速成班。她背单词学语法，早上、中午、晚上，公交车、走在路上，一切时间，一切地点，她都可以用来学英语。她听坏了两台录音机。参加托福考试，取得上海市第二名的好成绩。之后，她就为来访的外国专家做口译。

俞瑾总说自己是"笨鸟先飞"，这无疑是她的谦逊之词，她是极其聪明的。随着丰富的实践与理论结合在头脑中不断增多、升华，她真正体会到了中医整体观、辨证观在医学中的指导意义，她学会了用科学微观的现代医学去充实中医学的宏观论。一句话，俞瑾把中西医学活了。

国学大师王国维对古今成就大事者有很精妙的评论。他说："古今之成大事业、大学问者必经过三种之境界。'昨夜西风凋碧树，独上高楼，望尽天涯路'，此第一境也。'衣带渐宽终不悔，为伊消得人憔悴'，此第二境也。'众里寻他千百度，蓦然回首，那人却在，灯火阑珊处'，此第三境也。"这三重境界，正迎合了俞瑾中西医结合的求索道路。坚韧如俞瑾，奋斗如俞瑾，能不成大事业、大学问吗？

她为天下妇女的健康而努力

70多年前，苏州某个小学学堂上，老师问大家的人生理想是什么。有个女孩的答案引来哄堂大笑。她说："要当医生，让世界上的人都不生病。"

这个女孩长大后，还是当上了医生。在她80岁的时候，儿子带她去杭州灵隐寺。扔币时，老人许愿要天下女人都健康，结果投中了，她很开心。

这两件事中的主人公都是俞瑾。

俞瑾说："小时候立志学医，是因为父母亲的影响太深了。我永远都会记得父亲深夜看书的样子，永远都记得父亲曾经一个晚上不睡觉，为一个小男孩找药。"

"那为什么要许愿让天下的女人都健康呢？"

"因为我从医的50多年中遇到许许多多的病人，我发现女人太苦了。"

1968年至1979年间，前后有5年的时间，俞瑾在青浦、江西、云南、西藏等地的医疗、医教队工作。在每一个地方，医院造反派都宣称俞瑾是被监督改造的对象，但是每个地方都评她一等奖，《江西日报》《云南日报》《西藏日报》都报道过她的事迹。俞瑾说这些都不是她在意的，社会最底层妇女的贫病生活让她震撼和内疚，自己所有的委屈也都没了。她要把自己的爱心奉献给她们，用自己的医术帮助她们解除病痛。

在西藏的两年，俞瑾说她整天忙得不得了。除了日常医疗巡回工作，她还要培养年轻藏族医生看门诊和接收手术病人，为当地妇女开展妇科病的普查、卫生知识的宣传，为赤脚医生开学习班授课。为了及时抢救病人，她还学会了骑马。她撰写了《关于西藏地区开展妇幼保健工作的报告》和《西藏林芝地区

296 名藏族妇女生理状况和妇科病的调查分析》分别呈交西藏自治区卫生局和林芝地区政府，受到有关领导的高度重视和赞扬。《关于西藏地区开展妇幼保健工作的报告》一文在《西藏医药》1978 年第 1 期刊登。

在采访中，俞瑾跟我们说了在西藏让她印象最深的一个病人。

"我见到这个妇女，是在猪圈里。因为她之前已经生活在猪圈 8 年了。她趴在那里，用呆滞的目光看着我。她为什么趴着？因为她的子宫脱坠，连肠子都脱出来了，没法站起来走。我马上去拿了肥皂、刷子和毛巾，让手下医生带她去浴室。过了一会，那个医师就回来了，说浴室嫌她脏，不让她进去。我很生气，让她带话给管浴室的领导，如果你们不收她，你们浴室的人以后都不要来找俞瑾看病，就这样进去洗了。洗了大半天，总算洗干净了。我把这个病人收在医院治了大半年。你们想，她趴了 8 年连路都不会走了，话也不太会说。半年以后，她开始能够走了。我真是开心啊！"

藏族妇女特别喜欢俞瑾，说俞瑾爱护女人，为女人解除病痛，对她们最好了。谁可曾想到，这样一位好医生，自己也是一名癌症病人，与癌相伴至今已有 28 个年头。1985 年，俞瑾发现自己得了肠癌，不理想的手术和并发症让她至今受尽折磨。那时她觉得自己的时间不多了，就拼命工作。1989 年，肠癌又转移到肺癌，手术很成功，却发生了当晚引流管阻塞、多次胸腔穿刺后心房颤动、胸膜明显增厚、肺叶向后粘连、气道不畅、血氧持续很低等后遗症。她说 28 年来充分体会了老、弱、病、残的滋味，但以毅力习以为常去对待，体会了所有病者的苦。她说："自己作为医生得了病，就能在病人就诊等等困难方面，多多体会医生应如何对待病人。"她说："老天让我活到今天，就是让我在人间多为女人做一些事情。"这是俞瑾与病魔抗争后的体会，心里满满的还是天下的妇女。

20 世纪 90 年代，她拒绝了美、德等大学的高职邀请，坚持留在国内。1997 年初，她又婉拒了中华医学会妇产科学会会长、资深院士宋鸿钊请她参加中国工程院院士评选的推荐。进入 21 世纪，年近 80 的俞瑾，从中西医结合到中西医融合的理念出发，开始建构了一个庞大的生命网络调控理论体系。

她提出了"生命网络调控"学说

何谓"生命网络调控"？俞瑾提出，人体是个复杂多变的大网络，体内各系统、器官、细分子等各自均存在自身部位的中、小、微网络，并与全身的大网络之间又有涟漪样的联系，其联系有赖各类受体、酶类、细胞因子、生长因子、微 RNA（microRNA）等物质及不同表达为中介节点，从而组成对人体内外的生命网络调控，其中，尤其是大脑，是最灵巧的调控网络，对内外一切改变最敏感。俞瑾认为，生病就是网络中某个主干的调控失常，并牵动了相关的其他健康或亚健康的网络部分。因此，中西医融合就是要把网络的主干和涟漪现象抓住，内外结合全面治疗。治疗除了在中、西医间择优而互补之外，更重视病人年龄、性别、种族、遗传因子及所处环境和精神的影响，身心兼治，还要为有利于今后的健康着想，并从病理中研究生理，从生理中推敲病理，提出如何防病和治病看法。

以生命网络调控思想指导的中西医融合医学，把中西医结合提高到了中西医融合医学的新高度。在"生命网络调控"思想指导下，俞瑾对多囊卵巢综合征、子宫内膜异位症、卵巢储备功能低下、疑难复杂性不孕症、牙周炎等多种疾病的诊疗方案进行了改进和验证，疗效明显提高。

针对多囊卵巢综合征，俞瑾提出，雄激素过高是 PCOS 患者生命网络中的失控主干，如遇上高血压、糖尿病家族史的遗传"土壤"就易出现高雄激素、高胰岛素现象。高雄激素、高胰岛素（如糖尿病）、肥胖是 PCOS 患者生命网络中主干失控后的"病三角"现象。2005 年，俞瑾在国内外首次正式提出将 PCOS 病人分类为雄激素过高型和高雄激素高胰岛素型。在治疗中，强调"人"的生命网络调控观点，得到稳定的 90％的排卵率和 76％的妊娠率，居国内外领先地位。根据此方案组成了中药复方坤泰 I 号和坤泰 II 号，辨证结合少量、短期的不同激素治疗和针刺治疗，病人全身症状如精神和体力状态、情绪、肥胖等现象均明显改善。俞瑾对 PCOS 做出的中医和西医之间的具体科学对话内容，受到国际高雄激素和 PCOS 学会前主任巴特·弗塞尔（Bart Fauser）的好评。目前，俞瑾正着手整理生命调控网络治疗 PCOS 的规律，将其标准化，接着以此为模式将其他病症的诊疗方式整理出来，并开发成软件。

又如以生命调控观改进了益气补肾化瘀治疗内异症的治法和方药，通过临床多次实践，发现除对治疗剧痛和防卵巢内模样囊肿长大有效外，妊娠率也明显提高到 80%，并得出以前列腺素为主干的神经精神—内分泌—免疫调节失控为本病要点。在其他各类卵巢储备功能低下的不孕病人中，在临床治疗中必须同时达到中医的微观化和西医的宏观化，对西药或激素同样创新性地以辨证观用药，注意中药和西医药的不足，使之互补、互促。

一位美国记者问俞瑾："你的生命网络调控观何时能成为教科书的主题呢?"她回答："三百年。因为从人类医学来讲，我感到有太多太多的新内容需要填补到这个最复杂的网络中去。需要几代人的努力来完善这个理论。"现在，虽然她的"生命网络调控"学说还没有进入教科书，但她的"孙子孙女"早已满天下——经她治疗而诞生的小生命遍及亚洲、美国、澳大利亚、法国、瑞典等。叫她"外婆"的孩子越来越多。俞瑾"世界外婆"的名头究竟是怎么来的呢? 这里面有一个故事。20 世纪 70 年代，样板戏《海港》剧团一个女钢琴手，得了卵巢内膜样囊肿，两个瘤子有 10 厘米大小，后经介绍找到俞瑾教授处用中药治疗，治疗 3 个月后，囊肿缩小了一半，第四个月就怀孕了，生了一个儿子，男孩 27 岁便成为英国皇家音乐学院教授，他说："我在中国有个外婆，没有外婆就没有我。"他就是当今古典音乐界三大华人小提琴演奏家之一的秦立巍先生，从此俞瑾"世界外婆"的名头不胫而走。世界外婆，果然够响亮! 够神气!

成立俞瑾工作室

俞瑾一直记得 1997 年葛秦生教授对她的关切："你真不容易! 打开了中西医结合的大门，如何做下去呢?"为了回答这个问题，她一边努力著书立说，一边把自己的理念变成活生生的经验传下去。她相信，生命网络调控论是一场医学上的革命，星星之火可以燎原，她把培育中的学生看成一颗颗火种。2011年，她回到红房子医院，成立俞瑾工作室。

两年来，每周四上午 10 点，不管刮风下雨，她都会准时出现在门诊三楼的工作室内为学生上课。她坚持仔细备课，从神经—内分泌—代谢网络到阴阳五行，从中医的君臣佐使到激素药物的使用，小到 microRNA，大到生命网络等等，无不倾囊相教，全心指导。因为术后并发症经常腹泻，俞瑾常常是服好止泻药再来给学生上课，她总是对学生说："我已经 80 岁了。我想把我 50 多年的看病经验传给你们。将来你们就可以站在我的肩膀上走得更远，更好地为病人看病。"

俞瑾总是亲自准备讲课内容，备课、做 PPT 到凌晨两点是家常便饭。学生心疼她眼睛不好，打字又慢，多次对她说："您写到纸上，PPT 我来帮您做。"俞瑾总是不答应。采访中，她向我们道出了其中的原委："我的这些学生，他们其实都很忙，又是病房又是门诊，家里也有很多事情要处理。我自己做 PPT，就可以为他们腾出一点时间来读书。"

俞瑾老师的精力充沛和做事效率是极其惊人的。几个学生都说"我们这些人的精力都远远不及她"。有一次，王莉医生跟着俞老师抄方子，发现有几味中药对子宫内膜异位症合并肠粘连的患者有很好的效果，俞瑾当时就对王莉说："你目前在研究子宫内膜异位症，这几味中药你可以做些实验研究，可能会有所发现。"当晚，王莉就收到了俞瑾老师的邮件，内容就是这几味中药的药理药化资料。

"社会上现在有不少浮躁，甚至弄虚作假的不良风气，不少人已经耐不下心来实实在在地学和干。有的刚学一点皮毛，就不愿深入，有的重复'盲人摸象'，自以为是，只说'把你的秘方给我'，就要自造'理论'，去'创新'了，离开了反复临床实践，怎么提高疗效？"俞瑾说。让她欣慰的是，她的学生们一直踏踏实实地跟她学。每周四下午，是学生们跟着俞老师看门诊的固定时间。王文君医生说，这种现场的跟诊信息量是非常大的，和听课完全不一样。俞瑾还鼓励推荐和帮助学生走出去参加学术研讨会和讲课，回来后仔细听他们的反馈，然后继续改进课题研究。导师的言传身教深深地影响了学生，无论寒暑假，他们的身边总是带着俞瑾老师嘱咐的学习资料。"世界上没有两个完全相同的病人，每个病人就是一个要实际解决的科研题目，所有病人就是我们的老师，没有病人，就没有我们的医生，要体谅每个病人，认真对待每个病人。""要像保护眼睛一样爱护病人的每一个卵泡，尤其对卵巢功能下降、卵巢早衰的患者，每一个卵泡都是病人的希望。"俞瑾的这些观点也深深刻在学生的心里，践行在他们的每一次问诊之中。

对于人生，俞瑾有自己的诠释："人生从春到夏，从秋到冬，循环往复，人生就像一本书，越读越有智慧；人生就像一支歌，越唱越有情调；人生就像一幅画，越看越有内涵；人生就像一坛酒，越喝越有味道……"我想起了两句诗，觉得是为俞瑾量身定制的——莫道桑榆晚，晚霞尚满天。

她的家庭真可爱

1958 年，在上海市中医研究班学习时，俞瑾与来自福建部队的陈玉昆认识、相爱并结婚。婚后分居 23 年，其间，俞瑾全力投入中西医结合的学习和工作，只探亲 4 次。在儿子陈向荣的印象里，他与母亲住在楼顶小阁楼，桌子上下、床下，全是母子俩的书。去云南地震救灾 3 个月，俞瑾把房门一锁，把儿子寄放到一个工人家。去西藏两年，她把儿子送去苏州外婆家。1982 年，陈玉昆抛开一切坚持转业回家，那时儿子已经复旦大学在读二年级。"全家得团圆，从此回家有饭吃，陋室变成三居室。"已是业内知名的电影制作人的陈向荣回忆小时候的艰苦生活，言语颇具喜感。

这个聚少离多的家庭，感情之好让人羡慕。陈玉昆是家里的主心骨，俞瑾是勤学低调的小媳妇。俞瑾是医院里人尽皆知的获奖专业户，对此丈夫陈玉昆一开始却一无所知，直到 2000 年搬家的时候，陈玉昆整理物什，翻出厚厚一叠奖状证书，就问俞瑾："你什么时候获那么多奖，怎么也不说一声。"俞瑾不以为然："这个有什么好告诉你的。"

丈夫和儿子，始终是俞瑾最坚强的后盾。在俞瑾学习工作初获成果的时候，他们全力支持她；在俞瑾身心疲惫的时候，他们力劝她退休；成立工作室带徒弟时，又全力支持她传帮带。陈向荣不无羡慕地说，"研究生是妈妈的宝贝"，可是又满怀敬意地表示："妈妈的满意，对我来说才是最大的肯定。"

俞瑾是家里的开心果。她爱唱歌跳舞，还会唱昆曲。2012 年 11 月 18 日，在自己 80 岁生日聚会上，俞瑾为在场的亲朋好友、世界各地飞来的学生代表唱了下面这首歌：

"我的家庭真可爱，美丽清洁又安详，儿孙亲友很和气，身体健康乐融融，虽然没有好花园，月季凤仙常飘香。虽然没有大厅堂，冬天温暖夏天凉。可爱的家庭哟，我不能离开你。你的恩惠比天长，you and me，in one world，we are family。"

俞瑾的故事怎么也说不完，俞瑾的人格魅力怎么也道不尽，但千言万语不及陈玉昆为老伴八十寿辰而作的《四季图》来得妥帖：

八十华诞八十秋，风霜雨雪喜乐忧。
冬去春来无休停，种瓜得瓜豆得豆。
从医终身为妇幼，中西融合创新路。
除病去疾有法理，多少优生落五洲。

（楼岚岚、王珏、钱俏红、曹琦、周丽蓉、王莉、王文君）

朱关珍：

两次援非的务实派院长

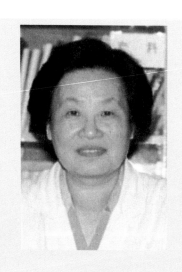

朱关珍

教授，硕士生导师。曾任上海红房子医院院长兼院学术委员会主任、全国中华医学会妇产科学会委员、上海中华医学会理事、《中国实用妇科与产科》顾问编委、《实用妇产科》编委、《现代妇产科进展》编委、国外医学妇产科分册常务编委、上海生物医学工程学会妇产科专业委员会副主任委员；享受国务院特殊津贴。擅长治疗妇科疑难杂症、妇科肿瘤、不孕症、子宫内膜异位症、月经失调等内分泌疾病、各种炎性疾病，生殖道畸形。她参加的"子宫颈癌的早期诊断及治疗"研究课题获卫生部科技进步二等奖、国家科技进步三等奖和国家教委科技成果推广二等奖；负责的国家自然科学基金课题"子宫内膜异位症的免疫学研究"获1998年上海医科大学科技成果奖和1999年南市区科技项目奖；负责的国家卫生部科学研究基金课题"应用阴道彩色多普勒介入性超声及血清铁蛋白诊断早期卵巢癌的研究"获1999年上海医科大学科技成果奖。主编或参与编写《妇产科应用多选题》、《妇科手术图解》等专著20部，以第一作者发表论文50余篇。

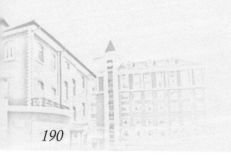

这是一位从历史中走来的老人，她悬壶济世半个世纪，她的目光洞彻未来。医者父母心，她怀揣着一颗为病人的心，努力把"红房子"打造成妇产科的顶级医院。她，就是上海红房子妇产科医院原院长朱关珍教授，百年医院的见证人和引领者之一。

而今，84 岁的朱关珍，仍精神矍铄，依然有着"休凭白发便呼翁，还我青春火样红"的神态。"红房子，因你而骄傲"——这是医院同仁对她的赞语。

术前沟通的工作范本

一位浙江定海籍的上海少女，最初是奉命学医，为医典古奥深邃所累，囫囵吞枣，心不在焉。最后收服她的，不是父亲的训斥和私塾先生的戒尺，而是一次（目击事件）：邻居一位小孩在爬树时不慎从树上跌倒在地，顿时手臂上鲜血直流，做医生的哥哥在他的伤口上敷上一把"铁扇散"，血顿时止住了。小关珍被哥哥的神奇医术迷住了。从此立志学医。

朱关珍 1929 年 10 月 20 日出生在上海。1954 年 8 月，她从上海第二医学院毕业后到仁济医院当一年实习医生，先后在妇产科、内科、外科、小儿科、五官科实习。在这里，朱关珍第一次目睹了苏联先进的医学技术，如电睡眠疗法、封闭疗法和无痛分娩法等，功效非常明显。1955 年 11 月，朱关珍怀揣梦想进入上海第一医学院附属妇产科医院任住院医师。朱关珍至今坚持和怀念红房子妇产科医院的传统——工作严谨、定期查房、讨论病情和及时开会。她说："那时，我们每周保证半天的学习时间，由主任医生挨个查房和讨论病情，而且每月还会有月报会，总结疑难杂症和经验教训。"

朱关珍对查房是极其重视的，坚持每天查房两次，还叮嘱青年医生："多查几次房，一来有助于掌握患者的病情动态，二来可以嘱咐病人及其家属注意事项，消除她们的担忧和困扰。"每次查房，朱关珍都耐心仔细地听取床位医生汇报病史，亲自做检查，询问患者的不适，并向年轻医生提问，了解医疗最新进展，完成高质量的教学查房。不管当天手术多晚结束，她都要巡视病人，亲自查看各项监护指标，以确保病房医疗安全。她的查房极为严肃，铁面无私，提问尖锐，穷追不放，迫使年轻医生将不懂的东西记忆深刻，永生难忘。有一次，一个术后的病人已经完成拆线，即将出院，但在朱关珍查房时，发现患者伤口附近的胶布上的污迹没有擦干净，于是严厉地批评道："这种小事都不注意做好，病人怎么放心在你们手下开刀呢？！"通过这件事，全院举一反三，敲响了警钟。

朱关珍与病人家属的术前沟通，堪称"医生谈话工作范本"。术前术后，她都与患者耐心交流，解除病人思想上的不安与困惑。朱关珍时常教导青年医师："临床医生仅仅精于医技是远远不够的，学会与患者良好沟通比手术更重要。"她一直希望自己与病人沟通好一点，能为病人多消除一点痛苦。她的病人都称赞朱关珍有"极强的亲和力和信赖感"。有一位病人在感谢信中说："朱医生高超精湛的医术和高尚的医德令人敬佩。她甜美的微笑和爽朗的性格，为我们患者增添了安心与信心。"

"好医生应该用百分之一的希望为病人换回百分之百的幸福！"朱关珍是这样说的，也是这样做的。医院经常有家庭困难、外地来沪的病人或患上恶性肿瘤的病人来求诊，她总是有求必应，尽早安排病人手术，从来不考虑自己。一些朋友和同事不解地问她："你这样没日没夜的拼命工作图个啥？"朱关珍毫不含糊地回答："一切为了拯救危重病人的生命！"

一个医生能够为解除病人的痛苦而将个人利益置之度外，这已经超出技术能涵盖的层面。朱关珍在临床工作中几十年如一日，以病人疾苦为重，急病人之所急，痛病人之所痛，以高度负责精益求精的作风使无数危重病患获得了新生。

在朱关珍担任红房子医院院长的七年任期里，一直坚持严格的制度执行和科室管理，重视危重病人讨论、病人的术前小结等工作，以保证科室的临床业务质量。当时，朱关珍要求各科室向她汇报每个月的医疗数据统计结果，尤其是病人的住院率、治愈率、床位利用率和切口感染率等，把关十分严格，一旦有纰漏即会严厉纠正。在红房子医院的百年历史上，朱关珍院长为医院制度和管理工作的完善立下了汗马功劳。

两次援非的医界楷模

两次援助非洲的医疗卫生事业，对朱关珍来说都是人生的考验。不仅考验着她的医术，更考验着她的人文精神和医德情操。面对每一次考验，朱关珍都毫不含糊地递交了出色的答卷。

1967 年 10 月至 1970 年 1 月，朱关珍教授参加了中国援助索马里医疗队。在两年多时间里，她共修补生殖道瘘管 32 次，以精湛的医术为祖国赢得了荣誉。

索马里是一个炎热的国家。朱关珍在日记中这样写道：

> "天气炎热，全年干旱少雨，我们在两年多的时间里，记得有一次共飘了五分钟的霏霏细雨。在那里，一天中大部分时间太阳就在头顶上，人站在地上看不见自己的影子。地面温度极高，达到 60℃，把鸡蛋放在沙滩上，一会功夫就会烫熟。而室内温度达 40℃，且湿度大，让人受不了。每个房间只配备一台电扇。中国医生每天固定 8 次冲凉：餐前、餐后、班前、班后、睡觉前后都得冲一次澡。"

朱关珍所在的索马里南部城市摩加迪沙贝纳迪尔妇产儿医院，是一所综合性医院，共有 200 张床位。"初到索马里时，医院里的工作量很大，大家都很忙碌，加上刚到一个新的大陆，新的国家，不同的语言，不同的文化，不同的习惯，一切都是新的，大家对什么都感到新鲜。因此，时间过得很快，日子很容易打发。但是，随着时间的推移，慢慢地，医疗队的生活就变得越来越单调。白天尚好，因为有工作，但是晚饭后一直到睡觉前这一段的时间很长，很难打发。在援助索马里医疗队两年多的日子里，医生们无论工作怎样辛苦，天气怎样炎热，都没有怨言，都可以承受。但是我们面临最大的问题是非洲距离祖国遥远，远离亲人，通讯不便，加之业余生活十分匮乏，因此大家普遍感到寂寞。1969 年父亲病逝，噩耗传来，因工作需要只能坚守工作岗位，直至完成援外医疗任务回国。"朱关珍坦诚地说。

朱关珍和其他三位中国医生一起组成了妇产科工作组。她们克服各种困难，在平凡的援外工作中做出了不平凡的成绩。尤其是朱关珍数次成功抢救完全性子宫破裂，保全产妇生育能力的事迹，在当地传为佳话。

有一次，朱关珍接班查房的过程中发现了一名年仅 19 岁的产妇，因宫缩住院待产，该产妇第一胎是行剖宫产术分娩的，此次是第二次妊娠。产妇虽然

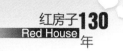

神志清醒，但产程出现停滞，出现持续性阴道出血，胎心消失。凭借多年临床经验，朱关珍立即判断为先兆子宫破裂，决定对该产妇马上行剖腹探查术。产妇在麻醉诱导期间，出现血压下降，脉搏加快等症状，朱关珍意识到这很可能是大量失血引起的休克，她用娴熟的手术技巧，以最快的速度打开病人腹腔，发现产妇腹腔内已大量积血，子宫前壁裂开了一个巨大的十字形口子，胎儿完全进入了腹腔，并已死亡，情况万分紧急。对此，朱关珍一方面镇静地积极抗休克止血救治；另一方面叫人召集妇产科工作组的医生到场，协同抢救。在娩出胎儿顺利剥离胎盘后，朱关珍又面临了另一个更为致命的难题，那就是如何处理产妇破裂的子宫。按惯例，严重的子宫破裂，难以控制的出血，需要切除患者子宫。索马里的妇女都生育多胎子女，家庭也以多子为荣，一旦行子宫切除术，产妇将丧失生育能力，要背负相当大的心理压力。但如果不切除子宫，当时病人处于生死一线的危急时刻，缝合如此破裂的子宫难度极大，随时可能再次大出血，导致产妇死亡。而且即使手术中保留了子宫，术后发生产后出血和感染的风险也极大。队友们都建议切除子宫，朱关珍权衡利弊后最后还是决定承担风险，毅然为病人缝合破裂的子宫。由于子宫破裂严重，胎儿并由此进入腹腔，使手术进行得相当艰苦。朱关珍采用了国内非常少见的连续褥式包埋法缝合子宫破口。这种方法止血效果好但难度高，朱关珍一共用去了十几根缝线，持续数个小时，当止好最后一个出血点、关好病人腹腔时，周围所有医护人员都由衷地竖起大拇指，称赞她敢于承担风险的高尚医德。

1977 年 1 月，朱关珍再次远离祖国和亲人，远涉重洋赴非洲参加为期两年零四个月的中国卫生部派遣援助多哥的医疗队。

第一年，朱关珍在多哥北方一个区级综合性医院。当地医院没有妇产科医生，中国医疗队中仅朱关珍一人是妇产科医生，因此，邻近各区的医院都将妇产科的疑难急诊转到朱关珍所在的医院。因此，朱关珍经常得日以继夜地在急诊室工作。

有一个星期天上午，医院转诊过来一个患小儿麻痹症有骨盆严重倾斜的初产妇，宫口开 4 厘米，宫缩紧，必须立即进行剖腹产手术。当这个产妇刚准备好推至手术室时，又有一个急诊产妇从其他区医院转诊过来，胎儿是横位，宫缩紧，宫口开 2 厘米，也需急诊剖腹产。一对二，怎么办呢？朱关珍只能从一个手术室忙碌到另一个手术室，直至两个准妈妈分别安全顺利产下两个可爱的宝宝。两位准妈妈抱着皮肤红红的新生儿，喜极而泣："是中国医生带给了我和宝宝新的生命！"

由于产科不能限定分娩时间只能在白天，因此晚上急诊也很多，朱关珍常常是日夜"连轴转"。有一次，她30个小时里没合过眼，一共做了四个剖腹产手术、一个宫外孕手术。

第二年，朱关珍调到地处多哥南方的多哥总医院分院工作。这里没有产科，晚上没急诊，所以工作较以前有规律了。朱关珍在多哥做了大小手术逾1300例，门诊逾14000人次。与此同时，朱关珍不忘培养和带教当地医务人员，给"洋弟子"讲解和传授剖腹产和全子宫切除、会阴切开缝合、臀部助产、胎头吸引、流产刮宫等手术。另外，朱关珍还对多哥贝宁大学医疗系的女学生作短期临床辅导，也为针灸麻醉学习班作局部麻醉剖腹产的讲课。

朱关珍就是这样一位有着精湛的技术和高度的责任心、全心全意为病患服务的好医生，她不仅在中多两国人民的心中浇灌出了友谊之花，更以其出色的工作赢得了领导和同仁的高度赞誉。

硕果累累的"智慧树"

桃李不言，下自成蹊。朱关珍的弟子说："我们感觉她像一棵智慧树，硕果累累，惠及的不仅是患者，更是我们这些学生。"从朱老师身上，弟子学到的不仅是医学知识和技能，更多的是做人和行医之道。

朱关珍的弟子常才，从1987年到2005年在"红房子"度过了18年时光。从默默无闻的学生、小医生逐渐成长为能够支撑一片天、带领一批人、从事一个领域的大医生，导师朱关珍是他始终不能忘记的："她在我事业入门和起步时期，为我指明方向；在我遇到坎坷的时候，会伸出温暖而又有力的手扶我一把；在我成功之时，又时刻提醒：'道路的漫长，目前的成功仅仅是前进道路中的一个驿站，医学科学需要不断的攀越，成功的果实一定会一个比一个大，一个比一个甜。但医学科学的研究绝不是传送带，你站在原地需要的成果会传送到自己面前；学医意味着需要不断攀高才能获得。'5年的研究生生活改变了我的一生，为我以后的事业、生活提供了足够的营养和能力；而这些改变是导师无私、耐心的教育和培养的结果，为我留下了难以磨灭的印记。"

刚进入医院时，朱关珍就为常才制定详细的临床工作培训计划，要求他在1至2年的时间里了解妇产科常见疾病的诊疗常规，更多地完成常见疾病的初步诊疗工作。"这还需要1至2年的时间吗？把妇产科诊疗常规书背熟、记牢，随时可以应付考核。作为一名大学毕业生，背是学习的基本功吧？但是半年后的一件事情彻底改变了我当初的想法。"

有一个60岁的老太太前来就诊，主述"2天前有少量阴道出血"。按诊疗常规，我作了妇科检查，没有发现问题，出血已经停止，阴道内未见血迹存在，处理时让患者去作诊断性刮宫。当时朱教授正好在门诊，看到我的处理后，马上教育我说："从诊疗常规看，你的处理能说得过去。但应该清楚诊断性刮宫是一种有创检查，应该是最后的一步，检查需要一步步地深入。妇科检查可以排除阴道出血；宫颈刮片可以排除宫颈病变；盆腔内的病变如何排除，可以首选利用各种影像学检查，因为这些方法相对创伤小。如果发现宫腔内有异常，再诊断性刮宫可能更好。"简单的病例分析和清晰的处理思路，使我一下子明白"常规"的执行有一定的原则，临床诊疗过程的千变万化需要医生具备丰富知识、合理分析和灵活选择各种处理技术。

在攻读研究生学位的后3年中，朱关珍为常才设计了妇科各种手术技术和诊疗设备的掌握和熟练应用的培训。当时，朱关珍作为医院的院长，在全面负责医院医教研工作之余，还利用有限的时间亲自带领学生完成各种妇科手术，从简单的附件单纯切除术、囊肿剥除术，到恶性肿瘤的广泛全子宫切除附加盆腔淋巴清扫术、外阴癌的广泛手术，并教会学生应用腹腔镜、宫腔镜和阴道镜等内镜检查诊断和治疗技术。"经过5年不到的临床培训，在导师的精心呵护和培养下，我从一个只有书本理论知识的毛头小伙，成长为能利用书本中学习的理论知识指导临床工作和实践的年轻医师。"常才说。

平时，朱关珍不仅在临床技能培训中给予带教学生无私的指教，更在科研思路、设计和工作中给予他们巨大的帮助。她坦诚地说："研究生培养的一个重要任务，就是侧重他们研究思路的形成和科研课题设计以及实施。在指导学生毕业科研的设计中，导师不仅仅是制定课题，而更多的是引导自主的科研设计思路，帮助他们在临床工作中寻找和发现问题，根据理论知识设计解决问题的方法；通过科学研究找出最佳解决方案，最终再应用到临床日常工作中，为学生们以后的科研工作奠定了良好的基础。"

常才完成的第一篇学术论文，从资料整理到分析，朱关珍都用启发式教育方法，指导他完成论文的撰写。"对我影响最深的，而且成为我以后教育我的学生典范的是导师对论文修改中的一丝不苟精神。论文前后共修改达 11 次，在没有电脑的时代，11 次的论文修改意味着 11 次书写。从老师的 11 次修改中，我看到了恩师的学术风范、渊博的专业知识、深厚的文学功底、耐心细致的精神和对培养学生的热情。其中，导师对论文的修改从一个字、一个标点符号开始，到每一个用处、每一句话的表达和每一个数据的来源等，充分反映了导师在科研中严谨、认真、求实的精神。经过 11 次修改后，文章非常顺利地在学术刊物上发表。通过这一篇论文的撰写，我从导师那里学会许许多多的无形知识，成为自己后来工作、科研、教育学术的基石。"常才谈起当年的事，言语和神情间仍然对导师充满感佩。

如今，常才也肩负起带教研究生的使命。他说，每次与自己的学生交流学习心得时，都会让他想起当年恩师朱关珍教授的一件件往事，而他将尽自己的全部力量，让朱教授的宝贵经验、学术智慧和人格精神代代相传。

（常才、严伟明）

唐吉父：
闻名遐迩的"唐氏妇科"创造者

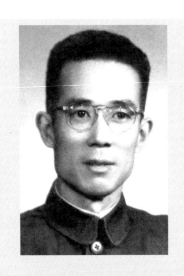

唐吉父 （1903—1986）

字桔庐，号吉甫。浙江湖州人，教授。1919年师从湖州名医朱古愚。1924年来沪行医。建国前，曾在中国医学院及新中国医学院任教。1952年集资创办上海老闸区第一联合诊疗服务社。1956年任上海第一医学院附属妇产科医院中医师，1978年任中医科主任，1980年晋升教授。唐吉父教授先后从事内、外、妇、儿各科，尤以妇科为特长。中医学术造诣颇深，熔众家之长于一炉，积60余年的临床经验，形成自己妇科特长。建国后，历任中华全国医学会理事、中华全国中医学会上海分会常务理事、上海中医学会妇科委员会主任、《中国医学百科全书·中医妇科学》编委、《上海中医药》编委等职。撰写论文10余篇，其中《女子以肝为先天初探》及《子宫内膜异位症辨证论治》分获1980年上海市重大科技成果二等奖及三等奖。

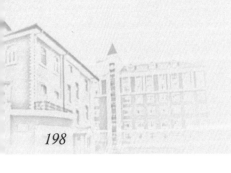

唐吉父的故事很神。所谓"起死回生"、"枯木逢春"类的评价，在他的医路生涯里早已

不是什么新鲜的词儿了。他先后从事内、外、妇、儿各科，尤以妇科为特长。他缔造了上海四大妇科流派之一"唐氏妇科"。

他的故事很长。他从山村走来，向中国乃至世界医学先进水平的高地走去。前面是艰辛坎坷，身后紧紧相随的是鲜花、荣誉和辉煌。

与高超的医术相比，朴实无华却是唐吉父最真实的写照。用"宛如寻常一首歌"来形容再恰当不过了。

潜心中医，开创"唐氏学派"

1903 年 10 月初，唐吉父出生在浙江湖州东门外长超乡的山村，那天恰逢兔年的中秋，唐吉父的父母因民间"玉兔捣药"的说法对他寄予了厚望。1908 年，年满 5 岁的唐吉父开始了求学生涯，进私塾学习整整十年，而后改学中医。

1919 年的春天，年仅 16 岁的唐吉父师从湖州城内女科名医朱古愚，走上仲景"勤求古训，博采众方"的治学从医之路。"有用于世者，莫如医！"在恩师教诲下，唐吉父很快就能熟背《药性赋》、《汤头歌诀》等多种医著；博览《黄帝内经》、《本草纲目》、《千金要方》等诸家经典，吸收岐黄精髓；尤其对《金匮要略》、《伤寒论》、《医宗金鉴》和《证治要诀》精于研究。当时唐吉父还随师待医，深得恩师的真传，不仅熟悉各种中草药性味、功能、炮制，而且经过朝夕钻研，学识经验益趋臻湛，自 19 岁起就能独立应诊治病，悬壶乡里。

1922 年秋天，从师学习三年半毕业后，还不满 20 岁的唐吉父回到家乡，独立开设私人中药铺，为缺医少药的山村村民服务。

1924 年秋天，苏浙两省军阀发生齐卢之战，湖州被卷入战区。加上国民党政府忙于发动内战，难民、溃兵大批涌来湖州，散兵游勇随意闯入民家骚扰，唐吉父为了避难，只能背井离乡辗转上海开业行医。唐吉父在上海滩曾经是一位叱咤风云的人物。由于医术精湛，得到许多国民党权贵的赏识，其中就有同乡兼好友陈果夫、陈立夫两兄弟。凭借着自己的医术，唐吉父担任过中国医学院妇科教授、国民党卫生部中医委员等职。

唐吉父集资创办上海老闸区第一联合诊疗服务社。1956 年 6 月，他正式接受聘请到上海第一医学院附属妇产科医院从事中医妇科工作，开创中医科及开展中西医结合工作。

唐吉父治学严谨，实事求是，"认认真真从医，安分守己做人"是他一生的真实写照。唐吉父临床实践经验丰富，对内、外、妇、儿各科都有丰富的从医经验，尤其擅长中医妇科。他善于研究历代文献，吸收各家学说，再结合自己的经验和理念，熔诸家、诸科之长于一炉，故为自己题字"桔庐"。唐吉父凭借深厚的中医造诣，终成一代名家，而他一手开创的"唐氏学派"也成为上海四大妇科流派之一。

辨证施治，建树"唐氏临证"

唐吉父曾任中华全国中医学会理事、中华全国中医学会上海分会常务理事、上海市中医学会名誉顾问、上海中医学会妇科学术委员会主任、《中国医学百科全书·中医妇科》编委、《上海中医学》编委等职。撰写论文《漫谈女子以肝为先天的体会》、《经前期紧张综合征辨证论治》、《中医治疗子宫内膜异位征的临床实践》、《闭经证治》、《金匮妇人篇释文》、《唐吉父教授医案医话》、《压敏型麝香痛经膏》、《西学中的中医学教材》、《中医妇科教材》《发热病的辨论治》、《中医中药治疗功能性子宫出血》、《唐吉父医案—医话》、《"金匮要略"妇科衍义》、《柴胡在妇科临床的应用》和《中医妇科常用验方录》等10余篇。其中，《漫谈女子以肝为先天的体会》及《经前期紧张综合征辨证论治》为唐吉父一生立说的精华，获1980年中西医结合科技成果二等奖；《女子以肝为先天初探》和《子宫内膜异位症辨证论治》分获1980年上海市重大科技成果二等奖及三等奖。唐吉父开创的"唐氏学派"通过临床证明，摸索出了许多建树不凡的医学成果，其中最为重要的当数以肝为先治疗妇科和经前期紧张症的辨证施治。

以肝为先治疗妇科病，从肝着手，应用调肝养血法治疗妇科病的临床经验总结及中医理论得以进一步的升华。在此基础上唐吉父进一步提出了直接治肝法与间接治肝法。直接治肝法贯彻"辛以散之，阴以养之，血以濡之"的原则。他发明的"唐氏临证"认为，肝气郁结者当以辛散而理其用，使肝气得以疏泄，如柴胡、薄荷之类；肝经躁急者当以甘味以缓急，如甘草、芍药、五味子、小麦、木瓜之类；肝藏血不足，当以酸甘养体，滋养柔和之药，如当归、白芍、女贞子、旱莲草之类。间接治肝法是利用肝与其他脏器之间相互影响和联系，并抓住其主要方面进行治疗。如扶土抑木，治肝先实脾；养胃柔肝，子令母实；滋水涵木，母健子壮；清金制木，保肺治肝等。目的环绕一个肝字，用此观点指导临床治疗经前期综合征、脏躁病、百合病、月经失调等病均获得满意疗效。

此外，唐吉父对经前期紧张症辨证施治的经验在国内外也独树一帜。他认为，经前期紧张症是妇科的一个常见病、多发病，不受年龄限制，青春期、更年期均有出现，特别在不孕妇女中发病率最高。该病所表现的症状，主要在精神意识方面。医学妇科文献中虽无这种病名，但有类似的症状描写，散见于各个疾病中间，例如东汉张仲景所著的《金匮》妇人病脉篇中，就有类似的记载："妇人脏躁，喜悲伤欲哭，象如神灵所作，数欠伸，甘麦大枣汤主之。"近代医家用甘麦大枣汤治疗精神症状及心脾不足之经前期紧张症，均得到一定的疗效。

唐代著名医学家孙思邈在《大医精诚》中写道："有医者读方三年，便谓天下无病可治；及治病三年，乃知天下无方可用。"说的是天下没有现成的方剂，理论需要与实践相结合。唐吉父由此得到启发，认识到中医传统知识不能因循守旧，而应有继承、有扬弃、有发展。唐教授的"唐氏临证"正是中医理论与临床实践相结合的产物，不仅服务于广大的病患，也为他日后的中西医结合研究提供了坚实的基础。

中西医结合，培养名医遍天下

红房子医院早先并没有单独的中医科室，通常只有西医治疗欠佳的病例，中医才介入诊断。后来，越来越多通过西医手段解决不了的病例，在唐吉父这里得到治疗和痊愈，中医的作用逐渐得到院方的重视。经过细致筹划和不懈努力，唐吉父向医院申请开设了中医科，以独立的科室建制，直接面向初诊病人。

1958 年，为了响应毛主席关于要发掘中国医药学宝库的号召，老院长王淑贞教授在院务会议上决定："在红房子妇产科医院内开办西学中培训班，由唐吉父教授亲自讲课、带教学生。"从此，全院掀起了西医学习中医的热潮，并率先建立了中医门诊、中医药房和中药库，继而组织妇产科西医医师系统地跟有经验的老中医拜师学习。

唐吉父由衷地说，在红房子医院工作时期，是他一生最美好的时光。他感激医院领导的信任和支持，为中医妇科的发展创设了一个如此好的平台，为中西医结合打开的新的大门。他感慨地说："美国、日本、韩国等都在加大力度研究我们的中医。目前西方国家已有很多家植物药研究机构，德国、澳大利亚的药品管理部门甚至已开始来我国对中药进行考察。老祖宗传下来的岐黄术，可不能让外国人抢在了我们的前面啊！"

对于中西医的区别，唐吉父有自己的独到见解："两千多年来，中医学始终一贯地沿着自己的理论体系和实践途径前进。尽管西方医学昌明盛行，而中医学仍然久盛不衰，卓然独立，竞秀于当今世界。""西医药是地地道道的现代医药，但现代化未必是大众化，更非理想化。现代医药从根本上看依然是'疾病医疗'，就病而治，往往忽略了'病人'这一主体。因此，继承和创新，进一步弘扬中医药事业，已经成为每一个中医药从业者的崇高和神圣的责任。"唐吉父认为，祖国的医学源远流长，是中华民族的优秀文化之瑰宝，也是世界科学史上的璀璨明珠，历来为世人瞩目。在祖国医学发展的长河中，古今名家辈出，中医药在保障人民健康和华夏昌盛方面发挥了独特作用，作出了杰出的贡献。也正如此，中医学被认为是中华民族的三大国粹之一。著名社会学家田森还将中医药学称作"我国的第五大发明"。

由于当时的红房子医院刚成立中医科，人少力薄，西医力量较为厚实，唐吉父借着"发扬祖国医学关键是西学中"的东风，努力承担起"西学中"的教学任务。没有教材自己编，没有人员相互找，并且善于组织大家学习中医理论及临床实践辨证论治的规律，深入浅出地为大家传授中医知识，积极做好传、帮、带工作，以提高大家的中医理论及辨证论治水平。同时，书写具有中医特色的脉案，提高临床疗效。

唐吉父的中西医实践与教学主要可以分为三个方面。

其一，要学医先学会做人。

"教育学生学医先学会做人，教导学生为人之道，为医之道"。唐吉父对学生语重心长地说："中医师要先学孙思邈《大医精诚》一书。这本书是我们中医师做人的一面镜子和榜样。""只有学会做人，才能学会做个称职的医生。"

唐吉父是这样说的，也是这样做的。"唐教授对待病员认真负责，几十年

202

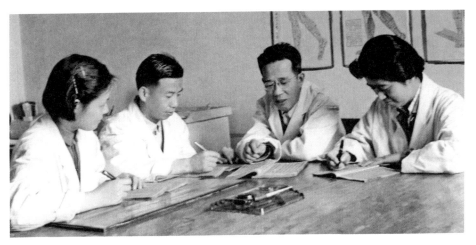

20世纪50年代，唐吉父与医生们讨论病史。

如一日地为病员精心治疗。在他眼里只有病人，没有贵贱之分；医生以德为重，才能对医技精益求精。做人方面，要善待病人，要有仁爱之心，仁德之情。他身传言教，对待病人热情主动、耐心细致，急病人之急，痛病人之痛；看门诊、查病房，全院会诊，不管任何时候，不管多忙多累，都始终如一地对待病人。他身为名医，毫无架子，平易近人；对待同事和蔼可亲，对待学生诲人不倦。他对任何人，均以长者的身份加以关心爱护，深受广大病人、同事和学生们的爱戴和称道。"他的"关门徒弟"毛秋芝副教授如是说。

其二，医术来源于实践。

唐吉父对临床工作发自内心地热爱，他说："我最愉快的事情就是见病人。"他叮嘱学生，一定不能脱离临床，因为临床是不断发展的，只坐在书斋里搞研究，是要落后的。"医生有良庸之分，庸医者只求一知半解，懂了些皮毛就认为了不起，对医理并不清楚，即半瓶水叮咚；良医博览群书，不拘泥于本本，结合临床，古为今用。"他还经常告诫学生："应用典籍时要灵活，要如水随器，如风从于阵，才能举一反三。然而，这也不是一朝一夕、一蹴而就的，要有刻苦钻研的精神，要经得起时间考验和磨练，耐得住寂寞。'医师不是医匠'，要精通医经、医理，重视中医基本理论的研究和探讨，对中医的理论知识要做到'熟'、'博'、'活'三个字。熟能生巧，博览群书，融会贯通，通常达变，圆机活法。临床上病症多变，治病决无一成不变的方药。要仔细耐心、认真地听取

203

病人主述，如实记录病史，结合望闻问切，见微知著，做到无病防病，有病治病，有变则纠，及早阻断截流，防治结合等。"

对此，唐吉父总是言传身教、身体力行，他在诊治中最多的问话是："服药后有什么反应？""好在哪里，不好在哪里？"

"特别是不好的反应更要说，引导病人要真实反映病情。这是对医生最好的帮助，不要在医生面前不敢讲。他对病人是这样，对我们学生教学也认真负责。即使经过'文革'大动乱后，身心受到严重摧残、年高体弱多病的唐吉父教授也毫不动摇他对祖国、对中医事业的坚定信念，一如既往地忘我工作，坚持带教学生，并关怀年青一代中医师的成长。他坚持在家里授课交流。虽然这一切已经是数十年前的事，但迄今我们仍然记忆犹新。"唐吉父的众多弟子回忆说。

其三，中西医并重，不可偏废。

首先，注重中医内部的各科贯通。唐教授在临床诊断的时候主张大小方脉、中医各科"一理以贯之"的思想。他说："妇科是个小科，但小科不小，因为人体是一个完整的整体。作为一个妇科医生，除了研究妇科这门专业外，还要学习内科、外科的常见病症，作为借鉴。这样可以开阔思路，举一反三，触类旁通，灵活运用，获得画龙点睛的功能。"唐吉父本人所开的妇科经方，很多正是从传统深厚的内科经方发展、化用而来的。

其次，学习其他医院的中医经验。唐吉父当年特地安排年轻医生到华山医院跟随名老中医盛梦仙、姜春华教授抄方，带领科内的医生参加上海医科大学中医学组学术活动，聆听内、外、妇、儿各科前辈的丰富临床经验，以及中医知识的传授，感受丰富而活跃的学术氛围，对妇产科医院中医科年轻医生的成长帮助很大。

同时，还需注重辨证论治中"同病异治、异病同治"的原则以求得更有效的配方。不能以证套方或以方套证，只可采用西医的检查手段以补充中医望、闻、问、切的不足。子宫内膜异位症从瘀论治就是个很好的例子。唐教授认为，子宫内膜异位症盆腔肿块是由血液离经瘀积于盆腔局部而成，根据中医瘀血形成的机理，将本症分为寒凝瘀阻、气虚血瘀、气滞血瘀、积瘀化热等不同类型。在祛瘀时，又不可忽视寒热虚实之分。

最后，要吸收西医的诊治手段。唐吉父要求他的学生向西医老师学习，用"拿来主义"的方法将现代医学诊治手段为中医服务，如妇科检查、基础体温、阴道脱落细胞检查和内分泌检测等。他说："这些东西是我们中医望、闻、问、切四诊的延伸，是从宏观进入微观的一个进步，是西为中用的很好方法，应用掌握对我们诊治疾病会有很大帮助。"唐吉父极力主张年轻医生要做到辨病辨证结合。他说："这里的病有两个含义：一是指中医的病，如癥瘕、痛经、百合、脏躁等病；二是指西医的病，如子宫内膜异位症、经前期综合征等，辨病辨证的结合，能帮助我们总结疗效、寻找规律，等等。"

唐教授在教学方面想得很多，孜孜不倦，谆谆教导；而他的学生铭记老师教导，刻苦钻研，努力工作。他的"开门弟子"是上海市第一人民医院的中医科主任叶朗清教授；"关门徒弟"是复旦大学附属妇产科医院中医、中西医结合科的毛秋芝副教授；中间有曹静安、李超荆、高秀惠、俞瑾、曹玲仙、郭焕如、张振钧、邓川兰、王一成和杨群贤等教授。唐吉父的学生遍布上海各个医院中医科，不少人拥有"全国名中医"、"上海市名中医"等头衔。

"夙兴夜寐，与疾病赛跑"

"夙兴夜寐，与疾病赛跑"，是唐吉父中医理论中的最高境界。他曾经强调指出：研究中医中药要与时俱进，要善于与疾病赛跑。

1983 年一个冬天的夜晚，唐吉父在家中接到医院电话："医院急诊室有一个阴道大出血的女病人，速来会诊！"他当即迅速披衣起身，迎着凛冽的寒风，赶到医院，医生、患者和家属，充满焦急，手足无措。

原来这位从扬州来的 28 岁的病人，结婚不到一年，婚后一直月经淋漓不尽，先后在当地医院和上海其他医院行宫腔诊刮术，都诊断为"子宫内膜增生过长"。唐吉父细细察看后，稍一思索，诊断为"子宫内膜腺癌I级，累及颈管腺体和间质"。然后，收入医院准备进行手术治疗。术前，病房主任考虑到病人年轻、未生育过，慎重起见建议病人家属带着切片到其他医院会诊一下。患者家属从某医院会诊回来匆匆赶到红房子医院中医科，见面时满面怒容地对唐吉父说："你诊断错了，某医院说不是癌。"

见此情景，唐吉父让患者家属把会诊报告拿给自己看，上面写的是"子宫内膜复杂型增生过长"。唐吉父当即提议病人家属再去一妇婴或上海市第六人民医院妇产科病理会诊，并告诉他："从切片看，癌已不是早期，不能用药物保守治疗，一定要手术。"家属听从了建议，去了一妇婴、国际和平妇幼保健院和上海市第六人民医院，均得到"子宫内膜癌"的诊断报告。此时，家属急于想手术了，但病房主任医师却不同意，认为："某医院的报告'不是癌'，病员那么年轻，又未生育过，我们不能手术。否则后果承担不起，除非某医院更正报告。"这下，家属又找到红房子医院中医科，要唐吉父帮忙与病房医师联系，让病人手术。看着病人无助的目光，无奈之下，唐吉父从中协调，最后让患者在红房子医院进行了广泛全子宫＋双附件＋盆腔淋巴结清扫术。术后病理报告称："子宫内膜角化腺癌广泛累及颈管，向下达宫颈鳞状上皮下。"

病人出院前，由其丈夫陪着来到唐吉父的中医科，下跪并磕头说："感谢唐吉父教授救了她。"唐吉父很受触动："我只是尽了医师的职责，虽然中间病人有误解，但最后还是如此感恩。在行医的过程中，我们少一点杂念，把最大限度地保障病人的健康和生命作为当医师的准则，可能医患纠纷会少一些。"

一位跨国公司的女总裁阴部患皮肤癌，前后 6 年，走遍了大半个中国，没治好沉疴，唐吉父仅用了 3 个月就治愈了她的病。

一位来自台湾的病人，患宫颈微偏腺癌，命若游丝，当地医院嘱咐其家属准备后事。经过唐吉父一个冬季的治疗。这个垂危者竟迈着轻快的脚步上班去了。

......

60 多年来，唐吉父凭着顽强的毅力，不断攻克医学难题，创造出一个个生命奇迹。他治愈了海内外一大批疑难杂症和绝症患者。她们"起死回生"后激动地对唐吉父说："唐医生，您有什么要求尽管讲，我们一定回报您。"

"我个人在国内生活得很好。你们真要回报我，就请到上海来投资吧！"唐吉父认真地说。于是，唐吉父就成了海外一批女企业家与上海"结缘"、投资落户的"红娘"。

已故的国民党元老陈立夫曾在文章中评价："唐吉父医生的功德不仅使大陆的患者受益，也已跨过海峡，泽及宝岛上的女同胞患者。"他在给唐吉父的来信中说："在服您开的汤药和丸药处方之前，我在家中常备氧气罐 3 个，并经常轮流使用。自 12 月服您药之后，氧气罐已经成为多余的了。因为我的心脏闷堵现象已基本消失。"在紧接着的另一封信中，陈立夫这样写："唐医生，我的几位老朽自从吃了您开的处方的药，在健康方面大有起色，来自海外的一些朋友也对您的医术和医德赞不绝口。'学通岐黄，杏园精英'；弘扬中华医学的民间大使，您是当之无愧了。"

"我想，如果够资格，我还真乐意做这样的'民间大使'和'红娘'哩！"唐吉父风趣地笑着说。

耄耋之年的唐吉父还清晰地记得自己年轻的时候，恩师朱古愚给他讲扁鹊的故事：扁鹊起死回生的高明医术家喻户晓。当魏文王问他谁是当今杏林第一人时，扁鹊却回答："是我的兄长扁鸿。"理由是："我能治愈皇上已患的病症，但我兄长扁鸿能让未患病的人不生病。"唐吉父认为，有了病后再找医生，医生能给的帮助已经很有限。即使真有神医，对一些沉疴往往也是爱莫能助。所以，提倡与疾病赛跑的"治未病"，很有意义。我们需要扁鹊，更需要扁鸿，从"扁鹊"到"扁鸿"，是当今世界医学发展的大趋势，也是我们每一个人都应该树立和践行的健康观念。

虽然唐吉父离开人间迄今已有 27 年了，但他留下的中医学的"唐氏妇科"学术思想将继续发扬光大。

（许钧、严伟明）

赵 充：
优秀，是一种习惯

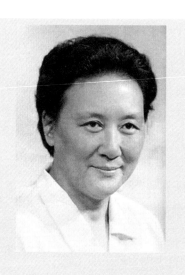

赵 充

上海松江人，1955 年毕业于沈阳中国医科大学，主任医师，1962 年起从事妇产科病理工作，曾任病理科副主任。制造胎盘动静脉及毛细血管襻的注塑成型标本，探讨胎盘小叶构造与分析，设计胎盘巨检简图及标记规范，首次报道了胎盘巨细胞病毒感染的病例，参与编撰《妇产科病理学》。

采访赵充是在一个秋天的午后，记者到中山医院的病房时，赵充已早早穿戴整齐，端坐在病床边的轮椅上，面前的小翻桌上摊开着她的记事本，把要说的故事逐条做好了记录。年过八旬的赵充，皮肤光洁，少生华发，虽因疾病而行动不便，但她的思路依旧清晰，思想与时俱进。如一株老而弥香的梅花，在她身上，幽幽散发着老一辈妇产科学者的认真严谨，和一代爱国知识分子的襟抱与情怀。

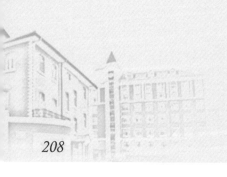

"位卑未敢忘忧国"

1955 年，赵充从中国医科大学毕业，进上海第一医学院妇产科医院成为一名年轻的住院医生，几乎没有什么人知道，她是中国公路与市政工程的泰斗、旧上海最后一任市长赵祖康先生的女儿。

"我父亲对我影响很大。"赵充说。赵祖康先生是著名的爱国人士和社会活动家，自幼受岳飞、文天祥等爱国英雄事迹熏陶。为了抵抗日军对中国的侵略，20 世纪 30 年代，他主持筑建的公路在神州大地上绵延数万公里，成为中华民族坚持抗战的运输大动脉；中华人民共和国成立前，作为国民党上海市政府工务局局长，他联络中共地下党，留在上海迎接解放，为爱国统一战线和解放后的社会主义现代化建设做了大量工作。"那是 1949 年，我已经取得美国大学的全额奖学金。我父亲问我，你要买船票吗？我就说，不，我跟你一起留下来。那一年我 20 岁。"风华正茂的赵充，决心以父亲为榜样，留下来迎接新中国的成立，在祖国的土地上施展自己的才能和抱负。

放弃出国深造的机会之后，赵充以北京地区第一名的成绩考入清华大学。但入学不久，为了追求革命，她又毅然离开清华，投向沈阳的中国医科大学。赵充的选择让身边的同学都感到吃惊，然而于她却再自然不过。她说："位卑未敢忘忧国。"在每一个矢志从医的爱国青年心目中，当时的中国医科大学是一块圣地——那是中国共产党创建的第一所医科院校，1931 年创建于江西瑞金，后随红军长征到达陕北。赵充心中那颗爱国主义的种子，在这样一所政治坚定、肩负新中国历史使命的医科学校生根发芽。她立志救死扶伤，为共产主义事业奋斗到底。

从胎盘病理学到围产儿死亡原因研究

在进入上海第一医学院妇产科医院之初，赵充从事过几年的临床工作。但由于住院医生的工作非常辛苦，而赵充的身体一贯不好，所以在 1962 年，她转到病理科工作，脱离了临床。

上海第一医学院妇产科医院的病理科始建于上海西门妇孺医院时代，经过多年发展，已经有完整的建制和完善的工作流程。赵充加入病理科时，胎盘病理学正处于上升状态。当时陆湘云医生分管产科，就让赵充主管胎盘病理学的研究分析。在 20 世纪 60 年代初期，胎盘病理学的研究还非常薄弱，医学界连胎盘跟胎儿的血液循环是一个还是两个系统都搞不清楚，存在很多争论，所以赵充的很多工作都是从最基础的做起。关于这个学科整体情况的介绍、解剖、生理特性，乃至于学术命名，许多都是由她一点一滴地摸索、翻译、创立出来的，在中国胎盘病理学史上可算是一位拓荒者。

赵充曾经用真实胎盘塑注胎盘血管造型、制作标本模型，这个方法是她的认真独创，在学术界也是屈指可数的。做胎盘标本模型，难就难在要模拟胎盘中真实的血液循环的压力。赵充就用旧血压表改装模拟，蚀刻出来的模型是立体的，真实的，做出来以后就一直摆在医院标本陈列室进门最显眼的位置，无数医学院学生和临床医生通过对它的观摩得到学习和启发。赵充认为，胎盘病理学的研究是一项极有意义的工作："胎盘的血液循环比人体的血液循环还要复杂，因为它是母胎两者的。把这个搞清楚了，很多问题也就迎刃而解了。"后来"上海第一医学院妇产科医院"举办了我国第一届妇产科病理学习班，开始向全国介绍胎盘病理学这一新创立的学科。当时正处在"文革"后期，赵充本人也还在病假之中，但她仍在杜心谷医生的安排下参与编撰教科书、举办讲座，默默地为学科的发展做了许多工作，受到学员的认可与赞赏。

"我的梦想是从胎盘病理学的研究，扩展到建立围产儿死亡原因的综合分析体系，包括多方面、多学科、多技术、多层次的体系。"因此，赵充在病理科从事的第二项重要工作，就是关于围产儿死亡原因的研究。在第一届全国围产医学学术会议上，她的论文获奖后，《中华妇产科》马上予以刊登，其他省市的杂志也加以转载。这篇《围产儿死因的 APC 综合分析法研究》，其中 A 就是病理（Autopsy），P 就是胎盘（Placenta），C 就是临床（Clinical），把怀孕过程、分娩过程、胎儿和母体之间的循环、尸体解剖直接得到的结果都综合连接起来，成为一个立体的概念，这在当时是建立了一个了不起的研究框架。但是因为"文革"，赵充不得不中止她的工作。"所以我说我做的事情没什么可谈的，实在是微不足道，等于只是开拓了一些领土给年轻人。"赵充谦逊地说。

事实上，赵充所做的是这个学科大量基础性的、细致入微的工作，梳理文献、保存标本，看上去十分琐碎，却实实在在地在为后人铺路，为学科奠基。

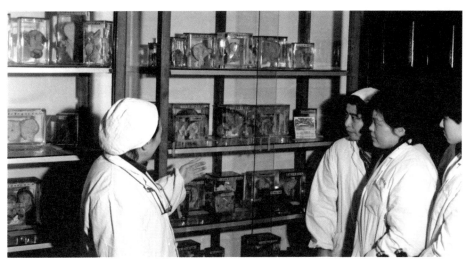

20 世纪 70 年代，赵充为病理科同事上课。

为了一心一意搞好工作，远离业务以外的任何纷扰，赵充不愿担当任何行政职务："他们让我做主任，我一直坚决不肯，我只想做具体的工作。后来实在拗不过，就做了一年主任，然后推荐了一位接班。"当别的医生都在忙着开会、写论文、出成果时，赵充却埋头于病理科的基本建设。比方说，在标本的保存中，小标本容易打翻，里面的组织就会流失，她就亲自指导工人，在标本台边上做一个小的凸起的边，有效地解决了这一问题。赵充说："我做这些基础工作，就是为后人创造一点条件，因为大家都在忙着更重要的事情。"至今，病理科仍完好地保留有 20 世纪 30 年代的标本，学科的传承脉络井然有序。大量的标本和病理资料不仅促进了科学研究，也保证了医院的医疗质量，一代代妇产科学者和临床医生均受惠于此。妇产科医院的病理科能发展到今天，成为国内最具规模的妇产科专科病理学科，赵充功不可没。

"江山代有才人出"

听赵充缓缓地讲述着她所亲历的妇产科医院的人和事，如同 130 年的历史画卷在面前徐徐展开。在她用来备忘的记事本上，没有记录自己的成就，却有着许多光辉显赫的名字：王淑贞、郑怀美、袁耀萼、张惜阴、李超荆……赵充说，她至今难忘这些老专家、老教授的点滴故事，她们仁慈优雅，风度翩翩，

211

从她们身上，可以看到当年西门妇孺医院的风貌。

"文革"十年，使得医院的科研、教学工作几乎完全中断。拨乱反正以后，赵充仍在病中，先翻译了一本小册子，叫《子宫内膜异位症》。这本小册子出版后，年轻医生都把它当作学习英语的教材，一时洛阳纸贵。接下来，她就接受杜心谷教授的安排，在家养病的同时撰写我国第一本《妇产科病理学》的"胎盘"部分。后来又翻译了英文原版《胎盘病理学》，这是该书的第一个中文译本。此后，她把俄文版的教科书也拿来翻译，又业余学习德语，研读并翻译德文版。当时王淑贞院长在重病之中，赵充把她翻译的原稿拿给王院长看，王院长特别关心，经常打电话来询问赵充这本书的进展如何，出版有什么问题。"王院长在'文革'中吃了不少苦，虽然那时候已经给她平反，但她病情已经很严重，一天要请三班护士照看。换了别人，这时候肯定已经自顾不暇，但王院长一直很关心学科发展，前沿的东西，希望能抢在前面出版。虽然由于种种原因，这个书还是不能出，后来由协和的林巧稚她们抢先了一步，但是我能深深感受到王院长对学科发展的关心和远见。"谈起这些妇产科学史上丰碑式的学者专家，赵充的语气充满钦佩。老一辈红房子人为医院的发展奉献了青春和热情，虽然曾经饱受磨难，虽然已离开了工作岗位，却时刻心系红房子的未来。王淑贞院长她们是这样，而赵充本人也是如此。

"从早期的西门妇孺医院，到新中国成立、改革开放前一个严谨的学术型的医学院，到改革开放后第三产业大发展，管理发挥越来越重要作用的今天，我们医院的三个阶段各有特色，各有长处，应该继承发扬历史上的优良传统，把各个时期的优点汇集在一起。现在红房子医院已经走上这条正确的路了，风华正茂。希望她一天更比一天好。"赵充由衷地说。

走过80年的风风雨雨，回顾往事，赵充显得格外平静和坦然。"受到'文革'的影响，包括我在内，好多人都得不到发展。在这个变革的时代，难免有得不到发展的人。但是我们医院也输送了好多人出去，都发展得很好，江山代有才人出，我真是很欣慰。"展望未来，年迈的赵充仍然如她年轻时一样纯粹，以忧国忧民的知识分子的情怀关注家国和世界。她说，最近围产儿死亡率和畸形发生率又升高了。"提个不成熟的意见，如果红房子医院能够恢复妇孺对象，可能更有利于发展。把相当一部分新生儿儿科扩展起来，吸收儿科医院负荷不了的病患，不仅发挥了复旦这样的综合性大学的优势，跟上海现代服务业发展的布局也相应，恐怕比单纯的妇产科医院要更有发展前途一点。"她说这话的时候，语气坚定，神情高远。自从她选择从医之路，几十年来从未停止对学科发展的关注和对医院未来的思索。"我从小受到爱国主义的影响，总有些不切实际的想法，觉得事情总有急于做的和长远考虑的。资本主义追求利润最大化，这点我始终想不通，这不就变成唯利是图了吗？我觉得恐怕讲效率最大化更好一点。长远利益和眼前利益结合起来，大家努力，应该会越走越好。"

对于赵充而言，优秀是一种习惯。她的思想格局和宏大眼界，与她特殊的家庭和教育背景有关，更与她所经历的中华民族的百年坎坷关系至深。可以说，独特的阅历以及强烈的为民为国奉献终生的使命感，是她不断前行的主要动力。纵观妇产科医院 130 年的历史，不乏像赵充这样的理想主义者，将自身对救死扶伤的医学事业的追求，置于整个民族国家的现实需要和未来发展，她们的选择值得我们尊重，而她们的智慧与风采也将沉淀为红房子医院的宝贵精神财富，留给后人以深刻的启迪。

（熊捷、杨丹）

丁爱华：
宫颈疾病防治的探路者

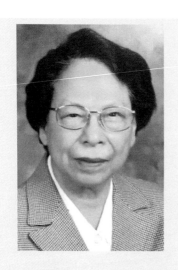

丁爱华

生于上海，原籍浙江绍兴。1956年毕业于上海第二医学院医学系。上海医科大学妇产科医院教授、硕士生导师、激光室主任，中华医学会激光学会常委，上海医学会激光学会副主任，中国光学学会上海激光学会理事，《中国激光医学》编委，《中国光电医学》副主编，九三学社上海市妇委会委员。擅长治疗癌前病变和多种原因引起的外阴疾病，以及宫腔镜下诊治宫腔疾病。70年代开拓激光在中国妇产科的应用，1978年分别获上海市和卫生部重大科技成果奖。参加"固有荧光诊断宫颈癌的方法研究"获1988年国家科委发明奖四等奖；参加"宫颈癌早期诊断和治疗的研究"分别获1988年卫生部和1989年国家科委的科学技术进步奖二等和三等奖，1992年参加"国家科委科技成果推广"获二等奖。1996年参加国家科委八五攻关"固有荧光研究"项目获优秀奖。撰写和参与论文80余篇（50篇为第一作者），有专著14本（其中主写2本），获专业技术奖15次（其中6次为国家级），表彰荣誉证书7次，曾获得国务院特殊津贴。

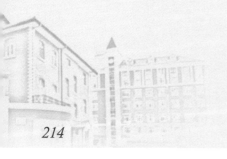

　　红房子医院宫颈科的创始人、宫颈疾病防治和激光技术引进的先驱者——丁爱华，深受红房子精神的影响，在老一辈的言传身教和潜移默化之下，为这份神圣的事业奉献了全部的心血和青春。在大师的光芒之下，她像一颗星辰，虽默默无闻，却勤恳耕耘，无私地发光发热，为妇女的健康、为妇产科的事业作出了杰出的贡献。

宫颈癌防治：从"普查"到"普治"

　　20世纪70年代初，丁爱华响应国家"预防为主"方针的号召，带领一支防癌普查小分队，毅然走出医院大门，把自己最充沛的精力投入上山下乡运动中，深入街道、工厂、农村，宣传预防宫颈癌知识，为宫颈癌病人解除痛苦（当时宫颈癌的发病率和死亡率居首位）。在人们印象中，医生总是穿着一尘不染的白大褂，开刀、查病房、看门诊，下基层、下农村搞基础性的普查，这在医院是很不起眼的工作。当时已经是主治医师的丁爱华，却主动揽下了这份看似不起眼却艰苦的工作。

　　"我决定去做预防为主的工作，主要有三个因素：党的政策是一个启发，国家宣传的'预防为主'是针对各种疾病的，我想我们妇产科也应该积极响应；第二就是领导的动员；还有就是病人的期望。"丁爱华曾管过专门收治宫颈癌患者的病房，接触了太多的早、中、晚期宫颈癌病人，深刻地体会到晚期癌病人的痛苦和无助。这些病人的死亡，用三个词形容是"烂死、臭死、痛死"，情况非常凄惨，令人十分痛心。宫颈癌倘若早期发现，及早治疗是完全可以治愈的；中期也可以通过治疗减轻痛苦，慢慢恢复；可一旦到了晚期，往往就束手无策了。有经验的妇产科医生都知道，治疗宫颈癌最好的方法，就是早发现、早诊断、早治疗。那么，由谁来"早发现"呢？宫颈癌早期症状是不明显的，出现症状到医院里来看病的妇女，查出来都已经是中晚期了。"所以我们的想法是，医院组织成立一个十个人左右的普查小分队，从南市区开始，一点点摸索，铺开去查。这些全是免费的，我们思想也很简单，就是要发现早期的病人，及早给她们治疗。"在丁爱华心中，关心病人是第一位的。

　　小分队下基层遇到的一大难题是，老百姓不配合，不肯参加普查。一个原因是不重视，另一个原因则是难为情。丁爱华性格低调，不爱张扬，但她为了这件事，亲自到工厂街道、田间地头做了大量宣讲和动员。她要让广大妇女明白普查对于健康的重要性，要让这件有意义的事得到当地领导的关注和支持，要让服务于普查的基层工作人员充分理解自身付出的价值所在。

丁爱华当时还要学习做大报告，她反复讲了一个故事，听者无不动容。"一个妇女得了宫颈癌，已经晚期了，丈夫为了给她治病，早出晚归拼命赚钱。家里三个孩子，最大的女孩只有八九岁，非常懂事，每天给妈妈洗尿布，尿布散发恶臭，家里三间屋都能闻到。她痛得不堪忍受，又怕影响家人，就捏咬自己以分散痛苦，搞得体无完肤。后来觉得拖下去不行，就跟小孩讲要乖，带好弟弟妹妹，又让老公身体当心，说我不能帮你了。当时她已经走不动，就趁家人不注意，慢慢自己爬出去，爬到湖里自杀了。"丁爱华体会病人的痛苦，每讲一遍，自己都会红了眼眶。"我们医院宫颈癌的病房管得最严，因为一不当心就会有病人跳楼自杀。晚期癌实在太痛苦，到最后也没有什么办法。"

丁爱华讲的故事震撼了妇女们，丁爱华的执著和真诚更使她们受到感染，渐渐地，前来参加普查的人越来越多，其中甚至不乏七八十岁的老人。五六年间，丁爱华以身作则，带领全队艰苦奋斗，不辞劳苦，不计较个人得失，进行了五十余万人次的普查普治工作，并培训了大批基层医务人员和赤脚医生，创建了肿瘤防治网的雏形，对妇女病的一般预防和宫颈癌的预防起了明显的效果。拿唐家湾街道来说，初查时是宫颈癌发病率最高的地区，但三年后，消灭了晚期癌，五年后，消灭了早期癌，连癌前不典型增生病例也没有了。这个成绩是很突出的，证实了防癌工作的重要性，这一成绩也使红房子医院在全国会议上得到褒奖，该街道的赤脚医生代表也光荣地参加了北京全国科学大会。红房子医院派出的普查小分队，在群众中信誉高、服务好，很受欢迎，丁爱华带着医护人员下乡，人民群众有时敲锣打鼓来迎接。"有时下农村我们乘坐运货卡车回医院，一路上尘土飞扬，大家都弄得'灰毛女'似的，虽是好笑，却也愉快。"丁爱华回忆多年前的情景，仍难掩笑意，"那时候大家拼命工作，非常团结，整天很开心。其实也没有钱，但我们心思都很单纯，不叫全心全意，至少是尽职尽责。"

宫颈疾病普查工作从无到有，范围从试点到普及，几年来的发展令人欣慰。最早成立普查小分队的时候，只有丁爱华一个医生；后来越来越多的医生加入进来，工作得以大面积铺开，发展成为普查普治小分队。除了发现癌症送往医院之外，炎症、息肉等当时可以手术的，当场就采取治疗。丁爱华说："这么多年我们的努力，就是要普及一种观念——肿瘤应该消灭在萌芽状态。"如今，妇科肿瘤的普查和防治工作已经成为共识，在丁爱华之后，这项工作有越来越多后来人接班，造福了千千万万的妇女。

引进和探索激光疗法

1974 年，丁爱华在上海听了一场关于"激光医学"的报告。用激光来治疗肿瘤，这在当时是非常先进的技术。这一技术启发了丁爱华，既然肿瘤可以治疗，那对妇科癌前病变是不是也同样有效？当时她就想到要为红房子医院引进激光新技术开拓应用于妇产科领域，争用先进的方法提高妇女病的防治水平。

当时，丁爱华所在的宫颈科是一个很小的科室，经费很少。激光器刚上市，十分昂贵，需 1.23 万元一台，而医院只能支持拨款 200 元，上医也只拨款 500元，杯水车薪，仍无法购置。丁爱华只得借助研究所的机器开展探索，她笑称为"借鸡生蛋"。因所治病员多，随访的也多，常将 506 号的走廊和楼梯挤满。一次正逢市领导来考察，听取了情况汇报，随即肯定了红房子的防癌工作方向正确，特批了一台激光器。这对大家很是鼓舞。当时的口号是"有条件要干，没条件创造条件也要干"，经过不断努力，丁爱华创建了激光室。运用激光新技术，探索性地做了许多妇科疾病治疗，包括激光照射治疗外阴瘙痒、宫颈炎、伤口感染等等，效果十分明显。产科方面，丁爱华根据古代医书上关于针灸至阴穴可转胎位的记载，尝试用激光刺激产妇足上的至阴穴，临床上做了 600 多例，能有效地转正胎位，也做了对照，证明没有副作用。更加前沿的还有诊断方面的探索，宫颈科与医疗仪器研究所的课题参加合作，发明了一个光谱分析癌测定法，通过观察变化的谱段，就能诊断早期宫颈癌，这一成果获得了国家科委发明类四等奖。

科研需要大胆尝试，更需要严谨的实验。当时条件艰苦，人手少，也没有空间，丁爱华就领着科室里的同事，到中科院生理所动物房自己养老鼠、养兔子，在动物身上做了大量的医学实验："我们拿激光照射兔子，至少要观察三代，小兔子、妈妈兔子、外婆兔子，几代观察下来没有不良影响，才在人的身上做。"动物的交配有一定的时间，实验期间，丁爱华和同事们日以继夜、废寝忘食地工作。丁爱华笑着说："探索是很有魅力的，大家也不知道怎么就那么拼命。也不想到自己，也没有考虑钱，也不考虑得奖。"

经过不懈努力，到20世纪80年代中期，红房子医院已拥有各类品种的激光器多台，逐渐探索出可治疗的妇产科病种，不断进行科学实验，探索有效地机理，保证其应用的安全性，为临床应用奠定基础。当时很多文章报道此事，硕果累累，在妇产科学界，红房子的激光应用技术多年来居同行领先地位，在世界上也颇有影响。

谈到这些成绩，丁爱华谦虚地说："这些都是七八十年代的历史条件下做的粗浅的尝试，好像用小米加步枪打仗，与今日现代化武器飞机大炮导弹核武器无法比拟。当时可算是一点贡献，现在已经不起眼了，即或算一点，也是科室内老同事们齐心协力做成的，绝不是个人所能做到的。"然而科学探索正是如此，因为站在巨人的肩膀上，一代又一代后来人才能不断攀登更高峰。

建立和巩固特色门诊

20世纪80年代后，丁爱华除完成医院和协作单位的研究课题、担任各项教学任务、参加国际和全国性学术会议之外，还重点主持建立和巩固了几个特色门诊。

宫颈门诊从20世纪70年代中期已开始设立，历史悠久，工作量一直很大。当时为了配合普查普治工作，将查出的异常涂片用四角活检法确定诊断，落实治疗；查出为单纯宫颈炎的，则安排药物治疗。药物治疗欠满意，又没有仪器，丁爱华就探索用自行设计的铜头经酒精灯加热以后，用于宫颈炎治疗，称"铜熨"。以后发展到用简单的电熨、双极电熨、冷冻、激光、波姆、微波等方法治疗，后来发展为更先进的利普术。

阴道镜门诊在20世纪80年代中后期，也有了快速的发展。在应用阴道镜诊断之前，都是盲目地做宫颈活检，检出率低。科室需要发展更为直观的阴道镜，又苦于没有经费，丁爱华就自己想办法，与医疗仪器研究所合作，拼出一个阴道镜样机用于诊断，这在当时也很实用的。不止是阴道镜，宫颈科创立初期遇到的种种经费困难，丁爱华都是采用协作课题的方法巧妙解决："由于红房子的优越条件是病人多，人家信得过，而且我们有专职人员，厂方也愿意和我们合作，所以各种机器都能引进来。"

宫腔镜门诊落脚宫颈科，起因也是这一新生科室的创新探索，即当时设想把激光的光导纤维通过宫腔镜引入宫腔内进行治疗。早先医院应用的是不合适的充气的宫腔镜。当时宫颈科已争取到一些课题经费，丁爱华就用经费购置了一台能用液体膨宫的国产宫腔镜，把科室的小房间消毒好，就在那里展开探索。充水宫腔镜的好处是可在门诊进行，比较安全，病人无需住院。首先熟悉了诊断，之后试疏通输卵管治疗不孕症效果令人满意，才进而探索将激光的光导纤维引入宫腔内，从而去除息肉，分离宫腔粘连，去除小肌瘤，去除内膜治疗月经过多等。后来科学发展迅速，这一技术又被更先进的双极电刀替代，但正是由于丁爱华等人早期的勤奋探索，使得宫腔镜门诊的诊治工作快速发展，成为一项必不可少的方法。

除此之外，丁爱华主持建立的还有外阴疾病门诊、激光门诊等，经过多年实践，大大提高了红房子对妇科常见病的诊疗水平，很受病员的欢迎。如今，小小的宫颈科名声大振。当年买不起国产仪器的边缘学科，已经拥有大批最先进的进口仪器；原先墙内开花墙外香的科研探索，已经为医院赢得了十分可观的经济效益和社会效益。

红房子精神代代传

丁爱华自述道："回顾几十年来，不知不觉，默默无闻地将度过平凡的一生。无大起大落的经历，仅不偏离正面对我的宣传和教育影响，如中小学时代启蒙老师的教导，不忘记'严以律己，宽以待人'的做人道理，大学时代和工作以后的时期，不忘记共产党的路线政策指引下，学习全心全意救死扶伤的精神，参加九三民主党派后，不忘记与党肝胆相照，荣辱与共的爱国主义精神的教导。"

1982 年，丁爱华加入九三学社，王淑贞、李诵弦、吴劫彝等都是红房子九三学社的老前辈。在院党委和统战部的领导和支持下，丁爱华经常组织医院九三支社的社员开展社会活动，增加社员间的凝聚力，鼓励大家勤奋学习，充实自己，搞好医疗本职工作，服务好各岗位的病员，注重医德医风，在平凡的工作中做出成绩。丁爱华至今仍记得老一辈对她们严格培养的情景，对技术操作有规范，要求她们精益求精，不断学习，不断提高。她愿将自己从老一辈身上继承下来的红房子精神，一代一代薪火相传。

回顾自己对从医之道的选择，丁爱华感到无怨无悔。在她矢志学医的青年时代，正逢白衣战士艰苦年月，臭知识分子帽子不易摘，故改造时间很长，下乡、下基层机会很多，对家庭、对孩子关心照料很不够，节假日都很少吃团圆饭。丁爱华夫妻都是从医的，值班是必须的，在家也是一人一个写字台，埋首书堆之中，各自投身科研。后来遭逢政治运动，多年不晋升、不晋级，工作量很大，待遇不高，生活也很清贫。丁爱华真挚地说："回忆起来，有优点，也有不少缺点，有成功，有受挫，有喜，有忧，有受宠，有冷落，有尊崇，有藐视等经历，但在医疗工作中，曾认真仔细为很多病人解除痛苦，接过平产和难产无数次，抢救好治疗好不少病人，在病人的赞扬声中得慰，在组织上所给的荣誉中得慰。尤其退休后，仍能为一些病人解除病痛，比起退休后在家享清福的同辈更有意义，体验了人生的价值。时至今日，我对所选的从医之道无悔。最终希望无愧于祖国，无愧于母校母院，无愧于我的家人，无愧于我的亲朋好友，能安乐地走完平庸的路程是我最大的心愿。"

丁教授在科研上不懈探索，著作等身，曾被授予卫生部重大科技成果奖1次，各种专业技术奖15次，其中国家级奖6次，光荣称号11次，其中3次为市级（上海市医卫系统先进工作者2次，上海市三八红旗手1次），表彰荣誉证书7张。曾当选为南市区九届人民代表大会常委，获国务院特殊津贴……但她从不吭声，家中密密麻麻的奖杯奖牌都摆在高高的柜子顶上，最不显眼的位置。她一生不为名利，获得的荣誉也几乎不为人所知。

退休之后的丁爱华，仍然每周3次坚持看诊，闲时在家弹钢琴自得其乐。丁爱华出身于基督教家庭，又从小在教会学校读书，接触宗教音乐和古典音乐多，故喜爱音乐。听她弹一曲《少女的祈祷》，指尖的音符轻快流淌，琳琅如珠。八十高寿的丁爱华老人，仍然有一颗纯净、不老的心灵。

1998年丁爱华退休时留下不少未竟之事，但令她放心的是，已有年轻有为、精力充沛、更为优秀的接班人把这份事业发扬光大。目前宫颈科队伍壮大，既有经验丰富的资深医生，又有学历高、知识广的新秀，新一代的红房子人都在这里为提高常见病、多发病和防癌工作的诊治水平，造福于妇女病患者作出新的贡献。正如丁爱华所期待的那样，红房子精神代代传，盛行不衰。

（熊捷、隋龙、许兴娣）

瓶中甘露常遍洒　手内杨枝不计秋

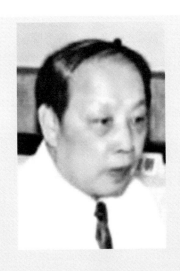

严敬明

上海人，1953 年就读于上海第一医学院。1958 年 8 月起担任上海第一医学院附属妇产科医院住院医生、总住院医生、代理主治医生、副主任医生，1990 年 4 月晋升教授。

"瓶中甘露常遍洒，手内杨枝不计秋。千处祈求千处应，苦海常做度人舟。"人们用这样的诗形容送子的观音，严敬明就是众多患者心目中的送子观音。是他带领妇产科医院试管婴儿小组，于 1995 年成功诞生华东地区第一例试管婴儿，为千千万万的家庭带来梦寐以求的宝宝，送去生的希望。

吃苦耐劳，连续 7 年经常不连续睡眠 6 小时

　　1934 年，严敬明出身于上海闸北郊区的工人家庭，家里还有数亩土地。从中学时代起，他白天念书，放学后要立即回家帮母亲种田，等到天黑才能回去吃晚饭、复习功课。家庭的

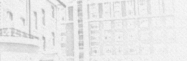

贫寒，自幼养成了他吃苦耐劳的精神，对他今后的工作不无裨益。

1953年，严敬明以优异的成绩考入上海第一医学院医疗系，经过5年专业知识的系统学习，大学五年级，面临毕业的他，满心期待着真正成为医生的那一天。那一年是1958年，严敬明毕业前3个月，服从学校的安排，参加了上海市组织的战备医疗队，随军奔赴一线，成为众多热血青年中的一员。半年战备医疗队的历练，锻炼了临床技能，更培养了他的坚毅和果断。从医疗队回来，他被分至妇产科医院从事临床工作。由于提前毕业，严敬明未曾有过妇产科实习的经历，起点低、经验匮乏成了他的两大弱点。但是性子倔强的他始终有着不服输的劲儿，他起得比别人早，睡得比别人晚，成天泡在患者、手术室和病史中，成了名副其实的住院医生。严敬明对临床工作忘我投入，加之生活环境艰苦，工作才半年，便染上了肺结核，但即使是在恢复期间，他日夜抱着的，仍是那本《妇产科学》。他就如贪婪的海绵，在医学的大海里不断地汲取、吸收着，不敢有丝毫懈怠。在之后的医院住院医生考试中，毕业仅两年的严敬明凭借扎实的专业知识，脱颖而出，获得全院第二名的好成绩。1961年，经医院党总支指派，成为王淑贞院长的专职秘书，并作为重点培养对象，先后外派学习同位素、A超和高级生化等当时医学热点项目。1964年他和陆湘云两人被选为王淑贞院长的助手。

严敬明外出学习归来后，起先在医院研究室从事科研工作，后经全院职工选举，先后担任医院筹委会副主任、党总支委员兼产科支部书记、党总支副书记等职务。面对繁杂的行政工作，严敬明对临床仍满心向往，"我内心向往的其实始终是临床。"他向上医党委提出了不脱产的请求，获得了同意。为了兼顾行政和临床，他坚持白天做行政，晚上值夜班。从大会到小会、从任务布置到工作分解，行政工作有声有色；从收产妇到写病室、从接生到手术，临床工作分毫无差错。为了延续他的"临床梦"，又不能落下行政工作，严敬明经常只能每天分3次间歇性地休息两个小时，硬生生挤出这6个小时的睡眠时间，就是这样的生活状态，他足足坚持了7年。

做一样，爱一样，力争把分管的工作作出成绩

改革开放后，学校兴办起三产，妇产科医院也办了一家三产公司，由于经营不善，连年亏空。医院领导在不得已的情况下，找到了妇产科研究所副所长的严敬明，要他兼任生健公司的总经理。严敬明当时已年近花甲，而且从无经

商的经验，便婉言拒绝。但是医院的书记、院长连续三次上门做工作，严敬明碍于情面，不得不答应。既然答应，便要设法做好，他决定自己暂不招收研究生，集中精力搞好研究所和三产公司的工作。其间，在科研方面与其他两位教授合作，完成了高教部自然科学基金资助的卵透明免疫避孕研究课题并获科研成果三等奖，以及卫生部的妊高征研究课题并获科研成果三等奖。

在严敬明的带领下，生健公司七个主要成员开设了两个小旅馆及一个饭店，开了一个保健亭买卖保健药品，并组织成员提取了蚯激酶及理疗贴两个自制产品，使生健公司当年便扭亏为盈，使每年亏损数十万元，转而每年盈利数百万元。严敬明本人亦获得了高校三产先进个人的荣誉。

拉开沪上试管婴儿新纪元

1978 年，伴随着英国首例试管婴儿的第一声啼哭，人类进入了一个崭新的纪元。那时的严敬明因为曾有学习高级生化的基础，经中西医结合主任李超荆教授的引荐，坐诊医院不孕不育门诊。工作中，他遇到形形色色的女性患者，因为内分泌、输卵管堵塞等多种原因，她们往返奔波于医院和家庭，因为求子不得，遭人口舌，家庭风雨飘摇……甚至曾有的患者跪在严教授的面前，求他赐给自己一个孩子。多年后，严教授每每想起这段经历，都会激动地流下眼泪。也正是这一切，使他萌发了致力于"试管婴儿"研究的念头。

1994 年，在严敬明的牵头下，成立了医院试管婴儿研究小组，他和组员们日以继夜地查阅国外相关杂志和论文。由于当时医院硬件设备的落后，严教授和他的组员们不得不窝在小小的研究室里完成每一次精细的取卵试验。研究所的房子是木质结构，哪间办公室关门重一点，余威能震慑整幢小楼。常常是好不容易在显微镜下找到了一个卵子，隔壁"砰"的一声关门声，震得卵子不知所踪。于是，在每次取卵工作进行时，必得向楼上楼下交代清楚，万万不可有任何声响。考虑到国外相关技术的开展已相对成熟，医院决定送严敬明赴外国参观学习，但却被严敬明拒绝了："去国外的名额只有一个，我看到了，而大家却没有，还是将专家请来医院吧。"在这样一位心怀坦荡、无私忘我的严教授牵头下，医院请来了两位香港专家来沪进行现场演示，对七位病员进行了采卵、体外受精等工作，使试管婴儿小组有了实战的经验。

随之，医院的试管婴儿研究工作正式进入临床阶段，但国外经验在中国是否可行？中国妇女的体质情况有无特殊？严敬明带领他的团队进入了艰苦的摸索阶段，根据国外的经验，试管婴儿前期促排卵阶段，需要给准妈妈注射促排卵针，国外的起步计量是3—5针，但这一剂量在院内一经使用便全部失败。正当大家一筹莫展时，严敬明的一句话点醒了大家："学习，不是照搬照抄"。团队成员开始尝试逐步减量，经过多次实验，终于找到了适合中国妇女的起步计量，跨过了"洋技术引入中国"的第一道门槛，抱着这样的理念和精神，在严教授的带领下，试管婴儿团队解决了一个又一个难题，跨过了一道又一道坎……1995年8月，随着我国华东地区第一例试管婴儿的成功诞生，拉开了沪上试管婴儿工作的新纪元。1996年，被评上上海市科技成果二等奖。

从第一例成功的起步，到后来的发展壮大，看似简单的数字累加，却凝聚了严敬明及其团队的太多心血。为了将医院的试管婴儿工作不断发展壮大，在院长刘豫阳的支持下，1997年妇产科医院与美方合作，成立了上海集爱遗传与不育诊疗中心，这也成为中国内地唯一一家中外合资的试管婴儿中心。此时的严敬明已年过六十，是中国生殖医学界屈指可数的权威之一，作为集爱的中方所长，他将全部的心血倾注于集爱的创建工作中，小到添置一桌一椅，大到添置仪器设备、房屋装修，业务方面，除了要向卫生部汇报工作外，还要设计病史、建立各部门的规章制度……

创造一个又一个医疗奇迹

"观音送子是传说，心诚则灵有奇方，医生如果能与患者换位思考，什么样的医疗奇迹都可以创造。"秉承着这样的精神，他放手大胆地培养年轻医生："你们年轻的医生大胆去学，用你们的理解，你们的领悟，去完成IVF的周期治疗和采卵，移植的手术操作，我帮你们把着关。"集爱的小医生们在他的鼓励和带领下，借鉴从美国学来的知识，一面研究，一面学习，一面实践，每天只有上班的时间，没下班的时间。严敬明年纪大了，患有高血压，糖尿病，每天必须定时注射胰岛素，为了把回家注射的时间节省下来，他把针放在办公室，边工作，边治疗。曾有一次，严敬明在翻阅患者病史的时候昏了过去，至此，大家都知道严敬明的身体状况，只要是他会出现的地方，大家都会偷偷备些巧克力。

在严敬明的带领下，他的团队在上海率先成功完成了卵胞浆内单精子穿刺、多余胚胎冷冻保存复苏移植、辅助孵化、种植前遗传诊断、囊胚培养等技术，获得了超过40%的高临床妊娠率。1998年在国内首先对男方无精症患者开展无需手术进行睾丸穿刺再行单精子穿刺术，获得成功。为此，在卵胶浆内单精子穿刺、胚胎冷冻复苏、PGD三项技术分别被复旦大学授以科技成果奖。2004年，上海市人民政府对2000多家上海私营企业进行先进个人和单位评奖时，严敬明被选为20个先进个人之一，上海集爱中心被评选为20个先进单位之一。

新技术的运用和发展从来都不可能是一帆风顺的，集爱亦然。当成功率差强人意的时候，当大家情绪低落，迷茫无措时，是严敬明毅然决然地全面调整治疗方案，改变治疗手段，不盲从国外权威，也不迷信以往经验，他用他的行动、他的镇定告诉大家尽力做好自己的工作，他会全力支持，有了事，他来承担，他来面对，使集爱中心的妊娠成功率又提到了新的高度。

严敬明善待员工、关心下属是出了名的。工作之余他会和大家一起娱乐，虽然有些他未必喜欢，但只要大家喜欢、年轻人喜欢，他都乐于参加。平日里，他会时不时关心员工的家庭和生活，会提醒大家别因为工作忙碌而忽视了对家庭的关注。集爱的董曦医生记得有一次加班至深夜，当她疲惫地走出中心大门时，意外地发现严所长坐在门卫室，向每一位离开的医生、护士乃至后勤人员一一道别："大家辛苦了，回去好好休息。"董曦说那时的感觉犹如获得了意外的惊喜，心里暖暖的。严敬明率先在集爱引入绩效机制，调动全所员工的工作积极性，以至于很长一段时间内，集爱中心试管婴儿的成功率达到40%，为当时全国之最，新鲜收治容量达每年1000余周期以上，为当时全国完成周期数最多的中心之一。

严敬明说："做医生是为患者解除痛苦，而不是为自己牟私利。"他很自豪自己从未收过一分钱的红包，"连患者的礼物都未曾有"。患者信赖他，亲切地称他为"送子观音"；红房子的医护人员尊重他，将他视为"集爱"的开创者。他用自己的不懈努力，实现了多年的夙愿，到目前为止，在集爱中心诞生的试管婴儿已超过一万多名。

（陈洁、董曦）　

林世英：
戎马一生的巾帼英雄

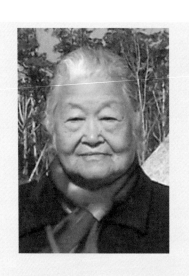

林世英

山东人，中共党员，离休干部。1941年参加革命，1943年入党，1958年任上海第一医学院党委监委会秘书，1970年任上海第一医学院附属妇产科医院总支委员，1977年任上海第一医学院党总支副书记。曾参与淮海战役、渡江战役。

年初，接到陈国华老师的约稿通知，希望我能参与医院院史书籍的供稿，写一篇关于林世英老师革命历程的文章。初接任务时，心里甚是惶恐，林老师自1941年参加革命，直到1985年离休，一生的革命历程岂是"80后"的我能理解并完整勾勒的呢？幸好，在陈国华老师及李明华老师的帮助下，先后找出诸多林世英老师年轻时写的回忆文章，我也多次赴医院档案室查找林老师工作时的照片，力争用自己浅显的理解，再现一位较为丰满而立体的老革命。

"三八式"的革命干部

原党办主任黄雅芳总是称林世英为典型的

"三八式"干部。起初我颇为不解，还专门去百度了"三八式"干部的词条，经过一番领会，我想这应该就是对林世英凡事要求认真，一笔一画，丝毫不允许半点懈怠的肯定与描述。

革命工作中，她有着一股子不服输的劲儿。解放战争初期，她历任 31 军 93 师后勤处妇女队长，31 军政治部招待所指导员，31 军 93 师政改大队副指导员。在担任三十一军政治部招待所指导员时，刚一上任，队伍里原国民党老兵就对战友们说："我们这里要倒霉了，你们看，一个女人来领导我们这些男人，还有好事？"但在共事的多年里，原国民党老兵看着这位领导男人的女人，凡事冲在最前面，最辛苦最难的工作抢着干，丝毫不逊于男人的时候，终于信服了。

林世英调任至妇产科医院担任党总支书记后，作为医务工作的门外汉，先后跟着医生查房、进手术室参观手术过程，甚至跟着产房助产士翻三班，有患者抢救，哪怕是深夜，她也一定到场，协助抢救。林世英在她的回忆录中写道："我要用最短的时间了解医院的医务人员，尽可能地多花时间在基层，了解大家的工作性质、工作质量、服务态度、劳动强度，只有这样才能深入群众，知道大家的思想动态和情况。"

工作中，林世英的认真和严谨为人称道，生活中、学习中她同样保持着"三八式"的本色。由于童年时期没能接受连贯的文化教育，林世英直至中年才开始修习文化课，紧张的工作之余，在安顿好 5 个儿子的起居后，她坚持参加"夜高中"的课程，补习落下的文化课。字认得多了，她便开始尝试修习党的历史。她说："作为一名革命干部，理应知道党的历史，都说十月革命一声炮响，给中国送来了马列主义，可马列主义是什么？是谁送来的？在翻阅了大量历史资料后，我终于知道了所以然。同时也在尝到了学习的甜头后，学习、学习再学习。"林世英用她夜高中学来的文化知识，尝试逐字逐句的阅读党史文献、积极参加各类的读书小组，直至离休后仍参加市老干部大学的学习。十几年来，先后阅读《古文精选》、《文化发展史》、《中国通史》等著作，如今，90 高龄的林老师已俨然成了离休党支部的大作家，其作品多次发表于《老干部文集》、《世博征文精选》等书刊。

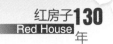
"不以物喜，不以己悲"

"不以物喜，不以己悲"是对生活秉承豁达的态度，不为外物所左右，超然世外，用来形容林世英，则最为贴切。已经 90 高龄的林世英，每次展现于人前的都是和蔼的微笑，操着浓郁的山东口音："小陈儿啊，最近医院可好啊？同志们都怎么样啊？"

林老师的一生颇为坎坷：1923 年出生于山东栖霞县，在无忧无虑中度过了幼年；7 岁起由于家庭的变故以及社会大环境的改变，"战争"的阴霾深深种在尚年幼的林世英心里；自 18 岁参加革命，辗转于枪林弹雨战场之间；转眼又在"文革"期间失去了生命的另一半，拖着 5 个儿子艰难度日；直到儿子长大成人，生活才趋于稳定，容得安享晚年。可即便是有如此的跌宕起伏，艰辛与不易，林老师在她晚年的回忆和陈述中展现给大家的也全部是幸福和感激：她津津乐道于 5 个已成长成才的儿子、5 位贤惠懂事的媳妇、党的关怀、单位领导的关心、身边的一切一切。我想，在物欲横流的今天，只有秉承"不以物喜，不以己悲"的精神，并将传承延续于子女间，才能获得如此美满和谐的大家庭生活吧。

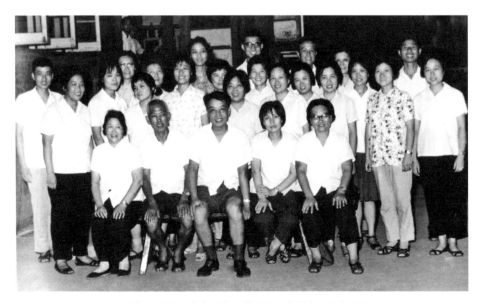

20 世纪 70 年代，部分医护人员合影，前排左一为林世英。

对生活的豁达，源于对幸福的真实理解和参透，平日里看似大大咧咧的林世英其实心思颇为细腻，流转于那个年代的同志间的情感我们无法从内心获知，却能从留下的物品间获知一二。2013年初，医院陆续开始向老员工征集院史物品，林世英拿出了她珍藏多年的真丝手帕和檀香扇。那是一方黑底真丝手帕，细细密密地绣着黄点，折得平平整整置于纸袋中，看她小心翼翼地取出，甚是爱惜。她摸着手帕回忆当年。那年，老院长王淑贞赴苏州参加学术会议，回程为办公室每位同事带回了礼物，她得到的便是这一方手帕和一把檀香扇，多年来，怀念与王院长共事的点滴情感，每念及此，便取出礼物细细端详。

可爱的"老小孩"

林世英在离休后长年担任医院关工委分会副会长一职，积极参与各类青年培养和关心下一代工作，在青年团员的眼中，她就是最可爱的林奶奶。多年来，她积极参与医院入党积极分子及预备党员座谈会，向青年团员和入党积极分子们讲述革命历史，用她的亲身经历感染影响了许多人。一名预备党员在党校小结中这样写道："听了林世英老师的讲述，内心颇为震撼，原以为在电影中才有的枪林弹雨情节，从眼前这位老人口中描述而出，仿佛亲临，这该是何等坚强的信念，让人抛开了生与死，忘却了危险与恐惧。"

林世英深爱着年轻人，医院的团员青年也深深爱着这位可爱的老者。2012年，正值林世英90岁大寿，由医院团委组织，团员青年多次赴档案室查找林世英在院期间的照片，一一排版整理成册，作为生日礼物送给大家心中的林奶奶。

林世英的戎马一生，寥寥数笔难以描绘。此文仅记录部分与林世英老师接触后的感受，以留纪念。

（陈洁）

庄依亮：
率真的业师 勤奋的学者

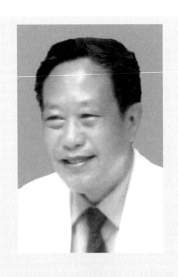

庄依亮

福建福州人，教授，博士生导师。1959年毕业于上海第一医学院医疗系。曾任上海医科大学附属妇产科医院院长、妇产科教研室主任、《中国实用妇科与产科》常务编委、《中国新药与临床》编委、《中国现代手术学》编委。擅长诊治月经失调、生殖道肿瘤、子宫内膜异位症、不孕不育和高危妊娠。在诊治因排卵功能障碍、输卵管因素、子宫因素等各种原因引起的不孕症方面有丰富的经验，因治疗后受孕率高而深受同行与患者好评。

"哈哈哈……"听到这爽朗的笑声，就知道庄依亮教授又来查房了。五十年如一日地坚守在妇产科临床第一线，年逾古稀的庄依亮依然充满活力。所有熟悉他的人，无论是他的病人、学生还是同事，依然为他率真的个性和勤奋的精神所感染、所激励。

红房子培养的年轻人

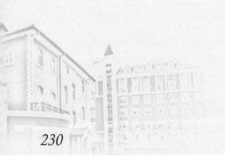

庄依亮1934年出生于福州市一个普通家

庭。"我的父亲解放前在上海是美国舰队的海军，珍珠港事件中被日本飞机炸死了。具体什么时候牺牲的，也不清楚。母亲不识字，父亲的抚恤金后来七零八落地散给了亲戚，所以家里是比较穷的。我从小是靠助学金读完的中学、大学。"正因为从小历经生活的艰辛，庄依亮对得来不易的求学机会格外珍惜，发愤用功，以优异的成绩考取了当时著名的上海第一医学院。

1959 年，庄依亮从上海第一医学院医疗系毕业，分配到上海第一医学院附属妇产科医院工作。当时医院的党总支里都是老一辈的干部，为人和带教年轻人都非常无私，对下面的医生护士都很关心，不仅关心他们的生活，还关心他们的政治和思想进步。而庄依亮在学校时就是团支部书记，做过大量的学生工作。庄依亮回忆，自己当初受到医院老前辈的着重培养，大概就是因为他"政治先进"。"我们学生中党员很少，团支书就是一个班级的骨干。同时期分配过来的有一批医生，但是因为我担任过一些政治工作，所以在进院一两年后就做了王淑贞院长的秘书，经常代她去上海第一医学院开会，我回来再向医院传达。很多会议级别相当高，开会的全是老专家，就只有我一个小伙子。当时硬着头皮去开会，后来想一想，王院长对我是蛮好的，把我这个小医生当作'培养对象'。"不过，庄依亮做了一年院长秘书，最终还是按捺不住对临床的渴望，向王淑贞提出，想到第一线去做住院医生。"王淑贞院长当时就同意了。做院长秘书当然很好，但王院长也觉得我这么年轻，应该到第一线去锻炼。"

当年的红房子规模不大，基本上是院长负责制，院长一个人事无巨细地管理医院的大小事件，对医生的培养非常严格，作风也很严谨。当时的人才培养采取淘汰制，年轻的住院医生想要成为主治医生，必须过五关斩六将，最后由院长亲自挑选，业务上、政治上都要严格考核，不合格的就淘汰，合格的都是优中选优的精英。这些精英大半得到提拔，做院长或者做主任，在各个岗位上挑起大梁。庄依亮那一批入院的年轻人，只有他一个人被挑上做了主治医生，"文革"开始后，成长为医院的业务骨干力量。

红房子医院的院长，前三任分别是王淑贞、朱关珍、周剑萍，庄依亮是第四任。可以说，他是最早接受红房子培养的一代年轻人，是由那些在中国妇产科学史上熠熠生辉的专家、学者们亲自栽培出来的。"我和王淑贞院长的关系一直比较密切，做住院医生的时候是她的秘书，做总住院医生的时候，就是被培养做主治医生的过程，也要把妇科重要的事情跟她汇报。"虽然已经过去了几十年，庄依亮对当初王淑贞院长的严格要求仍记忆犹新，"我们那时候的总住院医生，是二十四小时住在医院的，医院里面所有的事情都要管好，所有的手术都是总住院医生做，所以培养起来很快。你想，这样二十四小时不间断的培养，至少要一年，一年以后王院长看看你能不能升为主治医生，水平不够的话，还得叫你继续锻炼。"

谈起红房子对人才的重视和培养，庄依亮充满感恩与自豪。他说："红房子为什么名声这么响？就是因为我们对医生的培养非常严谨，人才培养不多，但质量很高。我们是当时上海重点的一家妇产科教学医院，是向所有医院输送人才的医院。现在上海市很多医院的院长，是从我们医院出去的；我们医院的教学和研究水平，对整个上海市的妇产科学科建设都能起到指导作用。"

德高望重的导师

庄依亮桃李满天下，用他自己的话说："学生多得记也记不清了，徒子之外还有徒孙，走在医院里好多人叫我庄老师，我很多不认识！"几十年来，庄依亮直接培养的有十几个博士生、硕士生，还有一大批留学生。20 世纪六七十年代，中国对非洲国家有各种形式的援助，红房子医院作为援非的重要力量之一，为非洲国家培养了不少医学人才。庄依亮了解到，非洲学生基础比较薄弱，但他们学成以后马上要回到自己的祖国，主刀给病人动手术，来不得半点马虎。所以，庄依亮等一批专家教授都倾尽全力，破格培养非洲学生。当时医院的住院医生都要经过几轮学习观察，才能自己拿手术刀，但这些非洲学生一出学校，庄依亮马上亲自带他们做手术，在临床上给予他们细致入微的指导。这些黑皮肤的学生与庄老师的关系特别融洽，他们要回国了，也对庄老师的无私关怀与耐心培育念念不忘，对红房子为非洲国家的医疗事业作出的贡献充满感激。

红房子医院产科副主任医师、产科门诊主任张斌博士，是庄依亮带的第四位博士研究生。她说，每次见到庄老师都有一种由衷的亲切感，十几年过去了，这种感情不但没有随时间流逝而衰退，反而日久弥新，如今，这种师生情升格为家人般的亲情，让她每每庆幸能遇见这样一位德高望重的好导师。"我有缘认识庄依亮教授是在 1995 年考取他的博士研究生后，当初选择导师时没人指点，凭着对围产医学的热爱、对作为《实用妇产科学》编者之一的庄依亮教授的敬仰而填写志愿。我仍然记得第一次到庄老师家拜访的情形。庄老师家就在医院旁边一栋朴素的小楼里，既是书房又是卧室的不到 15 平方米的房间里，三分之一的空间都被书占据。庄老师送的一本书和黄师母泡的一杯茶至今仍温暖着我的心房。庄老师三年的悉心培养使我终生受益，他在治学上的严谨风范，于细节上给学生以潜移默化的教诲，至今依然令人印象深刻。"张斌如是说。

庄依亮治学一丝不苟，他对学生也同样严格要求。学生撰写课题综述时，有时习惯性地依赖图书馆光盘或网络检索，而庄依亮则严肃地指出掌握原始资料、查阅原始文献的重要性，要求学生一定不能偷懒，要逐篇翻阅杂志，避免浮于表面。张斌回忆："当时庄老师指导我做课题，要求我亲自到产房收集胎盘和脐带标本，免疫组化和分子生物学实验必须亲历亲为，数据统计和结论获取更容不得半点虚假。每每在研究过程中遇到挫折和困难，先生总是谈及早年红房子医院创业的艰辛历程，从侧面给我以精神上的支持。1998 年，我的毕业论文获得上海医科大学校庆 70 周年研究生优秀论文二等奖的殊荣。时隔十余载，当我自己开始指导研究生，才意识到正是先生当年严格的培训，使我在教学工作中游刃有余。"

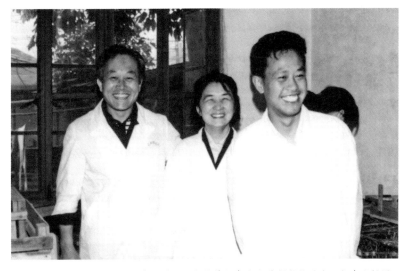

1981 年，庄依亮（右一）、俞瑾（右二）接待加拿大文英锡教授（左一）来院授课。

233

"师者，所以传道、授业、解惑也。"师者首要的任务就是传道。同为行医，孙思邈谓有道者为"苍生大医"，无道者为"含灵巨贼"，可见天壤之别。优良学术品格的代代传承，有赖于像庄依亮这样一批红房子前辈学者的坚持和操守。庄依亮秉持公心，对待每一个学生都既严厉，又爱护。他对学生的优点和薄弱之处了然于心，于公于私的场合，总是直言不讳地指出各人的缺点并为他们点明努力的方向。即便在他们工作中出现失误的情形下，庄依亮依然公正严明，决不偏袒自己的学生，用严厉的教诲表达对学生恳切的希望。每次教学大查房，针对特殊疑难病例，庄依亮总是不厌其烦地反复强调诊治要点，辅以具体案例生动介绍，对自己的学生更是不避亲疏，频频提问教导。张斌感慨地说："细细体味其良苦用心，我深切感悟到老一辈知识分子高尚的品格力量，那是对人格尊严的一种坚守，对正直品德的一份追求，对学生殷切的一片期许。这恰恰是先生品德魅力的生动写照。"

笔耕不辍的学者

自庄依亮退居临床二线后，即将主要精力倾注于对自己数十年临床工作的总结和传承工作中。和学生们在一起，庄依亮也经常与他们谈论专业的体会、稿件的修改和书稿的编撰。《现代产科学》是倾注了庄依亮很多心血的学科专著，从拟定纲要、组稿到对分配给学生的章节编写内容的修改，庄依亮都不厌其烦，书桌上一台老式台灯伴随着他度过了无数不眠之夜。功夫不负有心人，这本专著成书后一版再版，成为妇产科从业者的案头必备书。

除了专业书的撰写，庄依亮还热衷于妇幼保健知识的普及，《实用妇女保健手册》、《孕产妇保健百科》等书的编写凝聚着他半生的殷殷心血。庄依亮常讲，保健知识的普及在某种意义上来讲是比治疗更有意义的事，作为一名合格的产科医生，不仅要有过硬的手术技能，还要能说会道，做一名合格的演讲者，把自己所掌握的妇产科保健知识深入浅出地普及给老百姓。每周二下班后，医院都有讲课班和各种学习班，庄依亮总是最受欢迎的演讲人之一，他上课激情四溢，让听众专心关注，热血沸腾。在这背后，庄依亮付出的心血可想而知。作为我国妇产科界著名的学者，庄依亮数十年如一日孜孜以求，笔耕不辍，"老而好学，如秉烛之明"，此种勤奋精神，值得晚辈效仿。

笃信红房子的未来

见证了红房子妇产科医院从创建、发展到走向辉煌的老一辈人，对这座医院都有着特殊的感情。时至今日，庄依亮在向我们讲述红房子大师云集、名医辈出的过去时，仍然非常神往。

"我做总住院医生的时候，还请王淑贞院长做过一台手术，是宫颈锥形切除。这在当时是难度很高的手术，在整个上海市，这样的手术都很少做，因为不容易止血，大部分的情况都直接切除子宫。所以我要请王院长作一场高难度的'表演'给所有的妇科医生看看，后来手术的确非常成功，病人恢复得也不错。当然，这样的手术现在看起来不难，可以用利普刀直接切掉，所有医院都可以做，发生大出血的情况很少。但在当时，这台手术确实是很有难度，也是很精彩的。"庄依亮说，王淑贞在"文革"中受到很大的创伤，在她去世之前，总共只"表演"过这么一台手术；如此难得和精彩的大师"表演"，令当时在场的所有医护人员都永生难忘。

庄依亮言谈间对前辈大师充满敬重，但是他也直言不讳地说，行医半生，他亲眼目睹医学技术的突飞猛进，当年的疑难杂症放在今天，已经是小毛病，有一整套常规的方法来治疗解决；当年大师才能做的高难度手术放在今天，一台专用医疗器械就可以做得完美无缺。"过去和现在是不好比的。过去开个阑尾炎是要死人的，现在假如发生这种事，那肯定是医疗事故。当时我们那一辈医生的技术、科研水平，放在那个年代的确出色，但是放在现在是拿不出来的，实在没有什么了不得的地方。我们这批人，唯一就是在临床上踏踏实实做事，大家一起克服困难抢救病人，努力把红房子发扬光大。"

如果了解红房子在整个上海市妇产科重症抢救中曾经的地位，就能意识到庄依亮这句话的分量。过去二三十年间，全市凡是产后大出血之类的重症，救护车接到病人全部开往红房子医院，而红房子自身每年的分娩总数也有6000多人，需要抢救的病人多的时候，医护人员都整日整夜不睡觉，这对他们的技术、心理和身体素质都是极大的考验。庄依亮这一辈红房子的老人，数十年奋斗在临床第一线，一场场恶仗打下来，经过惊涛骇浪无数，现在庄依亮娓娓道来，一切都仿若云淡风轻。庄依亮对红房子和祖国妇产科学的未来，充满了信心。

"我们这批人，天天都在抢救病人，病人抢救活了大家就很开心，这是我们应该做的，不觉得是什么了不起的事情。'文革'耽误了我们之中很多人，但现在时代进步了，红房子近几年出的成果越来越多，我们国家也在追赶世界的先进水平，红房子的未来一定会越来越好，这也是老一辈的医生、专家勤勤恳恳积累下来的成果。一定要讲讲我们在其中做出了什么贡献？我做的是一个妇产科医生的普通的贡献，那就是抢救、治好了千千万万的妇女。"

朴素、率真、淡泊、博爱，是庄依亮最真实的写照。他对妇产科事业的热爱、对孕产妇的关爱、对同道的友爱、对学生的严爱是每一位接触过他的人的由衷感受，"桃李不言，下自成蹊"，"德高自为师，身正崇为范"。重温红房子的传统精神，学习庄依亮率真的品格和勤奋的精神，将激励我们坚守高洁，奋然前行。

（张斌、严伟明）

于传鑫：
低调谦和的儒雅医者

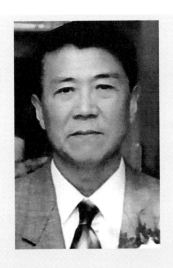

于传鑫

上海人，开创遗传科，并担任主任，曾任研究所所长、医院副院长。曾任内分泌科主任。在妇科内分泌学，对性异常、性早熟、闭经和月经紊乱的诊断和处理有丰富的临床经验。1991年被卫生部授予"先进教师"称号；1993年成为"享受国务院津贴的专家"。

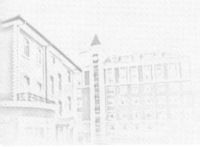

　　从20世纪60年代起，在上海第一医学院附属妇产科医院始终活跃着一位德高望重的老专家于传鑫。他从医40年，高尚的医德、精湛的医术，使他在妇产科界享有崇高的威望。

　　于传鑫的名字仿佛是一块"金字招牌"。不仅如此，他身上更有着与他医学成就同样熠熠生辉的闪光之处，那就是倾其所有、呕心沥血悉心培养了一代又一代妇产科医学人才。1991年，于传鑫被卫生部授予"先进教师"称号，1993年成为享受国务院津贴的专家。

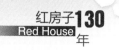

自幼立志，长大当一名好医生

于传鑫1936年6月出生在上海一个普通家庭。说起自己选择报考医学院的动机，于传鑫坦诚地说："自幼体质不好，经常生病就医，且目睹有人一旦生病，不但病人痛苦，而且全家人也很着急。他不由感到医生职业不错，能帮助病人解除痛苦，病人还会感激医生。所以，我从小立志：长大以后要当一名解除病人痛苦的好医生。"

1959年7月，于传鑫从上海第一医学院医疗系毕业后，进入上海第一医学院附属妇产科医院，历任住院医师，总住院医生，主治医师，妇产科研究所遗传室、教研室主任。曾在复旦大学生物学系细胞遗物实验室进修两年，回医院后在妇产科研究所建立细胞遗传实验室。1984年4月至1985年5月，赴美国哥伦比亚大学医学院进修一年，主修临床遗传学、产前诊断和染色体实验技术和分析专业。回国后任妇产科研究所遗传室主任，在国内首先开展妊娠早期绒毛培养和妊娠中期羊水细胞培养作细胞遗传学的产前诊断。

于传鑫回忆当时在医学院读书的情景总说："我看到许多教授学问渊博，受人尊敬，对医学有贡献。因而自己心想：我将来也应该有专长，至少成为一名能帮助病人解除痛苦、受病人爱戴的好医生。所以，在医学院五年读书期间非常用功，各门功课成绩在全班名列前茅。"

于传鑫在医院从事妇科内分泌的临床和科研工作40年来，为医院细胞遗传学和妇科内分泌研究的发展贡献了自己的全部精力。他擅长妇科内分泌学，对性异常、性早熟、闭经和月经紊乱诊断和处理有丰富的临床经验。对多毛、肥胖、消瘦或溢乳伴发月经失调有深入的临床研究，对调节青春期月经失调，诱发排卵，调节内分泌功能治疗不孕症和药物治疗子宫内膜异位症均有独到的用药经验。

悉心钻研，医疗之路硕果累累

于传鑫长期从事月经失调、不孕和性发育异常的诊疗工作。对月经紊乱、闭经以诊断准确、用药合理、见效快为特长。对多囊卵巢综合征能够按发病环节和不同年龄段做针对性治疗；可较快地缩小多囊卵巢，调整失调的内分泌，为排卵受孕作准备，用促排卵药物促使排卵；治疗不孕症有较多经验，成功率较高。对性发育异常如性发育过早、延迟、性畸形，善于查出病因，制定治疗计划。对子宫内膜异位症、子宫肌腺症和子宫肌瘤的药物治疗，用药灵活，反应轻，疗效稳定。月经病、不孕和性别异常的诊断准确，用药合理且见效快。服药快速缩小多囊卵巢后，再用药排卵治不孕经验丰富。

妇科内分泌的基础是下丘脑—垂体—卵巢轴的调节，难点是原发闭经的病因诊断和各种性分化异常的诊断，掌握神经内分泌学、遗传学和胎儿发育学等方面的知识是正确处理上述难点的关键。在20世纪60年代，于传鑫开始做胚胎发育和遗传学方面的研究；20世纪70年代，他参加计划生育的长效口服避孕药的科研工作和服长效口服避孕药后对母体及后代遗传学效应的科研工作，包括服长效避孕药后母体染色体畸变率变化的观察测定、服长效避孕药后子代染色体畸变率变化的观察测定、结合临床观察测定闭经病例染色体变化。与此同时，他还结合科研，参加口服避孕药后闭经门诊及内分泌门诊的临床医疗工作。

20世纪80年代早期，于传鑫在美国哥伦比亚大学进修生殖内分泌。全面掌握了神经内分泌学、遗传学和胎儿发育学等方面的知识，把它们融会贯通地用于妇科内分泌的研究，并取得了突出的成绩，早在20世纪80年代他就成为国内知名的妇科内分泌专家。

于传鑫创建了医院遗传实验室，建立了常用的细胞遗传学方法，开展淋巴细胞与羊水细胞的培养。染色体核型分析及G、C、R分带，促进妇科染色体病及产前诊断染色体的研究工作，完成了长效避孕药对细胞遗传学效应的研究课题，参加自然流产中染色体畸变病因学的课题，探索滋养叶细胞的培养。他撰写的《正常妇女、孕妇和服用复方炔雌醚妇女姐妹染色单体交换的观察》一文，就国内外学者普遍关心的问题进行了探讨，提示服药妇女与正常妇女的染色单体交换值没有显著差异，为复方炔雌醚的遗传安全性提供了有价值的资料，对计划生育的科研工作有较大的参考价值。

1997年，于传鑫主编了《妇产科诊断技术》和《实用妇科内分泌学》；参与编写《妇产科理论与实践》、《实用妇科学》、《妇产科病理学》、《现代妇产科学》、《临床妇产科学》、《中国医学百科全书》、《感染性疾病》、《遗传性疾病》等大型专业参考书10部。其中，《实用妇科内分泌学》一书是他及其同事数十年从事妇科内分泌工作的结晶，代表了当时妇科内分泌临床工作的最高成就。《实用妇科内分泌学》一经出版，就深受全国妇科内分泌工作者的欢迎，成为各级妇产科医生必备的参考书，为推动我国妇科内分泌工作、提高红房子医院的声誉作出了重大贡献。另外，他以第一作者署名发表《宫外孕时子宫内膜》、《生殖道畸形合并妊娠》、《中期妊娠引产时血 HCG 变化》、《羊水塞栓症》、《长效口服避孕药对服药妇女及后代遗传学影响的观察》等 30 余篇。

为推动上海市妇科内分泌医学的发展，上海市卫生局在红房子妇产科医院设立了上海市女性生殖内分泌诊疗中心，为提高中心的学术地位和凝聚力，特聘在全国享用崇高学术地位的于传鑫任中心的第一任主任。在他的领导下，该中心在上海举行了大量的学术活动，提高了上海市各级医疗机构妇产科医生的妇科内分泌水平。

另外，于传鑫还长期被上海市妇产科学会聘为妇科内分泌学组的学术顾问，为学组的发展作出了贡献。

德医双馨，心里始终装着病人

医术高超，医德高尚。是于传鑫最大的特点。

为了让病人知道该怎么做，于传鑫对病人说话时总是比较慢，仔细地告诉病人一步步应该怎么做，让病人对一切清清楚楚。有的病人记性不好，他会细心提醒病人用笔记下来，以免遗漏重要的医嘱。

来于传鑫这儿就诊的患者往往病情都比较复杂，有过辗转各地治疗无效的经历。每当遇到这种情况，他都会设身处地为患者着想，千方百计地解决她们的痛苦。记得有一名来自浙江宁波的多囊卵巢患者，由于之前的流产，导致宫腔粘连。患者在当地医院就诊了很长时间，吃了不少药，就是没有效果。当时患者已 35 岁，急着想生个孩子，抱着一线希望慕名来到于传鑫专家门诊。于传鑫先是鼓励病人，让她对生活充满信心，然后合理地为她安排治疗。首先，于传鑫让患者在宫颈门诊处理，因为流产手术造成了宫腔粘连；然后，给患者促排卵治疗，最终患者如愿以偿地实现了自己的愿望——有了自己的孩子。患者在感谢信中写道："在看病的过程中，深深感受到于教授的医德——充分为患者考虑：从不乱开药，有时就十几块钱的药；用药贵的时候还要问问家庭条件。

有的病人找他看病，他觉得没有必要挂他特需门诊的时候，会详细介绍病人去找其他科室，然后把挂号费退给病人。"

有个病人说："当于传鑫教授开始给我促排的时候，尽管他告知了所有可能的不顺利，但是还是在促排的第一个周期里让我成功受孕了。现在我已经怀孕十周多了。比对身边其他在本地做促排的病友，我发现于教授没有用什么特别的药物。他对药物剂量的控制十分精细，从每天针剂注射到隔天配合另一种针剂注射，于教授都十分细心，精湛医术就体现在这些细节中。"

于传鑫弟子保留了患者写来的厚厚一叠感谢信——

一个来自江苏无锡的多囊卵巢综合征患者说："感谢于教授的精心治疗，让我成功地成为了准妈妈。我是 2003 年 4 月找于教授就诊的。之前，我去了好多医院，都没疗效，已经有些灰心了。于教授态度很好，检查了 B 超，检查了激素。确诊后，他一直在安慰我说：'你不是什么大问题。'听后，我很是安慰，好像看到了希望。他在问了我的经济承受能力之后，开了三个月的达英药。嘱咐我：吃完一个月之后，再检查。可不巧正遇上非典，就想着暑假后再去就诊。没想到，我月底时就发现怀孕了。现在女儿健康活泼，各方面发展得都很好。一直想着当面谢谢于教授，真的十分感谢于教授！"

另一位患者说："于医生人很好，医术高、医德高，不乱收费，他十分体谅患者的心情和经济情况。我在他那里就诊了一年。其间，用促排卵药物促使排卵和其他治疗方法，都没有成功受孕。但我在于医生的鼓励下，一直都没有放弃。不久我怀孕了。我很感谢于医生，促排虽然没有成功受孕，但是我的月经调整好了。以前我吃过好多中药不见什么效果。我的病很重，只有一侧卵巢，一侧输卵管还通而不畅，又有多囊，这种怀孕的概率可想而知。真的谢谢于医生！最重要的是自己的心态也要好，体重一定不能超标。在这一年，我减了十几斤，激素各方面比以前好很多。人心善，对别人宽容、对自己宽容，一切都会遂心愿。真心希望各位受怀孕之苦的姐妹们早日脱离苦海。那种心情、那种折磨是一辈子也不会忘记的。祝你们一切顺利、早日怀孕，加油！"

师德高尚，悉心培养后来人

作为一名医术高超的医生，于传鑫的另一个角色是一位诲人不倦、师德高

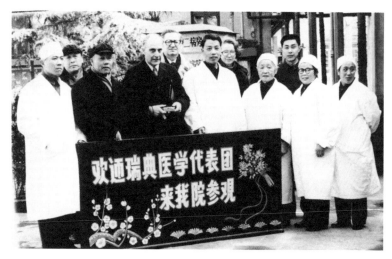

1975 年，于传鑫（左一）与我院领导接待瑞典医学代表团。

尚的老师。为了妇科内分泌学事业的发展，他兢兢业业地从事妇科内分泌的教育工作，曾为上海第一医学院医学系、全国内分泌学习班、病理学习班、细胞遗传学习班，以及上医妇产科部分课程与示教、医院病房实习医生带教、上医夜大学、区卫校等妇产科教学和市卫生局妇产科医生学习班授课。他培养了一大批优秀的妇科内分泌工作者。

李儒芝是于传鑫的学生。于传鑫亲自指导李儒芝大量阅读文献，帮助他掌握妇科内分泌的理论知识；他把自己精心保存了几十年的典型病例的工作笔记送给李儒芝学习，帮助他提高临床水平。

于传鑫一直保存着记载典型病例的工作笔记，一叠叠，厚重无比。一张张泛黄的纸张，按时间顺序整理得整齐有序，纸张平整，几乎没有什么缺损。钢笔字端正清晰，整洁有序。每一份记载典型病例的工作笔记都写明讲课时间、地点、课时，上课重点内容用红笔标记或是打上重点记号，关键词会在旁边用英文标出。记载典型病例的工作笔记中不仅有来自各种书的资料，还有备课者自己的心得。更让人感动的是，每份记载典型病例的工作笔记上他都会做一些注释，有时是自己对书上内容不同的见解，有时是如何去讲述这段内容，有时还有学生的提问。

于传鑫所有的读书笔记，均记录在黑色硬板纸封面的笔记本上。这样的笔记本有一百多本。小心翻阅其中的一本，发现中英文交叉，插图、公式、批注、表格俱齐。更让人钦佩的是，这些笔记绝不是简单地抄写，而是经过大量阅读和总结后的心得。这一百多本笔记几乎可以反映出国内妇科内分泌学科领域发展的轨迹。

于传鑫的另一位弟子孙翠翔，现在是一名优秀的妇科内分泌专家，被许多不孕症患者视为"送子观音"。孙翠翔的成功，也与恩师的精心培养分不开。孙翠翔回忆说，于传鑫在任医院一病区主任的时候，定期进行每周一次临床查房使她受益至今。于传鑫对每一位患者所患疾病进行临床查房，采取听取病史汇报后，一方面自己在深思，另一方面听取各个医生的想法，最后制定出治疗方案。这既民主又集中；既有理论的分析，又传授着自己的宝贵的临床经验。

20世纪90年代初，电视腹腔镜还没有在红房子妇产科医院广泛开展。但是，为了在最短的时间内掌握先进的电视腹腔镜操作技术，于传鑫不顾年事已高，与他的弟子们一起在自制的简易模型上刻苦操练，终于在最短的时间内掌握了该项技术，并很快运用于临床，造福于病人。

孙翠翔告诉记者，于传鑫对待病人似亲人，处处为病人着想。他的门诊以解释和简单用药为主，能一次解决的绝不让病人来第二次。记得有一次，于传鑫电话通知弟子孙翠翔到他的门诊去。在电话中未告知孙翠翔去门诊的原因，他怀着忐忑不安的心情来到恩师门诊问老师："找我有事吗？"

于传鑫对弟子反问道："如何用生长激素促卵泡发育？"

当时，孙翠翔深深地被恩师的这种启发式的提法所感动，与老师进行了愉快的交流，谈了自己用药的经验。

"于传鑫教授还经常将病人转给我或其他的小字辈的专家。"孙翠翔告诉记者："记得第一次接收到于老师转过来的病人，我压力很大。我想，老师诊治一段时间仍不育的病人让我来接手，我能行吗？老师是否在对我的临床工作进行毕业后考试，我能考及格吗？也许，我的担忧是多余的。因为我是老师带出来的弟子，他相信我有能力治好他转来的病人。事实证明，我让这些转来的不育症患者如愿以偿地当上了妈妈。在此，说一声：谢谢老师对我的栽培和信任。"

1992年5月26日，孙翠翔的女儿一出生，于传鑫在第一时间就带着礼物到病房看望弟子和她的宝宝，这让孙翠翔很感动。

孙翠翔说:"于老师博览群书,将自己宝贵的临床经验和研究成果主编了《实用妇科内分泌学》。这本书是我们临床工作的指路灯,每当我们临床工作中遇到困难,就会去翻看这本书从中寻找答案。"

于传鑫一直认为,为社会培养更多优秀的妇科内分泌医生是他的责任,不管这些医生在什么单位工作。事实上,每年都有许多来自全国各地的进修医生冲着他来到复旦大学附属妇产科医院进修妇科内分泌,于传鑫对这些进修医生也认真带教,对他们毫不保留、倾囊相授。许多进修医生在于传鑫的帮助下很快掌握了妇科内分泌的知识,成为当地知名的妇科内分泌医生,他们至今都对于传鑫的谆谆教诲心存感激之情。

(顾超、李儒芝、孙翠翔、严伟明)

黄敏丽：
守护天职　分享人生

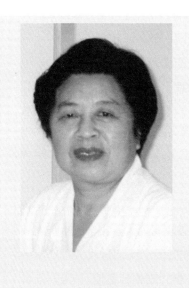

黄敏丽

福建人。从事妇产科临床工作50余年，曾被评为卫生部优秀教师、全国妇幼卫生先进工作者、上海市精神文明建设优秀组织者。1994年起享受国务院特殊津贴。曾任上海市卫生局高级职称评审，妇产科学组副组长，上海市卫生局及上海医科大学高级评委委员，上海市医学会骨质疏松学会副主任，上海市老年学会委员，复旦大学专家委员会委员，远程医疗教学首席教师。卫生部继续教育性激素替代治疗培训中心上海市副主任。现任上海市老年学会骨质疏松学会副主任委员，上海市医学会老年学会顾问，复旦大学女教授女医师联谊会理事，《老年与保健》编委，《中国抗感染化疗》编委，《中国临床药物》特约审稿，上海市药学会临床药物应用专业委员会委员。曾参加"六五"攻关课题"宫颈癌早期诊断与治疗"、"子宫内膜癌防治"，获上海市科技进步二等奖。"九五"攻关课题"原发性骨质疏松防治"已结题。编著视听教材《正常分娩》获国家教委优秀教材一等奖，主编我国第一部《老年妇科学》，其他著作有《骨质疏松防治》、《干部健康手册》，发表论文40余篇。

一个晴朗的秋日午后，慵懒的斜阳漫不经心地洒在红房子医院一栋别致的小洋楼二楼的会议室里，我静静地等待着采访对象黄敏丽的出现，睡意逐渐开始侵袭我的双眼……两个半小时之后，一位精神矍铄、神采飞扬的年长女士突然推门进来，带着一脸歉意温和地说道："很抱歉啊，病人太多了，久等了。"一下子，我睡意全无，因为这与我之前想象的古稀之年的容颜相去甚远，这是一种无以言表的年轻。她的头发虽不及乌发，但却极少花白；一身白大褂，举止从容；思路敏捷，声如洪钟。更难想象的是，这样一位和蔼、亲切、质朴的医者，曾经是红房子医院果敢有为的副院长，曾经带领着大家度过最艰难的时光，迈向一个又一个辉煌。

黄敏丽从医至今获得殊荣无数，有国务院卫生部优秀教师，也有全国妇幼卫生先进工作者。正如她自己所说："我觉得我是群众评上去的，我就应该为老百姓服务。从群众中来，要到群众中去。"质朴的语言，真挚的感情，使这些荣誉黯然失色。是的，相比罗列这些荣誉，在这里，我更想讲述的是关于她的那些故事。

坚守天职，敢于担当

"文革"时期，是整个中国社会比较特殊、敏感的时期，也是大多数人精神世界比较混乱的时期。许多颠覆性的价值观，让很多正常的人、正常的事都遇到了前所未有的困难，医院也不例外。黄敏丽若有所思道："我们这代人也经历了文化大革命，这个动乱的年代，很多东西我都看不惯，真的看不惯。"当时的黄敏丽年纪很轻，在"文化大革命"最如火如荼的时候，她选择了坚守自己的岗位，守护医院和病人。那时发生的一件事令她至今难以忘怀。徐家宪是当时妇产科的专家，也是她的老师，在"文革"中被诬陷为反革命关押在医院。那一天，正好是黄敏丽值班，徐家宪在牢房里打算切开股动脉自杀，结果错切了股静脉，瞬间血流如注，情况十分危急。黄敏丽当下决定输血治疗，但是遭到造反派的坚决反对，认为徐家宪是反革命分子，不可以救助。黄敏丽厉声责问："只要是病人就应该抢救，监狱犯都可以抢救，为什么他不可以！今天我值班，医疗的事情，我说了算，除非你们把我也打成反革命！"在一段激烈的理论之后，黄敏丽不顾众人的反对，立即展开抢救。时间一分一秒地过去，终于在输了400毫升血之后，徐老师的面部渐渐有了血色，手脚也不再冰冷，一切生命体征渐渐恢复正常，危险期度过了。此时此刻，激动、欣喜、紧张、担忧，五味杂陈，一股脑儿涌上黄敏丽的心头。她哭了，是喜极而泣，因为徐老师回来了。她完全没有为自己的未来而担忧，她的心中只有病人，只有救死扶伤。对此，她并不后悔："很欣慰自己选择了坚守医者的本分，革命人道主义本来就是我们医生应该做的。"

这句话在此时看来虽显得有些许轻松，但是在当时那种危难的时候能够果断作出这样的选择，我不得不叹服她初生牛犊不怕虎的气魄与医者仁心的品质。不仅如此，她的这份坚守，后来还保护了红房子医院的很多人才。

徐家宪在前往美国定居之前，最后的一个电话是打给黄敏丽的，向她道别珍重，也是感谢重生。是的，在徐家宪的心中，没有那个动乱年代黄敏丽的坚守，也就没有他之后的精彩人生。

领导有方，医术精湛

在黄敏丽担任红房子医院副院长期间，与其搭档的院长刘豫阳是外调上任的儿科医生，因此红房子医院的医疗事务基本都由黄敏丽来负责。每天早上一到医院，黄敏丽就要清楚了解两件事情，做到心中有数：第一件事是巡视病房，要求医务科长一起巡视，每个病情比较严重的病人都需要具体查看；第二件事是掌握当天所有的手术情况，下班前确认手术是否都已结束。除此之外，她还要处理许多医疗突发事件。其中有两件事让她刻骨铭心，而对于听故事的我来说，这样惊心动魄的场面和情节，足以使我的整个神经都为之颤抖。

一件事给一个患子宫肌瘤的病人做引产。当时，黄敏丽正在病房查房，突然主任派人来叫她赶紧去手术室。原来那个引产的病人大出血，已经出血4000毫升，没有血压了。麻醉师失去了理智，准备为没有血压的病人上麻醉，而主任本人也为了抢救病人而在手术室跑进跑出却不知从何处下手。看到这一切，黄敏丽镇定地让护士长为她建立好两条静脉的通道，先输血。慢慢地，病人的血压开始恢复，可是依旧出血不止。在主任和其他医护人员还在犹豫不决之际，黄敏丽果断决定亲自上阵，在十分钟之内就把病人的子宫切除，止住了血，终于把病人从死亡线上抢了回来。

在黄敏丽看来，抢救病人是分秒必争的事，容不得半点犹豫和质疑；因为生命比其他一切都重要。"作为一个领导，作为一个管理人员，我觉得应该是这样的，双肩挑担，既要会管理，业务上也要拿得出，必须要有精湛的技术。"是的，这是黄敏丽对自己敢于担当、有能力担当最质朴的表达，也是她对自己作为一位管理者最明确的定位和使命。

另一件事，发生在凌晨两点。当时，医院总值班给黄敏丽打电话汇报说有一个病人病情很严重，估计熬不过当晚。黄敏丽随即起身前往医院，一路上分析病人的情况："这个病人已经过中山医院会诊判定是中毒性休克，这个病情应该没错；但问题是这个病人是当天上午做的手术，如果感染，也应该是在两三天以后才会出现。"经过缜密而又迅速的思考，黄敏丽果断地判断："肯定是手术出现了问题。"到了医院，她立马对病人进行了检查，果然发现里面有很多积水。原来是输尿管漏了，尿液充盈了整个腹腔。于是，黄敏丽立即给病人做了手术，修补了输尿管，挽救了原本被判死刑的生命。

听到这里，钦佩、感动、紧张、窒息这些字眼真的已经无法形容我当时的心情。我似乎明白了救死扶伤不仅是战地才有的惊心动魄，我也慢慢理解了医生的担当意味着生命的存留。是的，有的时候，说医生掌握了病人的生杀大权一点不为过，只要有一点迟疑，只要有些许粗心，生命就会毫不客气地选择离开，留痛苦给家属，留遗憾给医生。我不知道，作为医生的一生需要有多少的智慧、多大的耐性、多强的心智才能打赢这一场又一场的战役。但我知道，从黄敏丽的身上也能看到，一名出色的医者、管理者应该具备的两种素质：敏锐的洞察力和果敢的决断力。

尊重生命，一视同仁

医者仁心，表达了两种含义：一种是关于对生命的尊重，一种是对不同生命的一视同仁。其实它们都有同样的内涵：敬畏生命。黄敏丽正是这两种含义的最佳诠释者。也许这就是她一次又一次不畏惧、不迟疑，竭尽所能抢救病人，选择万事以生命为重的原因所在。

1995年元旦的第二天，正好轮到黄敏丽值班。这一天本是极其平凡的一天，却因为一件事，她被单位同事封了一个雅号"黄老虎"。黄敏丽说到这自己笑了下，立马又皱了皱眉，把头转向窗口，默默地望着窗外昏暗的天际，那眼神似乎要穿透时光，回到当年。她停顿了好一会儿，才慢慢回忆道："记得那个年轻人好像叫徐萍，是我们化验室的。那天她在房间复习看书准备考研究生，不小心煤气中毒了。当时的情况十分危急，我赶到后，立刻把她房间的窗户打开，把人拖出来，急忙给她吸氧，后面慢慢有点生命体征了，就赶紧送到瑞金医院做高压氧舱。当时，真的很急，很紧张，真的不能耽误一秒。"

她眼睛湿湿的，那种极度紧张、担忧的情绪也深深感染了我。她继续说道："我们当时和瑞金医院不是挂钩单位，但是因为近所以就送过去了。我让财务科把支票拿好，这个时候不是讲钱的，是讲命的。所以我自己跟着去了，一次高压氧舱推上去不行，就做了第二次。后面人就被救回来了。"

说到这里，她突然转过来看着我说："这个事情后来牵涉到很多不同的意见，因为是公费医疗。后来还开了党政议事会，毕竟钱用了很多。他们就问，谁去的？我说我去的。他们又问，谁表的态？我说我表的态。他们意见很大，我当时就火了，我说随便是谁都要立马抢救的，当官的女儿的命是命，普通职工的命就不是命了！所以，再用多少钱都是要用的！"

是的，生命是无价的，没有谁可以衡量比较。在黄敏丽的心中，病人是至上的，所有的生命都同样珍贵。只要是命，她就会救，无论这个命在社会中的角色是什么，官员也好，富商也好，穷人也罢，犯人也罢，她都会全力抢救，与时间赛跑。这也许就是她所秉承的红房子精神吧，一个建在贫民窟、起家于诊疗所的地方，却是老百姓最亲近的地方。

鞠躬尽瘁，分享人生

一直在说关于黄敏丽的故事，虽然在她的生活中这些故事每天都会上演，但每一个都是那么弥足珍贵，因为它们都与生命有关。当然她自己的故事，也不只是这些。

1994 年红房子医院评三级甲等那会儿，黄敏丽正好是副院长。除了平时医疗的事务，她也要负责很多关于医院发展的事。她自己也很苦恼："上三级甲等，医院这么苦，怎么上呢？"不得不承认，那时候的红房子医院还是一片破败，说是"垃圾堆上的诊疗所"一点不为过。医院的软件是很厉害，人才辈出，名医云集，科研力量也十分雄厚，很多技术都走在世界前列。对于这样一个具有优质人力资源的医院，硬件条件却相形见绌，甚至不及当时的区级卫生所。"蟑螂、老鼠随时到处可见；下雨天，天花板就发霉，随时随地都有掉到病人身上的危险；地上常常潮湿、路面也很泥泞，很容易以为身处战地；产房里一个小床要睡两个孕妇，其实是四个人，还有两个孩子……"这样的情景，这样的条件，对黄敏丽来说太刻骨铭心了，她说到这里已经哽咽了。"太不容易了，真的太不容易了！"她感叹道："这样的条件，在我们全体医护人员的努力下，居然通过软件硬评、硬件软评成功上了三级甲等医院。"她开始眼睛泛红了。是的，她很激动，全医院的荣誉，来之不易的荣誉。这些最艰苦、最努力的人终于得到了应有的回报。同年，在黄敏丽和同事们的努力下红房子医院成为国家卫生部、世界卫生组织、联合国儿童基金会首批命名的"爱婴医院"之一。

这一项项殊荣的背后，凝聚了黄敏丽的艰辛与汗水。她自己也数不清多少次挑灯夜战，只为了用心规划医院的发展，希冀每一步都能为自己所热爱的医院、并肩的战友以及最钟爱的医学事业争取更大的资源、更多的荣誉以及更长远的机会和前景。令人肃然起敬的是，她都做到了，凭借着她的那份执著与坚持。

黄敏丽是一个懂得并乐于分享的人。"文化大革命"刚结束，她便参加了对口支援，在江西农村一干就是一整年；上海的金山医院建立妇产科请求支援，她二话不说自告奋勇前往，足足工作了三年，亲手把妇产科给建立了起来；看到老龄化社会趋势的到来，她及时关注和潜心研究老年人骨质疏松、更年期综合征等问题，并积极参与公益性的老年医学会、上海市骨质疏松委员会等活动，只是希望老年人的生活能更有质量。

对于这些，她说谈不上奉献，只是像大家一样做好了自己的工作本分。是的，在她身上，奉献这个词已经无法完全承载，因为那是一种更高境界的习惯与分享，她已经习惯于把自己所拥有的一切去与人分享，包括她的那些故事，那些精湛的技术，以及那些品格与坚持。

夕阳已走远，离开的时候，我回望了刚刚听故事的小洋楼，尽管只剩余晖，但红房子依旧熠熠生辉，照在心里升起些许暖和，也许这是在回应那些故事、那个故事的主人公而油然心生的一种敬意吧。

就让秋风捎去我的心情吧：黄敏丽，向您致敬，为那些重新绽放的生命！

（金婕、方芳）

米 粼:

她是"天使"的护佑者

米 粼

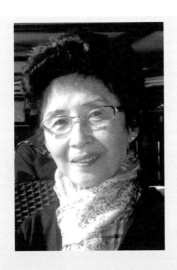

1960 年毕业于重庆医学院儿科系,因成绩优异提前毕业后留校,任职于重庆医学院附属儿科医院儿内科。1974 年调至南京梅山冶金公司医院,任儿科主任。1987 年 4 月调入红房子妇产科医院工作。十年撰写论文 7 篇,在围产医学科研领域取得很大的成绩,一定程度上提升了医院新生儿科室在国内同行中的学术地位。7 篇文章均在国内有影响力的刊物上发表,其中《新生儿晚期代谢性酸中毒初步探讨》刊登在 1989 年的《中华儿科》上,文中提出极低体重儿在正常喂养下不长磅应考虑为代谢性酸中毒的全新观点,引发业内不少同行交流的兴趣。另有一篇文章被国外权威只读光盘数据库 Medline 医学索引(美国)摘录收藏。

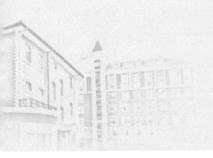

  在红房子医院,有着很多的"藏龙卧虎",这些人之所以鲜为人知,多半是因为他们本身非常低调处世。如果不是由于一些偶然的契机,他们的名字很有可能就会消隐于这所医院的百

年历史长河之中。但，有价值的不该被遗忘，该彰显的应该被弘扬。正如一位熟悉本文主人公的老师所说："她是烈士的女儿，她是'天使'的护佑者，她应该被记住。"

米粼，1960年毕业于重庆医学院儿科系，因成绩优异提前毕业后留校，任职于重庆医学院附属儿科医院儿内科。1980年晋升为主治医生，1987年4月由南京市上海梅山冶金公司职工医院儿科调入上海医科大学附属妇产科医院工作。在南京工作期间，米粼曾接受上海医科大学卫生系及南京医学院医疗系的临床实习任务，承担儿科有关教学工作，进行教学查房及专题讲课，曾多次受到南京医学院的好评。还参加护士训练班的儿科教学，平时对住院医师及进修医生认真带教。米粼从1981年至1987年共完成五篇论文的撰写以及译文两篇，其中包括发表《空气负氧离子疗法治疗小儿下呼吸道感染的疗效观察》等在当时具有很高临床医疗参考价值的学术文章。米粼在医疗方面能及时了解和掌握儿科的国内外科技发展动态，善于独立处理儿科疑难病例，对医疗工作极其认真负责……

看了米粼的简历，一位对工作认真负责，善于钻研、业务精到的儿科医生形象展现在我们眼前。由于米粼本人并不愿意接受采访，我们想要见见本人，更深入细致对其进行了解的愿望也无疾而终，以下的点滴记录，均是来自米粼在红房子医院工作过的同事和朋友，而我们也希望藉此，为大家最大程度地呈现一个身为烈士女儿的医者风貌。

女承父志，父亲是她一生的榜样

提起米粼的父亲，熟悉她家这段历史的人都会感慨不已。米粼的父亲出生于一个医生世家，后留学美国，毕业于著名的芝加哥大学，1930年毕业获医学博士学位。学成后的米爸爸为了国家的利益毅然决然回到祖国，为急需医疗人才的国家贡献力量，1934年他回到了北京协和医院，历任内科教授、主任等职。新中国成立后参军、入党，为我军培养了大批军事医学人才，是军内德高望重的医学教育家和军事医学专家，生前曾任第七（第三）军医大学副校长、内科一级教授。

之后，米粼的父亲被派往西藏自治区，研究和治疗当地的高原病。在那里，他克服了种种艰难，一步一步地推进着高原病的防治工作，给那里的驻藏解放军和人民带来了福音，而米医生自己却患上了高原性肺气肿和肺心病。任务完成后回到内地，正赶上了"文革"爆发。在那段动荡的岁月里，米粼的父亲多次受到牵连和打击，这位一心想着学医报国、有着拳拳爱国之心的大医生甚至有几度想到轻生，但最终都在妻子的劝导和关心下坚持了下来。"文革"结束前夕，他不幸被查出患有肺癌，这位历尽磨难的父亲此刻并没有想着自己，而是想到了自己的孩子们——由于当时平反工作还没有开始，米医生又迫切希望能在生前洗掉被贴在自己身上的污名，于是，他起草说明文件，上报有关单位，等到上级批下来，他再进行修改再做呈送，就这样反反复复努力了好多次，最终还了自己的清誉。陈国华说起这段往事时十分感慨："他曾对自己的孩子们说'你们放心，爸爸不会给你们的前途、给你们的人生留下阻碍和污点的。'"在去世后，鉴于米粼父亲生前为防治高原病等方面为国家作出的杰出功勋，他被政府追认为烈士，米粼也在父亲的影响下，成为了一名出色的医生。

同事说：她工作严谨，极为细致

1987 年，米粼来到上海医科大学附属妇产科医院，在新生儿科工作，曾任该科的科主任。在同事骆菲的眼中，她是一位医术精到、善于创新的好医生。

刚到医院的时候，刚巧有一位其他部门的同事怀孕生孩子，由于先天不足，这位同事诞下的一对双胞胎一个因先天心脏病刚出生就不幸夭折，另一个刚生下来时只有 3 斤左右，十分虚弱。当时在医院目睹这一切的陈国华回忆当时的情况至今仍历历在目，她说当时幸存下来的这个婴儿很轻，身体也小到令人吃惊的程度：宝宝的头像一个女性的拳头那么大，小手指极细，五官更是迷你。陈国华说，当时给宝宝用的鼻插管简直比半根细面条还要细！看着这么虚弱的婴儿，大家都为她捏一把汗，希望小小的婴儿能够顺利、健康地成长起来。米粼来到医院后，认识了这位同事，便开始悉心地对其进行新生儿治疗方面的指导，直到这个宝宝健康地长大。现如今当年的迷你婴儿已经嫁为人妇，拥有了幸福的生活。

还有一次，一名来自外地的孕妇分娩了一个 28 周、体重仅 800 克的男婴，米医生和科室里的医生一起，尽最大努力挽救。在大家齐心协力的精心照料之

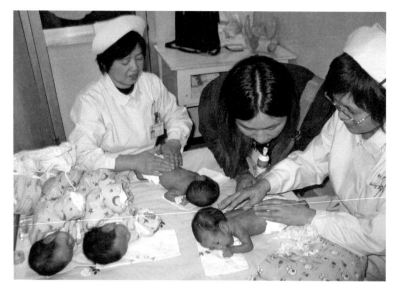

2007 年，在红房子医院诞生四胞胎——"东"、"方"、"明"、"珠"。

下，出院时男婴的体重已经达到了 2000 克。两年后的一天，米医生收到了一张照片，只见照片上有一个小男孩乐呵呵地骑在木马上，眉眼都可爱极了，而这个男孩正是当初米医生和同事们曾经照顾过的"迷你宝宝"！

作为一名女性，米医生十分理解初为人母的心情，一个家庭，刚刚迎来了一位新成员，他们自然成为了家中至宝。因此，米医生对新生儿的体检要求十分严格，力求不错过任何一个可能发生的疾病，力求保证每个新生儿的百分之百健康。"有一次，我们对一个新生儿做体检时，一时疏忽，没查出黄疸症状，米医生知道后，就把大家批评了一通。她在这方面，是容不得半点大意的。米医生常说，正因为宝宝不会说话，所以大家要更为仔细。"骆菲回忆道。

新生儿科常会遇到一些特殊的情况，医生也常能体会到人情冷暖，比如弃婴。看着我疑惑的神情，骆菲解释道，有些产妇在生产时遇到困难，在使用一些医疗器械如产钳进行助产时，会发生一些无法避免的情况，可能导致出来的孩子有肢体方面的残缺。这时候，家长可能就不愿意了，他们在离开医院时往往选择将孩子留在医院，自己不管不问。这时候，米郪和新生儿科的医生们就成了这些孩子的临时"妈妈"。医生们给孩子带吃的、带衣服、带尿片……有些孩子长到了一岁多才被家长回来领走。米郪和她的同事们就这样身兼多职，用自己坚实的"羽翼"护佑着这些被遗失的"天使"。

米粼勤于观察、善于总结。10 年撰写论文 7 篇，在围产医学科研领域取得了很大的成绩，一定程度上提升了医院新生儿科室在国内同行中的学术地位。这 7 篇文章均在国内有影响力的刊物上发表，其中《新生儿晚期代谢性酸中毒初步探讨》刊登在 1989 年的《中华儿科》上，文中提出极低体重儿在正常喂养下不长磅应考虑为代谢性酸中毒的全新观点，引发业内不少同行交流的兴趣。另有一篇文章被国外权威只读光盘数据库 Medline 医学索引（美国）摘录收藏。

在米粼主持新生儿科室工作期间，对常见的围产期疾病，都尽可能自己处理不转院，既方便病人和家属又利于住院医师的培训。

朋友说：她懂生活，极富生活智慧

到了退休年纪的米粼，希望自己能够有多一些时间陪伴家人。如今的她，开始学习弹钢琴，家住市内极具情调的绍兴路的一处老洋房里。"她家你们真应该都去参观参观，布置得真是很有味道，我就跟她说，全医院那么多人家，我最喜欢你们家的感觉。"平时与米医生交往甚密的陈国华对骆菲说到。米粼夫妇如今均已退休，家里每一处都被她打理得井井有条，"我问她，怎么不请个保姆？她说做家务就当做锻炼了，看着自己的家在自己手里慢慢变得整齐也是很有成就的。"陈国华笑道，"据说，现在的米医生又开始培养起了自己的外孙，平时陪他一起学钢琴，小家伙今年说准备要考十级了呢！"

在与米粼的这些同事和朋友简短的交谈中，我知道了关于米粼父亲的一些过去，如今，那段历史随着时间的流逝正在慢慢远去，但这段故事有一些细节仍让给我印象颇深：米粼的父亲确诊患癌后，当时的家里有了新房子，米爸爸一直将新房钥匙放在枕头下，希望有一天好了可以去新房子看一看、住一住，而米粼也买了电视准备给爸爸看。但是饱经艰难、历尽万苦的父亲最终没有等到这一天，遗憾地去世了。

我想，父亲的过世一定给了当时年轻的米粼以很大的震动，才得以让她现在能用如此的心态对待生活、对待人生吧。

邵公权：

不走寻常路的"教练员"

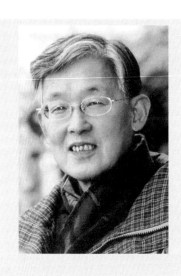

邵公权

主任医师、教授，硕士研究生导师。浙江余姚人，临床医疗专业，1960年10月毕业于上海第一医学院医疗系，1964年上海第一医学院附属妇产科医院生殖生理方向研究生毕业。擅长中西医结合治疗习惯性流产、溢乳症、月经不调、子宫内膜异位症、多囊卵巢综合征、ABO溶血症等原因造成的不孕症。特别是在应用中西医结合的方法治疗各种妇科疑难杂症具有独特的治疗心得，并取得良好的临床疗效。1982年因对"瘀"本质的研究及对活血祛瘀用于治疗子宫内膜异位症取得的成绩而获得卫生部科技二等奖。参与《活血化瘀研究》与《妊娠并发症》等专著部分章节编写，以第一作者列名发表论文10余篇。

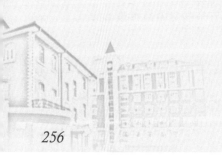

在红房子工作，常常可以听到一批老同志说到邵公权的独特疗法。这是一个有着自己特色，不同寻常的"怪才"。在红房子门诊，也常常可以听到有患者询问邵公权的出诊情况。这是一个患者眼中的"送子观音"，一位非常特殊的"神医"。

第一次见到邵公权，与我想象中的他有太多的不一样。清瘦但不失干练的他，鼻子上架着一副厚厚的玻璃镜片，洪亮的声音与瘦弱的身体相比显得有点格格不入。他搀扶着一位更为年长的老教授，举止谦和，与同事表述的个性鲜明相比，他对长者的这种尊敬给我留下了深刻的印象，那是红房子医院这么多年来传承和保留下来的优良品质——尊师重道。

今天是我第二次见到他，他坐在我的面前，侃侃而谈着他的一生，从基础研究到临床工作，从跟随抄方到中西医研究，说到兴奋时，甚至有点喘息。谈话中，了解到邵公权的职业生涯并不是一帆风顺的，而这些曲折在他看来，正是成就自己今天成果的一种磨炼，他将一名医生在红房子医院的成长、成熟过程刻画得淋漓尽致。尤其让我感慨良多的是，当我问他曾经治愈多少个不孕不育患者的时候，他兴奋地拿出传说中那两本厚厚的、放满婴儿照片的影集时，那一脸的幸福，满满地都是为医者的欣慰和骄傲。他笑称自己是一名"教练员"，在治疗不孕不育的道路上与"运动员"（患者）一起收获喜悦，也分担忧愁……

"开门弟子"的基础研究之路

邵公权 1960 年 10 月毕业于上海第一医学院医疗系。在很长的一段时间内，对于被分配至妇产科医院这个结果都有着不满的情绪。但随着时间的推移，在"既来之则安之"的心态中，那种无奈被慢慢冲淡了。工作几个月后，王淑贞院长找到了他，告知他获得了免试直升研究生的资格，但方向是边缘科学，即妇产科生理，也叫生殖生理，这在当时是一个新兴学科。就是这样的一个决定，邵公权成为了当时第一批的临床基础研究生，有人戏称他是王淑贞教授的"关门弟子"，也是袁耀萼教授的"开门弟子"。从此，在两位中国妇产科"巨人"的引领之下，他踏上了妇产科基础研究之路。

当时，中国的基础医学相当落后，妇产科生理的范畴没有一个明确的界定。因此，对邵公权而言，未来就好像是一张白纸，在上面画什么完全就看自己了。他的导师袁耀萼教授是从苏联留学回来的，对这位开门弟子提出了自己的想法——将巴甫洛夫的反射论与妇产科的生理反应相结合，形成一种模型供研究。导师的一个假想式的提示，让这位执著的学生为之奋斗了四年。

邵公权还深深地记得，在自己苦思冥想的日子里，郑怀美老师对他说："对于任何事情，要有自己的想法。"正是这句话始终激励着他去尝试新的东西，走一条和别人不同的道路。

邵公权在掌握了生理基本知识的前提下，将目光瞄准了更年期综合征患者。他认为更年期综合征患者在临床上表现出的潮热等症状就是典型的植物神经功能紊乱，与神经有关，与妇产科生理有关，可以通过了解其血管神经的反应，进而研究建立模型。但是在那个物资奇缺的年代里，研究必备的感受器没有，所有与电生理反应相关的仪器都没有。怎么办？困难并没有阻止他的步伐，他想到了肢体应激反应，尝试着用冷刺激，热刺激，比对出正常情况下、月经周期里以及更年期患者对刺激的血管神经反应变化，并以此为基础建立了妇产科生理的第一个模型。也正是这四年的研究，让邵公权开始喜欢上了妇产科，并为今后在诊疗工作中结合基础医学开展"瘀"本质相关研究奠定了基础。

临床"门外汉"的"活血化瘀"研究

带着基础研究的成果，邵公权在毕业后回到了妇产科医院，院领导要求其开展实验室工作。正当他满心期待地想要利用自己的所学开展工作时，"文革"开始了，科研工作被批为黑路线，刚刚开始的实验室工作被迫停止。

无奈之下，邵公权重新进入临床，而此时，他已经比同龄人整整落后了6年。6年对于一个医生而言，完全可以导致技术上质的差别。当时的邵公权甚至连子宫在哪儿也不知道，临床水平甚至不如师弟师妹。生性倔强的他，硬是凭着一股不服输的拼劲用一年熟悉并掌握了临床工作，用自己的行动证明了"研究生不光只会说不会做"。在听他回忆这段历史的时候，邵公权丝毫没有回避自己当年在手术技艺上的差距，相反他眼里的那份自信让我找到了他如今成功的原因。当他很自豪地告诉我，在自己几年的努力之下，补上了临床技能这堂重要的课时，他依然沉浸在后来居上的自豪之中。他告诉我，其实对于手术，他还是有自己的理解和领悟的，他说手术不在于多，而在于学"悟"。还记得当年，结肠代阴道手术是一种全新的式式，没几个人能做下来，而他在观摩了一次并带做一次手术之后，就能上台独立完成同类多例手术。时隔多年，他对自己当年的这一"壮举"依然很是"得意"。

令邵公权记忆深刻的是，当年在门诊时，由于自己年资低、还没有名气，所以病人不多。而一同看门诊的唐吉父医生则是病人追崇的对象，门诊室常常是里三层外三层被病人包围得水泄不通。为了让唐吉父医生能早点吃上饭，那时邵公权就常常帮助唐吉父医生抄方。在抄方的过程中，他勤于思考，对于不同疾病，或者相同疾病不同期别的中药剂量的增减，他常常会带着问题询问唐吉父老师，渐渐的，他对于各种妇产科常用的中药材就烂熟于心了，这也成就了他的中医启蒙之路，积累中更让他对中医这门祖国的传统医学产生了浓厚的兴趣。

正是这段特殊的经历，让邵公权对自己的职业之路有了新的思考，促成了他年近不惑之年踏上了中西医结合的学习之路，成为了上海中医学院（现上海中医药大学）第五届西学中研究班的学生。他坦言，当年放弃西医，走中西医结合之路，有着多方面的考虑。一来西医当时对于妇科疾病的调经、止痛、止血、促排卵都没有非常特殊治疗手段，而中医尚且有这方面的成功经验；另一方面，也由于身体原因考虑到把脉坐诊更适合自己的发展。就这样，他又开始了学习。他说，不惑之年重拾课本，记忆力不如年轻时候，但临床经验的丰实、基础知识的厚实让他更加易于将西医的基础理论用于中医药治疗的推断。会抓重点，会思考学习，是他对自己的总结。当时，中医的"活血化瘀"疗法红极一时，上医各附属医院不同学系均在运用该论断进行各种治疗和研究。作为医学的重要分支，他与高秀慧、张振钧医生也一起投入了妇产科的"活血化瘀"疗法的研究。他善用基础理论分析中医治疗手段，研究"瘀"的本质与活血祛瘀疗法在妇产科血瘀症治疗中的应用，他运用血管神经反应来解释妊高症的发病机制以及活血化瘀方法对改变血管神经反应的作用等。为了取得第一手研究资料，他甚至以身试药，将丹参液打进自己的体内，因为过敏体质险些丧命……正由于这一研究的开拓创新性，使他获得了在"文革"结束后的第一届妇产科全国年会上发言的机会。初尝成果的他从此一发不可收拾，将自己的方向定位为血瘀症，并倾注所有的心血对"活血化瘀"疗法进行了毕生的研究。

邵公权从活血化瘀疗法在妊高症治疗中的研究拓展到对子宫内膜异位症的研究。发现了活血化瘀疗法解决内异症不孕与止痛的原因。也因对"瘀"本质

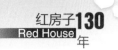

的研究及对活血祛瘀用于治疗子宫内膜异位症取得的成绩而获得卫生部科技进步二等奖。

不孕症"终结者"的"教练员"生涯

说到自己的诊疗特色，邵公权非常兴奋。多年的从医经历告诉他，两类人最需要看病。一类是癌症患者，能缓解病痛延长生命。而另一类，就是不孕不育患者，因为生命的延续维系着一个家庭，也关系着社会的和谐。作为一个妇产科医生，能用自己的所长做病人最需要的医生，是自己的荣幸。

邵公权有两本厚厚的影集以及一本有着密密麻麻字迹的硬面抄，这些是他的宝贝，更是他一生的成果。很多病人在顺利分娩后，常常会带着礼物和由衷的感激来看望邵公权教授。而邵公权通常会留下祝福，还回礼物。他说治病救人是一个医生应该做的。而为了避免退回礼品的尴尬，他会要求患者给他一张出生孩子的照片。就这样，年复一年，日复一日，治愈的病人越来越多，而影集也越来越厚……

打开影集，一张张可爱的婴儿照，就是——一个动人的故事……

> 这是××的女儿，现在已经大学毕业，到外企工作了。当年他妈妈患子宫内膜异位症……
>
> 这个小孩是黑龙江的，他父母结婚 8 年未孕，急得不行，来到我们医院……
>
> 这个小孩子的爸爸是德国人，妈妈是中国人，德国医生给判了'死刑'，连 IVF 都不能做了……

邵公权如数家珍般地给我介绍着这些孩子背后的故事。虽然这些家庭曾经或多或少有着辛酸的求孕经历，但他们又是如此的幸运。因为他们遇到了邵公权教授——一个不孕症的"终结者"，给了他们希望，更给了他们为人父母的幸福。

讲述中，邵公权找出了一张可爱男孩的照片，这是一个令他记忆深刻的故事。男孩的妈妈是一位宁波患者，第一胎产后大出血后患上席汉氏综合征致闭经。辗转于上海和宁波两地寻医就诊，找到邵公权医生的时候，基本已经是"死马当活马医"的状态了。邵公权教授根据病史认为病人气血虚极，肾气亏耗，致血枯经闭。故给予益肾填精，补气养血，活血化瘀等方法治疗。1个月的中药调理之后，病人的月经奇迹般地恢复了。3个月之后，病人的基础体温提示有了正常的排卵。一切都向着好的方向发展，在整个治疗过程中，邵公权根据各项检查结果又不断调整各种草药的用量，以获得最佳的诊疗效果。半年之后，病人居然怀孕了！这对于医患双方而言都是一个振奋人心的好消息。为了防止病人流产，邵公权又要求病人继续保胎治疗，最终在他的全程监护之下，病人在上海喜得贵子。喜讯传到宁波老家，全家欢呼雀跃，邵公权治疗不孕不育的传奇故事也因此在当地成为口口相传的美誉。

还有一个子宫内膜异位症患者，结婚三年未孕，丈夫给她下了最后"通牒"，如果再生不出，就离婚。患者含泪奔走求医，各地的医生都给了她两个字——手术。最后她来到邵公权的门诊。检查后发现患者双侧卵巢内膜样囊肿，分别为8.9厘米和6厘米。在确定了输卵管通畅的前提下，邵公权放手一搏，采用活血化瘀方对病人进行治疗，疗效在一帖帖中药中显现，痛经缓解了，囊肿得到控制，基础体温有了升高……7个月后，患者尿检呈阳性。怀孕了！夫妻两人相拥喜极而泣，这画面，邵公权在多年后回忆起来仍然激动不已。又是一系列的保胎治疗，9个月后喜讯传来，患者顺产了一个8斤的女儿，而原来的双侧囊肿悄然间也有了变化，一侧消失了，另一侧缩小至4厘米。这一成功的病例更加坚定了邵公权对活血化瘀疗法治疗内异症引起不孕症的综合研究的信念。

随着治愈的病人越来越多，邵公权的名气也越来越响，在几个著名的互联网备孕助孕论坛上，邵公权成为一批希望"好孕"的患者推崇的不孕症"终结者"。大家都尊称他为"邵老"，这些病友讲述着一个又一个在他的帮助下，成功"好孕"的传奇故事。她们记录下了每次诊疗后的数据以及邵老的诊疗建议。他是这些求子者心中的"救命稻草"，她们相互介绍着在邵公权这里就诊的经验，相互鼓励着彼此，祝福着彼此。看着她们的故事，时而跟着她们曾经的求孕经历心酸，时而又跟着他们接踵"好孕"的讯息而欣喜。无论是成功怀孕的，还是正在治疗中的，抑或看了帖子打算来就诊的，她们传达给我的就是一个信

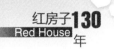

息——能看上邵公权医生，就有希望了！

一个嘉兴网友在论坛上曾留下过这样一段话：

> 结婚五年没有怀孕，辗转多家医院，最后经人介绍到邵医生这里看病，就像是在黑夜里看到了曙光。挂他的号很不容易，但是一切都是值得的。他态度和蔼，对我的问题始终不厌其烦。第一次看病，他仔细看过了所有病史和检查单，很肯定的对我说没有大问题，只要到他那里七次，保证我会当上妈妈。于是我信心大增，按时敷他开给我的药，配合口服煎药。第六次，相当于就诊的第三个月，我就成功怀孕了。当时，用欣喜若狂来形容一点也不为过。再后来邵医生又指导我保胎。次年的二月，我终于生下了一个男孩。现在孩子已经三周岁多了。真的很感谢邵医生！如果没有你，我不知道现在的生活会是怎样的，可能只会落个家徒四壁以及杳无希望吧！

翻看着邵公权的那个硬面抄，上面密密麻麻记录着从2006年起治疗好的不孕症患者的基本病例资料——患者的姓名、年龄、孕产史、检查结果、治疗次数、末次月经时间、妊娠结果，有些还配了邵公权自己画的影像草图。2006年至今，基本每年成功怀孕的病人都在150个以上。问及他为什么2006年以后不再收集患者所生孩子的照片时，邵公权笑言：自己一天天老了，看着可爱的孩子们诚然开心，但如果哪一天离去了，这些影集该怎么办？听到这些，我心头一颤，真是一个细心的医生，考虑得好长远！也真是一个好医生，始终把自己的病人装在心灵的最深处。摸着两本厚厚的影集和硬面抄，我再次感念，这一张张婴儿的照片以及记录本上那一条条的成功怀孕记录应该就是邵公权一生的骄傲吧！

在采访过程中，邵公权告诉我，治疗不孕不育这么多年，他始终觉得不应该把不孕不育看成是一种病，它只是一种暂时的症状，一种可以改变的结果。他说自己就好比是一名教练员，而他的病人就是运动员。他能做的就是调节好病人的内分泌，了解病人输卵管的畅通情况，指导好病人如何成功受孕。而关键的"临门一脚"还是得看病人自己。因此，作为"教练员"的他总是竭尽全力，在门诊与病人做好充分的沟通，把病人应该知晓和了解的告诉她们，以帮助她们做好各种受孕准备。用他爱人的话来说："邵医生每次门诊不知道要讲多少话呢！很伤精神的……"但就是这样一个看上去清瘦体弱的教授，在从医的这些年来，始终坚持着"尽量给病人多解释，尽量多指导病人"的原则，哪怕是门诊时连午饭也来不及吃，哪怕是门诊下班时街上已是华灯初上……

结束采访时，我问邵公权教授，在红房子的这些年收获最大的是什么？他思考片刻说：我能有今天，都是红房子给予的。感谢老师，感谢同伴，感谢在红房子的那些珍贵岁月。说话时，眼里满满地都是眷恋。

告别时，邵公权教授执意将我们送到楼下，挥手回眸之际，他的微笑定格在我的眼中，回想这一个多小时的采访，他甚至没有对我说起他职业生涯中的不如意和不顺心。于是，我想到了这样的一句话：人活得简单，其实就是达到了一种境界。治疗了这么多不孕症患者，感受着求子心切的人们成功孕育那刻的喜悦，医者所有价值体现无疑，这种源自职业的满足感远远超过了那些不快和不如意。从邵公权教授的身上，我再次看到了医生的崇高，人性的美好，而我更是没有理由不由衷地生出深深地敬意！

（王珏、陈国华、陈彩云）

杜明昆:
致力计划生育　促进国际交流

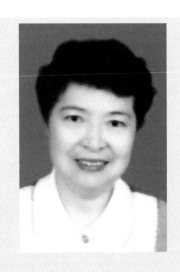

杜明昆

教授，硕士生导师，主任医师。从事妇产科医疗、教学、科研工作40余年，曾任妇产科医院业务副院长、妇产科教研室主任、计划生育科主任，中华医学会计划生育学会常务委员，国家计生委科技与人口专家，《中国实用妇科与产科》常务编委，《生殖医学》、《生殖与避孕》编委，享受国务院特殊津贴。1984年公派去印尼雅加达大学专业培训。1986年公派去美国约翰·霍普金斯大学公共卫生学院博士后进修，并在美国疾病控制中心培训。参加国家"六五"、"七五"、"八五"、"九五"计生委科研课题，及世界卫生组织、美国人口理事会、法国等国际合作课题。获国家科技进步二等奖1项、三等奖1项，部委级科技进步二等奖4项、三等奖2项，上海市科技进步二等奖1项、三等奖1项。多次参加国内外学术交流，发表学术论文50余篇，参加编写10部专著。

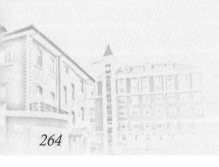

　　杜明昆是红房子医院老一辈的计划生育专家，虽已年近八十，但仍然精力充沛，爽朗健谈，看诊、加号，仿佛不知疲倦。她那花白的头发，慈祥的笑容，炯炯有神的大眼睛，都在向我们诉说着一代红房子人的热情和风采。

"多做事是光荣"

　　1961 年，杜明昆进入妇产科医院，从住院医生做起。当时医院的医生少，工作量很大，杜明昆他们从早上 6 点进病房，一直工作到晚上 10 点，每周只有星期天下午半天自由活动，平时 24 小时随叫随到。夜班尤其忙碌，一个主治医生和两个住院医生，三个人要管全院妇科、产科急诊、急诊手术及各病房重危病人，忙完一整夜，次日还要接着上白班。"医院规定年轻医生工作头五年不许结婚，我们就全身心地扑在工作上。但那时候很有动力，上级叫我多做事情，我是很高兴的，觉得这是看重我，是很光荣的事。"杜明昆笑着说，"反正我身体好，不大生病的，所以就值很多夜班，一天到晚在病房里滚。哪个医生生病了，没法值班，我都能顶上去。"1988 年，上海市肝炎大流行，红房子医院也要建立肝炎病房，第一个派去的医生就是杜明昆。杜明昆先到中山医院学习了两个礼拜，回来就一头扎进肝炎病房，不眠不休，没日没夜地观察、抢救重症病人。第一个急性黄色肝萎缩的重症产妇抢救成功，她受到极大鼓舞。外面请来的会诊专家感叹道："从来没有见到像你这样卖力的住院医生！"对病人，杜明昆的确做到了尽职尽责，无微不至。

　　当年的住院医生考核采取淘汰制，每年由王淑贞院长及教研室主任亲自考试，第一年的住院医生考得不好，就不能升到第二年，所以大家都拼命学习，不断提高业务水平，丝毫不敢懈怠。王院长平时也不回家，就住在医院里，住院医生工作学习中有不明白的地方，晚上可以到宿舍里请教她。"但是王院长对每个年轻医生培养到哪一步都很了解，她会反问你，你做医生第几年了？这个问题你该不该知道？所以晚上我去请教她的时候，都先想想，是不是自己做得欠缺。"杜明昆说，那时候虽然忙，却很开心，很充实，觉得自己天天在为人民服务，天天在长本领。她每年给自己设立一个上进的目标，每天都做记录，记录这一天看了多少初诊，多少复诊，有什么新的收获。医院也对年轻医生的成长有记录，哪些人用功不够，哪些人达到了目标，哪些人超额完成。一方面是上级医生的用心培养，一方面是自身的勤奋努力，杜明昆这一辈的住院医生成长很快，到"文革"前夕，杜明昆已成为代理主治医师，迅速发展为医院的业务中坚力量。

接班计划生育，促进国际交流

1978年粉碎"四人帮"以后，杜明昆在教研组里担任教学干事、医疗干事，负责全院医生的排班和实习医生的带教安排。1980年前后，王淑贞院长和郑怀美副院长找到杜明昆，希望她接班医院的计划生育工作。

在此之前的二十年间，杜明昆几乎轮转过全院每一个科室，产科、妇科、病理科、保健科、新生儿科……用她自己的话说，她是"做一行爱一行"，上级医生叫她做什么，她说一不二马上就去做，从不挑挑拣拣，任何岗位上的工作她都喜欢，都可以担当。这一次两位老院长的安排，杜明昆也是非常愉快地接受了："我觉得上级之所以叫我做这些，都是因为这个工作很需要我。"当时，红房子医院的计划生育科还没有成立。杜明昆自1980年接手这块工作，一两年后就建立了计划生育科，由她担任副主任（当时没有正主任），掀开了这一新科室的发展篇章。

1984年，国家计生委要派人前往美国人口理事会亚洲培训中心印尼雅加达大学，学习皮下埋植避孕技术（Norplant）。全国总共只有四个名额，北京、天津、沈阳、上海各一个，所选拔的学员都是中国医疗水平最高的医院中的业务精英，而杜明昆就是其中之一。当时印尼与中国是断绝外交关系的状态，医学交流需要通过国际组织的中介。四位学员先到曼谷——世界卫生组织在亚洲的中心所在地，再辗转前往印度尼西亚。在进修之前，杜明昆预先找到介绍皮下埋植技术的英文教材，详细阅读避孕原理、操作步骤，做好了充分准备。她本身在临床上摸爬滚打多年，技术水平也过硬。因此，在外国医生的教学结束以后，杜明昆第一个实践，做得非常成功。另外几个医生还不熟悉操作，杜明昆就在一旁给予他们指导。

学成回国之后，杜明昆就在国内开展这一技术的临床应用，并组织大规模培训。先培训本院的医务人员，而后培养上海市的医务人员，最后向全国推广。

世界卫生组织也十分支持中国推广这项技术，免费提供一些药品做科研，并且

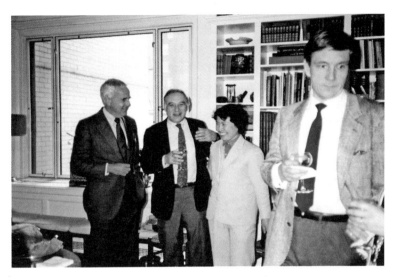

1989 年，杜明昆与外国专家进行医学交流。

任命杜明昆做全国的副组长，负责广大南方地区的培训工作。杜明昆在上海、广东、湖南、湖北、贵州、四川、青海、陕西等众多省市开展皮下埋植技术培训，手把手带教，先后培养了 1000 多名学员，使这项国际先进技术迅速铺展到全国。与此同时，杜明昆积极参与国产长效避孕埋植剂的研制和临床应用，希望真正将技术和用药国产化，惠及更广大的中国民众。由于这项工作意义重大，1997 年，"长效避孕埋植剂研究"课题获得国家科技进步三等奖。

此后，杜明昆参加世界卫生组织的大型合作课题"Norplant 上市后监测"，历时 7 年。该课题许多国家参加，我国的科研任务比例占到 40％，而且完成得非常出色，得到世界卫生组织和美国人口理事会的赞许。国际医学界对杜明昆的工作十分认可，不断向她发出国际学术交流、国际课题的邀请，她先后参加的由世界卫生组织、美国人口理事会、日本、法国和荷兰等国家和组织牵头的国际合作课题达 30 项之多。杜明昆是最早参与法国 RU486 药物流产在中国的临床研究的人员之一，并且参与了此后的国内流产药物的临床研究和推广应用，"米非司酮配伍前列腺素终止早孕的药代动力学及系统临床研究"课题获得国家科技进步二等奖。由于杜明昆在引进国际先进的计生技术，以及承担这些技术的国内推广和研发中作出的卓越贡献，她获得了诸多荣誉——1977 年上医大教育战线先进工作者；1978 年、1979 年妇产科医院先进工作者；

267

1981年、1984年上医大先进工作者；1989年、1995年上海市计划生育先进工作者；1989年卫生部"在全国计划生育工作中作出成绩和贡献"荣誉证书；1991年国家计生委"全国计划生育科研先进工作者"；1994年上医大国际交流工作先进个人；1994年国务院特殊津贴；当选为中华医学会计划生育学会常务委员……

杜明昆说："在我们医院，我的美元经费拿得是很多的。我做很多的国际课题，就是要把先进技术请进来，还要让我们的研究成果走出去，让国际上的医学专家对我们刮目相看，为中国争得荣誉。这是我做的一点工作。"

以身作则的严师

在学生的心目中，杜老师是鞭策他们进步的严师，也是他们学习的榜样。无论是在教学中还是对研究生和住院医生的管理上，杜明昆都非常严格，有不好的地方马上就指出来，绝不偏私。

杜明昆笑着讲述："1976年我们医院有位年轻医生，抽香烟抽得多，宿舍地上都是香烟头。我就去查，让他把香烟头扫掉，批评他怎么抽这么多香烟？但是他后来一直对我很尊敬，他说杜老师这样严厉地管理年轻医生，是正确的。"杜明昆对待工作就是如此，不放过任何一个微小的细节。每次由她总值班时，她会细细地转遍医院的每个角落，查看有没有违规使用电器的情况，轻轻拍醒犯困的值班医生，提醒她们精神抖擞地投入夜值班的事务中。由于杜明昆为人正派，心底无私，所以被批评的人也都心悦诚服，在她的耳提面命下，医院的管理更有秩序，学生们对工作的态度也更认真了，责任心更强了。

杜明昆平时带教学生既细致又严格。学生们各自看诊的时候，每看一个病人，杜明昆都要复查，都会循循善诱地问他们看到了什么东西，有什么心得体会？一天的门诊看完，她就把学生聚拢在一起，把当天看过的病史都摊开来讨论，让学生记下这些病例的特点，这样子会终身不忘。"讨论一次，好比看了两个礼拜的门诊——你自己看的病人，别人看的病人，都是值得你借鉴的。如果每天糊里糊涂地看，几年以后也不会有任何进步。有时候某个人看到的疑难病例，一生也遇不到一次两次，所以要分享、记录下来，会是很珍贵的经验。"杜明昆如是说。她是这样带教学生的，也是这样做的，随身的小本子上密密麻麻地记录着病理讨论的结果。这个好习惯从她当实习医生时养成，一直保持到现在。

杜明昆的学生诸臻颖医生，至今难忘老师的严格指导："在我硕士论文答辩期间，杜老师对我的每一个章节都仔细探究，连一个标点符号也斟酌再三，绝不马虎。这对我一个生性粗枝大叶的人来说，实在有点苛刻。可就在她严厉的鞭策下，我终是一丝不苟地完成了学业。回想起来，这真是人生一段宝贵的经历。"而更令她感慨万分的，是杜老师律己、安贫的精神境界："那是一个春节前的小年夜，我们去给杜老师拜年。一走进她家门，映入眼帘的情景使我心情久久不能平静：只见朴素的房间里放着一张方桌，一个头发花白的老人在灯下静静翻阅厚厚的专业书籍，神情专注，而屋里看不到鲜花，看不到礼物，更没有一丝过年的迹象，有的只是一个知识分子对清贫的安然，对事业的执著。我怔怔地站在那里，望着老师的这一张方桌，它是这纷纷扰扰，物欲横流尘世中的一方净土。她是我永远的榜样，审视自己不禁汗颜，但也催我奋进。"

2000 年，杜明昆退休了，至今仍然每周看三天门诊。医院上午 8 点开诊，而她总是 7 点钟第一个到，到了就开始叫号，每天都要把加号看完。熟悉她的病人都知道杜医生来得早，午饭时间也非常短，只为了给病人多一点时间。几十年都是这样过来，杜明昆不觉得辛苦，她淡淡地说："为人民服务在我们心里总归是一生一世。"杜明昆教授用常人所不及的勤奋，实践了她的人生感言："一生之计在于勤，勤劳、奋发图强，在不同的学习及工作岗位上，干一行，爱一行，钻一行。我愿做社会的基石，力争成为国家的人才。生命不息，奋斗不止。"

（熊捷、朱臻颖、姚晓英）

曹玲仙：
助孕生命的国医圣手

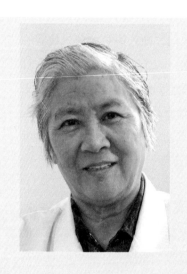

曹玲仙

上海南汇人。教授，主任医师，全国名老中医。擅长治疗月经失调、月经过多、闭经、痛经、不孕症、子宫内膜异位症、多囊卵巢综合征、妇科肿瘤术后放化疗后等疑难杂症。历任上海第一医学院中山临床医学院中医教研室副主任，上海第一医学院附属妇产科医院中西医结合科副主任、中医科副主任、门诊办公室主任，上海市月经病中西医结合医疗协作中心副主任，上海中医药学会常务理事，中医妇科专业委员学会副主任，中医性医学学会副主任，《上海中医药》杂志编委。撰写《女子以肝为先天初探》、《子宫内膜异位症中医药治疗》等论文30余篇，出版专著及教材18种。参与或主持的科研项目曾多次获国家中医药管理局及上海市科委奖项。成功开发"宫泰冲剂"，是上海市第一个上市的中药新药。

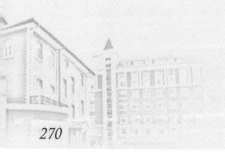

创造生命、迎接生命的人常常会被人一生牢记，岁月加护于他的除了丰厚的经历，更有

生命传承中的喜悦以及被铭记一生的恩泽。曹玲仙教授，上海红房子妇产科医院原中西医结合科副主任、中医科副主任、门诊办公室主任、妇科党支部书记，致力于中医、中西医结合妇产科临床、教学、科研工作达半个多世纪。在行医生涯中，治愈妇科各类疾病不计其数，更因 50 多年来成功治愈了大量不孕不育夫妻，使其自然怀孕，成功生育，被患者们亲切地称为"送子观音"。

观音者，发大慈恻隐之心，誓愿普救含灵之苦。现年 76 岁的曹玲仙教授，走过了自幼从医的少年、发奋治学的青年、悬壶济世的中年，如今已是伏枥千里的老人，始终将解除病患疾苦、攻克疑难杂症作为一项神圣的事业。曹玲仙并非出身医学世家，也无显赫身世，却能成为誉满天下的名中医，原因正在于此。

师从名医，探索中西医结合框架

曹玲仙，出生于一个普通的务农家庭。自幼参师拜学于南汇名中医丁步阶门下，并随师悬壶出诊，穿梭于田野农户，接触到大量病人，见识了各种病症。业余时间在丁老指导下阅读背诵中医经典及汤头歌诀，对老师治疗的病证悉心钻研、反复推敲，打下了扎实的中医药临床基础。曹玲仙回忆那段日子，认为就因为自己接触临床较早，对病患的痛苦有了很深的印象。并因常年随师出诊，耳濡目染之下，对临床疾病的症状和处理都有了一定认识，为以后的医学道路指明了方向。

曹玲仙 18 岁时在老师的推荐下报考了上海中医学院（现上海中医药大学），并被录取，从此跨进了中医高等学府的大门。大学的学业非常艰苦，需要有化学基础，但曹玲仙之前从未接触过这方面的知识，她就从最基本的化学元素学起，花了大量心血，付出了常人难以想象的努力。大学期间，她跟师所学的临床技能得以提升，系统地学习了中医四大经典，包括中药、方剂、内、外、妇、儿等知识，还掌握了西医生理、病理、药理、诊断等基础知识。

1962 年毕业后，曹玲仙被分配到上海市红房子妇产科医院，师从上海妇科四大名医之——唐吉父教授，学习和继承了唐老丰富的经验、高超的医术以及为医之道、为人之理。同时，收集了大量医案，总结整理唐吉父教授学术经验，发表了《女子以肝为先天初探》及《经前期综合征辨证治》，获国家中医药管理局科技进步二等奖。这一时期，曹玲仙在唐老的学术基础上逐渐形成自身的学术观点，在临床上不断磨炼、不断完善。

与此同时，曹玲仙多方求教于西医专家，紧跟现代妇科医学发展潮流，在中西医结合的方向上不断钻研和求索。上海市红房子妇产科医院是一所西医水平领先的医院，在与西医合作的过程中，她认真向西医老师学习，吸收现代医学的诊治手段，力求与中医取长补短、融会贯通。临床遇到难题，常与西医探讨，切磋琢磨，逐步形成中西结合、西为中用的诊治思路。她认为："西医检测项目的结果，成为中医四诊望闻问切的延伸，使宏观的中医辨证论治的方法与西医微观的诊疗方法相结合，对疾病的诊治获得了更为深入、明朗的认识。"这一中西医结合的框架，对疾病的检查、诊断和治疗的思维是成两维的，形成了独特的中西医结合诊断及治疗规律，有助于提高辨证论治的可靠性，切实提高疗效。

曹玲仙刚进入红房子妇产科医院时，医院并没有单独的中医科，只能在西医治疗欠佳的前提下才由中医加入治疗。曹玲仙认为，"嚼别人嚼过的馒头总不是滋味"，经过一段时间的积极筹备和不懈努力，她与老师唐吉父一起向院部提出单独开设中医科，使之从无到有，发展壮大，如今已成为国内临床妇产科学的一面旗帜。在中西医结合治疗不孕症、月经失调、闭经、痛经、多囊卵巢综合征、子宫内膜异位、妇科慢性炎症、更年期综合征、妇科各期抑郁症、反复流产、习惯性流产、子宫肌瘤、卵巢囊肿、乳腺增生、产后病等妇人经、胎、产、杂诸症方面，颇多创新，成就斐然。

"女性不孕症治疗是不凡的事业"

一位来自苏州的免疫性不孕症患者来信说：

> 我连续两次怀孕都在两个半月时胎停孕，然后反复地刮宫，弄得身心疲惫。后来，幸亏找到了曹教授给我采取保守治疗保胎，现在怀上宝宝了，真的很感谢曹教授。

一位来自日本的不孕症患者来信说：我是FSH值过高，吃了曹医生开的四个月的中药，后来就怀孕了。在曹医生那里保胎保了近两个月的时间，现在一切正常。真的很感谢曹医生。

一位来自澳洲的不孕症患者来信说：我是从国外慕名而来的。宫外孕四年了，一直受霉菌的困扰，专程来到中国上海找到了曹医生看诊。她每次把脉细心交代，让我信心大增。我每次都按时服药，三个月后有了宝宝，真的很感谢曹医生。

……

"自己什么都有了，独缺一个孩子……"在红房子妇产科医院，曹玲仙教授的门诊患者络绎不绝，其中很多是不孕症患者。职场竞争激烈，不少女性不得不推迟婚嫁生育，一旦意外怀孕还手术终止妊娠，而当她们事业走上轨道的时候，却发现生孩子变得好难。虽然人工授精、试管婴儿等助孕方法发展迅速，但种种因素透支着女性的卵巢功能，不能产生正常健康的卵子而导致不孕，带来终身的遗憾。面对这些焦急的女性，曹玲仙总是细心和蔼地望、闻、问、切。她认为，"肾藏精，主生殖，肾为先天之本"的中医经典论述是治疗不孕症的法宝，中医诊治不孕症要以益肾填精为先。她采用中药人工周期调经促孕法，可根据月经周期因势利导进行中药人工周期调治，增加受孕机会。

"心安神宁，一切均安。要修炼自己的良好心态，做到心里有太阳，就会一切有阳光。"曹玲仙对不孕症患者说。

"女性不孕症治疗是不凡的事业"，在曹玲仙的心里，它是最辉煌的诗篇。曹玲仙一步一步努力地走向治愈不孕症领军人物的目标。这过程艰辛而欢乐，痛苦而骄傲，令她痴迷、执著、无悔。从医 50 多年来，她成功治愈了大量不孕不育夫妻，使其自然怀孕，成功生育，给无数家庭带来了幸福和希望。

曹玲仙认为，肾气盛实方能生育。受孕的必备条件，首先要具有健康的精子和卵子，其生成离不开肾之精。其次，还需要具有精子和卵子结合的条件，有正常功能的阴道、宫颈、子宫、输卵管供精子顺利进入女性体内。排卵功能的好坏与肾经盛实紧密相连，输卵管的功能正常与否也必须依赖着肾气的盛实。如果输卵管堵塞严重，管腔纤毛被破坏，就必须求助于其他助孕方法来完成受孕目的。此外，子宫是胎儿生长发育的"温室"，近年来很多妇女由于多次的人工流产、刮宫，损伤了这片"土地"，或由于疾病引起肾气亏损，土地贫瘠，导致受精卵的囊胚难以在此落脚种植。通过补肾填精的方法，就像给子宫这片土地施肥。她强调，补肾的治疗因人而异，须辨证论治，而在辨证中有两点：一为直接补肾法，二为间接补肾法，诸如调肝益肾、健脾益肾、养血滋肾等，最终实现益肾填精的作用，达到怀孕的目的。

2010年12月，一位来自浙江嘉兴卵巢早衰患者慕名找到曹玲仙就诊。这位患者从青春期开始就功能性子宫出血，2006年5月，她停吃了两年多的避孕药，想怀孕生宝宝了，但是停药后月经迟迟不来，她十分着急。"我很幸运，选择了曹教授。她给我做了一系列检查后，结果很糟糕：子宫内膜非常薄，没有卵泡，而且还有卵巢早衰的症状。我心急地问了曹教授：'我还能不能生宝宝？'曹教授安慰我说：'你先别急，要有信心。先用药看看能不能唤醒卵巢功能。'"

就这样，这位患者坚持了11个月，在最后一次去就诊的时候，曹玲仙让她做了个B超，看看有没有发育好的卵泡？结果很好。曹玲仙叮嘱她："要过3天再来做一下B超。"

三天之后，这位患者做了B超，曹玲仙说她已经排卵了。

"就在漫长的等待中，到了该来月经的时候了，结果没有来。过了一个星期后，我买了早早孕来测：我怀孕了，当时好激动。现在我家宝贝已经快3周岁了，聪明漂亮，真的很感谢曹教授，你是我的送子观音！"

在上海，预约曹玲仙的病号很多很多，提前数月预约已成为病人们相互转告的"秘密"，"送子观音"的名望之大、求诊人数之众，可见一斑。

年逾古稀的曹玲仙教授，华发光洁，精神矍铄，天天看诊，并且很享受这样忙碌充实的生活。她说："我在家也闲不住，就把全部精力投入工作，一天不让去看病，我就很难过，会想着患者着急。"

"病人是医者最好的老师"

为医者，曹玲仙始终把关爱病人放在第一位。她说，医者仁心，一个医生最幸福的事情就是病人康复了，最大的动力就是如何更好地为病人服务。

为师者，曹玲仙教授言传身教，躬身自省，将其从医经验和心得体会倾心传授给学生，深深地影响和关切着她的身边的每一个人。

曹玲仙将唐代名医孙思邈的《大医精诚》一文奉为圭臬，经常教育年轻医生，在医学上要做到"精"、"诚"——既要精于高超的医术，又要诚于高尚的医德。所谓"大医"者，以解救人民于疾苦为大。她认为，作为医生首先必须具备崇高的思想境界，无欲无求，先发大慈恻隐之心，誓愿普救含灵之苦；安神定志，仁厚为人，摒弃一切私心杂念，潜心学术；在从事医疗实践时须诚心诚意，全神贯注，思彼苦恼，若己有之，深心凄怜，不避艰险，昼夜寒暑，饥渴疲劳，一心赴救；对待病人无论贵贱怨善，皆如至亲之想，一视同仁。

曹玲仙是这样说的，也是这样做的。她的学生许钧医生说，曹老师身上的确处处体现着"大医"的风范。"医者，技贵乎精。曹老师看病的特点就是一个'精'字，询问病史详细全面，察言观色细致入微，尤其重视舌脉之征象。处方谨守中医辨证论治的方法，做到'有是证，用是法'。从采史、诊断到处理的整个流程中均体现出'精细'，抓住每个细枝末节，从而保证了立法的'精确'，处方的'精当'。同时，曹老师还经常教导我们打开思路，要学习、吸收西医病因研究的特长，为中医临床用药提供指导，使辨证施治更加精确，往往能在治疗中起到关键作用。"

曹玲仙从医50多年，从未脱离临床。她认为，病人是医者最好的老师，只有临床才是理论最好的试金石。在教学和实践中，她坚持"医师不是医匠"，要做到"熟"、"博"、"活"、"圆"四个字。"熟"能生巧，"博"能融会贯通、触类旁通，"活"能通常达变、机圆法活，从具体的一病一证中寻找规律，寻求变法。她还保持着对治疗后的病人进行随访的习惯，尤其是那些疗效不佳的病例，孜孜不倦地探索原因，对照经典，请教名师，再分析思考，不断提高。"临床是学习的动力，临床是提升的基础，临床是最好的评价。"医术上的精良，正是来自她对临床的一贯重视。

作为全国名老中医，国内甚至国外的患者都慕名而来，而曹玲仙依然保持良好的心境，恬淡宁静。临诊时，无论怎样的病人，无论时间早晚，都和蔼可亲，望、闻、问、切，一丝不苟，遣方用药，细致入微，无一怠慢。她常常告诉学生，病人出于爱面子的心理，有时会隐瞒病情，医生需要跟病人掏心窝，这样才能了解到真实的一面，四诊才全面，更有利于处方用药。如果医生能在疾病面前泰然处之，病人就会对治疗产生信心；如果医生能对掉以轻心者给予忠告，再三督促定期随访病情，病人就会重视治疗，积极配合；如果医生能够对于过分担忧者多多给予劝慰、关怀和疏导，设法用适当的语言解除其疑虑、羞愧、悲观、恐惧心理，从思想上给病人松绑，病人就会消除顾忌，打开心扉。"治病先治'心'，以情治病，以心治病。这样才能做到医患互动、互进，往往可以取得事半功倍之效。"曹玲仙如是说。

曾经有一对从厦门赶来找曹玲仙就诊的不孕症夫妇，在当地几乎将所有的相关检查都做了个遍，除了支原体阳性经治转阴性外，输卵管造影等都没发现有什么异常，遍访名医，都没解决问题，他们从其他病友处打听到曹玲仙在治疗不孕症方面水平很高，就不远千里赶来就诊。曹玲仙听完了患者长长的叙述，详细地询问了病史，又仔细地翻阅了她厚厚的一摞病历，再做完妇科检查后认为，其不孕不在生理上，主要还是心理层面的问题，所谓欲速则不达。患者起初难以理解，提出许多疑问，曹玲仙便从排卵、受孕机理开始耐心地解答，直到病人释然。曹玲仙开出七帖疏肝解郁、调经助孕的中药，病人配完了药，还不放心，往返诊室四五次问这问那，曹玲仙也耐心地一一作答。三周后夫妇俩从厦门再次赶来，说是回去后按曹玲仙教授的叮嘱，放松心态，仅服了这七帖中药，当月就怀孕了，这次是特意来报喜的。

学生俞而概说："跟曹老师随诊多年，可以说这样的例子不胜枚举。正如曹老师经常教导的那样，对病人的安抚其实是治疗疾病的重要手段，这考验的就不仅仅是医者的技术，更是医者的爱心。病愈后病家怀着感激，尤其是不孕症妇女怀孕了，前来报答者络绎不绝，曹老师总是表示心领了，将礼物退还。我在跟师学习中，真真感受到了什么是'大医精诚'。"

曹玲仙为妇产科中医药事业竭诚奉献了半个多世纪，至今仍然坚守在不孕症研究、治疗和教学的第一线。她是患者心目中的"送子观音"，以患者利益高于一切的崇高境界，发愿疗救病患疾苦。这，或许就是曹玲仙教授用毕生行动对"大医精诚"所作的最好诠释吧！

（许钧、俞而概、严伟明）

在黑与白中寻找 "蛛丝马迹"

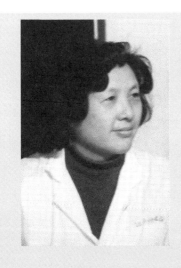

孙玲珠

浙江绍兴人，主任医师。1963年毕业于上海第一医学院医疗系。后分配至上海第一医学院附属妇产科医院从事临床工作，1972年开始从事妇产科放射工作。1973年至上海市中山医院放射科进修一年。1985年任副主任医师，1992年任主任医师。曾撰写《盆腔子宫内膜异位症的力线检查》、《X线诊断多囊卵巢综合征的临床价值》等9篇论文。参与编写《临床X线诊断学》、《X线诊断学》（第二版第二册）等4种著作。在国内始创"选择性输卵管造影"及"输卵管再通术"，曾任多届工会副主席及职代会主席。

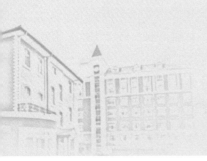

　　她，鹤发童颜，神采奕奕；她，开朗健谈，和蔼可亲。她拥有着丰富的经历、聪慧的思想和善于发现的独到眼光，她在放射科几十年，在黑与白中寻找种种蛛丝马迹，她就是本文的主人公孙玲珠。

初入行，大医院里的"小巴拉子"

1963 年，刚刚毕业的孙玲珠来到了红房子医院开始正式做医生，当时红房子医院老一辈的医师给初出茅庐的孙玲珠留下了极为深刻的印象。她回忆道，当时很多大医师，包括郑怀美等人，都给过她很多指导和照顾，作为刚踏出校门的小小医生，就这样在老一辈医师毫无保留的关怀下，在短时间内得以迅速成长，这也给她今后的工作打下了坚实的基础。直到今天，孙玲珠还认为，医院老一辈医师身上那些可贵的品质，正是今天红房子医院可贵的精神财富，值得一代又一代的医生学习和传承下去。

刚进医院的那些年，对于孙玲珠来说，压力是不小的。住院医生 24 小时负责制，平时都住在医院宿舍，一般都要周六晚上才能回家，周日晚上就要回到医院，这样看似严格的规则却让孙玲珠学到了不少临床知识。1972 年转入放射科后，为了学好这门新的学科，她将小女儿寄养到别人家里（那时家里就她一个人，带两个孩子，一个四岁，一个一岁），大女儿则白天送幼儿园，晚上自己带。就这样，她凭借着坚韧的毅力克服了这段艰难的时光，既完成了一位母亲应尽的义务，也出色履行了一位优秀医者的职责。如今，一双女儿早已成家立业，孙玲珠也已做了外祖母，但是说到这段岁月，她的脸上依旧难掩幸福。

渐入佳境，始创导管技术造福病人

1972 年，红房子医院的放射科要发展，院里要求孙玲珠转到放射科工作，由于当时放射科是相对比较小的部门，受重视程度在人看来并不高，而孙玲珠又希望能在临床天地里施展手脚，所以听到这个消息年轻气盛的孙玲珠并不十分情愿。院长袁耀萼看出了这个年轻人的想法，只对她说了一句话，"你去了，能接得了这个班吗？"就是这一句话，激起了这个年轻医生的好胜心和斗志。"现在想来，她是了解我的性格的，知道我不服输，好胜心强，所以他这一激就把我给激过来了。"1972 年，孙玲珠正式转到放射科工作，她下定决心，一定要把放射科工作做好。刚开始也是一张白纸，对放射诊断的了解少之又少，组织上安排她到放射科比较先进的中山医院进修，她便从头开始，一点一点摸索和积累。万事开头难，在度过了那个艰难的学习阶段之后，孙玲珠逐渐进入放射科领域，除继承了原有的诊断手段外，还发展了骨龄测量、垂体瘤检查等新项目。1985年开始，科室的业务范围逐渐开始扩大，这时，善于思考的孙玲珠有了疏通子宫可以用导管的想法。然而由于当时医院条件有限，无法提供相应的、适合的导管，她就想方设法通过其他渠道找到一些可做导管的材料。可是找到材料了，怎么做出相应的形状呢？她又发挥了善于思考，灵活多变的思维特点。她先用明火将材料烤软，再放入热水中，边降温边利用这段时间将仍可变形的材料用手弯成想要的形状，就这样，她和同事手工造出了当时在红房子的首个可用于疏通输卵管的导管。随后，她又找了个老师傅，进一步完善了导管的形状，使其更贴合子宫、输卵管的结构。由此开始，一步步实现了她的导管疏通输卵管的构想。

这项技术说起来简单，做起来却是一点不简单。首先，执行的时候全凭医生一双手，这对医生的耐心和细心程度是一个极大的考验，稍有大意就可能会出问题，带来无法弥补的后果。其次，由于每个病人的情况不同，子宫的形状也不同，这就需要医生在实践中更加仔细，有举一反三的能力，确保做到万无一失。在孙玲珠的带领下，整个科室的医生个个练就了一双"巧手"，而孙玲珠始创的这个选择性输卵管造影和输卵管再通术为因输卵管阻塞而不孕的女性患者增加了有效治疗的手段。

懂管理善文艺，能文能"舞"的复合型医生

1992年，孙玲珠晋升为教授，科室也在她的带领下不断地发展起来。当时有很多部门，因为收入的原因，内部有一些分歧，出现了不团结的现象，"但是这种情况在我们科室根本没有出现。"现在提到这个，孙玲珠还是满脸的自豪。为了处理好这个问题，当时作为主任的孙玲珠动了不少脑筋。她制定了一张领钱表，细化了每个环节的标准，到发工资时，每人都有一张细化的表，谁做了什么，做了多少，大家一目了然，真正做到公正、公开、公平，也让大家都心服口服，从而避免了麻烦的出现。这种奖励办法，也激励了大家的工作干劲，工作效率得到很大的提高。

孙玲珠不仅精通科室业务、善于管理，在文艺方面更是显现出极高的天分。"我还做过一段时间的工会工作呢！"孙玲珠说道。她很喜欢文艺活动，也

善于与人交往，在工会的时候，经常利用业余时间参加节目的排练表演。在
下乡活动和市卫生系统组织的文艺活动中，经常可以寻觅到他们的身影。通
过这些形式和内容俱佳的活动，丰富活跃了业余生活，也宣传了计划生育
政策。

退休生活多姿多彩，总理给她拉二胡

如今，离开医疗岗位的孙玲珠又多了一个新的"身份"——京剧票友。唱
京剧，也是源于一个契机。孙玲珠丈夫喜欢京剧，退休后和别人一起组织了票
友社，孙玲珠就此参加，开始学唱京剧。有一年，爱好京剧的朱总理来到上海，
和票友们见面时说："唱京剧，你们一定要坚持下去。"于是，原本只是抱着玩
一玩的心态和老伴一起学唱京剧的孙玲珠开始认真地对待起这件事来。拜名师、
勤练习，原本就很有音乐天分的孙玲珠进步很快。一年又一年，总理多次组织
大家聚会，并主动给他们拉琴，让孙玲珠欣喜不已。如今孙玲珠已成为名符其
实的京剧票友，每周日都与大家聚会练习，"老师说，我要是不做医生，也可能
会是一个角儿呢！"孙玲珠神采奕奕地说道，那种由内而外散发出的气质让人
很难相信眼前竟是一位已经73岁的老人。

"其实唱京剧和我当初刚毕业从医一样，都是从头开始，但只要有一颗热
爱的心和坚韧不拔的毅力，我相信，没有什么是做不好的。"说这些话时，自信
而满足的神情再次从孙玲珠的脸上洋溢出来。

（马瑞瑞）

曹斌融：

正大行医　正直为人

曹斌融

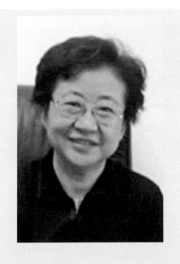

教授，硕士生导师。曾任上海市红房子妇产科医院妇科主任，妇产科教研室副主任。享受国务院特殊津贴。具有丰富的妇科临床工作经验，擅长妇科疾病、子宫内膜异位症、妇科疑难杂症及妇科良恶性肿瘤的诊治及癌前病变的诊治，擅长妇科手术。1991年赴美国约翰·霍普金斯医学院学习。主要参加子宫颈癌早期诊断和手术治疗的研究，子宫内膜癌及子宫内膜异位症的研究工作，其中"子宫内膜癌实验及防治研究"1988年获上海市科技进步三等奖；"子宫内膜癌基础及临床研究"1994年获卫生部科技三等奖；"子宫内膜异位症的流行病学、实验及临床研究"1997年获上海市科技进步三等奖。参加《临床妇科肿瘤学》、《妇科手术图解》、《中华妇产科学》、《妇科肿瘤学》、《临床妇产科学》等的编写工作，发表论文60余篇。

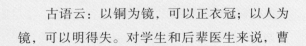

古语云：以铜为镜，可以正衣冠；以人为镜，可以明得失。对学生和后辈医生来说，曹

281

斌融教授正像是他们的一面镜子。曹斌融性格直爽干脆，做事雷厉风行，手术做得干脆利落、潇洒漂亮，让人击节赞赏；她为人正直廉洁、治学严谨、爱护后辈、关爱病患，更赢得了大家的尊重和爱戴。

铁面无私，不负医生天职

曹斌融担任红房子医院妇科主任20余年，在她的领导下，整个妇科的各项事务井井有条，普通妇科、内分泌、妇科肿瘤及化疗等各个分支的发展都欣欣向荣。曹斌融对科室的管理很有特点，每一个接触过她的人，都对她正直不阿、秉公办事的管理原则印象深刻。

曹斌融做妇科主任，有一项制度是从上到下必须严格执行的，那就是疑难病例及医疗事件讨论制度。无论谁做任何事情，只要是违反常规，或者是造成医疗损伤后果的，必须在第一时间向妇科主任进行汇报。这样的汇报并非流于形式，而是细致地对从诊疗规范、诊疗思路到手术当中所犯的可以避免、不可避免的错误，一一进行总结、反思。曹斌融认为，这项制度不止是对医疗行为的要求，更是对医德的要求。因此在这一点上，她甚至严格到有些"不近人情"，无论在什么场合，只要发现错误，总是直截了当地指出，决不含糊包庇。虽然被批评的人当时觉得难受，但是她的批评总是中肯和切中要害，且对事不对人，这一点很得大家的敬佩，也让人受用终生。

有一次，有一位年资比曹斌融更高的医生犯了一个错误，大家都以为曹教授会碍于情面，敷衍了事一下，没想到她在会议上严肃地指出来，在集体面前总结错误原因，把问题剖析分明。这些制度化的讨论会，被戏称为"批斗大会"，有着严格的流程。首先，主持人提出对某件事情展开讨论，然后当事人依次发言，从小医生开始，到上级负责人，一个一个地汇报，一级一级地总结。这体现出了各级负责制——主治医生对每一台手术、每一个病人负责，无论级别多高，资格多老，在这样的讨论中大家只谈医疗和科研，不论资历，不讲情面。

曹斌融的学生、现任红房子医院副院长的姜桦说："这些讨论会，对我们成长的帮助是巨大的。使小医生从中学到合理性的东西，避免犯错误；也使上级医生在大家的鞭策之下，更加谨慎努力，恪尽职守。更重要的是，通过这样的制度，还体现了一个共同的价值观——我们医生行医的准则，就是对医疗的最终结果以及患者的反馈的重视。曹老师把这个价值观传递给每一个和她一起工作的人。尽管她不是博导，在科研上也没有让大家十分仰慕的成就，但她个人的行为，她的思想，确实教育了一代人。"

临床决策，一切从病人利益出发

作为一名临床医生，曹斌融从不忘记医疗的服务性本质，无论是思考问题还是作出决策，她的出发点和最终目的都是病人的需要。在她看来，最好的治疗，应该是用最小的创伤和代价治好病人。怎样处理既安全又简便？怎样操作使病人痛苦最小？怎样用药最有效且价廉？她常常是从病人的角度综合考虑，提出性价比最高的治疗方案，不仅考虑临床操作的可行性，更重要的是考虑病人从身体、心理到经济上能否承受。

例如，对于先天性阴道闭锁的患者，传统上都采取手术治疗，曹斌融却要具体分析病人情况，适合放置模具的就不动手术，方法简便，创伤少，痛苦也不是很大。又如剖宫产切口憩室，通常采用经腹手术修复，但是她考虑到经腹手术创伤较大，提出经阴道修复术，尽可能减少病人痛苦。一切从病人利益出发，为病人解决实际问题，她总是从这个角度来关爱病人，体现了一名医者的高风亮节。

在手术台上，曹斌融是身体力行的临床决策者，病房若是发生了危急情况，她总是亲临第一线，无论是指挥抢救还是亲自手术，有了她在，就犹如有了"定海神针"，大家不再慌乱。曾有一例子宫肌瘤患者的子宫切除手术，一般来说这是个常规的难度不大的手术，然而，当手术者打开腹腔后却发现，这个肌瘤比较软，生长在子宫的侧方，深入到一侧盆腔深部，根本无法推动。大家感到这不是个普通的肌瘤，果真，切开子宫动静脉的时候，发现血管内有"蠕虫"样的组织，组织一被拉出，顿时血流如注，原来这是一个罕见的静脉内平滑肌瘤，盆底的静脉丛管腔内被瘤组织占据，而瘤组织被拉出后静脉丛顿时塌陷，犹如一个窟窿般，血液从中涌出，几秒钟之内，血液溢满盆腔，几分钟之间，失血达2000毫升。"叫曹老师！"这是大家的第一反应，曹斌融一边准备上台，一边指挥："台上纱布垫压迫！准备缝扎！紧急输血，麻醉师维持生命体征！"她接过持针器，迅速8字缝扎血泊中的静脉丛。盆底是大血管穿行的地方，一旦缝错了地方，很可能会引起更严重的无法控制的出血。人们的心都提到了嗓子眼，紧张得话也说不出来，只见曹斌融娴熟地进针、出针、打结，连续数针之后，出血的迅猛势头被遏制了，即使如此，病人出血也已接近4000毫升。幸好，整个团队在曹斌融的指挥下，忙而不乱，病人已输上了血，血压和凝血机制都还正常；由于整个静脉丛面积大，静脉壁薄，往往一针缝好，周边的区域仍在渗血，曹斌融继续迅速依次缝扎，直到整个盆底区域止血完毕，此时，病人总出血量达到了8600毫升！由于整个抢救输血输液过程顺利，病人一直生命体征平稳。到这时，手术台上紧张注视着曹斌融的年轻医生们才略微放下心来，心里充满了对曹老师的敬佩，只有对盆底解剖烂熟于心底、只有心无杂念充满自信的人才敢于如此果断。在病人命悬一线的时候，只有这样从容而有大将风度的人才能力挽狂澜，扭转乾坤！

在惊心动魄的抢救之后，曹斌融还不忘帮助年轻医生们分析原因，告诫他们如果医生只是会开刀，那充其量只能成为一个"匠"；更重要的是应学会在术前分析病情，明确诊断，正确地评估患者，评估自己，制定正确的手术方案，安排合适的手术团队，这样才能把病人的手术风险降到最小，这是医师首先必备的技能。多少次，在讨论疑难病例时，她对病情的分析犀利准确，思维严密富有逻辑性，处理方案常有"一锤定音"的效果。

在临床决策和指挥中，曹斌融的每次谆谆教诲都会带给学生心灵的撞击，启发他们对疾病更深层次的思索，带给他们战胜病魔的勇气和自信。

言传身教，把工作升华成艺术

曹斌融所在的三病房，是20年前红房子医院的手术圣殿，所有的年轻医生都渴望去那里学习知识和技术。几十年来，曹斌融传道授业，把自己的精湛技艺无私地倾囊相授给下级医师，培养出的医师个个身手不凡，其中胡卫国医师因手术技巧高超，干净利落，得到了"胡一刀"的美誉。

曹斌融在业务上对下级医师严格要求，其实她是言传身教的典范，她本人便是如此作风严谨，一丝不苟。直到现在，如果谁看到曹斌融写的门诊病历，一定会汗颜的。她写的字体很特殊，看过的人下次一定能认出来，字迹非常工整，主诉概括得很精练，现病史描述得很具体，既往史无一遗漏，妇科检查很仔细，有时还配有很形象的图画，诊断准确，处理规范，而且常常附有指导性意见。曹斌融带教的学生感慨地说："我看到这样的病历，常有醍醐灌顶之感。其实这里边不仅凝聚着一个医者的智慧、细致和认真，更体现了高度的责任心和对患者的关爱。于是，无数次告诫自己和下级医生，要像她一样对待每位患者，以敬畏的心理对待每一次诊治。"

医者，治病救人；师者，传道授业解惑，无论哪种角色，曹斌融做来都是游刃有余。繁重临床工作之余，她还写论文、审稿、编书，无数次挑灯夜战。她曾担任中华医学会上海妇产科学会委员兼秘书、中国抗癌协会妇癌专业委员会副主委、《中国实用妇科与产科》副主编及多种妇产科杂志的编委，参编了多部著作。无数个不眠之夜，她都在修改学生和年轻作者的稿件。写论文和编写专著，她一丝不苟，字斟句酌。而那本《临床妇科肿瘤学（图谱）》，更是她智慧的结晶。文如其人，这话一点都不假，翻开这本书，你会看到简洁凝练的文字，"多一字太多，少一字太少"，尤其精妙的是，每一幅插图都非常形象，与文字配合得丝丝入扣。这些插图，都是在作者自己画的草图上加工形成的，让人看了感叹、敬佩不已。试问，有多少人能把工作升华成艺术？如今，这本书已成为妇科医生案头常备的参考书。

曹斌融的敬业和才干毋庸置疑，然而她不是一个高高在上的指挥者，更不是一个古板的学究。她热情洋溢，真诚坦率，她对周边的小事充满了兴趣，即使在退休之后，她的为人也丝毫没有改变。有时，年轻人在她身边，也会自叹没有她这样的活力。她会一如既往地给学生指点迷津；她在手术台上大展身手；她为年轻医生的权益摇旗呐喊；闲暇时，她谈笑风生；假日里，一同出游踏青。年龄在她的心灵从来没有留下痕迹，在她的身上，总蕴藏着一种力量和希望，她身边的学生和同事总能被她感染，体会到工作和生活的乐趣。

退休之后，曹斌融还是一如既往地爱护年轻医师，关心妇科的发展，时时叮咛嘱咐。总查房的时候，作为妇科指导，每次必到，凡遇到疑难杂症，总会提出富有启发性的意见，这都是她几十年经验的总结。从行医到做人，她当得起一个"正"字，表里俱澄澈。正如她的学生所说："她就像一面镜子，照见我们自己，促进我们反思前行。"

（熊捷、冯炜炜）

归绥琪：
草木岁月 "绥"顺人意

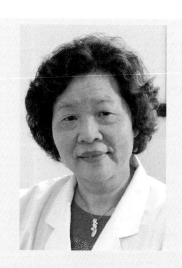

归绥琪

教授、主任医师、博导。1964年南京医学院医学系毕业分配到上海第一医学院附属妇产科医院（即现在复旦大学妇产科医院），曾被选入上海西医学中高级进修班及从师全国名老中医。曾兼任中国中西医结合学会医师协会委员；中国中西医结合学会妇产科专业委员会常委；上海市中西医结合月经病协作中心主任；曾是上海市中西医结合学会妇产科专业委员会主任，现为顾问；曾主持美国国立卫生院科研（NIH）基金1项、国家自然科学基金3项、上海市科委重点项目基金、上海市科委医学引领基金、博士点基金等20多个项目；近几年主持的项目获国家教育部科技二等奖、中国中西医结合科技成果二等奖，中华中医药学会科学技术三等奖，上海市首届医学科技成果二等奖；上海市第十七届优秀发明选拔赛二等奖共5项；发明专利2项；另外作为主要成员获部、市级奖有9项。曾获全国第四届五好文明家庭；上海市教育系统比翼双飞模范佳侣，多次获复旦大学三八红旗手；享受国务院特殊津贴；发表论文100多篇；主编专著1部，副主编5部，参编10部。培养硕士、博士、博士后20名。

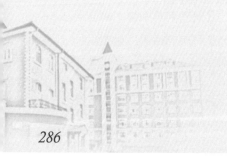

1994 年，上海医科大学"三八"红旗手；

1999—2000 年度，复旦大学"三八"红旗手；

2003 年，上海市教育系统"比翼双飞模范佳侣"、"第四届全国五好文明家庭"；

2003 年，"补肾益气方治疗肾虚型流产对内分泌—免疫耐受调控机理的研究"获上海市首届医药科技二等奖；

2003 年，"一种治疗自然流产的中药复方制剂制备方法"获第十七届上海市优秀发明选拔赛二等奖、2004 年获发明专利；

2004 年，"复旦大学复华奖教金优秀研究生导师奖"；

2005 年，"补肾方治疗肾虚型流产对内分泌—免疫网络调控机理研究"获国家教育部科技进步二等奖；

2006—2007 年度获评"上海市医务科技创新能手"；

2007 年，"补肾益气方治疗肾虚型自然流产的作用机理研究"获中国中西医结合科技进步二等奖；

2008 年，"补肾益气方治疗肾虚型流产对母胎内分泌—免疫网络调控机理研究"获中华中医药学会科学技术三等奖；

2010 年，"肾阳虚怔的神经内分泌学基础与临床研究应用"获国家科学技术进步二等奖……

这些荣誉的获得者就是归绥琪，全国妇产科中西医结合专家、博士生导师、上海市红房子妇产科医院中西医结合科主任。每当人们向她提及获得的荣誉时，归绥琪都会说："我只是做了自己应该做的事情而已；非常感恩红房子医院对自己的培养；感谢一路走来所遇到的良师益友和同仁们给予的支持与帮助！"

"态度决定命运"，是归绥琪秉承始终的人生信条。她相信，一个人意识变则心态变，心态变则行为变，行为变则命运变。因此，在工作中，她总是勤于学习、不断进取，投身学科建设，勇于迎接挑战。她说："每个人都有属于自己的精彩，我们在平凡岗位上一样能创造辉煌，让真金发出耀眼的光彩。"

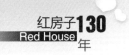

关怀生命，拒绝冷漠

归绥琪，1940年9月出生在江苏常熟一个医师之家；1964年毕业于南京医学院医疗系；当年8月进入上海第一医学院附属妇产科医院；1971年曾在上海中医药大学学习中医一年，是全国著名中医药专家李超荆教授学习经验继承人。她从事医疗、科研、教学工作近50年。

"生命拒绝冷漠，医生必须具备仁者仁爱品行。"这是归绥琪说的最多的一句话。她是这样说的，也是这样做的。她十分关注如何让广大女性朋友更好地认识不孕，不育、反复自然流产和月经失调对女性身心健康的严重影响，必须予以重视，积极诊治，归绥琪教授时常作为专家应邀做客电台和网络节目，解惑释疑防治要点，宣传健康知识和健康理念。平时，归绥琪对待病人是那么无私，患者常常挂不到归绥琪教授的专家号，她为了解决患者的问题，还常常"支招"：让患者挂普通号后再由她细致耐心地为其诊治，不管患者有什么问题，她都一一解答，常常加班到很晚。

平时尽管门诊患者多，临床工作繁忙，学贯中西医的归绥琪，对每位患者都注重详细询问病史并进行仔细检查，认真为每个病人辨证施治开具有十多味药一张中药方，因此她为诊治一个病人所花的时间，通常是一般医生两倍的工作量。而她对待临床科研一丝不苟的态度也感动着患者。每位患者都非常认真地讲述自己的病史，治疗前后病情变化等信息，她总是抽出时间为患者填写临床观察表格，随访患者诊治的效果，每位患者都非常认真，密切配合她。

客串电台和网络节目，使归绥琪跨出医院大门，面向社会、走近病人。通过节目内外联系、来信、来电，归绥琪与广大听众朋友建立了深厚情谊，为改善医患关系发挥了纽带作用。

"送子观音"，屡创奇迹

2011年5月一个星期三的下午，一位移居美国的30多岁女华侨辗转来红房子妇产科医院看归绥琪的专家门诊。

这位女华侨于三年前开始出现排卵期出血多日，经量减少，前后在美国当地医院妇科看过几次，妇科医生均未给予检查和治疗，只是告知病人准备怀孕时再去找医生进行激素治疗。其实，当时这位病人因患甲亢已在服治疗甲亢药物，暂不考虑怀孕，由于病人不知甲亢会引起月经失调，也未告知医生，殊不知作为妇科医生对月经失调患者未能主动了解病人的甲亢病史，就存在一定问题。过了一年多再去找这位医生时他竟然不做任何诊断和治疗就打发病人走了，无奈之下这位病人回到中国又转到了老中医门诊，医生说她雌二醇低。这位病人心想：诊断该是对的，但是吃了 4 个月中药却"排卵期出血越来越严重"，该病人又转到其他妇产科医院，妇科医生和超声检查均发现卵巢有一小囊块，她问医生治得好吗？医生说："不一定，如果不放心，做个腹腔镜手术。"这位病人很无奈，查了很多资料，以为自己活不了多久了。

几近绝望的她抱着最后一线希望，几经周折经朋友介绍慕名来到红房子医院，终于在归绥琪特需门诊看了病，顿时看到了希望。归绥琪态度和蔼可亲，认真仔细询问病人多年病史，翻阅以往各项辅助检查结果，了解诊治效果，做了较全面的检查，经综合分析后告知病人：有可能甲亢引起的卵巢排卵功能异常，表现为功能性卵巢囊肿及月经失调，通常囊肿可自行闭锁和消失。她对病人说："你再去做个 B 超，有可能囊块已消失。"这位病人在做 B 超时，反复问B 超医生："我卵巢有囊块吗？"B 超医生反复看了后说："什么也没有。"这时，这位病人终于放下心中一块石头，继之归绥琪为她开了调经中药，服用一个多月，竟然意外怀孕了。但病人因检测血孕酮低，又连续服保胎中药到十周。这位女华侨感动得热泪盈眶："这真是难以置信！是归教授使我走出了死亡的阴影！"她说："在归教授那里，我感觉很放心、很安全，也很舒心。我是一个配合医生成功治疗的案例，在治疗过程中，碰到好几个病友，向她们讲述了我的经历。但是相信我的经历给了更多病人足够的信心。"

半年多过去了，女华侨从大洋彼岸的美国寄回一封精美的新年贺信，她再次表达了无尽的感激。在信的最后她提到："经过半年多的休养，我返回美国顺利生下了一个健康的宝宝。围产期检查时，美国医生问我：'是美国哪家医院、哪位医生治愈你的？'当我告诉美国医生是在中国上海的红房子妇产科医院时，她发出了惊叹。从这位美国医生惊奇的表情中，我看到了美国医生对祖国医生的钦佩和赞许。我也深为祖国有这么高水平的医生而感到骄傲……"

一位患者已习惯性流产 5 次，而后又继发不孕三年，已治疗多年仍然未孕，2006 年病人带着一丝希望寻求归绥琪医治，第一次诊治时归绥琪仔细翻阅病人的一大叠病史及检查结果、治疗情况，初步认为病人反复流产和不孕是内分泌异常导致卵子质量不高造成的，归教授告知病人问题所在，要求病人要有信心、要积极配合，经归绥琪精心治疗病人很快怀孕了。她说："现在我的儿子已经 6 岁了。在我的心里，归医生就是我的大恩人，我们全家一辈子都会记得她。经历了从纯中医，到纯西医，再到中西医结合的漫漫就医路。服用了归教授中药后，我的病情基本有所改善，原先肝火旺、易怒、失眠、黄体期功能不全的情况均得到改善。""真正让我触动的是归教授对待我们患者的态度。"许多病人这样夸奖归绥琪。"不断超越自我，是医学进步的原动力。"归绥琪是这样说的，也是这样做的。她以其丰富的临床经验和娴熟的治疗技巧，使许多不孕不育症患者走出阴影，喜得贵子。

一位近 30 岁的患者，因卵巢早衰，FSH 高达 1002U/L 以上，E2<20pg/ml，多年来几乎依赖激素替代疗法才能月经来潮，病人从常州到上海来回奔波在归绥琪处就医，病人的信任及坚定的信心和恒心感染了归绥琪，她采用中西医疗法治疗，较长一段时间治疗后，2013 年患者曾先后两次月经周期中各有一个发育良好的优势卵泡，在予以卵泡穿刺取卵结合 IVF 后成功获得 2 个冷冻胚胎并给予移植，2013 年 11 月妊娠近 6 月，胎儿发育正常。另一位病人因原发不孕曾历经多年诊治，并曾行三次 IVF-ET 均未成功，经归绥琪悉心调经后，自然妊娠，2013 年 11 月在红房子剖产分娩一健儿。这些都是医生和病人持有坚定信念，配合融洽的成功案例。

一位患者特意撰文感谢归绥琪，称她是"生命的守护神"。她在文中说：

归大嘱咐我当心的是怀孕两个半月可能会发生的见红。她的预言很准。两个半月那次，已经快到下班时间，我突然又出血了。和老公两人飞速赶往医院，一路上张皇的心情让我透不过气来。归大二话没说给我开 B 超单检查，B 超医生说下班不做了，归大亲自去打招呼说帮帮忙，这个是紧急情况。好在肚子里的小朋友还算争气，拿到检查结果正常的我激动得都不知该对归大说什么好了。归大高兴之余突然跳起来说，哦，我还要去和收费处打个招呼，让他们晚点下班，我要检查下再给你开点药——哎，又要被他们骂死了，一直拖累他们不能按时下班！终于，最危险的前三个月过去了，我顺利"毕业"……儿子出生42天回红房子检查的时候，我把他抱到了归大门庭若市的诊室，和乐开花的"归大"合了个影，从心里面感激这个值得尊敬、"幼吾幼以及人之幼"的医生！

在归绥琪取得的成绩背后，人们看到的是一位妇产科医学专家不断超越前人和超越自我的勇气以及扎实精湛的医疗基本功。精益求精的精神最终赢得了病人及家属们的信任，也为红房子医院赢得了声誉。

学术深耕，荣誉等身

现年73岁的归绥琪，在临床实践中应用独特中西医结合诊断、治疗，解决多种妇产科疾病、疑难杂症，擅长于用中西医结合诊治各种月经病、自然流产、不孕不育症、盆腔炎、子宫内膜异位症、子宫肌瘤等。

她原是西医妇产科医生，为了圆自己追求的梦，本着学无止境、锲而不舍、终生受用的理念，常年以来始终如一地学习、思考、工作、研究。她的老师李超荆和俞瑾教授是中西医结合妇产科领域的创始人和开拓者，她们对中西医结合事业的执著追求，甘为人先博大精神是她首先学习的楷模。归绥琪勤奋学习，勤于思考，孜孜不倦地自学相关中医经典专著并不断改版高等院校中医教材，又如饥似渴地阅读与妇产科学，尤其与生殖医学相关的现代医学新进展专著及杂志，即使已年逾七十，她还不放弃承担各类审阅工作，她审阅认真仔细，必要时还查阅参考文献，以确保审稿质量，并将这项工作作为再学习及了解妇产科领域西医、中医、中西结合学术动向的契机，以助自己不断更新理论知识，不断丰富临床实践，不断拓展科研思维。她曾说病人也是我的老师，故在临床实践中收集大量前瞻性设计病例观察表，她和蔼可亲、认真对待每位病人，临床科研态度一丝不苟，这些都感动着患者，这令他们都非常认真、配合地讲述治疗病情变化，丰富的临床资料经验的总结使她的临床诊疗水平不断提高，也成为她教学讲座案例的内容之一。

归绥琪应用中西医结合诊治多种妇产科疾病：如各种月经病、复发性流产、不孕不育症、盆腔炎、子宫内膜异位症等疑难杂症，积累了一套中西医结合诊治规律，以独特的中西医结合诊疗技术，取得了高于单纯西医或中医的治疗效果。尤其是她选择复发性流产，不育症作为中西医结合突破点，治疗方面有其独到之处，沿用至今仍显示其治疗的有效性，也常为病人首选治疗方法之一。不孕不育症，反复性流产患者两者病因复杂，虽然有不同之处，但内分泌异常为两者共同最常见病因之一，这对不孕不育和流产的发生发展将起到至关重要作用，这两种疾病反映了生殖生理功能异常，实际上已显示生育力下降，即受孕和生育后代能力下降，但往往非单病因所致，也受并存的某些相关妇科病影响，必须用现代医学观点明确两者病因，在排除或兼治其他病的同时，尤其对不明原因者，必须重视对卵泡、排卵的监测及发现性腺轴微细内分泌调节异常，强调在再次妊娠前需特别关注"调经"及"受孕护养"，以"防患于未然"，达到正常妊娠的目标。为此，她制定治则："先治病并调经"，"孕后需安胎"；采用西医辨病，中医辨证从调经着手，以中药为主或中西药医结合治疗。指导病人通过测BBT，注意阴道粘液变化及尿LH排卵试纸自我检测，结合月经周期超声优势卵泡、排卵，内膜监测，宫颈粘液评估，必要时血性激素测定，通过以上的仔细观察，她发现卵泡发育、排卵和黄体功能等微细异常及其伴随的内分泌调节异常，并及时予以中西药调节至最佳排卵状态，利于受孕及孕育胚胎着床良好的环境，避免再次流产，为此出生无数个优生的宝宝，这些案例都说明了在生殖内分泌、生殖免疫领域应用中西医结合治疗具有无可置疑的良好效果。

归绥琪在多年临床实践的基础上，重视实践与研究结合，研究与创新在传承中发扬，重点开展自然流产中西医结合临床系列研究，将现代医学各种相关诊断技术、微观检测方法，列入自然流产患者常规检查，以助明确流产西医的病因诊断。与中医宏观辨证相结合，采用中药为主的治疗方法，经不断总结、探索，从而初步形成各类自然流产的中西医结合诊断及治疗规律。如西医病因诊断各种类型流产，母胎免疫功能识别低下，妊娠内分泌异常、磷脂抗体综合征、母儿血型不合、病毒感染等，采用相应中医辨证施治：补肾益气养血方、滋肾活血化瘀法、清热化湿兼活血祛瘀法、清热解毒法佐以扶正祛邪法，在治疗保胎成功中起到了关键性的作用，总妊娠成功率约达90%，无明显副反应，重复性好。显示出中医药治疗的独特优势，同时也领略到了几千年中医辨证论治潜藏着的科学含义，尤其对活血养血或活血祛瘀法在流产中的运用，正是体现了中医"有故无陨，亦无陨也"的理论，也是与现代医学对不同病因的认识及中药药理机理有机结合创举。

由于自然流产病因复杂，其中母胎免疫耐受低下常伴内分泌异常是致自然流产最重要的病因，发生率高达80%—96.08%，中医辨证肾虚型流产，归绥琪医生采用补肾益气经验方治疗，保胎成功率达82%—91%，疗效显著，故以这种类型流产作为深入研究突破点，在既往临床研究的基础上，利用国内首先建立溴隐亭致低PRL流产大鼠模型，进一步开展补肾益气方治疗肾虚型流产病因、病机，治疗机理研究，重点从内分泌对免疫的影响入手，贯穿母胎内分泌—免疫为主线，初步揭示肾虚型流产的发生、发展与母胎内分泌功能不足——母胎免疫识别功能低下网络调节异常密切相关，补肾益气方具有调整内分泌—免疫网络功能，在维持妊娠中起到至关重要的作用，并着重提出中药促进孕酮分泌是介导母胎免疫Th1/Th2平衡、增强母胎免疫耐受的关键性激素。血孕酮可作为临床观察，指导中西医治疗方案、预测流产保胎成功与否、有用而便捷的指标。采用补肾益气方治疗内分泌—免疫紊乱型流产，疗效显著，针对性强，曾随访妊娠成功子代的遗传、发育、智力均正常，无副反应，服用方便、价廉，具有明显优势，较之西医免疫疗法，更利于推广应用。多年来使用该方治疗自然流产保胎成功患者无数，解除了她们身心疾苦，带来了良好的社会效益，并为中医"肾主生殖"内涵的深入、中西医结合生殖医学的发展及中医药的现代化提供了科学依据。

近十年自然流产研究成果显著：完成国家级、教育部、上海市等多项自然科学基金项目；获专利1项；获国家教育部、上海市首届医学科技奖、中国中西医结合医学会科技奖、中华中医药学会科学技术奖等7项。发表相关论著50篇，并在多次国家级继续教育学习班上讲授、推广应用。

归绥琪除获得众多奖项外，还主编《女性生系统肿瘤》(台北出版中西医结合系列)；副主编《中医妇科学》、《中医妇科各家诊治精华》、《子宫肌瘤患者必读》、《中西医结合妇产科手册》等4部；参与编写专著10部。发表论文100多篇。她培养硕士生6名、博士生13名、博士后1名，为培养中西医结合复合型人才和中西医结合生殖医学发展作出了积极的贡献。

严师慈母，桃李芬芳

身为博士生导师的归绥琪，在教学工作中，不仅要抓弟子和青年医生的医疗水平，还关心他们的英语水平的提高，督促他们坚持阅读外文文献。她像一位慈母，弟子和青年医生与她感情笃深。归教授对学生就像对自己的孩子一样，在年轻人身上倾注了很多心血，经常利用休息时间指导他们搞科研工作，使课题更趋完整和完善；临床与科研密切结合，临床为科研提供研究思路，而科研为临床诊疗水平提高提供科学依据，尤其是在流产、不孕症方面取得显赫的成绩，在国内享有一定声誉。

但归绥琪不是一位"好病人"，去年因眼睛外伤，导致角膜溃疡反复发作，时常不遵医嘱，为了指导学生、研究课题，深夜还在电脑前忙碌不休，眼部红肿疼痛，流泪频频，影响视物后才会不得已去休息片刻。她十分关注"科室学科发展"，在于年轻人的培养，有能帮忙的地方，不会推辞，能上就上。她认为自己只是在做一些分内的事情，而她的热心实实在在地感动了周围的一批人。

作为科室的指导，归绥琪每周都会到科室来帮助弟子分析疑难杂症，开展教学查房。她总是叮嘱弟子："不要过分依赖辅助检查，必须结合病史及体征综合分析，要训练自我妇科检查过硬的技术，相信自己的判断。不能让现代化的B超，核磁共振等束缚了自己的临床思维。"

归绥琪对病情准确的判断和及时的诊治为弟子解决了一个又一个的难题，也开拓了弟子的临床思维。记得一例卵巢过度刺激患者，因试管婴儿获得双胞胎妊娠，孕妇在短暂的喜悦之后是过激带来的痛苦。患者出现了血液浓缩、胸腹水，影响呼吸，不能平卧，已表现肾功能轻度受损。处理相当棘手，不能补液，但是也不能不补液。那么，该如何补？学生都有点手足无措。这时，他们请来了归绥琪老师，她首先根据自己丰富的经验，给大家分析了卵巢过度刺激综合征患者的病理生理改变，并结合本例患者的病情，制定了处理措施。在她的正确指导下，患者的病情渐渐好转，而患者烦躁的心态也慢慢归于平静。

归绥琪尽管已经退休，但仍视病房如家，几十年如一日，时时刻刻关心医院中西医结合科室的发展，总是提醒年轻医生："不要懈怠，要注意提高自己。作为三级甲等教学医院，必须坚持课题申请和论文写作，不要只偏重临床，而忽略了教学和科研。医教研相互促进同等重要。"

归绥琪常常将自己在工作中发现的新问题与弟子进行交流和共享。她提示弟子要善于总结，而她自己仍然承担了科室多项科研课题的开展，包括国家级课题、市级课题和校级课题。她依据临床经验拟定的中药保胎方在经过大样本临床科研和动物实验的基础上获得专利，并已在转让开发新药的过程中，为流产患者带来了希望。

相濡以沫，携手人生

归绥琪不仅是一名好医生，而且还是一位好妻子、好母亲、好儿媳。她的丈夫，中国工程院院士、复旦大学首席教授王威琪是她事业和家庭的坚强后盾。1968 年，两人结为伉俪。45 年来，他俩一直相濡以沫、尊老爱幼，双双事业有成，家庭幸福美满。

王威琪和归绥琪都认为，一个人事业上的成功，与爱人的理解和支持是密不可分的，45 年来，他俩互敬互爱，一碰到棘手的问题，就互相交流，共同解决，他们把各自在事业上取得的成就都归功于对方。当被问起他们夫妇共同生活中最难忘的事时，归绥琪不假思索地说，那就是王教授被评为工程院院士，而王威琪院士则认为，归教授近两周内日夜救治一位生命垂危的病人，并使其转危为安最令他难忘。的确，只有家庭和睦，才能全身心投入工作中去。

在培养下一代方面他们独有心得，一双儿女都德才兼备，事业有成。父母言传身教，教育孩子从小就要自立、自强。由于工作繁忙，归绥琪夫妇经常挑灯夜战，但平时还是很孝顺长辈。他们的身体力行潜移默化地影响了孩子，两个孩子不仅学习刻苦，而且尊重师长、孝敬长辈。他们都毕业于原上海医科大学。儿子在国外获硕士和博士学位，目前在加拿大从事脂蛋白等方面的研究工作。女儿是上海市第一人民医院内科内分泌科副主任医师，硕士生导师，并继承了父母孝顺的美德，成了祖母的贴身保健医生。他们的成绩和为人，都令父母骄傲。

2002 年 3 月 19 日，王威琪和归绥琪夫妇被上海市教育系统评为"比翼双飞模范佳侣"。2003 年 11 月获"第四届全国五好文明家庭"殊荣。他俩相濡以沫，携手人生，对事业的孜孜追求和生活中的相濡以沫令熟悉他们的身边人深深感动。

（刘芳、王海燕、严伟明、张晓金）

王德芬：
巧妇的手 善良的心

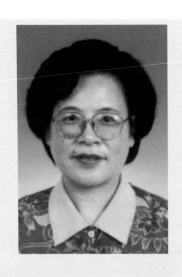

王德芬

主任医师、教授，硕士生导师，上海市产科质量管理专家委员会主任委员，上海国际医学交流中心特约专家，上海市妇产科学科带头人之一，曾任世界卫生组织妇婴保健研究和培训合作中心副主任；享受国务院政府特殊津贴。从事妇产科医教研工作50余年，她在妇产科疾病诊治方面具有很深的造诣，擅长对妇产科疑难杂症、产前诊断等疾病的诊治、产科合并症及并发症的诊治，尤其是高危妊娠的处理，在妊娠糖尿病、孕中期唐氏综合征的筛查等方面研究较深具有丰富的临床经验，曾获上海医科大学先进工作者称号。

三月一个明媚的春日，我们跟王德芬约在了她位于市中心闹中取静的办公地点见面。见到她时，吃惊不小———头干练的灰白色短发、玳瑁色眼镜，身材娇小，说话轻声曼语，思维严谨缜密，完全颠覆了我对于一个年逾70的老人的刻板印象，她微笑请我们坐下，缓缓与我

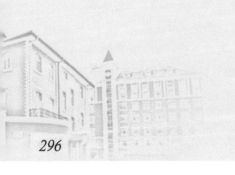

们交谈起来。

起步，红房子为她打下坚实的从医基础

1942 年 1 月，王德芬出生在上海一个普通的家庭。由于她从小体质不佳，父母经常抱她上医院。从小懂事的小德芬就有一个梦：长大以后矢志学医，能当一个治病救人的好医生。1959 年的上海，秋色分外迷人。王德芬以优异成绩如愿以偿地考进了上海第一医学院（现复旦大学上海医学院）。这是中国国立大学创办的第一所医学院。上医校训：正谊明道（出自"正其谊（义）不谋其利，明其道不计其功"《董仲舒传》），对王德芬的一生成长影响很大。"做医生，首先要学会做人；淡泊名利。"让她铭记在心。

1965 年 7 月，王德芬大学毕业后，揣怀着梦想进入闻名遐迩的上海市红房子妇产科医院。她历任住院医生、主任医师、产科主任……在红房子医院，王德芬凭借努力和坚韧，获得了妇产科技术上的积累和提高，为她今后的工作奠定了重要而坚实的基础。

刚工作时，王德芬是在产房，当时红房子很多老医生的言传身教令她印象深刻，受用终身，如今她谈起当时的老主任朱瑾还感慨不已："我们当时的主任一直教导我们对产妇要爱护，对待她们要如自己的亲人一般。有一次，一个产妇要小便，主任竟然亲自到厕所去为她拿便盆，没有一丝的顾忌，就好像完全是自己应该做的那样自然。"红房子老一辈医生的这种言传身教给了王德芬极大的震撼，并影响到了她一生从医的态度。

当时红房子医院的学习氛围相当浓厚，老师们都耐心带教小医生，遇到疑难病例，就召集大家一起讨论。在讨论的时候大家可以畅所欲言、各抒己见，一旦形成了结论，大家便要共同努力遵守。当时很多老一辈的医生对小字辈真是毫无保留，能教的都教，毫无保留，像王菊华、张惜阴、朱关珍等都是如此，这也影响到了王德芬今后的教学风格。之前王德芬带教过的徐箴医生就说，当年王老师对刚入行的小字辈医生十分严格，规定他们每天必须查房至少 2 次，并且一定要自己亲自查，掌握临床第一线资料。结合病例学习理论知识，提高操作技能，定期提问考核。通过这种严谨的方式，王德芬为医院培养了一大批技术过硬的医生队伍，很多医生直到现在仍然很感激当年王德芬的这种育人方

式。在临床上，遇到典型病例，王德芬必定会召集大家一起进行讨论，徐箴医生清楚地记得当时王老师每次都记下有参考价值的典型病例，作为经验保存下来，给后来人留下了宝贵的财富。

要求严格　细微处见用心

在之前采访王德芬的同事时，她们都说，王德芬是一个要求十分严格的人，现在看来，这种严格也是有源可溯的。记得一次，当时还是低年资医生的王德芬接一位高年资医生的班，有位孕妇在之前的检查中，一直断定胎儿是"臀位"，故需要行剖宫产，这位孕妇已做好了一切手术准备，并被送到手术室，由于当时医护人员相对较少，值班是很忙的，王德芬接班后，就让上一班的同事回家了，（按理应做好手术才能下班），也没多想，就按照事先的计划为产妇做了剖宫产，谁知开刀后却发现，胎儿是头位，根本不需要进行剖宫产。事后，王德芬遭到产科主任的训斥，感到十分委屈……从此之后，她便养成了一个习惯，那就是凡事能亲自检查的，不管其他医生事先有没有检查过，她都要再复阅病案和做一次检查，才决定治疗方案。这个习惯一直保持着，在离开红房子之后，也是如此。

有一位在外院产检的产妇，孕周只有 30 周，产检记录提示数次血压高于正常值，这个情况引起了王德芬的重视，查看当天的尿常规报告单，尿蛋白值由平时的正常上升为 +++。这样的化验提示孙女士是"重度子痫前期"。孙女士被立即收入医院观察。

对于自己的疾病，孙女士完全没有概念，只是觉得最近有点感冒，头晕晕的，以为是"胎气"所致。入院后，王德芬仔细地对孙女士进行了体检，发现水肿已经肿到了膝盖，而复查的尿常规尿蛋白值仍为 +++，诊断成立。对她制定了治疗方案。

孕周 30 周的宝宝各方面的脏器都相对不成熟，出生后的预后相较足月儿要差很多。综合考虑母儿情况，王德芬给予解除痉挛等对症治疗，同时密切监测孙女士的血压和尿检情况，24 小时动态血压跟踪血压动态变化。她的血压一度平稳，眼看孕周到了 31 周，那天孙女士自己觉得晕晕乎乎，医生们觉得她比较安静，并未感到异样，王德芬在查房时进一步询问，家属说昨天夜里以后孙女士就有点迷糊，说话絮絮叨叨，并觉得胃不舒服，不想吃东西，还有点想吐。这些"独特"的主诉，引起了王德芬的重视，仔细查体发现，孙女士意识有些低下，水肿较以前明显，复查血压虽无明显再升高，为 165/95mmHg，尿蛋白仍为 +++，马上请来了眼科会诊，提示视网膜水肿明显伴有渗出。这一切提示孙女士并发了脑水肿，病情紧急，若不立即降低颅压，控制病情，可能会造成不可挽回的后果！对此，王德芬立即对治疗方案进行了调整，控制血压，辅以甘露醇降颅压，速尿利尿，很快，尿量增多，血压有所下降。待孙女士的病情平稳后，王德芬适时地终止了妊娠，母子平安。术后，王德芬时刻注意产妇产后的血压波动情况及尿量情况，欣慰的是孙女士平稳度过了产后 72 小时的危险期。

事后，王德芬分析，对于这样的高危病人，除了注意血压波动及实验室报告外，患者的主诉和查体至关重要。孙女士的病情若不是及时发现，任其继续发展下去，很有可能会脑水肿加剧，甚至发生脑出血、脑梗死等不可逆的严重后果，重者可能导致患者死亡。患者的主诉多少带有主观性，但是体征不会骗人，血压、尿量、浮肿等都对病情的进展有提示作用。只有亲力亲为注意病情变化，及时检查，才能避免病情严重的进展。

爱护产妇 仁心仁术

行话说：医生要有老鹰的眼，巧妇的手。王德芬认为天赋固然重要，但是天赋毕竟是有限的。医生不同于任何职业，一个医生并不是一生下来就有那么高明，医生是随着时间的推移，需要经历、需要积累、需要挫败、需要胆量、需要承受的，总之，是一个职业洗礼的磨炼过程。最终，特质的东西产生了，那就是"善良的心"。

一天，躺在病床上的陈女士看上去忧心忡忡，33 岁的她在 25 岁时确诊为子宫肌腺症，病灶位于子宫后壁。虽然备受痛经的煎熬，但她从未放弃孕育宝宝的梦想。经过几年规律的治疗，陈女士怀孕了。在医护人员的照顾下，胎儿顺利地慢慢长大，只是胎盘的位置很低，覆盖住了宫颈的内口，而且子宫腺肌瘤也逐步增大。

"哇……哇……"，随着响亮的啼哭声，一名体重 3450g 健康的男婴顺利诞生。但是大家悬着的心并没有放下，真正的"战斗"从现在才开始。妇产科是一个与血战斗的科室，这句话说得一点也没错。胎儿娩出后子宫本身的收缩并不好，后壁可摸到15cm左右的肌腺瘤病灶，胎盘开始剥离得并不顺利，显然部分胎盘和子宫肌层有粘连。当胎盘剥离后，可以看到宫腔内不断地有血活跃渗出，止血的过程细致而繁复。产妇出血量慢慢地增多，500毫升、1000毫升、1500毫升，产妇出血量达到4000毫升了。王德芬闻讯后立即赶到手术室一起参与抢救。摆在王德芬面前的是两个选择：保留子宫？或是切除子宫？这个选择看似很简单：切除子宫相对而言，并不是困难的手术，去除了出血的根本病因；而若保留子宫，既要冒着手术止血失败的可能，更要承受术后再次出现产后出血，甚至二次进腹的风险。思忖了一下后，王德芬显然作出了"用多重子宫压迫缝合术"来保留子宫的决定。她的眼中流露出一丝坚定，而就是这个眼神，感染了在场的每位医务人员。之后，便是层层的缝合、捆绑、压迫。通过Cho、B-Lynch缝合术及子宫下段压迫缝合术的联合压迫缝合，血管渐渐被挤压，出血量也明显地减少了。目睹逐步稳定的患者，在场的医务人员都松了一口气，看来第一仗是顺利地打赢了。

关腹时，王德芬说道："刚才很惊险吧？但是对于33岁的患者，我实在是不舍得切除她的子宫。虽然现在手术非常艰苦，但为患者保留了珍贵的子宫，还是值得的。术后的检测也至关重要，容不得一丝马虎。"

术后，患者生命体征平稳，意识清晰，但是王德芬不敢有丝毫懈怠，她关心腹腔引流情况、生命体征的变化情况，对每一个不适主诉，都自己分析，亲力亲为。陈女士迅速恢复着，引流管中的引流液逐渐变淡，逐渐减少。当第四天拔去引流管时，陈女士已可以自由下床活动。一周后，当她抱着宝宝回家时，她按捺不住激动的心情，她坦言："术前，她已经做好了失去自己子宫的心理准备。"术后，当她知道在如此危急的情况下还是保住了子宫时，感激之情溢于言表，千言万语化作一句："谢谢！"

王德芬已经从医50年，这半个世纪的从医生涯到如今给了她很多感慨。说到当下医患矛盾的紧张，她语带伤感："其实做医生很苦，病患甚至整个社会不应该对医生抱有过于偏激的看法，现在的风气不好。"还记得早些年，患癌晚期的父亲住在医院，自己陪护在旁，这时突发紧急状况，医院内有一位产妇子宫不全破裂导致大出血，她仍二话不说就去抢救。在王德芬看来，做医生就意味着要有承担，要舍小我。她还认为，要做一个好医生，就要深入了解病人，包括了解她的以往病史等等，并且同一种病，在不同的人身上，表现不尽相同，这就需要极为细心和耐心观察，也需要病人与医生相互配合，只有这样，才能得到最佳治疗效果。

回顾王德芬几十年的从医历程，学术上也是硕果累累。她曾先后参编全国教材《妇产科学》、《婚育百科图典》、《妇产科病案集》和《女性保健锦囊》等书。发表论文《剖宫产与围产儿死亡率关系的分析》、《剖宫产大出血纱布填塞50例分析》、《产科全子宫切除118例分析》和《红斑狼疮合并妊娠分析》等50余篇。其中，《胎儿猝死》获论文二等奖；《采用Doula分娩的临床探讨》获中国新世纪论文优秀奖。

（马瑞瑞）

邵敬於：

孜孜不倦　母婴安全求探索

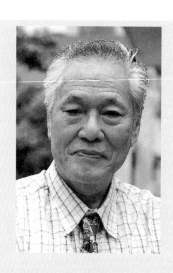

邵敬於

江苏无锡人。1959年毕业于浙江医学院医疗系，1965年于上海第一医学院妇产科研究生毕业。现任上海复旦大学上海医学院教授；上海市第一妇婴保健院主任医师；上海生物医学工程协会妇产科专委会主任。WHO妇婴保健研究与合作中心副主任，曾任上海市第一妇婴保健院院长；上海市妇女保健所所长；上海医学会妇产科学会委员，硕士生导师，获国务院政府特殊津贴。毕业后一直从事妇产科临床研究工作，擅长女性生殖内分泌和妇科内窥镜，以人类诱发排卵为重点，"国产人绝经期促性腺激素（HMG）"的临床研究。历时十年，排卵率99%，妊娠率50%，1993年10月通过上海市卫生局鉴定，认为：填补国内空白，属国内领先，达国际先进水平。论文《国产HMG治疗无排卵性不孕症110例分析》，曾在第二届国际生殖内分泌会议上宣读，2004年9月在加拿大蒙特利尔世界妇产科联盟（FIGO）会议上交流。主要论文有：《HMG临床应用》、《一种新型的尼尔雌醇——甲地孕酮周期疗法》等，发表论文80余篇。著作有：《HMG临床应用》、《人类诱发排卵》、《不孕不育症治疗学》、《迷路宫内节育器处理》、《实用宫腔镜学》。《性激素临床应用》。译著《妇科腹腔镜手术》、课题"女性不孕不育症治疗的临床研究"获 1999 年"上海市临床医疗成果二等奖"，首创"子宫肌瘤挖除后瘤窝单线连续缝合和包埋技术"。

他经常穿一件枣红色的灯芯绒休闲西装，一头银发，风度翩翩，精神矍铄，一双深陷的眼睛炯炯有神，透着一股认真和执著。他就是被人誉为"一代大师王淑贞、郑怀美和李诵弦教授最得意门生"的现年 79 岁的妇产科专家、硕士研究生导师邵敬於。

志存高远，医者父母心

1978 年 7 月 25 日，人类首例试管婴儿英国女子路易丝·布朗的一声啼哭，改写了人类历史。从此，"上帝的宠儿"摆脱了上帝，开始自己摆弄自己。30 多年过去了，1999 年仲夏，邵敬於的团队创造了奇迹：一名 57 岁绝经 3 年、子宫已萎缩的妇女居然老蚌结珠，成功实施"赠卵试管婴儿胚胎移植术"，顺利分娩出一个男婴。如此辉煌的生殖医学成就已达到世界领先水平。邵敬於名声大噪。他感慨地说："这是人类子宫的胜利！高科技使我国不育不孕的诊治由'必然王国'进入'自由王国'！"

"女性不孕不育症治疗是不平凡的事业"，在邵敬於的心里，是最辉煌的诗篇。他一步一步努力地走向治愈不孕不育症领军人物的目标。这过程艰辛而欢乐，痛苦而骄傲，令他痴迷、执著、无悔。对"垂体肿瘤引起的不孕与治疗"，是他心中的"拜占庭"，是铭刻在他骨头里的风景。他让一位十年不孕的患者喜得双胞胎。

"患者利益高于一切；一切生命的意义在于创造的激情。一切为了母婴安全，是我最高的人生价值。"邵敬於如是说。

艰辛探索，攻克世界性医疗难题

邵敬於长期从事妇产科临床工作和研究，擅长妇科内分泌疾病诊治、女性不孕不育症的治疗。首创"子宫肌瘤挖除后瘤窝单线连续缝合和包埋技术",获上海市临床科研成果二等奖。在国产人绝经期促性腺激素（HMG）的临床研究方面颇有建树,排卵率达99%,妊娠率达50%,居国内领先水平,达国际先进水平。其负责的课题《女性不孕不育症治疗的临床研究》获1999年上海市临床科研成果二等奖。值得一提的是,他负责似人类诱发排卵的研究为开展试管婴儿奠定了基础,特别是丰富了妇科内分泌学科;尤其是他在人类历史上第一次孜孜以求探索的"关注剖宫产子切口愈合性疾病"这个世界性课题的研究上,取得了可喜的成果。

20世纪80年代,"关注剖宫产子切口愈合性疾病"这个世界性课题,由邵敬於在导师、红房子妇产科医院老院长王淑贞教授指导下,在医疗界率先提出,从此,邵敬於便开始在这条探索路上跋涉前行。

在一次会议期间,邵敬於碰到在学识上相互了解但从未见面的夏教授,她说:"每当我为医学生上产后流血课时,总要提到您与上海第一医学院附属妇产科医院王淑贞教授合作撰写的《剖腹产术后子宫裂开致晚期产后流血》的综述,该文亦被不少著作引用。"这让邵敬於不由地回想起来,20年前,由于剖宫产率迅速上升,使这一并发症亦趋增加。轻者影响产后康复,重者可产生出血性休克,有时为了抢救生命,有时不得不再次手术把病变子宫切除。

邵敬於介绍说:"剖腹产术后子宫切口裂开所致晚期产后流血虽属罕见,但其危险性甚大,应当引起临床上重视。尤其是随着剖腹产率明显增加,而且有继续上升趋势,剖腹产并发症的发生率也相应增加。但是有关子宫裂开文献报道甚少。"

邵敬於至今还清晰地记得,有一例产妇对切除子宫有顾虑,于是就试行子宫修补术（先切除裂孔周围病变组织）,但一周后再次发生出血性休克而行子宫切除术。因此,亟待了解和探讨其病因、发病机制、诊断和处理,并提出预防措施,供临床上参考。为此,他一头钻进条件极好的上医大图书馆寻找文献,花了几个月的时间写成了这篇综述,并刊登在1983年第18卷第1期《中华妇产科》杂志上。

"妇产科学的职能仍是母婴安全（Safe mother hood）,这是妇产科工作者永恒的主题。"这是邵敬於教授在接受记者采访时说得最多的一句话。

邵敬於介绍说，我国每一天就有 5 万名婴幼儿出生，而其中剖宫产占了40％，并仍呈持续上升趋势。剖宫产对母婴健康甚至生命安全都可能带来危害，不仅容易导致产妇术后感染，还容易造成肠损伤、子宫内膜异位症等。有资料显示，剖宫产产妇的产褥感染率为正常分娩产妇的 10 倍至 20 倍，死亡率为正常分娩产妇的 5 倍。可以说，剖宫产率持续升高已成为严重的公共卫生问题。

邵敬於强调指出："单就子宫切口愈合性疾病就严重影响妇女身心健康。"为此，他四处奔波，在市计划生育与生殖健康学会和市妇女保健所等部门的大力支持下，于 2009 年 3 月 20 日成功举办"母婴安全——剖宫产子宫切口愈合性疾病研讨会"。与会专家就该病如何预防和处理、如何在临床上引起重视以及防治方法等问题进行了探讨和研究。

邵敬於经过整整 30 年的探索和研究，三大课题中的前两项，即："剖宫产术后子宫裂开致晚期产后出血"和"剖宫产术后子宫疤痕处妊娠"问题已经得到解决。其中，"剖宫产术后子宫疤痕处妊娠的临床和实验研究"课题的科技成果已通过国家科学技术委员会的鉴定，认定总体研究成果填补了国内外的空白，达到世界一流、处于国内领先水平。现在只剩"剖宫产术后子宫疤痕处憩室"这一最后的"堡垒"待攻克。

低调谦逊，尊师重道以身作则

邵敬於在学科研究上取得令人瞩目的可喜成果，他在谈到自己取得的成就时总是轻描淡写地带过，总要习惯地说一句："没有我的恩师王淑贞、郑怀美和李诵弦教授的关爱和指导，就没有我今天的一切成就。一日为师，终身为母啊！她们三位恩师是我最亲的亲人。滴水之恩，当涌泉相报。"

为纪念恩师、我国著名的生殖内分泌学者郑怀美，由邵敬於负责策划筹备、由中国新药与临床杂志社、一妇婴和红房子妇产科医院联办的国内首次"人类诱发排卵——纪念恩师郑怀美教授"专题研讨会于 2001 年 6 月 13 日至16 日在上海新苑宾馆举行。我国妇产科专家周剑萍、邵敬於、杨国芬、华克勤、段涛和徐根海等出席；到会祝贺的市人口和计生委副主任周剑萍、红房子妇产科医院党委书记杨国芬对此给予高度评价。

研讨会由邵敬於、陆湘云、林金芳、姚吉龙和周霞平组成讲师团，全面介绍排卵和人类诱发排卵的生理、病理、排卵障碍的诊断和治疗，并编著《人类诱发排卵》专辑，使百余名与会者受益匪浅，也显示出上海在高新生物制药水平达国内领先水平。

会上，有一批曾患有原发闭经 Sheehan 综合征（垂体机能减退综合征）、多囊卵巢综合征和子宫内膜不典型增生过长的不孕症者，携子带女（最大 13 岁、最小 7 个月的双胞胎）来到现场给会议增添了活跃的气氛。

邵敬於告诉记者："郑怀美教授是我国著名的生殖内分泌学者，我们是郑老师的一批研究生，在诱发排卵领域取得了一点成就，学习和颂扬恩师的高超智慧和医术、优良的医德和医风、诲人不倦的教学和敬业精神，是我们举办这次研讨会的唯一目的。"

在纪念恩师郑怀美的专题研讨会结束后，邵敬於召集恩师的学生和好友专程赶去探望患病卧床在宿舍里的恩师李诵弦，送上慰问信和一万元慰问金，祝她健康长寿！

现年 94 岁高龄的李诵弦，因双目失明和骨折长期卧床，与未成婚的复旦大学教授妹妹住在上医宿舍里。李诵弦教授全身心地扑在她挚爱的医疗事业上，终身未嫁。这让邵敬於非常感动。他感慨地说："恩师郑怀美教授和李诵弦教授是受人敬仰的一对 Friend sister。两位恩师为我国妇科内分泌医学事业的发展立下了不可磨灭的功勋；两位恩师心系病人、无私奉献、甘为人梯、悉心教导和终生奉献的崇高精神，将永远激励我们好学上进、为民服务，把毕生的智慧和精力无私地奉献给妇产科卫生和妇婴健康事业。"

这次采访邵敬於，见到他时他正在专家门诊室里忙碌地工作着，作为一个耄耋老者竟然如此精神矍铄地看病问诊和带教青年医师，空余时间还不忘埋头撰写研究课题，确实令人叹服！

一位哲人说过："一切生命的意义在于创造的激情。"邵敬於全身心地在自己钟爱的岗位上建功立业。他的一生激情都在创造，并在创造的激情中，践行着"一切为了母婴安全，是我最高的人生价值"这一铮铮誓言。

（严伟明）

"潘大" 和她的孩子们

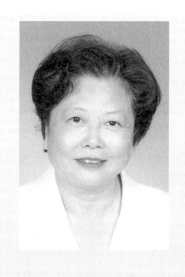

潘明明

1965 年毕业于上海第一医学院医疗系（六年制），毕业后分配至妇产科医院工作。2000 年退休至今为该院医学顾问。1991—1993 年赴摩洛哥参加援外医疗队，1994 年晋升为教授、硕士生导师，于当年任产科主任至退休。曾担任中华医学会上海妇产科分会委员、上海医科大学糖尿病防治研究中心副主任、上海市产科质量管理中心专家委员会委员并承担上海市产科急救中心的抢救工作。参加《中华妇产科学》、《现代妇产科学》、《实用妇产科学》、大学妇产科教材《科普教学》的编写工作，发表论文 20余篇。

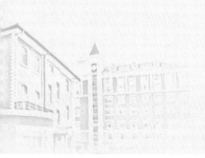

　　熟悉她的人，都称她为潘大，她严谨、严格、一丝不苟，眼里揉不得沙子。她把医院当家，每天穿着白大褂往来于门诊、病房和手术室。人们对她有点怕，因为她要求严格，直言不讳，敢于批评；人们爱戴她，因为她严谨背后透着温情，让人心生温暖。

她担任上海市产科质量控制中心委员，承担全市产科危重病员的抢救。擅长诊治产科疑难杂症，在产科一线工作了几十年，这双妇产科前辈的手，并不白皙修长，但厚实有力，它挽救了无数脆弱的生命和绝望的家庭，她就是红房子妇产科医院的潘明明教授。

"好"字当作口头禅　受晚辈尊崇的潘大

在学究气浓厚的同辈红房子人中，潘大显得有些另类：她身材娇小，却风度翩翩，虽年过七旬，却依旧语谑步健，生龙活虎。潘大为人和气、幽默、慷慨，医教研均出类拔萃，曾承担自然科学基金课题及九五国家攻关课题，发表论文20余篇并多次参与教科书等编写工作。

她的学生回忆道，每次手术结束，都能从产妇和潘老师的对话中感受到病人发自内心的感激。一次剖宫产手术顺利结束后，产妇拉住了潘老师的手，要求潘老师之后回病房看她。潘大身着手术衣，拉了一下口罩，笑容可掬，一句"好，好"就这么定了。其实这场手术很顺利，并不需要担心什么，但凡是病人提出的要求，能够满足的潘老师都竭尽其能，于是，"好"就成了潘老师的口头语。潘明明曾感慨道："产科医生面对的是为人妻、为人母，并集家庭责任于一身的人，不可稍有疏忽和懈怠，她们应得到更多的尊重和关爱。"她亲自过问每位病人的病情，每例手术都力求做到最好，遇到有风险或难度大的手术，她都要亲自主刀。无论手术大小，只要患者要求，她从不推辞，尽一切可能让患者满意。

在红房子工作时间稍长一点的人都知道，潘明明家离医院有一段路程，遇到急事不方便，她就一直住在医院附近的一栋老房子里。很多人不理解，这么有名的大教授，生活为什么这么简朴。潘明明就告诉大家："住在这里工作方便，有事情可以随叫随到。"产科常常碰到急危重症抢救的情况，无论病人来自何处，贫困与否，一听到呼叫，潘大都会及时赶到产房，第一个出现在抢救现场。她要求值班医生在遇到问题时一定要向她汇报，如果不满意，她会自己重新检查病人情况，与大家商讨急救方法。熟悉潘明明的人会说这是她用自己生命火花的燃烧，来换得患者生命的回归。一次，产房抢救病人，忙到夜里很晚大家都没有回家，后来把潘明明也请了过来。等到病人转危为安，生命体征稳定转回病房，家属问："你们有没有下班时间？"潘明明回答他说："我们是医生，有需要抢救的病人，我们就没有下班时间。"

如此前辈，怎不叫后来人敬佩。

无私廉洁　百年医道传承人

潘明明常说，红房子一百多年的历史，出现过太多闪耀的名字，这些名字有太多值得铭记的理由。正是这些一个个响亮的名字，凝聚成了红房子的医学氛围，甚至从医文化。作为一个红房子人，应该将这种精神意志传承下去，这既是对老一辈医生的尊重，更是对红房子医院的一种责任。

在病房的宣传栏、医院的网站以及网络的各种平台中总能轻易地发现来自全国各地的病人留下的对潘老师的感激和祝福。一位外地病人，患有重度妊娠合并症，IVF-ET术后，胎盘植入，辗转几家医院，都被拒绝，后慕名来找潘老师，她耐心细致地了解病情后，客观地分析了手术的可行性和危险性，热情地帮助患者组织专家会诊。之前医院的医生曾告诉家属："病这么重，看看红房子敢不敢接你这个标吧！"不久，红房子果然有医生接了这个标，那个人就是潘明明。潘明明建议病人尽早做手术，拖的时间越长越不利。有人提醒家属，"这么危险的手术，赶紧想办法送红包，否则不给你做好"、"这么有名的医生，价码要高，否则看不上眼"……家属的顾虑很快被细心的潘明明察觉到，她坚守着自己的原则，完美地结束了手术，让病人和家属相信世界不是一片漆黑的。在潘明明的心里，不管是红包，还是好处费，别名都叫"贿赂"。这是对她的不信任和亵渎，更是对自己做人原则的践踏。

潘大是一位热情但话语不多的医生，而她极少的话语里却句句体现着对患者的尊重、体贴和真诚。在术前这个非常特殊的时期，潘明明会亲自到病房鼓励病人；在手术室外等待的病人，总会遇到已经更加提早到手术室的潘明明，这种行为往往会给她们以无声的安慰，要知道，对于即将上手术台的病人来说，提前来自医生的关心，哪怕是一句温暖真诚的话语，对她们都是最大的安慰和鼓励。

一个好医生，要默默承受很多压力，而又有多少患者能真正理解呢？民间流传着这样的话，说往往越有名气的医生越怕失败。如果潘明明稍有一点私心，也就不会收下那么多疑难杂症。在病人的感谢信里常常会看到"像潘教授这样

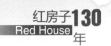

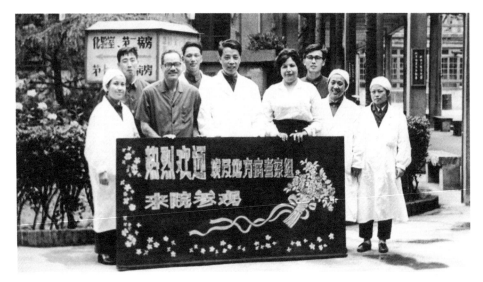

1975 年 5 月，潘明明（右一）与院领导接待埃及地方病考察组。

以为患者解除痛苦为己任的好医生是上天给我们的祝福。"如此这类话语。

悉心科研教学　润"物"细无声

作为一名妇产科教授，潘明明对年轻一代的成长十分关心。她尤为重视基础训练，经常要求年轻的医生不要做单纯的"手术匠"，而要做一名产科医生，一个称职的红房子产科医生要掌握与手术相关的理论知识和技巧。对于手术技术首先要求做到准确然后再求速度，有的年轻医生，觉得业务入门了，手术过程中不够精细，这种情况虽对患者愈后的身体并无大的影响，但潘明明却依然在此方面要求严格，她会指出手术过程中的不足和缺陷，那份耐心、细致与负责，对于年轻的医生，能够在术后依然继续得到指点，关心，让人有拨云见日、如沐春风之感。

作为一名硕士生导师，潘明明为培养优秀的研究生付出了很大精力。在医疗教学中，潘明明不提倡学生读死书，她经常用自己成长过程中的经验启发学生，让他们感同身受到实践、思考、知识的自觉结合至关重要，三者要融会贯通。临床年轻医生最爱跟潘明明一起查房，她经常能从哪怕是一份常见病的病例记录或是一张普通的胎心监护记录单中，发现和提出不寻常的问题，给新人以启示。在红房子医院的年轻医生眼中，潘明明即是严师又是慈母，对晚辈的关爱就像对患者一样是发自内心的，她对年轻医生从不发火，一般都是采取鼓励与批评相结合的方式。

如今年过七十的潘明明，一贯的平和淡然，她是医生，是导师。潘明明在红房子里的一言一行，让我们看到的不仅是她的高超医术，更是她的行医为人。她的性情品质正是"医者仁心，严师慈母"的写照。她细心体会患者痛苦、家属心情的点点滴滴，为医生与患者之间增添了许多温情和理解，她严谨治学，为了让年轻医生获益而无私付出，为红房子注入了许多新鲜血液。她用自己不懈的努力奏响在红房子里的生命乐章。

（马瑞瑞、徐焕）

311

张珏华：

女"超"人和她的"神眼"

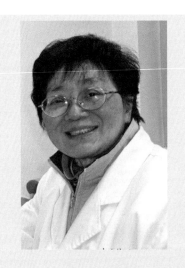

张珏华

教授、硕士研究生导师。1979年起从事超声诊断工作，1987年后任首位超声科主任。在国内率先被报道采用经阴道超声检测卵泡，经阴道超声引导下穿刺卵泡、妇科肿块、异位妊娠胚囊等；最早发表介入性超声在妇产科的临床应用。发表专业论文50余篇。参编专著、教材20余部。2008年主编《妇科与产科超声图谱》。举办多期全国性妇产科超声学习班，承担多项国家"八五攻关"、"九五攻关"、国家自然科学基金等课题，如胎儿宫内缺血缺氧（彩超检测胎儿血流）、与上海交通大学合作超声诊断安全性研究、卵巢癌早期诊断（彩超和活检）和胎儿窘迫时胎儿血流动力学的动物实验及临床研究等。任上海超声医学工程学会理事，《临床医学影像》、《中华现代影像学》和《中国超声影像学》等编委。1993年被评为上海市卫生局先进工作者。

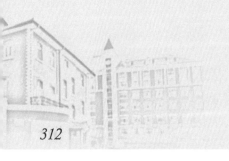

1996年初，因为考研我第一次见到张珏华老师，这位风度翩翩的长者对一个初次见面的

慕名者那么亲切和蔼，不禁让我产生了更多敬意。在接下来的读研岁月里，张老师既是严师，又是慈母，对我的关切几乎无处不在——懵懂的选课期间，张老师与导师小组其他成员一起讨论，使我能在有限的时间里学到更多更实用的知识；病房轮转期间，张老师第一时间到病房看望，使我在陌生的环境里不再感觉孤单和无助；设计及完成课题期间，张老师手把手地教我一些基本方法，免去很多"摸着石头过河"的盲目和曲折；生活上张老师更是给我无微不至的关怀，让我这个外地来沪、举目无亲的学生倍感温暖……毕业答辩那天，张老师那身利落的米黄色套装和致谢时眼眶中盈盈的泪光一起永远定格在我的记忆里……

热心善良，无私帮助学生同事

张珏华教授对学生、对身边同事的真诚和关怀让许多人都深有体会。超声科成立伊始，有不少基本功比较扎实的临床医生被充实到超声科，这些年轻的医生当时大多已经熟练掌握妇科中小手术的主刀技术并开始担任妇科大手术的一助，面对人生这样一次重大的抉择，对于是否应该放弃做一名临床医生的理想而到一个辅助科室去工作，许多医生都感到困惑，甚至有人茫然不知所措。作为有此经历的第一人，她总是会结合自身经历和他们详细谈话，特别是明确提到作为辅助科室的医生与临床医生会有很大不同，使当事者有机会了解详情后慎重选择。许多医生事后回忆，正是这位实事求是、坦诚亲切的长辈让他们不再犹豫，事实证明，他们早期在临床工作中所掌握的知识也为更好地提供超声服务奠定了必要的基础。接下来张老师所安排的循序渐进的超声专业培训更是让他们受益匪浅，许多医生回忆起那段刚刚从"明亮"的临床到"昏暗"的超声室的"不习惯"的日子时都忍俊不禁，他们最初几天坐在高年资超声医生后面看图像，灰暗的光线加上对超声了解太少，经常会觉得云里雾里的，后来通过给高年资超声医生抄报告又逐渐进入高度紧张状态。待他们学习一段时间，图像看得有点懂了，报告也抄得蛮熟练了，就开始被允许摸探头。真的是看人挑担不吃力，探头拿在自己手上就不是那么好使唤了，首先要搞清探头方向，不能拿反了，也不能转反了；其次要正确地使之显示图像并进行正确地测量；再次要对异常图像做到有清醒的认识和判断；最后要有正确的结论。就这样又经过一段时间的训练，逐渐能做到手、眼、脑（心）的协调与统一，并在老师的指导下开始独立上岗操作。这些医生此后都凭借扎实的妇产科临床基础和不断提高的超声技能，陆续成为医院超声科的栋梁。

张老师对每位医生、每个科室成员都给予了无微不至的关怀，从学习、事业到家庭琐事。她思路清晰，头脑敏捷，待人真心诚意，和蔼可亲，同事们有大小事情都愿意向她请教，愿意听取她的意见，如是否报考研究生、孩子去哪个学校读书、家人生病该如何求医问药等，有了男朋友也要让张老师看一看、把把关。谁有学业或生活上的困难，张老师总是主动关心，设法在工作安排等方面提供帮助。不仅是超声科，其他科室的医生，中午休息时也愿意来找她聊天，交流工作生活中遇到的种种事情。就这样，张老师帮助了很多人，包括其他科室医生做科研课题、写论文、写书所遇到的困难。

善于管理，为超声科谋发展

作为一名科主任，张珏华对超声科的成立和发展有着功不可没的作用，除了注重超声人才的选拔和培养以外，在科室制度建设、新技术开发应用和学科发展等方面都卓有建树。她擅长妇产科疑难杂症的超声诊断，多年的超声特需门诊为无数病人确诊了病情变化。因能紧密联系临床症状，诊断正确率较高，有很多临床和外院医生认为她的诊断可与CT、核磁共振的准确率媲美，这就难怪全国各地的很多病人都慕名前来找她会诊。在她的带领下，红房子医院在国内首家开展阴道超声检查，首家开展在超声引导下的妇产科疾病的穿刺治疗，如妇科肿块、卵泡穿刺等疑难手术，并在国内第一家开展宫腔内超声检查。红房子医院的超声诊断、治疗水平在国内不但是领先，且很有声望。在腹部超声、阴道超声、彩色超声、子宫宫腔声学造影、超声骨密度检测、三维彩超、超声血管造影、经腹部或经阴道介入性超声、超声引导疑难宫腔手术、产科大畸形筛查等新技术的应用方面始终处于国内妇产科超声界的前列，陆续参加了一系列国家自然科学基金、国家"九五"、"十五"、"十一五"攻关等重要项目，发表了大量有影响的论文，每年都举办超声新进展学习班，且在全国多家省级超声学会如北京、江浙皖及广州、深圳等地讲学。她始终坚持并为之付出的是："独木不成林，万紫千红才是春"，她的学生在全国遍地开花，不仅扩大了红房子超声科的影响，更为全国各地培养了大量妇产科超声专业人才。

20世纪80年代，当时妇产科医院开展超声检查没多少年，从经腹部超声转向经阴道超声，没有教科书，没有国外资料，更没有网络信息可供查询，张珏华带领科室几位医生边摸索边开展。不久，来了一位年轻的女孩，由于交友不慎怀孕，已经五个多月。本来，妊娠五个月以上可以引产，但这位女孩偏偏同时还合并了一个卵巢内膜样囊肿，大到占满了整个盆腔，将妊娠子宫推向上方，囊肿梗阻了产道，按传统方法，中止妊娠就只能剖腹取胎。在那个年代，如果剖腹取胎，对女孩的创伤不止是身体上的，更大的是精神上的，腹壁上的疤痕将永远影响着她今后的生活。张珏华急病人所急，果断提出新治疗方案，在超声引导下经阴道穿刺抽吸囊肿。经过周密的分析讨论，制定方案，充分准备，在全体成员努力下足足花了三个小时，终于将囊肿抽吸干净，囊肿塌陷，几天后顺利引产。这一创新和成功大大鼓舞了大家的士气，在张珏华的带领下，超声科紧接着开展了一系列的超声引导下手术，成为国内妇产科介入性超声的首创单位和标杆。

认真钻研，超前理念成就丰厚学术成果

在学术上，张珏华始终理念超前，对医学的发展趋势预见准确，走在全国同行的前列。新的仪器设备问世，她一定会先仔细了解功能及作用，并第一时间买下最好最有用的仪器。早在20世纪80年代，医院首先开展了经阴道超声及超声引导下妇产科介入性手术；20世纪80年代末，超声诊断就都由医生来承担，护士退居二线；20世纪90年代初，科室有了第一位博士生。

张珏华始终认为辅助科室必须紧紧围绕临床需求开展工作，努力解决临床实际问题，才能更好地在为患者服务、为临床一线服务的同时促进自身的发展，在这方面特别值得一提的是在张珏华主持下建立的超声科随访制度。这种制度不仅及时带回了临床科室对超声质量或其他方面的反馈信息，使红房子医院的超声质量一直处于较高水平，在张珏华一双判断精准的"神眼"的带领下，红房子超声定位和定性诊断准确率始终保持在95%以上，也使超声科能和临床紧密结合，及时把超声新技术应用到临床实践中去，更使超声科的年轻医生有机会深入地学习和理解妇产科超声。这个优良的传统一直延续至今，每一位新进科室的医生都要承担专职随访三个月以上。正是超声随访制度的建立和逐步完善使得超声科先后

开展了多项妇产科超声的临床实践，如对子宫卵巢血流的观察、卵巢良恶性肿瘤的鉴别诊断及卵巢癌的早期诊断、子宫肌瘤与腺肌病的鉴别诊断、子宫内膜癌浸润深度的判断及辅助临床分期、宫颈妊娠与宫内妊娠流产的鉴别诊断、子宫胎盘和胎儿血流的观察、孕妇主要动脉的血流动力学改变等研究如今已经成为临床医生不可或缺的超声资料。张珏华一直认为，当今的医院，电子信息系统的建设越来越完善，以后的超声随访极有可能通过访问医院的局域网来实现，但超声医生与临床医生的沟通与交流仅仅通过网络是远远不够的！这样的随访和沟通还应坚持不懈地开展下去。

或许，医院的有些同事还不知道张老师的坚韧、刚强和乐观，尤其是年轻医生。还在 20 世纪 80 年代初，张老师之所以从妇产科临床转到了超声室，原因是严重的风湿性心脏病。手术只是缓解了部分心脏的血液循环，术后张老师的心律仍然紊乱，永久性房颤持续至今，每天服用地高辛，还常常需要用利尿剂减轻心脏负荷。然而，就是在这样的身体状况下，她仍然性格开朗，心情乐观，像正常人一样工作上班，一头栽进了一门新兴的学科，一手开创和发展了妇产科医院的超声事业。三十多年来，我们的超声从无到有，从弱到强，从不会做到今天临床医生离不开超声，到处于国内领先地位，没有张珏华也就没有医院超声发展的今天。

随着医学超声的进步和红房子医院的发展，超声科的格局也发生了巨大的变化，面临着新的机遇与挑战，张珏华退休后仍担任超声科指导，依然在为妇产科超声事业呕心沥血着……

（李雪莲）

辛苦从医路　常怀感恩心

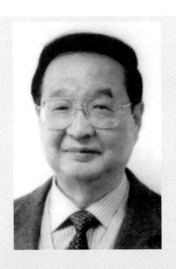

杨来春

男，教授，主任医师。1965年毕业于上海第一医学院医疗专业，进入上海第一医学院附属妇产科医院工作。后任复旦大学医学院附属妇产科医院妇产科主任、妇产科教研组组长，硕士研究生导师，中山医院腹腔镜诊疗中心副主任、专家咨询委员会委员。上海市生物医学工程学会理事、妇产科副主任委员，中国临床医学杂志及腹腔镜外科等杂志编委，国际妇科内窥镜协会（ISGE）会员，亚洲内窥镜和腹腔镜协会会员。

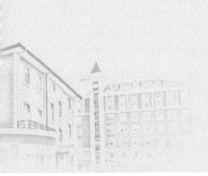

　　1965年，杨来春从上海第一医学院医疗专业毕业，在红房子妇产科医院工作、学习了三十五个春秋。可以说，杨来春一生中最美好的青春年华，都是在红房子妇产科医院度过的。在医院学术氛围的熏陶下，在师长和前辈的教导、帮助、培养下，他不断进步和成长。在这过程中，既有工作、学习及努力奋斗的艰辛与烦恼，也有进步、成功的喜悦。

饮水思源，从小医生到大教授

在红房子医院的那些年，为了准备"援外"任务，医院曾专门安排杨来春脱产培训好几年英语；为了进一步开展现代妇科腹腔镜手术，医院又让他赴德国及美国进修、深造，跟随世界著名的德国及美国妇科腹腔镜专家学习；在此期间，他升为教授、入了党并成为国际妇科及亚洲内窥镜协会会员及上海市生物医院工程协会妇产科副主委……直到如今，每每提及这些，杨来春都对当时帮助过他的人和红房子医院充满了感激。

王淑贞教授是中国妇产科奠基人之一，妇产科的一代宗师、一位"大家"。她是红房子医院的老院长，也是妇产科界几代人的偶像，是红房子妇产科医院的骄傲。王教授谈吐优雅，有学者气度、"大家"风范和渊博的学识，给当时的杨来春留下了深刻的印象。她思考冷静、待人宽容、深明大义。据杨来春回忆，刚进入红房子妇产科医院不久，王院长为了提高中、青年医师妇产科专业英语水平。她和其他前辈鼓励、推动大家阅读和学习图文并茂的英文版世界妇产科经典著作《铁林迪妇科手术学》（*Te linde's Operative Gynecology*）一书。该书由美国约翰·霍布金斯医院（Johns Hopkins Hospital）和当时一些世界妇科方面的权威编著而成，是世界妇科手术学领域的经典著作。而王淑贞教授就曾在该医院学习、工作过 8 年。她的推荐及其他一些前辈的介绍，使得杨来春年轻时就蕴含了一种想阅读、学习了解该原著的"冲动"。2001 年 8 月，山东科学技术出版社一位高年资编审亲自来医院与杨医生商讨，并邀他主译该原著（第八版）。这次商讨，又一次激发了杨来春年轻时的那种"激情"。经过考虑后，他毅然地接受了这一繁重任务。历时一年多时间，经与妇产科及相关学科的同道们共同努力，终于完成并出版了这一约三百万字的著作。

1978 年下半年，杨来春参与郑怀美教授参译的"妇产科内窥镜彩色红灯谱图说明书"腹腔镜部分的编译工作。在参与编译的整个过程中，杨来春得以进一步学习、了解了当时国外先进妇科腹腔镜技术，并给在进行中的妇科腹腔镜手术的技术研究与实践带来了重要的启迪。编译时，郑教授对杨来春参加腹腔镜手术部分的编译稿，进行了认真细致的修改与指导。通过"说明书"的编译、出版，杨来春最大的收获是对当时国内还没开展的妇科最新手术技术、现代妇科腹腔镜手术技术，产生了一种强烈浓厚的研究探索和欲进行实践的兴趣。所以，在杨来春眼中，郑教授实际上也是他以后从事腹腔镜手术研究与实践的启蒙老师。

忆往事，前进路上良师相伴

在前进的路上，有许许多多关心和帮助过杨来春的前辈和同仁。1984 年，朱关珍院长上任伊始，就任命顾心清医生和杨来春共同负责妇科工作，对他委以重担。朱教授还一直兼任由杨来春具体负责妇科病房的业务指导，所以，她对杨来春的帮助和指导的时间是最长的。她在担任妇科的病房指导期间，一些困难的或是比较重要的手术，总会亲自指导或同台手术。据杨来春回忆，朱教授手术的特点是：耐心、细致、认真、稳妥，给人一种安全、踏实的感觉。所以，这段时间，杨来春妇科的诊疗水平有了很快的提高。

朱教授担任院长期间，也是红房子妇产科医院腹腔镜手术技术迅速发展的重要阶段。在此期间，医院开办了七届全国妇科腹腔镜手术技术专题学习班。对来自全国的学员进行培训与交流。这种学习班的形式，当时在全国还是比较领先、开办比较早的；朱院长一直关心和支持医院开展这项新技术。一有需要、一有机会，她就会推荐、支持大家参与实践。从实践中提高这一新技术的技能，积累更多的经验。有一次，她去华山医院会诊，会诊的病人约50 岁左右，患者消瘦且伴有大量腹水，在其他医院一直以晚期恶性肿瘤进行治疗。腹水越治越多，一般情况也越治越差……她会诊及检查后，认为该病人如行腹腔镜检查，可能会对她的诊疗有很大帮助。所以，朱教授即建议转到杨来春所在的病房诊疗。经准备后行腹腔镜手术时，抽出较多腹水后，见腹、盆腔内满布大量散生粟粒样病灶。在腹腔内，还可见病灶在前腹壁向腹腔内垂挂、犹如"钟乳石"一样。以前从没见过这样的临床表现及内镜图像。当时，令杨来春顿时产生"鸡皮疙瘩"样的反应。最后，经镜下做了多处病灶病检后，确诊为腹、盆腔结核，病人得救了，而杨来春更是积累了难得的经验。

杨来春在妇科二病房工作时，朱人烈教授是带他做手术较多的一位前辈。朱教授平时话语不多。性格有些内向，但他为人正派、正直，工作认真、踏实。

他的手术风格对杨来春影响很大。他的手术风格是：解剖清楚，视野清晰。手术时"该粗的地方就粗"，大刀阔斧，处理果断，避免不必要的废动作。与他同台手术，真有艺高胆大的感受。但手术中，"该细的地方就细"，他的"细针细线间接荷苞缝合"止血方法，使杨来春受益匪浅。有时在手术中，正确使用，真有立竿见影的效果。

杨来春发表的第一篇学术论文《妊娠合并糖尿病附41例次报告》就是在陈如钧教授手把手指导下，反反复复多次修改后发表的。发表时他还执意把他的署名排在第二位……陈老师这种为了提携后辈，诲人不倦、甘为人梯的境界，使杨来春很受感动。

回忆起陈如钧教授，杨来春始终难忘一次手术，该次手术时间虽然距离现在已有几十年了，但回忆起来，仍令他历历在目。在杨来春做产房大组长时，陈教授是产房主任。记得遇到过这样一位病情较复杂的初产妇，该产妇足月妊娠，单臀先露，死胎。胎儿骶部生有一个直径约10+cm、较大的畸胎瘤。临产已四五个小时，宫口只开了3 cm左右。日班下班前，经产房全体医生讨论后，建议夜班值班医生，待宫口开大6—7 cm，试行胎儿畸胎瘤经阴道、宫腔穿刺，排出内容物，尽量从阴道分娩……但经过一夜，因畸胎瘤使先露不能直接压迫宫颈，宫口仍只开了3—4 cm。而那时候，产妇已经开始发烧，体温已达38℃左右，血百分也高，产妇已有宫腔感染迹象。如仍不能短时间结束分娩，则产妇定会招致更严重感染。但是如对死胎伴感染的产妇进行剖宫产结束分娩，也决非上策，那样势必对产妇带来较大的损伤。早上，一交班后，陈如钧医生当即决定，把产妇送至手术室，在一边滴抗生素，一边滴催产素的同时，亲自在台旁指导保驾，承担风险。由杨来春试行先从阴道，经宫腔穿刺位置仍较高、死胎骶部的畸胎瘤。尽量排出肿瘤内容物后，杨来春费劲地用手指抠出胎儿的一只足，然后牵出一下肢作持续牵引。待宫口全开后，行臀位助产，后出胎头穿颅娩出死婴……为了防止手术过程中可能引起子宫穿孔等严重并发症，陈如钧教授自始至终，一直在台旁进行"保航护驾"，不断地及时提醒……手术总算得以顺利完成。"对这一患者处理的全过程，虽然风险较大，但对产妇的损伤大大减少了。同时也积累了难得的，成功的经验。"杨来春说道。

观未来，寄希望于优秀后辈

2012 年 5 月，杨来春参加红房子妇产科医院主办的"妇科微创关键技术及保留器官盆底功能重建高峰论坛"。会后，杨来春谈到自己的感受很多，也学到了不少新技术、新知识。看到红房子妇产科医院学术上朝气蓬勃，培养的人才辈出，感到很欣慰。在华克勤、金福民教授等人的带领、指导下，大胆探索，勇于实践，已培养造就了一大批这方面的中、青年骨干医生队伍，如在峰会现场手术展示的胡卫国、李斌、胡东昌、丁景新等骨干医生的涌现……红房子妇产科医院在妇科腹腔镜手术及盆底功能重建手术等方面都取得了长足的进步并取得很大的发展。在手术技术发展的广度和深度方面，也都已得到国内同道的称道和肯定。"红房子妇产科医院还有一个非常突出的优势是：她的妇科病人非常多，手术的病例和病种也很多，经不断实践、磨炼、培养出来能胜任各种高难度手术的骨干医师也多。所以，医院可持续发展的条件、基础、优势明显。这是大多数医院的妇科人才、妇科力量所难以比拟的。所以，红房子妇产科医院在这一领域，在全国乃至国际上都具有很大的竞争潜力。如不断进取，不断开拓，定会屹立在这一专业领域的最高峰。"杨来春满怀憧憬地说。

（马瑞瑞、丁景新）

张绍芬：
医者如花　馨芳生命

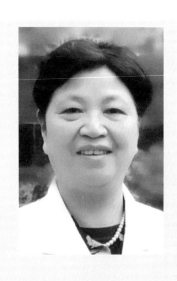

张绍芬

教授、主任医师、博士生导师，上海市生殖内分泌中心专家组成员，中华医学会妇产科分会绝经学组副组长。《中国骨质疏松》常务编委，《中华老年医学》特约审稿专家，国际绝经学会官方杂志《绝经》(*Climacteric*) 中文版编委，中国健康教育中心、卫生部新闻宣传中心专家咨询委员会专家。专长于子宫内膜异位症、月经失调、不孕症、生殖道畸形、绝经综合征及妇科肿瘤等各类生殖内分泌疾病及妇产科疑难杂症的处理。主持多项国家、省部级继续教育项目与科研课题，有关子宫内膜异位症的临床与基础研究获得上海医科大学科技成果奖与上海市科技进步奖。曾获复旦大学巾帼建功创新奖、复旦大学华藏奖教金、医院有突出贡献奖等。培养研究生近20名，发表论著70余篇。主编《绝经—内分泌与临床》，参编著作4部。

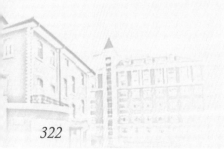

张绍芬，长期担任复旦大学附属妇产科医院妇科病房主任和妇科指导，从医40多年来，

秉承心中对医学事业的无比尊崇，用汗水和努力不断探索女性病奥秘。在她的带领下，复旦大学附属妇产科医院绝经学组逐步成长壮大，为解除女性围绝经期的痛苦，提高生活质量不断奋斗。

躬身践行，用医德诠释医者仁心

1970 年，上海第一医学院合并三届毕业生进行统一分配，张绍芬作为被留在上海的 40 名毕业生之一，来到上海第一医学院附属妇产科医院。对于最初的日子，张绍芬是这样回忆的：

> 当时我还是个很稚嫩的女孩，为走上工作岗位兴奋而忙碌，有时候也会有点寂寞和想家。我来自南京一个普通人的家庭，父母都不在身边。虽然现在从上海去南京很方便，可那时是只有节假日才能享受到的"天伦之乐"，一年最多也只能回家 1—2 次。然而红房子医院用她母亲般宽容仁爱的手臂接纳了我，我也逐渐融入了红房子、融入了上海，在这里成了家，立了业，一辈子无怨无悔地投入了红房子的"事业"，自豪地成了一名"红房子人"，并继续用红房子"博爱、崇德、传承、创新"的传统方式教书和育人、治病和救人。

来到红房子医院，在前辈的耳濡目染、言传身教中成长，张绍芬感到很幸福。当初，张绍芬第一轮到妇科门诊就被安排在郑怀美教授旁边的座位上，跟着郑怀美老师合着一张台子学习。初来乍到的张绍芬，对于这位和蔼可亲、一点不端架子的教授打心底里有着一种亲近感，每每有疑难问题都及时请教，而老师的耐心指导至今让她感怀不已。从郑老师那里，她听到很多新闻，尤其难忘的是国外试管婴儿技术的相关信息，这项在当时国内还是闻所未闻的新技术，让年轻的张绍芬思路一下子打开了，她看见了一片广阔的新天地。张绍芬回忆说："郑怀美教授是我初至红房子医院的启蒙人，她一直用一颗母亲般的胸怀，温暖着我这个异地来沪的游子。她在医疗、教学、科研乃至生活各方面都影响着我的一生"。

在当时那个特殊时期，由于人手紧缺，张绍芬在住院和总住院医师的岗位上工作了很多年。每天清晨她都提前半小时进病房，先巡视一圈病人，完成拆线、换药的工作；然后和上级医师一起查房、手术、术后收新病人、安排出院，下班时经常伴着天上的星星回家。周末还需来病房查房，完成日常工作。每一个看似简单而流程式的细节，她都力求做到最好，而对两个子女，周末常常匀不出时间来照顾他们，至今仍对他们抱有歉疚的心情。她总是说，救死扶伤是医生的天职，工作永远应该是第一位的。由于认真的态度和高度的责任心，深得上级医生黄敏丽教授的喜爱，一有重要的手术，就亲自带着张绍芬上台，悉心指导和培养。她主管床位的病人也对她充满信任，还戏说自己都是成熟的西瓜，开刀下来个个都是"大红瓤"，保证质量，患者的信任使她在前进的路上更增添了无限的力量。

1974年是张绍芬难忘的一年。当年她克服困难，将仅两岁的孩子全托给上海一户无亲缘关系但亲如一家的老两口，之后便响应号召，参加奔赴江西的上海医疗队。28岁的她来到泗溪公社卫生院工作了一年。一年里，她和赤脚医生一起，走村串户，巡回医疗，把党的温暖送到寻常农户的家中；她也和卫生院医师一起成功抢救不少妇产科急诊患者。最令张绍芬记忆犹新的是当年她参加医疗队计划生育巡回手术队的场景。大约3个月里，她们走了一个公社又一个公社，每到一处，"上海医疗队"来了的消息都激励着当地要求绝育的农民妇女前来手术。"我们每天都可完成100多例输卵管结扎手术，每人大约完成20—30例。从上午7点左右开始，午饭吃完馒头后接着手术，直到晚上8点以后才吃晚饭、休息。每天当我们刚刚进入梦乡，清晨熟悉的敲锣打鼓声又会将我们唤醒，告诉我们又一批要求上海医疗队手术的妇女来了，新的一天工作又要开始了。我们很自豪，医疗队胜利完成了计划生育任务。我也很自豪，因为自己的绝育手术患者手术都很成功，未有损伤、感染等并发症发生。"回忆时，张绍芬自豪地说。

年轻时的张绍芬也曾饱受女性病之苦。曾患有卵巢囊肿的她，因忙于工作实在无暇顾及。有一天，刚为患者做完剖腹产手术，她顿觉腹痛难忍，检查提示是囊肿破裂，需要急诊手术。直到躺在手术台上，她身上穿的仍是医生的手术服。手术结束后，她躺在病床上回忆和思考自己手术前的工作经历，仍然觉得都是需要做的，并不后悔。因为自身的患病经历，张绍芬对子宫内膜异位症、更年期等女性病深有体会，心怀救世之心的她，在以后的临床及科研中，逐步将内异症和绝经医学作为自己的重点研究方向。

众所周知，更年期的妇女易怒和暴躁，治疗这些患者对医生而言是莫大的挑战，需要具备更多的耐心。令人敬佩的是，张绍芬以自己的医者仁心，实实在在地获得了更年期患者的青睐和好评，病人之间彼此交流，对张绍芬的医德医术口口相传。有的患者大老远来挂张绍芬的门诊号，手里还拿着从好大夫网站上打印来的好评资料。子宫内膜异位症引起的各种疼痛、不孕等问题往往对女性的日常生活，甚至婚姻品质带来很大影响。由于其病程缠绵、反复发作，给广大育龄妇女的生育和身心造成巨大的痛苦和经济负担。众多内异症患者在张绍芬的妙手治疗之下，恢复健康，家庭生活也重归和谐，很多病者都说："我们现在的满意指数、幸福指数是大大提升了！"张绍芬还在患者术后举办内异症讲座，继续关爱病者，给予及时心理和医疗知识的指导，为她们提供术后巩固服务，使得患者真正地摆脱了长期病魔困扰所带来的心理阴影，在生理、心理彻底康复之后投入崭新的生活中。2013年圣诞节，张绍芬也意外收到老病人的短信祝贺，这是一位大型子宫腺肌症经过保守治疗成功保留了子宫的患者。她写道："认识您6年多了，终生不能忘记您对我的鼓励，耐心细致的治疗，帮我摆脱了痛苦。现在控制得很好，谢谢你给我手术和药物治疗"。另外还有大型子宫腺肌症患者治疗后妊娠并顺利分娩的好消息传来，这些疑难杂症的解决，也给张绍芬无限的信心和力量。"这也是对我极大的安慰，证明我们所做的事情还是很有意义的。"张绍芬笑道。

张绍芬从医40多年，除了对上述子宫内膜异位症及绝经综合征的诊治有卓越贡献，在妇科肿瘤、生殖道畸形、月经失调、不孕不育等妇科疑难杂症处理过程中都能刻苦钻研并颇有建树。她积极支持中青年专家并一起参与腹腔镜新技术的推广和应用，成功完成红房子医院首例腹腔镜下腹膜代阴道手术及首例全腹腔镜下结肠代阴道手术。由于不断创新，她获得复旦大学巾帼建功创新奖、复旦大学附属妇产科医院特殊贡献奖。

杏林春暖，用无私彰显师者大爱

张绍芬为人师表，治学严谨，成就卓越却淡泊名利。她坚持德才兼备的教育风格，善于激发团队成员探索科研的灵感、启迪学术的智慧。她特别重视学生的研究选题，每每结合国内外最新进展和动态，以及自己丰富的临床实践，寻找有意义的问题，探索其中的奥妙与真谛。她先后指导博士生 6 名，硕士生 10 余名，培养选拔了大批优秀专业人才，桃李遍天下。学生毕业后往往都在原来研究的基础上继续深入，并申请了新的课题，成为学术骨干。

张绍芬的学生邹世恩，大学毕业后被分配到福建省福清市人民医院工作，当时医院内科的一位主任医师，恰是她的大学同学，当得知邹世恩准备报考妇产科研究生时，便很郑重地向张绍芬推荐了他，"至今想来，这仍是我人生中极其幸运的一步，这是我医学生涯最重要的一个起点。"邹世恩如是说。2003 年，邹世恩经复旦大学研究生招考，只身来到上海。从硕士到博士，求学 5 年间，在工作、学业和生活上的每一点进步，都离不开张绍芬的辛勤培育，作为她的门生弟子，念及师恩，他感触良多。至今他仍不能忘记张绍芬在台灯下为他仔细修改开题报告和论文，经常在深夜邹世恩放松下来的时候，接到张绍芬的电话"小邹，我正在看你的文章，有些问题需要再讨论一下……"，每每这时，张绍芬的几句话都让他的心中满是暖暖的，还带着一丝丝惭愧。如今，邹世恩已升任复旦大学妇产科医院的副主任医师，他继续博士期间有关植物雌激素与骨质疏松症机制的研究，并获得国家自然科学青年基金的资助。

张绍芬对学生的科研和临床工作要求十分严格，既是严师，也是慈母。作为严师，她总是就学生的论文不依不饶地提出一些反面问题："为什么是这样的，而不是那样？"这种逆向思维大大开拓了学生的思路。作为慈母，她处处为学生着想，从不用自己的事情去占用他们宝贵的学习时间。同门师兄妹们私下会敬爱地称她为"张妈妈"。张绍芬有事远去大洋彼岸，心中仍牵挂学生的开题，有时越洋电话一谈就近一个小时。正是在她的鞭策和关心下，她的学生毕业论文成绩突出，外院评审组给予他们的盲审成绩无一例外都是优良，SCI 论文发表也是源源不断。

蒋竞是异地申请硕士学位的在职学员，每每谈起这位导师，总是心怀感激。2005 年，即将毕业的蒋竞因单位工作繁忙无暇顾及毕业论文，张绍芬主动打电话给她。之后，师生两人分别在两地，通过电脑对着文稿，在电话中交流修改。蒋竞最终顺利通过论文答辩，并获得答辩老师的一致好评。最值得张绍芬欣慰的是，蒋竞还成功申请到宁波市及浙江省级科研项目，是其所在医院历史上第一次申请到省级项目，她还成为科室的医疗骨干，并成功晋升主任医师。

"心里最牵挂的，还是学生。"张绍芬关注每一个学生的成长过程，即使是毕业了、出国了，她仍然记挂于心。有些学生从上海毕业后转至外省工作，张绍芬常会电话问问情况："适应新的工作环境吗？生活上有没有困难？"而每每大家在工作中有困惑和疑问，第一个想要倾诉的对象仍是张绍芬。

张绍芬在临床医生毕业后的继续医学教育实践中也成绩斐然，她负责的国家级继续医学教育项目"围绝经医学基础与临床"已成功地连续举办 14 期。由于注意每年内容新进展的更新，学习班办得越来越兴旺。2013 年正式注册学员已超过 300 人，成为我国南方规模最大的"绝经相关问题"专题学习班与高峰论坛。

张绍芬求学期间曾读过居里夫人的传记小说，其中描写的居里夫人在巴黎大学任教时穿过校园时神圣而激动的心情，让张绍芬印象深刻。当张绍芬从医若干年后又兼任教学工作，穿过上医校园，走上讲台给医学生讲课时，心情既神圣又凝重，对教学工作倍感珍惜。她的授课受到学生广泛欢迎。她曾多次担任妇产科学临床医学本科及七年制教学组长，并获得复旦大学华藏奖教金。

孜孜以求，用钻研描绘学者精神

张绍芬是一个很有韧性、很执著的人，从医 40 多年，就是她孜孜不倦、追寻临床科研梦想的 40 多年。

从当住院医师开始，张绍芬就喜欢思考，结合临床工作，萌发科研思想。在各类科研资料和材料都很缺乏的 80 年代，许多课题和研究都是白手起家。在产科轮转期间，看到不少临床医生对宫缩负荷试验的临床意义还有争论，当时还是总住院医师的张绍芬就暗暗下决心，希望能够为解决这个问题做点事情。于是，张绍芬整理了整整两推车的病史，没有先进的信息系统，仅仅靠着论文资料小卡片，整理资料、查阅文献，完成了繁重的临床病例分析。在撰写论文期间，因为长时间用眼，患了两次红眼病。经过不懈的努力和勤劳的付出，张绍芬第一篇论文《宫缩负荷实验的临床意义——附 365 例临床分析》终于成功刊登上了《上海医科大学学报》，成为红房子医院当时数量不多的论文之一。科研成果带来的喜悦，坚定了张绍芬继续从事临床和科研的信念，树立了为解决妇女疾患而探索真理的决心。

90年代初，张绍芬在朱人烈教授任指导的妇科病房中任大组长。在朱人烈教授策划指导下，张绍芬组织病室医师出色完成了我国卫生部首批继续教育录像片中"子宫内膜异位症"部分的编导与现场录制。从基础到临床，生动的内容、清晰的画面，博得卫生部评审专家的一致好评，被评为A级教学录像片。

在陆湘云教授的支持与鼓励下，克服重重困难，由张绍芬担任主编、陆湘云担任副主编的《绝经—内分泌与临床》2005年出版，全书96万字，是我国第一部关于绝经的专著。

张绍芬逐渐将研究重点聚焦于子宫内膜异位症和绝经医学的基础和临床研究。由她带领的学科团队与研究生团队相继申请到多个国家自然科学基金项目、国家"十五"、"十一五"科技攻关项目，卫生部科研项目，上海市科委课题项目等，并在许多妇科内异症新药及骨质疏松新药的临床研究领域作出贡献，参与并见证我国不少临床新药的诞生。至今，她和她的团队仍在科学道路上不断攀登着，一项骨质疏松新药的国际多中心上市前临床研究已连续进行4年多，严格按照GCP规范要求进行研究，质量获得好评。近期有关内异症反加疗法的研究也不断取得成果，论著已在《中华妇产科》发表2篇、《中国实用妇科与产科》发表1篇、SCI论著2篇。此外，NGF与内异症疼痛的研究、植物雌激素与骨质疏松症的研究、HRT与免疫功能的研究、绝经妇女肥胖、代谢综合征与HRT干预研究等均已取得累累硕果，并仍在继续中。不断努力进取所取得的成绩也逐渐奠定了张绍芬在国内妇产科学领域的学术地位。

人之所中，莫大于生死。"催锋于正锐，挽澜于极危"，此谓时势英雄；而"侠之大者，仁之尽者，义之先者"，此乃真英雄。侠医仁心，杏林春暖，亘古如斯！"医者如花，馨芳生命"，为着呵护女性生命之花，提高妇女生活质量、减少更年期之痛楚，张绍芬用其一生践行着医者的使命。

（邹世恩）

黄紫蓉：
生活的哲学家

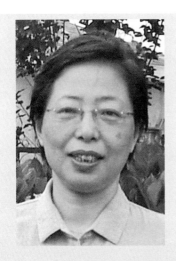

黄紫蓉

1952年生，主任医师，硕士生导师。毕业于上海第二医学院医疗系，一直就职于现复旦大学附属妇产科医院，前任计划生育科主任；全国中级卫生专业技术资格考试专家委员会委员；中华医学会全国计划生育学会第四届委员；第五、六届常务委员。现任中华医学会全国计划生育学会第七届副主任委员、中华医学会上海分会计划生育学组副组长、全国计划生育器械标委会委员、黄浦区、杨浦区计划生育协会理事、《国际生殖健康／计划生育杂志》编委、《中国计划生育和妇产科》杂志常务编委、《妇产科学》五年制规划教材第七、八版编委。曾参加过多项计划生育多中心课题，并获得多个奖项。指导硕士研究生6名，发表论文约50篇。

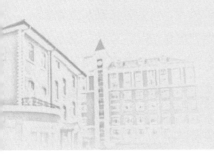

　　她很低调，让她说说自己的事情，她说："我没有什么事迹，就每天上上班，做做事而已，你不要写我了。"确实，不是每个人都有轰轰烈烈的事迹，生活工作更多的是平淡无奇，

而接触下来，你就会发现她所谓的平凡中蕴藏着深刻的不凡，这位深谙生活哲学的人就是本文的主人公——黄紫蓉。

贤妻心——摆正位置的生活智者

在常人的思维里，作为院长的内助，应该是很风光的，但在黄紫蓉这里，情况却恰恰相反。在自己的丈夫丰有吉担任医院院长的几年中，本该属于他们夫妻的东西反而会被他们让出去。单位分房时，本就是教授级别的二人打分很高，按理说完全有资格分到一套房子，但是丰院长当时爱才心切，想为医院留住人才，决定把这套房子让给另外一位教授，作为妻子的黄紫蓉对丈夫的行为十分理解，"我是他妻子，我很了解他的性格，他选择这样做，必然有他的道理，我需要做的，就是摆正位置，理解和支持。"在丈夫几年的院长生涯中，类似的例子不胜枚举，本该涨的工资迟迟不涨，本该属于黄紫蓉的科室主任位置也迟迟轮不到……"这些都是过去的事了，但他就是这么一个什么都为医院着想、正直豁达的人，我太了解他了，所以他做的一切，我都明白。"人都是有私心的，能做到如此，一般人都无法相信和理解，但黄紫蓉却用行动表明了一切，这对红房子医院的伉俪，也一直在院里被传为佳话。

父母心——患者眼中的好医生

老一辈医生对患者那种由心的悲悯和关爱，是年轻一代应该学习的。黄紫蓉对患者的耐心、仔细和不厌其烦大家有目共睹。再难缠的家属，面对她的苦口婆心，有理有据，最终都会心悦诚服。高超的医术，高尚的医德赢得了患者的赞誉和感激，但面对每一个情真意切的红包，她都坚决婉拒。她办公室的墙上挂满了锦旗，患者及家属以此来表达对黄医生的钦佩和爱戴。

据同事回忆，有一位中孕引产患者，出血风险极大，黄紫蓉亲自和患者家属沟通，然后在整个产程中一直监护着患者的宫缩和出血情况，整整一个上午都守在患者的身边直到引产成功。这并不是偶发事件，每当有高风险的患者引产时，黄紫蓉总是亲自关注和指导，使手下小医生心里有底，做事有依靠，也使患者和家属安心、放心。

说到黄紫蓉的医术，不得不提的就是"输卵管吻合术"，精细的手术操作，极高的术后妊娠率，使很多患者慕名而来。有一次，科室接待了一名新加坡患者，大家都惊讶不已，为什么不在新加坡做这个手术，要跑到上海来呢。这名患者告诉医生们是新加坡的医生推荐她来的，说这里做得比新加坡好。这句话让大家内心十分激动和鼓舞，原来黄紫蓉的输卵管吻合技术早已名声在外，传出中国啦！

家长心——小医生眼中的严厉长辈

在同事眼中，每天清晨，黄紫蓉总是第一个来到病房，认真修改每一份病史；每位患者的病情，她都了如指掌，强悍的记忆力让同事们叹服不已；每次病例分析，她都循循善诱，着力提高学生的临床思维；每个手术操作她都悉心指导，让年轻医生迅速成长。

不管是本科室的，还是来轮转的医生，哪怕刚进科时是个大大咧咧、不守纪律、有时迟到，病史写得很粗糙的人，等到出科肯定时会变成个守纪律不迟到，做事认真仔细，绝无半点造次的本分医生。因为病房到得最早的永远是黄紫蓉，同事们说，"每当有人迟到，黄紫蓉也不会多说什么，她看看钟，看看你，你再想想主任自己的表率，下次就不好意思再迟到了。"

黄紫蓉对写病史的要求严格是全院闻名的，小医生来轮转第一句口口相传的秘籍就是在计划生育科要好好写病史。年轻的医生说，"主任对再烂的病史也不会多加苛责，但当你看到自己书写的病史，大到内容，小到标点符号都被她一一仔细修改后，你绝对诚惶诚恐，心服口服，再也不敢敷衍了事了。"现在，其他病房只要知道这个住院医生曾经在计划生育科轮转过，就会长舒一口气："病史肯定写得很好。"

在当年老教授把写得差的病史从窗户扔出去已经成为江湖传说之后，黄紫蓉修改病史的版本俨然已成为红房子医院的又一经典。

慈母心——学生眼中的好导师

黄紫蓉的学生钱金凤回忆道，"最开始读研的时候，有人曾跟他说，你惨了，黄老师太严肃太认真，跟着她会很累的。于是很是忐忑了一段时间。但是和黄老师接触后发现她严肃的外表下藏着对学生的爱，对学生的无尽关心。"

从选课开始，导师就认真为她把关。而在完成硕士课题期间，更是让她体

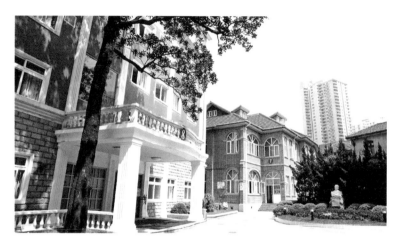

方斜路419号8号楼。

会到了导师为她的成长付出的巨大心血。在开始试验之前，由于还没有申请到校园网的使用，无法查到文献，黄老师会查好一些关键的文献供她学习；在实验之初，钱金凤对实验操作完全陌生，一度茫然不知所措，黄紫蓉知道后马上找了一个有丰富实验经验的师姐带她；实验期间总是会碰到这样那样的问题，没有实验经验的钱金凤总是不自觉地钻进牛角尖，黄紫蓉总是适时地为她答疑解惑，遇到执著不理解时，也总是耐心地一次又一次地把她拉出思维的死胡同。使她经历了种种波折，终于顺利完成实验室的工作；在论文书写阶段，黄紫蓉的耐心细致更是让钱金凤崇拜得五体投地。论文的反复修改，大到结构句子，小到措词标点，一遍又一遍，黄紫蓉总是不厌其烦。有几次，钱金凤修改论文到心烦意乱，不经意间看到黄老师发给她邮件的时间竟然是深夜，一下子振奋了精神，立刻意识到自己根本没什么好抱怨的，导师平日工作那么忙碌，牺牲自己的休息时间为她修改文章，正是为了学生能够成长啊。

这些都是一些日常工作中的寻常细节，在很多医生越来越关注病情，而不是病人；关注学生论文数量，而不是带教过程；关注病床周转，而不是病史质量的今天，黄紫蓉所做的每一件寻常事就显得那么地不寻常，"简单的事情重复做，重复的事情用心做"，包容他人、严于律己、摆正位置和心态，这些都是黄紫蓉的人生哲学，更体现了一个人为人处世的精神境界。

（马瑞瑞、钱金凤、王珏）

胸中丘壑见真章　无私无畏功德长

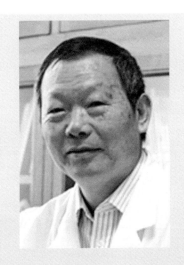

丰有吉

生于上海，原籍浙江金华。教授，博士生导师。现任上海第一人民医院分院（原四院）院长，原复旦大学附属妇产科医院院长。中华妇科肿瘤学会副主委、上海市妇科肿瘤学会主委，全国高等医药教材建设研究会理事。曾先后3次赴美国哥伦比亚大学妇产科、美国耶鲁大学妇产科、瑞典隆德大学妇产科研修或访问，历时3年。多年来从事妇产科临床及应用基础研究工作，获得国家自然科学基金以及国际合作重点项目，卫生部基金、博士点基金、上海市科委重点项目等科研基金资助。发表论文120余篇，其中SCI杂志收录40余篇，指导硕士生、博士生、博士后20多名，科研课题曾获国家教委科技进步二等奖1项、卫生部科技进步三等奖1项；担任全国高等医学院校七年制、八年制妇产科学教材主编，五年制妇产科学教材副主编等。

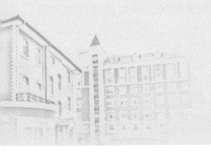

他并不完美，但赢得了国内外众多学术泰斗的尊重；他并不聪明，但获得了令人瞩目的成绩。不同于清华、北大的天之骄子，他从务农知青、工农兵大学生、硕士研究生、教授、博导，乃至副院长、院长、主任委员一路走来，风风雨雨六十年，每一个脚印都留下了数倍于他人的艰辛和汗水。他是丰有吉，他是复旦大学附属妇产科医院改革开放以后培育起来的一位集医学、科研、教学及管理于一身的优秀学科带头人。

梅花香自苦寒来

丰有吉的青少年时期正值"文革"，丰有吉来到安徽农村插队落户，当时的知识青年是到农村接受贫下中农再教育的，一般都是农村干部群众管理知识青年，但是，年轻的丰有吉却以他的智慧和理性的管理受到了群众的信任，担当起大队干部的职责，带领学生和农民一起学习劳动，获得广泛好评。之后，丰有吉被推荐进入上海第二医科大学医疗系攻读医学。

1976年大学毕业后，丰有吉以优异的成绩被分配到了上海第一医学院附属妇产科医院，这一干就是33年。当时的他年轻好学，在王淑贞等老教授的指导下从事妇产科住院医生工作，每天24小时住在医院，和病患朝夕相处，勤勤恳恳，乐此不疲。1983年他开始师从张惜阴教授专攻妇科肿瘤，1986年获得妇科肿瘤硕士学位。随着改革开放的春风，国外的先进科技和理念传入中国，很多有志青年也纷纷到国外学习。那时候的丰有吉已经35岁，却从来没有放慢学习的脚步。当时与他们同龄的医生护士大多住在医院分配的拥挤的家属区，麻醉师谢佩玲老师家的窗户正对着丰有吉家窗前的书桌，夏天大家都在难耐的暑热中乘凉、聊天、打盹的时候，谢老师却看见丰有吉一直在书桌前读外语，一坐就到深夜。时至今日，已经花甲之年的丰有吉依旧学而不辍，抓紧一切时间汲取新知识，甚至在地铁上还在学习，这份毅力和渴求精神，即使是现在很多精力充沛的年轻人也难以做到。

机会永远垂青有准备的人。1989年，丰有吉获得美国哥伦比亚大学深造的机会。出国留学，这在当时是多么令人羡慕的事，但只有身在其中才知道那份艰辛。经济上捉襟见肘，精神上寂寞孤独，一切都深深印在丰有吉的脑海里，因此，每当有学生出国学习，他都会语重心长地嘱咐一番："出国并不是享受，在国外条件是很艰苦的，但还是希望你们能够努力学习，争取早日学成，回国效力。"出国的两年中，丰有吉如海绵吸水般地汲取国外妇科肿瘤的临床和基础研究知识，对于妇科肿瘤的治疗有了深入的认识。

1994 年，丰有吉被评为硕士生导师，1997 年被评为博士生导师。最初由于经费限制，常常很难开展课题研究，但他并没有因为困难就裹足不前，而是积极和其他科研单位联系，开展科研合作，由此指导多名研究生和博士后完成了雌激素对卵巢上皮性癌 AO 细胞作用、酰胺哌啶酮对人卵巢癌血管生成、脂质体 C-erbB2 反义脱氧寡核苷酸对卵巢癌细胞的作用、GE7 载体导入抑癌基因 ARHI 治疗上皮性卵巢癌的实验、卵巢癌耐药机制、舒林酸代谢产物诱导人血管内皮细胞凋亡、孕激素治疗卵巢癌的基础研究等。2004 年，他成功获得国家自然科学基金，研究卵巢癌血管重构与缺氧调节。

见过丰有吉的人不难发现，他是一个谦逊务实的人。他的口中谈的都是医院，从不谈自己的个人成绩。采访中，丰有吉反复说着同样一句话："我个人没有什么好讲的，要讲主要还是讲医院，我没有做什么。非要讲的话，那就是两件事，一是硬件建设，二是软件建设。"说易行难，他朴实的叙述中所蕴含的艰辛和压力实非常人所能想象。

魄力改建，杨浦新院拔地起

走进坐落于杨浦区沈阳路的红房子医院杨浦分院，窗明几净的现代化医院环境，无论是患者、家属，还是医护人员，都能感受到一股温馨。这正是丰有吉以极大魄力，领导全院职工才得以最终建成的。

看着新院想过去，丰有吉清楚地记得，在 20 世纪 90 年代整个上海市范围内的三级甲等医院改建几乎已经完成的情况下，红房子医院仍然处在一个几乎未改造的破旧状态。教育部评审第一批全国重点学科，协和、华西等四家医院均获评，而红房子妇产科医院却与之失之交臂，复旦系统"内、外、妇、儿"四大专科，其中三大进入重点专科，唯独妇产科榜上无名。究其原因，硬件跟不上是一个主要原因。

从 20 世纪 90 年代中期起，每一任院长、书记都为医院的发展殚精竭虑。医院曾经有过各种各样的规划，也有些实行到了一半又因为这样那样的原因而

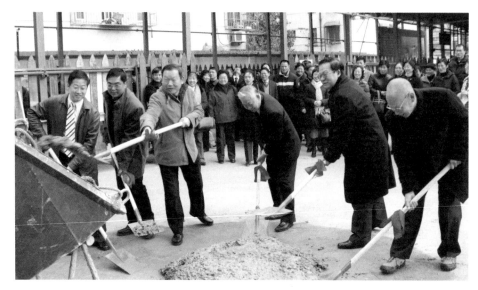

2007 年，杨浦院区大楼封顶仪式现场，左三为丰有吉院长。

不幸"流产"。当时位于方斜路的红房子医院经常出现病人排队看病排到医院外边马路上的情形，乍一看就像个热闹的"大菜场"，部分病房墙皮甚至存在掉下来的隐患。一些 30 年代的老建筑仍然在超负荷使用中，医疗就诊环境很不符合现代化医院的要求。硬件的简陋，进一步导致科研上的设施投入没有空间。全国各地慕名前来红房子学习取经的医生，对红房子领先的学术软件实力与破旧简陋的硬件设施状况产生了极大的心理落差。

面对这种状况，丰有吉真是着急啊！然而作为院长，他胸中有丘壑，发展成定章。2004 年，机会终于降临，在各方的努力之下，医院终于在杨浦区获得一块土地。异地改造工程正式进入实质性阶段，用丰有吉的话说就是"背水一战"。当时政府对于改建工程只能提供几百万元的修缮资金，根本无法满足新院建设的资金需求。丰有吉咬咬牙："我们自筹资金吧。"一时间，来自各方包括医院内部的不同声音风起云涌："为什么医院建房要自掏腰包？""应该政府出资呀！"各方面的压力可想而知。在这个时刻，魄力有加的丰有吉决定，召开全院职工大会。600 多人以无记名投票的方式民主决定。最终，65% 的职工拥护新院建设，大家也表示了勒紧裤带过苦日子的决心。

　　杨浦新院工程 2004 年如期启动，2006 年 9 月 3 日正式动工，三年之后顺利竣工。丰有吉记不得在这五年里，经历了多少次的协商、沟通、汇报，又经历了多少个不眠之夜。当时在杨浦区选定的新院址一片荒芜，用大家的玩笑话来形容："就像一块大庆油田一样有待开发。"丰有吉在黄浦、杨浦之间来回穿梭。在繁忙的管理工作之余，片刻不忘新院的规划和建设工作，可谓殚精竭虑。工地的简易平房里时不时就出现他的身影，来自院领导的直接关心，让大家再苦再累也觉得很温馨很值得。终于，耗资1.7亿元，占地近50亩，拥有450张床位的全新红房子妇产科医院杨浦院区拔地而起！

新院建成之后，新的问题也随之而来。医院扩建后，工作人员增加，病患来源一时没有那么多怎么办？大家都很疑惑，丰有吉在此时顶住了一波波的质疑和压力，他一遍遍地跟大家耐心解释，新院建成后，必定要经历一段"休克期"，这是个普遍规律。如第一人民医院、第六人民医院也都曾经历过长达6年的"休克期"。事实证明，丰有吉的判断是正确的。红房子只是经历了短短三年的"休克期"，即凭借自身过硬的技术、广大病患口口相传的良好口碑，迅速顺利步入正常运营，杨浦新院的建成，迅速扩大了红房子医院的辐射面，红房子医院从此迈进了新的发展历程。

软实力建设，"尊老爱幼"勇创新

红房子旧貌换新颜，全院职工欢欣鼓舞。丰有吉进一步把眼光瞄准了软件建设。他要在人才培养方面为红房子发展助力。

丰有吉首先妥善处理了红房子老教授们的离退休问题。当时，社会上"走穴"之风盛行，不少医院都在纷纷"挖宝"，重金聘用刚刚退休的老专家老教授。红房子当时著名的"十大教授"更是众家抢夺的焦点。丰有吉知道，老教授资源的流失，对医院来说是难以估量的人才损失，必须做好离退休老教授工作，挽留住这些"花钱也买不来的宝"。他本人身体力行、事必躬亲，从生活到精神，全方位地给予老教授们无微不至的关怀，真正地把他们当做是自己的父母亲一样来尊重和爱戴。2001年，推出"特聘教授"新政策，大大提高了老教授的待遇，不少受社会因素影响离开的老教授又纷纷回归。

其次，加大对年轻人才的培养。当时上海市卫生局大力推出"百人计划"，而红房子也积极推出自己的"小百人计划"。红房子还推出了"八人计划"，每年从博士毕业的青年医生中选出 8 人作为重点培养对象。如今，当年列入计划培养的年轻医生，已经成为红房子医院的领导核心、精英骨干。

与此同时，丰院长也大力提拔中年临床骨干担任主任，有意识地给予他们压力，同时也是给予他们动力。由此，老中青三代人才在一系列政策的激励下，更为团结有力地凝聚在这个"红色屋檐"下。"新老传承"成为红房子作为国内妇产科领域"领头羊"屹立不倒的法宝。

第三，作为软件建设的另一个重要方面，对于医疗技术的选择和发展，丰有吉也高瞻远瞩，制定和推动了一系列举措。2000 年，在国际医学界，以腹腔镜为主的微创手术成为一股新兴的发展趋势。丰有吉敏锐地捕捉到这个新情况。在多次带队参加与国际妇产科联盟秘书长的交流活动后，他认识到，2000 年以后，国际妇产科有三大发展趋势，第一是以腹腔镜为主的微创手术，今后 80%的妇科手术都将是腹腔镜手术；第二是计划生育避孕药的发展；第三则是生殖遗传。

红房子在腔镜技术方面的发展在全国起步最早，但电视手术腹腔镜发展相比于广州以及上海的一些其他医院，则相对迟缓。丰有吉果断提出：要紧跟国际先进技术发展，大力鼓励年轻医生去学习和掌握此项新技术。

一项新技术的推广和发展，必定要遇到许多外来的阻力和意想不到的困难，已经习惯传统做法的一些老医生、老教授在当时也提出了不少反对的声音，丰有吉毅然挺身，顶下所有的压力，为医生们学习新技术、投身大转型扫除前进的障碍，在他的心中，只要是为医院的未来、为红房子的发展，无事不可行，无路也必闯！

在这位魄力极大的院长的带领下，医院成立以华克勤、刘惜时、李斌、胡卫国等主任、副主任医师为带头人的"攻关小组"，探索更为高深的疑难手术；再由这一小组成员将掌握到的技术毫无保留地传授给下一级的年轻医生。他对心怀疑虑的医生说："你们尽管大胆做，凡事有我在！"

终于，经过十年精心培养，微创技术成为红房子的又一大特色，在微创技术方面，红房子相比其他妇产科医院，拥有人数和技术上的绝对优势，是上海唯一一家能够 24 小时开展急诊微创手术的妇产科医院。在红房子，即使是刚毕业的研究生，也能信心满满地进行腹腔镜宫外孕手术。在丰有吉看来，红房子的特点在于："在医疗方面善于创新，传统而不保守，不受传统观念的束缚。"其实这也正是丰有吉的特点。事实证明，腹腔镜技术是现在以及将来医疗技术发展的主流趋势，丰有吉的超前眼光和坚持无疑是可贵的。事实胜于雄辩，正是这位目光远大的院长，将红房子领向了更为广阔的未来。

刚性管理，严谨坦荡

管理一个如此大规模的医院，注定要付出很多，而作为一位专家型的管理者，丰有吉在这方面有口皆碑。"作为一家专科医院，医院应该始终以医疗为中心，并且各个岗位应该各司其职，明确职责。"这是丰有吉坚持的理念，秉持这种理念，他从自身做起，以严谨的工作作风带动全院职工一心一意为医院的发展建设贡献自己的力量，杜绝社会上的不正之风，为红房子营造了一份属于自己的正能量。

为了医院的管理，临床医术超群的丰有吉主动放弃了专家门诊，一心一意扑在医院的管理建设上。众所周知，专家门诊对专家来说可以获得一笔不菲的收入。然而"一心不二用"的丰院长，立足于本职工作，毫不犹豫地放弃了经济上的利益，正是这一点感动了一批院内老专家，也为医院年轻的管理者们做出了榜样，至今仍为不少红房子人所称赞。

淡泊名利的丰有吉，却在经济上给予了临床一线工作者最大的支持，"丰院长是位大气的领导。"他提出"大主任、小行政"，在奖金分配上向临床一线的医护人员倾斜。而在该严格的时候也毫不犹豫地当面指出，从不背后议论，坦坦荡荡，正所谓"无私才能无畏"。

医院事务无论大小，丰有吉总是在最关键的时候给予职工最有力、最及时的支持。甚至在处理最为复杂、纷乱的医疗纠纷时，当事人员倍感压力难以应付的时候，他毅然亲自坐镇，几天几夜不回家，住在办公室，以院为家，陪着病患家属，以诚意和切实到位的处理方式，最终赢得家属的理解，减轻了医护人员的压力。而每周二的妇科总查房，他无一缺席，必定到场，而且从不迟到，作为医院的领导者，他时时刻刻在身体力行地做好医院方方面面的工作。

"5·12"抗震救灾时，红房子配合华山医院组织好医疗援助队，随时候命。丰有吉连夜赶到选派人员家里进行慰问，并询问他们还有什么后顾之忧，全力做好选派人员的思想工作，解决他们的实际困难。至今，当事人回忆起来依旧十分感动。作为大家公认的"性情中人"，丰有吉总能设身处地地为员工考虑，全面而细致。

与此同时，作风严谨的丰有吉对自我的私利却"不屑一顾"。作为一位院领导，丰有吉从不计较个人得失，尤其在涉及实际经济利益的时候，更是大气、正气、不谋私利。小事见真章，他从不公车私用。当时医院的公车不多，如果遇到外出办公分配不到车，丰有吉总是自己打的过去，而所花费用从不报销，"丰院长，你这叫'私款公用'啊！"周围人知道后都这样打趣道，而丰有吉总是一笑而过，并不多言。仅有一次，儿子回国大包小包拎了一堆，医院派了辆车，丰有吉回头就立马去院办交了车钱，一丝一毫都算得清清楚楚。在他看来，这些都是小事，而作为一位医院领导，他的一言一行无疑都在潜移默化中给全院职工树立了一个很好的榜样。

大智于行，大爱于心

作为院长，丰有吉并不是一位高高在上的领导，言辞不多的他跟医院职工的距离很近，他的热心肠在院内外都很出名。但凡有病人、同事遇到难以解决的困难，他总是急人所急、想人所想，提供自己能够提供的一切方便、他的善行感动了一批人，也带动了一批人。下面的职工有问题，总是第一个会想到这位平易近人的院长。

有一位新疆的宫外孕患者，来到红房子的时候已经是腹腔内出血，情况十分危急，而手术治疗费用对患者来说是天文数字，最后，两位陪同而来的家属竟然丢下患者离去。当时兼职肿瘤病房主任的丰有吉毅然决定先进行手术，以治病救人为首要职责。病人在医护人员的精心照顾之下，转危为安。考虑到病人的宗教信仰，细心的丰有吉特地嘱咐六病房买来新锅，每天从附近的清真饭店买饭给患者，悉心照顾，出院时自己掏钱为她买好返程车票。

对于本院职工，丰有吉总是及时了解情况，帮助职工解决实际问题。有一位医院职工家属身患骨癌，来上海治疗后返回老家河南开封，当时的火车车程长达 16 个小时，饱受病痛折磨的病人需要两支杜冷丁熬过这漫长的时间。杜冷丁在当时属于特批药品，丰院长获知此情况后，二话不说，立即开了"后门"，将药物送到病人手上。至今，丰院长的善举善心仍被不少职工感念在怀。

在医院最后的一次福利分房时，作为医院双职工家庭的丰有吉经过各项评分，可以分得一套市区中心地段的三室一厅的房子，但是，丰有吉从医院发展的大局考虑，把机会留给了其他教授，他耐心地做妻子的工作，终于取得妻子的理解，主动将这套房子退出。丰有吉夫妻二人几十年风风雨雨，从来没有红过脸，长期和丈母娘生活在同一屋檐下，孝敬老人，当老人生病住院期间，在繁忙的工作之余还要到医院陪护。哥哥过世后，侄子也是他们夫妻一手带大，视如己出。儿子的教育基本都是妻子黄教授一人承担。但在孩子高考的关键时刻，丰有吉推掉所有应酬，专心陪儿子度过了高考，给了孩子强大的心理支持。当孩子在澳大利亚留学生病时，丰有吉又在第一时间来到孩子的身边，与孩子共渡难关。

红房子十病房八号楼前有一棵百年白玉兰，丰有吉闲暇时总是静静地伫立在树前，仰首沉思。此刻的他，总是在心中默默期盼，希望红房子也能够像这棵枝繁叶茂的大树一样，欣欣向荣，百年不衰。

作为一台"播种机"，如今的丰有吉仍然活跃在医者的长征路上，以自己坦荡荡的胸怀和实际行动继续奉献他的大爱，他的大智。

（黄玉婷）

杨国芬：

平民书记　知心大姐

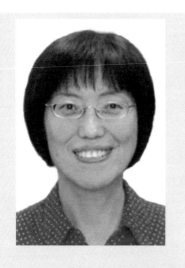

杨国芬

浙江人，中共党员。1978年毕业于上海第一医学院医疗系，同年加入妇产科医院工作。历任住院医师、主治医师、妇产科医院副研究员。曾任妇产科医院人事科长、党委书记。在院期间不断学习，先后参加上海医科大学卫生系医院管理本科班学习、参加上海市委党校第14期中青年干部培训班。

　　齐耳的波波头，一张笑脸上架着一副深度近视眼镜。她思维敏捷，反应迅速，言语和行动中透露出睿智和干练。她，就是人们心目中的平民书记，全院职工的知心大姐——杨国芬。

巨细靡遗的人事科长

　　1978年，杨国芬毕业于上海医科大学医疗系，留妇产科医院工作。1989年，她担任人事科科长。人们很快发现，这位新任的人事干部有一项神奇的能力——很短的时间内，杨国芬就对医院的人力资源情况了如指掌，不需要翻

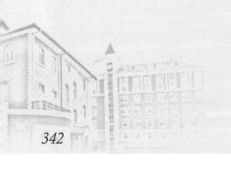

看简历，就能基本不差地说出绝大多数员工的出生年份、学历、毕业年限、何时入院、职称晋升等情况。无论是医院的专家教授，还是中青年人才储备，性格特点、家庭情况、专业特长、师从何人、目前发表过几篇文章……她都能如数家珍。开会的时候，甚至不必准备员工的履历资料，从杨国芬的脑子里"调档"，比电脑还快。

超人的记忆力显现的不仅是人事干部的精干能力，更是尽职尽责的敬业精神。杨国芬说："我刚到人事科的时候也是不熟悉的，但是我觉得做人事工作，首先要对人了解，对人的经历要了解，他（她）的优点、缺点、家庭背景，一定要搞得很明白。"她认为，只有把人事工作做得深入细致，才能在工作中发挥每个员工的长处，解决他们遇到的具体难题，才能更好地为每个员工的切身利益打算。杨国芬在选人用人的问题上很有原则，她能抛开个人喜好、个人恩怨，总是从有利于工作的角度出发，公平、公正地用人，同时充分调动他们的积极性，充分发挥他们的作用。

在专家出国考察深造、职称晋升、干部梯队培养、职工福利等涉及员工切身利益的问题上，杨国芬在掌握国家政策法规的同时，根据医院的实际情况不厌其烦地多次在本院和上医大之间奔走、斡旋，最大程度地争取名额，争取学校领导的理解和政策倾斜，从而合理调整了医院职称比例结构，为医院医教研发展的人才储备打下了基础。很多敏感问题在她人性化的操作下顺利解决，大家心悦诚服，人事科成为大家信服的科室，杨国芬也赢得了职工的良好口碑，多次被评为学校先进工作者、优秀共产党员。

群众信任的党委书记

1996年，医院领导班子调整，通过医院党员选举，杨国芬高票当选为医院党委书记。当时适逢上海市抓精神文明建设，医院体制改革，而院长刘豫阳教授调来医院不久，很多重要的协助工作就落在杨国芬肩上。她与刘院长密切配合，顶着各方压力，分析和改善机制弊端。对当时存在的干部能上不能下、职工一岗定终身、分配过于强调平衡兼顾等制约医院发展的问题，从制度建设着手，实行三级管理体制，逐级聘任，打破死水一潭的僵硬格局，将不能胜任岗位的人员或辞退、或转岗、或放他们长假待退休。另外，还对经济核算分配制度进行改革，例如将收支核算改为成本核算、变一级核算为各级核算等，为医院改革作了许多扎实的基础准备和说服教育工作。"我们的工作还是比较人性化的，以理服人，不是一棍子打死，而是对员工负责。有些人的确有才能，但是他态度不好，造成不良影响，就不能让他上岗，干脆冷处理，等他休息好了，态度诚恳了，根据工作需要、根据各人能力，再重新安排他上岗。才能不够、态度不好的，就让他们辞职的辞职，换岗的换岗。这样一搞，使得医院的正气就抬头了，整个人事机制就活了。"杨国芬回忆说。当时的体制改革遇到的困难不小，很多被调岗、停职的员工情绪闹得很大，但她深知改革的重要性，必须推行下去，因此她顶住了压力，坚守原则，毫不退缩。"当时这件事情的处理是大手笔，医院也很震动。有些领导找到我说，某某员工确实是有困难，但是我说，领导既然让我做的话，就不要插手，让我有的放矢地给他们安排。我不是受一点威胁就被吓倒的，越是凶的人，我越是不怕。在其位谋其政，是我的责任。确实有困难的人，提出来，我肯定帮他们解决，但大家首先必须按照规定做事。这样潜移默化、一点一滴地，群众就觉得我是讲道理的、有威信的。"

杨国芬十分注重医院的文化建设。她认为，一个医院必须有技术过硬的专家、团队，同时也必须有令病人放心、职工满意的人文环境。所以她在任职期间，狠抓病人满意率调查，认真对待病人的投诉和来访。她敏锐地发现病人的调查表没能反映真实情况，为此，她专门设立了住院病人电话回访热线，建立院外监督员"啄木鸟"检查制度，主动接受检查，对有倾向性的问题，有针对性地加以改进。杨国芬善于沟通，在谋事阶段能广泛听取群众意见，并特别善于听取多种不同的意见。她经常向临床医生问及门诊的情况，包括服务流程、标识、准时上岗、佩戴工号牌、服务投诉等等，与他们沟通工作中遇到的问题。曾在门办工作的黄雅芳主任说："有时我们汇报的事情很琐碎，杨书记都能耐心听取、认真分析，并提出独到的意见和建议。当碰到比较棘手的问题时，只要涉及精神文明工作，杨书记都会亲自出面与有关科室协调，或者提交相关会议讨论，要求各科室站在全院的角度来看问题。有了解决方案之后，杨书记又会再来了解落实方案的情况。杨书记亲临现场抓精神文明工作，感染了我们，大家齐心协力，把这项工作搞得有声有色。"杨国芬也经常找医院大科主任、大牌教授甚至领导班子成员谈心，交流对重大决策的看法。她说："我觉得不要害怕争论，只有民主基础上的科学集中，才是科学决策的根本保证。"正因为杨国芬超强的沟通能力，领导班子成员、大科主任、大牌教授在工作中碰到不尽如人意的事情也愿意找她谈。杨国芬推心置腹、设身处地地做思想工作，使他们豁然开朗，转变态度，积极配合行政院长贯彻落实医院大政方针。杨国芬与医院的基层工作人员也能打成一片，真诚关爱，温暖职工的心。用杨国芬自己的话来说，党委的作用就是要为行政工作保驾护航。

党的建设方面，杨国芬也有独特的想法，并且做出了卓越的成绩，成为上医大精神文明建设打擂台汇报中的一大亮点。杨国芬刚到党委时，医院的党员很少，才一百多人，按科室划分为若干综合支部。而杨国芬上任后的第一步举措，就是把党支部重新做了划分。首先将护理部独立出来，成立党支部。护理部原有十多名党员，分散在产科、妇科等科室。杨国芬细心地想到，在妇产科医院，医生是"老大"，护士混在医生里面，基本没有话语权。原先按照科室划分党支部的做法，无法把护士的能动性、积极性、自主性发挥出来，只有让护士党员成立独立的党支部，才能把优秀的护士都发展起来。杨国芬自豪地说："当时整个上医大，护理部成立独立党支部的，我们是第一个！"经过短短的三四年时间，护理部已经发展了四五十个优秀的护士成为党员，正所谓"星星之火，可以燎原"。杨国芬的另一个考虑，是发挥研究生的力量："研究生是后起之秀，他们有思想、有活动能力，但他们是医院的新人，在前辈中间，当然不会吭声。年轻人其实很有动力，可以开展很多新型的项目，把他们混在临床上就成了普通老百姓，在选拔留院的时候，也看不出哪个好哪个不好。所以我要把研究生党支部独立出来，让他们自我管理，这样一来，就能看出谁的综合能力比较强了。留在妇产科医院，不仅要学术水平高，更要综合能力强，留下来的肯定是精品。"

在杨国芬的不懈努力之下，红房子医院在精神文明建设方面的成就有目共睹，被评为上海市文明单位；杨国芬本人也多次被评为上海市卫生系统先进工作者、上海市精神文明先进工作者、上海市精神文明优秀组织者。

果断前瞻的领导能力

杨国芬有着前瞻性的决策眼光和刚柔相济的领导品质，分析问题反应极快，思维敏锐，考虑周详，胆大心细，在医院的许多关键时刻，都挺身而出承担责任，为医院的稳定和发展铺平了道路。

有一次，医院门诊的装修出了事故，一块大理石掉下来，压伤了两个人，其中一个是就诊的病人，另一个是病人的家属。事发时，几位院长都不在，现场十分混乱。杨国芬听说后，立即来到事故现场。许多医护人员拉住她，让她不要出去，说家属情绪激动，很可能会出事。但杨国芬沉着冷静，挺身而出，朗声对闻风而来的记者们说："我是这里的领导，有问题都找我！我理解你们想第一时间采访，十分钟以后，到会议室等我。"说完，又吩咐保卫科过来把病人送走，警戒线拉好，引导人群疏散。"当时现场情况太混乱，如果在那里回答记者提问，事情是讲不清楚的。"杨国芬解释她当时这样处理的原因："接受采访之前，我关照很多干部，今天的发言人就我一个，事情是怎么发生的，伤者情况如何，这块区域是什么时候装修的，医院什么态度，怎么处理，任何问题都由我来解答，大家不要七嘴八舌，口径不统一对医院是不利的。当时大家都手忙脚乱，是需要有人出来讲话，处理这些事情的，我就果断地平息了场面。"杨国芬在媒体采访中代表医院作了诚恳、智慧的发言，外包工程出现事故，医院也是受害者，淡化医院监管不得力的过失，强调医院如何积极、迅速、人性化地处理问题，第一时间将两名伤者送到兄弟医院，以便让两个伤者得到更好的治疗。这一公关危机事件后来得到妥善解决，媒体方面也处理得很好，并没有给医院带来太多负面影响。

杨国芬担任医院党委书记时期，还有一件决策层面的大事，就是1998年同美国遗传与辅助生育研究所合作，建立中美合作上海集爱遗传与不育诊疗中心，开展辅助生殖技术。"当时就知道可能有风险，可能有阻力。但刘院长很支持这个项目，我想这个事情我要帮她。辅助生殖（试管婴儿）这个技术国内刚刚起步，要有点眼光，一旦把这个技术引进，会对中国的医疗行业带来很大的推动。"杨国芬说。当时她在职代会主席团当中，为促成这一合作做了很多工作。红房子医院早在1985年就开始做试管婴儿，但研究了十多年，才成功一例，而美国当时的成功率已达到30%—40%。杨国芬认为，中美合作开展这个业务，对医院的发展来讲是个契机。当时医院很多人提出异议，觉得跟美国合作以后，医院的股份小了，亏了怎么办？杨国芬当时就和班子全体人员多次研究、分析，决定在经济上不出资，而改用固定资产入股的方式。"当时我们边上有个浦西中学，作为固定资产，我们出资把它买下来做门诊楼，原来的门诊楼就作为我们中方的出资，我们肩上的压力就少一些。万一这个实体以后办不下去要撤资了，我们这个房子还在，就不亏了。"后来，这幢门诊楼就作为红房子的股份，占了该项目出资的40％。事实证明这个决定是正确的——项目运转起来以后，创造了很高的盈利，每年为医院增加了三四千万元的收入。美国的先进技术引进之后，红房子医院集爱中心的试管婴儿技术一年比一年成熟，成功率之高，在全国都享有盛名。"到2003年，这个技术在中国就普及了，有很多生殖中心在做，而我们是第一家，也是技术手段最先进的之一。包括胚胎植入前遗传学诊断技术，这在上海市是唯一的。我们现在已经做到每年5000多个周期，营业额超过2个亿，社会效益和经济效益在全国来讲都是领先的。"说到这里，杨国芬的自豪之情溢于言表。

知心大姐的人格魅力

杨国芬是一个热情开朗的党务工作者，更是一个具有人格魅力的知心大姐。党务工作就是做人的工作，在与人打交道中，她绝不端着书记架子，而是真诚坦率，热情包容，她的平易近人和人格魅力令职工和家属为之感动。

十多年来，医院的出国医疗队、支疆支边医疗队，每个队员临行前杨国芬都亲自谈话、家访，了解他们的思想状况和家庭情况。在他们外出执行任务期间，帮助解决孩子的入托、入学、老人看病等困难，切实解决他们的后顾之忧。她十分善于做思想工作，无论是老专家、老教授、科主任，还是一般职工、后勤工人，无论遇到什么样的烦心事——职工上下级之间有矛盾、同事之间有纷争、婆媳之间有芥蒂、夫妻之间有怄气、工作有压力、心里有烦恼，都愿意找她倾诉，凡有矛盾，她一定到场调解，在循循善诱中化解矛盾，被大家亲切地称为"知心大姐"。她笑着说："他们都这么叫我，我觉得我还真是这么一个人。好多事情都不算什么大事，但是这么多年来，大家有什么事都愿意来找我，对

347

我特别信任。我们医院，最起码一半人家里有事，我都亲力亲为地帮助解决；全院七百多个人，二三百家我都上过门。"难怪许多职工感慨地说："杨书记就是我们医院的柏阿姨！"

对于医院新生干部力量的培养，杨国芬也很有远见，并且甘做伯乐，无私助推，温暖人心。从2000年开始，她就留心选拔年轻干部，第一批挂职的就是李斌、华克勤和段涛。李斌、华克勤一个做刘院长的助理，一个做书记助理，现在他们已成为院长、副院长，挑起了红房子的大梁。段涛挂职于徐汇区卫生局担任局长助理，后来到一妇婴担任院长。第二批是徐丛剑，后来着力培养的还有李笑天、李大金、姜桦等人，杨国芬不仅鼓励他们要努力做好工作，在学术上取得进展，还帮他们一手操办参与评奖的各种材料，亲自上场为他们打擂，不遗余力地推举。"当然他们自己都具备得奖的实力，但我觉得来自医院后方的助力也很重要，对于重要人才，第一把手一定要亲自去推，得到专家评委的认可。"看到他们取得荣誉，成长为医院和业界的顶梁柱，是令杨国芬最感到欣慰的事。

杨国芬笑容爽朗，精力旺盛，虽已退休多年，看上去却比实际年龄年轻十几岁。听她讲故事是一种享受，有声有色，激情洋溢，凡是与她接触过的人，都不禁被她身上积极阳光的正能量所感染。"我这个人精神很好，不大要睡觉的，而且什么玩的都会。20世纪90年代玩打牌，医院没有人打得过我。医院搞群众活动，跳交谊舞，说学逗唱，我都来的，哪个项目缺人了我都能上。哪怕我歌唱得不好，也算抛砖引玉，从不难为情。"其实，她是希望通过轻松愉快的"玩"，跟大家多接触，带动身边的人互动，把医院这个大家庭凝聚起来，营造和谐活跃，奋发向上的气氛。

回顾自己几十年的工作生涯，杨国芬感慨地说："我是从科长做书记的，没有任何背景，就是直推选举。当时压力蛮大的，但是我想，我只能踏踏实实一步步做，做不来就自己辛苦一点，多学多做。我能力不是很强，但是很愿意付出，反应快，会去做具体的事，所以跟我搭档的人都很省心。我在人事科，人事科的工作有条不紊。我要走的时候，我的助手特别舍不得，因为有些事情，像扣罚奖金、查岗、周会通报等，我都会主动、努力去执行，平时工作上互相照顾协调已成为惯例。"杨国芬笑道，"回过头想想，可能我这个人做得还不错。"

　　杨国芬谦虚地说："我做了十几年的领导，有点婆婆妈妈，很琐碎的，就做了这点平凡、具体的事情。"杨国芬做的工作看似平凡、普通，但她照样在平凡中演绎正直和睿智，在普通中诠释真诚和真情。在这样一位平民书记身上，我们感受到的是百年红房子温暖而厚重的精神力量。

　　　　　　　　　　　　　　　　　　　（熊捷、张玉霞、黄雅芳）

刘惜时：
痴迷妇科手术的"刘一刀"

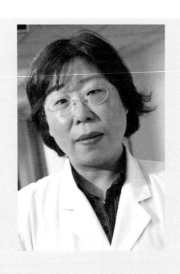

刘惜时

教授、医学博士、博士研究生导师、主任医师。现任妇科主任。上海市宫颈癌防治委员会副主任委员，《中国实用妇科与产科》杂志编委、《癌症》杂志编委。从事妇产科临床工作30年，具有丰富的诊治经验。擅长各类妇科常见病及疑难疾病的诊治，妇科肿瘤的手术治疗，各种妇科疾病的腹腔镜手术，特别对妇科肿瘤的微创治疗有独到之处，每年施行高难度的手术达500例，多次受邀至日本、韩国、台湾等地讲学。主要研究方向是妇科肿瘤和子宫内膜异位症。先后在国外期刊发表论文46篇，影响因子达116，被引用次数230次。曾多次获得国家自然科学基金、上海市自然科学基金、上海市科学技术发展基金、上海市基础研究重点项目、复旦大学985子课题基金、复旦大学临床医学—基础研究交叉课题等项目资助。参与的《子宫内膜癌基础与临床研究》曾获卫生部科技成果三等奖。首次识别出3个子宫内膜异位症手术后复发高危风险的生物标记物，并申请专利。为识别高复发病人及可能采取的干预措施提供了手段和依据。

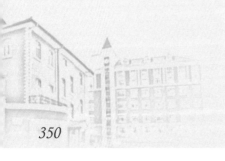

白皙的脸庞，齐耳的短发，不怒而威的面容，整洁得体的衣着，铿锵有力的步伐，这就是红房子医院有名的手术"一把刀"刘惜时。

在严谨的医学世界，在充满毅力、拼搏与艰辛的工作中，刘惜时把全部心血都无私献给了妇产科事业，30多年平凡而漫长的岁月里，她无怨无悔，用一颗宽厚、仁慈的心，用精湛的医术，使无数垂危的生命获得了新生。她用爱播种，用心耕耘，用自己的青春年华谱写着对医者二字的诠释。

刻苦学习成就精湛医术

"惜时"，人如其名，刘惜时正是一个十分珍惜时间，对自己要求严格的人。

年轻时的刘惜时每天都很早就到医院，先把医生办公室里打扫一遍，把所有人的办公桌擦好，把每位医生的茶水泡好，然后开始准备一天的医疗工作。她的勤勉，让上级医生对她赞不绝口，也喜欢带她上手术，由此她获得了很多宝贵的临床实践机会。

而今，作为妇科主任，博士生导师，刘惜时有大量的临床、科研、教学工作，但她始终坚守在临床一线。在每周完成大量专家门诊工作的同时，还安排高强度的手术。对于她从事了近30年的妇科手术，她近乎痴迷。每每看到刘惜时强忍着腰椎的不适，乐此不疲地做着一台又一台手术的时候，她的学生们总是感慨刘老师是铁打的而非肉身，肯定天天吃人参或者冬虫夏草，否则哪里能有这么高的热情和干劲呢？刘惜时则回答："哪有什么冬虫夏草，我就是喜欢手术，每天回到家里，躺在床上，我都会回忆当天的手术，整个手术过程像电影一样一幕幕地回放，立体地想象着解剖结构，这样我能更清楚地熟悉解剖，也能更好地反思提高，精益求精。患者把她们的生命交给我们，我们没有理由不让她们认可、不让她们放心。"

很多看过刘惜时手术的同行，都会情不自禁地赞叹她手术时的轻柔、如行云流水般流畅的手势、清晰的解剖和干净利落的动作。刘惜时熟练的手术技巧不是完全依靠术中的训练，而更多的来自她术下所做的"功课"。正是凭着如此惊人的刻苦精神，刘惜时成为病人心中的"刘一刀"。

几年前，随着腹腔镜技术的发展，腹腔镜下宫颈癌根治术创伤小、恢复快、视野清晰，成为宫颈癌手术的发展趋势，在红房子医院亟待全面开展。作为妇科主任，这项任务落到了刘惜时身上，她感到责任和压力都很巨大，一方面这项手术的广泛开展无疑是带动医院腹腔镜技术进步的最好机会，另一方面此时的她已年过半百，再开展这样高难度的腹腔镜手术对体力是很大的挑战。但短暂的犹豫后，刘惜时便毅然开始了刻苦的练习。

学生聂姬婵讲了她的一个发现。有一次，她帮刘老师在她背包里面找件东西，结果发现里面有一套旧的腹腔镜手术缝合器械。她不明白，老师为什么把器械放在包里。便问刘惜时，刘惜时说这是手术室废弃的器械，她借过来方便随时练打结和缝合用的。刘惜时告诉她，自己还是低年资医生的时候，就在平时看书或看电视的时候，锻炼打结。现在为了专研腹腔镜下宫颈癌根治术，她便从医院里借了两把腹腔镜的打结钳回家练习打结，还给自己制定了任务，每天至少打 100 个结，事实上，她一练习就是 200 个、甚至 300 个结。

从最开始完成一台腹腔镜手术需要六七个小时，到现在仅仅需要两三个小时；从最开始宫颈癌的微创治疗率 20%—30% 到现在的近 90%；刘惜时个人完成了近千例腹腔镜下宫颈癌根治术，还培养了一支近 20 人组成的妇科四级腔镜手术队伍，每位医生都通过了严格的考核，能独立开展此类手术。现在，红房子医院妇科肿瘤腔镜手术的手术量和微创比例都在国内名列前茅，医院更是受到日韩等国家的邀请前去介绍经验，刘惜时为红房子妇科肿瘤微创治疗的开展立下了汗马功劳。

严厉背后的温柔心

手术前的亲切安慰，病房里的嘘寒问暖，诊室内的热心搀扶，电话里的术后随访，这是一份发自内心深处的关怀，更是对病人那涓涓细流般的爱护，深沉而美好。当一位位患者摆脱疾病的困扰，术后逐渐康复而重新绽放美丽的笑颜，刘惜时甚至来不及收拾疲惫的容颜，喜悦顿时涌上心头。她已经记不清楚多少次，通过种种努力为肿瘤患者减少检查费用、医药费，为那些被其他医院判了死刑的患者施行了高难度的手术而令她们转危为安。

有一个 84 岁的老太太，因为盆腔巨大肿块，疑似卵巢癌，就诊了多家医院，都因为手术难度和手术风险太大，无法收治住院。刘惜时检查了病人，望着患者儿子渴望的眼神，不忍拒绝，将她收了进来。入院后，刘惜时制定了周密的治疗计划，并邀请了麻醉科、心内科，以及外科等多科强有力的术中会诊。

手术时，因为肿块巨大，完全无法辨认解剖结构，而且肿块脆弱，非常容易出血，做到哪儿血出到哪儿，难以下手。台下的学生看到患者血压下降，心率变快，紧张地大气不敢出，刘惜时却镇定自若，她很清楚时间就是生命，现在要做的就是和时间赛跑，她在一片血泊中麻利地分清各种解剖结构，当她以迅雷不及掩耳之势将肿块完整地剥离下来的时候，在场医生无一不为她精湛的技术，临危不乱的大将风度所折服。

有一位卵巢癌患者说是刘主任给了她第二次生命，刘主任把她当成自己的姐妹，她就像对自己的阿姐那样信任刘主任。刘惜时每次查房，都尽可能地帮她用些效果好，但费用不贵的药，甚至自己掏钱补贴她的部分医疗费用。在患者第二次复发之际，其他医院都拒绝为其手术，为了更好地改善患者的生活质量，刘惜时冒着巨大的手术风险，毅然联合外科进行了手术。患者去世前，刘惜时还特意到这个患者临终住的医院探望了她。

刘惜时对学生卢媛说："她这么信任我，把我当成她的阿姐，我也真的把她当成了自己的亲人，总希望能通过自己的努力留住她的生命，哎，最终还是走了"。说完，她长长地叹了口气，透出了深深的无奈与不舍。

刘惜时总给人一种敬畏的感觉。每当刘惜时如旋风般地来到病房，原本热闹的病房立马安静下来，她具有一种不怒而威的强大气场。但严厉的背后，是一颗柔软的心。一位病人因患卵巢癌找刘惜时治疗而跟她认识，儿子结婚时竟然盛情地邀请她参加，之后刘惜时还为其儿子介绍了一份不错的工作，了却了患者的心愿。

刘惜时的门诊总是人满为患，很多病人都是"打飞的"专程来看病的。不管有多忙，她对每一个患者都会一丝不苟地诊断和施治。

聂姬婵有一次发现有几个病人没挂号就来看诊，和她讲话也很随意。她本来以为是刘惜时家里的亲戚什么的，后来刘惜时才告诉她，这几个病人都是八九年前她的卵巢癌病人，因为超过了五年生存期，现在每年都要聚一次，而且每次都叫上刘惜时，刘惜时也会不管多忙都抽时间参加。刘惜时说这很难得，看着她们身体健康，自己打心底觉得开心。

还有一次，门诊来了一个抱着小孩的患者，小孩只有几个月大，而且没有家属陪同，护士不知如何安排这位病人，本想让她把家属叫来。刘惜时二话没说，一把接过小孩对病人说："我帮你抱，你先躺到检查床上去吧"。没想到，像刘惜时这样的教授居然有这种亲和力，当时护士就无地自容了。

作为妇科主任，刘惜时几乎节假日都没有正常休息，且常常因会诊或做手术在医院饭堂吃饭，睡在值班室。很多次，已经近晚上10点了，她还穿梭在病房之间忙碌，对于病人的问题，她从来不会掉以轻心，但不管多累都坚持下班前详细查看每一位病人，及时掌握病情变化。

有人问刘惜时：为什么能这么坚持，十几年如一日，难道不觉得辛苦吗？她说："是病人，让我体会到了人生的幸福和价值。"

"变脸"严师

刘惜时信奉"授之以鱼，不如授人以渔"，她总是通过自己的身体力行来指点学生。

有一次，病房里有个80岁的卵巢癌术后患者需要重点监护。虽然每天都有值班医师，但刘惜时仍然让一个学生留在医院做特别监护，每2小时计一次生命体征、尿量和中心静脉压并向她汇报。当时学生心里就不是很开心，觉得做累活不说，也不能好好睡觉。后来学生意识到，不仅自己一晚上没有睡觉，刘惜时也是整个晚上都没睡觉，都在等她的汇报，并在电话里教她该怎样处理病情。学生后来说，"虽然辛苦，但是通过那次后，我第一次知道了该怎么做特别监护，看到危重病人再也不害怕了。"

刘惜时自己常常利用两台手术之间的休息时间，忙里偷闲地阅读文献，修改论文，所以，看到学生有时候忙乱得像只无头苍蝇，丢三落四，拖拖拉拉，不能按时完成布置的任务，她就会毫不留情地批评。看到学生被骂得眼泪滴嗒，刘老师就会苦口婆心地说："我骂你们，是因为我把你们当成自己人，骂的时候我心里也难受，有时真的恨铁不成钢，真心希望自己的学生能成才。过上几年，等你们成长了，回头看看，就能理解我的苦心了。"

刘惜时的严厉，学生的体会是最深的。聂姬婵说：

　　记得刚上研究生一年级时，刘老师让我查阅相关文献后给她一个综述汇报。我凭着本科做幻灯片的经验，花了将近半个月的时间，然后在组会上自认为比较满意地进行了汇报。不料还没讲几张幻灯片，只见刘老师眉头紧锁，一脸严肃，我心里开始忐忑不安了。果然，没过一分钟，刘老师叫我停下来不要讲，只是继续把幻灯片翻完。翻完后她问我："你知道你汇报的最大问题在哪里吗？就是字太多，看的人根本不知道你的中心思想在哪里！"确实，我是把文献的文字原封不动复制过去的。刘老师让我回去重新再改，一周后再给她汇报。我记得那个幻灯片我一共改过4次，一个月以后刘老师才点头说："嗯，小聂现在做PPT的水平上去了。"

　　聂姬婵说当时觉得自己很委屈，可是就是经过刘老师这一次指点，之后每次的论文或者会议汇报评审，她都会被表扬幻灯片做得好，在医院组织的幻灯片设计比赛中她还获得了一等奖。现在是真心感谢刘老师的严厉指导。

　　但工作和生活中的刘惜时简直判若两人。生活中，她像家长一般关心着学生的方方面面。大到谈恋爱，结婚，生孩子，小到生活的各种点点滴滴，都能得到她的关心和帮助。生活中的刘惜时和蔼亲切，有时如孩童般可爱，学生偶尔也会和她开开没大没小的玩笑，八卦一下小道消息。正是这种多面性，让学生常常戏称刘惜时是川剧中的"变脸"。

　　刘惜时常常告诉年轻医生，要带着感情对待每一名患者，把温暖送到患者的心坎上，平日里，要学会换位思考，把病人的冷暖时刻放在心间，真正做到无微不至。这不禁让人想起唐代医学家孙思邈著《大医精诚》说："凡大医治病，必当安神定志，无欲无求，先发大慈恻隐之心，誓愿普救含灵之苦……勿避险希、昼夜、寒暑、饥渴、疲劳，一心赴救，无作功夫形迹之心。如此可为苍生大医。"

（龙琦琦、聂姬婵、卢媛）

355

程海东：

产科"定海神针"背后的 30 年

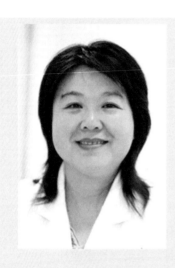

程海东

教授，硕士生导师，产科主任。长期从事产前诊断、高危妊娠和围产医学的科研和临床工作。对于正常分娩、异常分娩以及糖尿病合并妊娠，内分泌疾病合并妊娠，母儿血型不合，妊娠高血压疾病等妊娠相关合并症、并发症有丰富经验和独立见解。自 2000 年起全面负责产科的重危病症的救治。主要的研究方向为妊娠糖尿病的发病机制和病理生理机制。曾多次作为市级、校级、院级和国家级研究课题的项目负责人，在国内外杂志上发表多篇论著。近三年在国内核心杂志发表论文 30 余篇，SCI 3 篇。培养硕士研究生 12 名。现任《中华实用医药》常务编委、《实用妇产科》编委、中国优生科学协会理事、上海市医学会围产学会委员。主办多期国家级继续教育学习班。

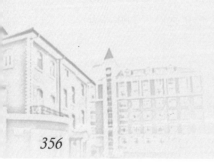

1983 年的一天，程海东坐着上海第一医学院附属妇产科医院当时运氧气的卡车，连同她的行李，带着她的粮油关系、她的户口，从徐汇区的上海医学院，来到当时地处南市区的红房子医院。从此，她就在这片红色屋檐下"安营扎寨"下来。

这是 30 年后已是红房子医院产科主任的程海东说起自己从医生涯的开篇，很有画面感。

大轮岗让她快速成长

"妇产科医院的培训体系很完善、规范。"程海东把自己获得的成绩，首先归功给了医院。"因为是教学医院，所以不同于别的医院师傅带徒弟的模式，我们医院一直是有教研组的。有培训，有考核。"培训体系三年一个周期，"跟着学就可以了"。程海东说得很轻松，但是同时她也透露了一个轮岗时大家的"小心思"——"产科轮岗的，都爱去产房。妇科的，都爱去妇科门诊手术室。"原因很简单，因为这两个地方最忙，所以给年轻人锻炼的机会也多，刚刚毕业的程海东，一进医院就遇到生育高峰。虽然她轮岗的第一站是妇科，但到了晚上，全院留 5 个医生值班，这个值班，主要岗位在产房，承担着全院的妇、产科的急诊和各种妇、产科急诊手术。当时"文革"刚结束，职称制度还不完善，虽然上级医师也是住院医师，却是工作二十多年的有丰富理论基础和临床经验的资深老师，这样的训练，让程海东受益匪浅。她清楚地记得俞瑾老师有一次对他们这些新人说的话："临床的本事是从哪里来，老师教是一方面，另一方面，则是病人教。病人请你看病，就是对你的信任，对你的支持，对你的帮助。所以一定要对病人好。"

20 世纪 90 年代社会上掀起一股出国风，这股风也吹到了红房子医院。程海东说，和她一批来到红房子的 9 个人，在那个时期走掉了 6 个。"现在就剩下我一个了。……很多还改了行。"语气里是满满的惋惜。

程海东职业生涯一路走来都顺风顺水。工作 5 年后任主治医师，1993 年顺利评上副主任医师，从此定岗在产科，再过 5 年晋升主任医师。她说自己是幸运的，但内行人都知道，产科工作，事态发展瞬息万变，对医生的要求其实是非常高的。管着红房子半边天的产科，身为一百多个医生的直接领导，程海东

357

除了"幸运"，一定有她的过人之处。

处乱不惊，细节决定成败

产科的特点是，看似风平浪静，一旦出事，则"来势汹汹"。作为产科医生，遇见突发事件，冷静是必须的。

2012年元旦前夕，马上要过节了，这一天下午，从无锡转来一个病人，说是胎心不好。程海东检查之后，发现孕妇面色微黄，近期有恶心、呕吐的消化道症状，肝酶升高不明显，但胆红素异常升高，凝血功能也出现了异常，她敏锐地判断是妊娠合并急性脂肪肝，迅速纠正凝血功能，20分钟后即予剖宫产，终止妊娠，妊娠合并急性脂肪肝病情恶化非常急骤，患者分娩后，第二天便陷入了肝昏迷。由于积极地终止妊娠，并为病人大量补充肝脏所需要的物质，第一步处理及时、有效，病人顺利度过急性脂肪肝最危险的7天，最终转危为安。该病起病急骤，病情变化迅速，有文献报道母儿死亡率分别为75%和85%。

在目睹了程海东处理危重病人时的处乱不惊、有条不紊之后，一名进修医生忍不住地问她："程老师，您是怎么做到的呢？"她的回答很坦诚："在抢救危重病人的时候，任何人都会紧张，但是作为上级医师，即使心里紧张也不可以表现出来。抢救危重病人，就像一场攻坚战，指挥员的果断、冷静、正确，才能保证取得胜利。"

做医生最怕麻痹，往往小细节决定成败。比如说胎盘早剥，往往会出现母子危险，但该情况其实是有先兆的。比如说有妊娠高血压的，有蛋白尿，血压高，但有时轻微升高的血压，都是需要警惕的。"而细节的处理显示出一个医生的功底，这个功底，不是一朝一夕能够形成的，是与看了多少书，有多少经验，有多少能耐紧密相关的"。

勇于担当，舍我其谁

眼前的程海东端庄、沉稳，一看就让人很有安全感。她告诉我，做什么样的职位，就要担当什么样的责任。"作为产科主任，担当很重要"。

在产科紧急医疗状况出现的时候，在危急重症的抢救过程中，当下级医生找到你的时候，你搭不搭手，你接不接手？"搭手就意味着风险，就有可能把自己顶到风口浪尖上去。"程海东说。"病很重的情况下，你冲上去，可能救回来，也可能救不会来。但是如果危重的事情出现，作为产科主任，如果不冲上去，这个事情就更没有灵魂了。"当出现医患纠纷的时候，家属要来闹了，这个时候，你也不能因为人家要来打，就躲在后面，这个时候，就需要主任出来"顶一顶"。

有一次，一位病人在生产过程中由于接生时保护会阴体失败，出现了会阴四度撕裂，也就是说甚至连肠道粘膜都撕裂了。在这种情况下，需要修补。别人都不会，只有程海东会。但这种缝合存在多种可能性，可能缝得很好，也可能缝不好。其实，医生也可以选择不缝，等三个月或半年后病人做了造瘘后再缝。但程海东选择了接手风险。"既然做了这个位置，碰到事，不能多想自己。要救病人，也要帮同事，甚至是帮医院规避风险。"

"作为产科主任，我不仅在带领医生们来保护病人的安全，挽救病人的生命。同时，我也是医生们的保护伞。""我不保护她们，她们今后怎么安心干活？"听着程海东缓缓道来，我突然明白了她如今在产科所拥有的威望和一呼百应的凝聚力，其实源自她作为产科主任的名副其实，源自她舍我其谁的担当。

产科的下级医生都说，程海东性格温和，很和蔼，工作间隙经常会和下级医生开开玩笑，关心一下大家的生活状况。她经常和大家说，产科有自己的特殊之处，一个产妇到我们医院后，会历经多次产检及待产、临产、分娩、产后这样一个漫长的过程，这不是哪一个人就可以全部搞定的，特别是在产科危急重症的抢救过程中，所以产科就应该像一个大家庭，大家应该相互帮衬，不要相互拆台，那种只管自己门前雪，哪管他人瓦上霜的做法是不适合产科团队的。

程海东也会经常创造机会，在大家都有空的休息日，组织大家一起喝茶吃饭，或者搞一个亲子活动，增进同事之间的感情和了解，促进相互之间的合作。

待人以真，待人以诚

产科历来是医疗纠纷的重灾区，再加上，我们也了解到，1990年至1992年，程海东担任红房子医院医务科科长，也涉及医疗纠纷处理工作。她如何看待、处理医疗纠纷，成为我们非常关注的一个话题。

　　"调解的前提是真诚。毕竟无理取闹的是少数。如果医院真的有问题，我们一定要实事求是。"程海东的开宗明义，坦诚实在。

　　"如果后果是不可挽回的，赔偿是应该的。如果后果是可以挽回的，那么我们一定要积极处理。因为积极还是不积极，结果是完全不同的。"

　　正由于程海东遇到事情时的积极处理，能够设身处地为患者着想，她的真诚，也感动了当事人。所以很多时候，到最后，她都同这些当事人成为了朋友。"处理问题是否真诚，人都是能够感受得到的。所以，很多时候，人如果可以将心比心，会把坏事变成好事。"

　　处理医疗纠纷时，在对待患者真诚的同时，也要对医者真诚。

　　"病人是人，医生也是人。"程海东说。真诚地为涉事医生查找原因，寻找错误，从而避免在未来遇到类似问题时再犯同样的错误。比如说，要充分认识到术前沟通的重要性。

　　"一个领导的威信，不是说你要有多威严，而是在于你的以身作则、解决问题的能力，那么在帮助下属进步的时候，她们会感受到你的真诚，会感激你。"

　　几天前，采访李笑天院长时他告诉我，产科主任是最难培养的，十几年才能培养出来一个。产科主任也是最稀缺的，各个医院缺的就是产科主任。程海东在采访的最后也与我们分享了她做这个"最难培养、最稀缺"的产科主任的心得。第一，凡事要有原则。按照诊疗规范、科学的办法做，尤其是熟人，更要坚持原则。第二，必须有过硬的业务水平。第三，要能够以身作则，在别人有困难的时候能够挺身而出。第四，要不断地学习，不断丰满并更新自己的知识。

（楼岚岚、徐常恩）

金福明：
追求完美的美女医生

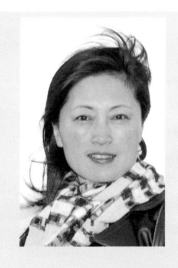

金福明

1983年毕业于上海第一医学院。1983年8月起一直在上海第一医学院附属妇产科医院工作，历任住院医生，住院总医生，主治医生，副主任医生和主任医生。主攻妇科肿瘤和妇科微创手术，熟练掌握了经腹和阴式全子宫切除，卵巢癌肿瘤细胞减灭手术，子宫颈癌广泛性子宫切除手术，外阴癌根治手术，结肠代阴道和生殖道畸形整形手术。1992年起率先在上海医科大学附属妇产科医院开展妇科疾病的微创治疗，尤其对腹腔镜手术有较深的研究，先后进行了腹腔镜全子宫切除术，腹腔镜淋巴结切除术，子宫内膜癌和卵巢癌的分期手术。2005年应澳门卫生署的邀请，赴澳门仁伯爵医院工作，担任妇产科妇科主管，主持妇科的日常工作，对疑难手术进行指导。作为澳门仁伯爵医院知名专家，多次代表澳门仁伯爵医院参加国内和国外的重要学术会议，并进行大会发言。

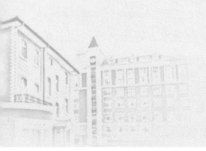

金福明，追求完美是她与生俱来的做人准则，也是她不断完善自己，不断努力前进的动力。用秀外慧中来形容金福明最为合适，因为她不但人长得漂亮，手术做得更漂亮。有人说，如果美貌与智慧并存，必然会招人嫉妒。但金福明却是个例外。她待人和善，淡泊名利，兢兢业业她的工作；她认真细致，刻苦钻研，精雕细琢她的手术；于是，她的美丽就显得那么淡雅、那么大气。尽管，为了支援澳门的医学发展，她去澳门工作已经十几年了，但是"红房子"依然记着她。

她的手术和她的人一样漂亮

妇科的金福明医生长得漂亮人尽皆知，她的身材始终那么苗条，她的待人总是那样和气，她的穿着不断引领时尚。更难能可贵的是，她还是位才貌双全的医生。"她的手术跟她的人一样漂亮。"从前的同事如此评价道。

她的手术特点是：解剖层次清楚、操作准确细致、手法干净利落。20世纪90年代以前，大部分的妇科手术多采用开腹手术进行，对于子宫内膜异位症和宫颈癌等难度较大的妇科手术，术中出血会较多，损伤较大，甚至会出现严重并发症。随着医学水平的发展，微创手术的理念开始普及并逐步应用于妇科临床。腹腔镜手术是微创手术的代表，90%以上的妇科手术都可以采用腹腔镜。然而，在最初推行腹腔镜手术的年代，红房子妇产科医院只有少数的几个医生获准可以实施腹腔镜手术，金福明就是为数不多的第一批可以进行腹腔镜手术的医生。可见当时金福明在妇科医生中的技术是拔尖的，是绝对的佼佼者。

金福明她有自己的手术观，她认为，好的手术并不是单纯新技术的展示，也不是手术技巧的炫耀，更不是手术难度的表演，只有让患者获益的手术才是真正好的手术。多少年来，她始终坚持自己的手术观，始终用心去做每一台手术。她对手术要求的严厉，甚至苛刻也是出了名的，对别人是这样，对待自己更是如此。她把做手术看得很神圣，为了做好每一台手术，她给自己约法三章。第一，无论多忙，一天只做三台手术。医生的精力有限，如果一天超过三台手术，就超过了自己的精力极限，就无法保质保量地完成每一台手术。第二，严格掌握手术指征和操作程序。术前她要亲自检查每一个手术患者，仔细核对相关资料，评估手术指征和难易程度，并根据可能出现的并发症制定相关的预案。

术前把困难想得多一点，术中的麻烦就会少一点，病人安全性就会高一点。手术不在乎快，而是要妥善地解决问题，更不允许给病人造成不良后果。正是这个原因，她的病人在术后很少留下后遗症。第三，手术不在乎做得多，而在乎做得精，做一次手术就要有一次收获。因此，她对下级医生做手术的要求很高，缝合伤口时，她要求从 A 点进针，如果你从 B 点进去，她一定会要求你重新来过，不能有任何偏差。当下级医生还不能胜任做某类手术时，她决不随意放手，更不允许在病人身上练刀。

对病人负责从细节做起

救死扶伤是医务工作者神圣的使命。对于金福明来说，她对病人的负责，对生命的呵护，是从日常的临床工作点滴细节做起的。

金福明十分重视患者第一手资料的收集和临床基本功的作用。在担任病区主任期间，主要负责整个病区的医疗工作和病房管理。每位住院新病人她都亲自检查，并要求下级医生详细采集病史，记录所有的检查结果，然后综合分析，作出科学和正确的判断。

金福明常常会将心比心，从患者的角度去理解患者及她的家人。她出门诊的时候，对每一位患者，她都会逐一仔细检查，耐心询问。有时尽管下班时间已过，但她还是要处理完毕患者的事情才去吃饭。对忧心忡忡的患者，她总是耐心解释，耐心安慰。因此，在病人和医院同行的眼中金福明是大家公认的好大夫，有很好的口碑，大家都愿意将自己的朋友或亲戚介绍给金医生。

金福明查房时的要求严格是出了名的，实习医生或者下级医生一开始特别害怕跟着她去查房，对她有种敬畏感。她要求下级医生及实习医生熟记患者病史、各项化验结果以及病情发展中的一点一滴细节。听取病史时，她总是很认真，会随时提醒、指出报告病史中的遗漏或不足之处。她经常教导下级医生说："经验是从实践中来的，医生的经验就是从询问病史、详细检查、作出判断与正确处理的过程中一点一滴慢慢地积累起来的，临床医生如果不深入临床，就不可能成为好医生。"

大家都说，金福明平时说话细声细语，温柔可亲，但是，上了手术台她就仿佛变了一个人。她在手术台上严谨专注，要求极其严格。如果谁做得不对，她就会毫不留情地及时指出，甚至会用手术钳子敲敲下级医生的"手指"。缝得不对的时候，就会要求重新缝合。她离开红房子医院已经很多年了，说起金医生手术台上的"严厉"，亲历者至今仍然觉得历历在目。后来有人问她，为什么你在手术台上这么"严厉"？她说："哪个患者不希望自己的手术顺利、安全？哪个女人不喜欢自己有幸福美满的家庭？可是一旦患者在手术时发生了问题，出现了后遗症就会给整个家庭带来无尽的烦恼，有多少女人因此而失去做妈妈的机会，有多少家庭因此而支离破碎。"金福明清楚，手术台上的半点差错，对于患者来说都有可能造成巨大的损失和伤害，甚至会带来灾难。金福明看似简单的换位思考，在当下年复一年，日复一日的程序化的手术治疗中，显得弥足珍贵。

远赴澳门，独当一面

澳门回归前期，葡萄牙国籍的医生都回国了。国内要组织一批医学专家赴澳门开展医学支援活动，作为上海医科大学附属妇产科医院的代表，金福明于1997年赴澳门仁伯爵医院。

最开始到澳门，金福明主要负责当地医生的培训。从组织专题讲座，举办学术报告，手术技术指导，到疑难病症会诊，她总是亲力亲为，一丝不苟，她的精湛医术受到澳门同行和当地百姓的一致好评。大家都说，这位来自上海红房子的医生就是不一样，水平高。2005年澳门卫生署和仁伯爵医院正式提出特聘金福明留在当地工作。

时光流逝，十多年过去了。金福明现在是澳门妇产科的知名专家。虽然，我们对金福明在澳门工作的更多细节了解不多，但是，2013年金福明的女儿在上海举行婚礼时，澳门当地的同事竟一下来了二十多人，满当当坐了两大桌。这已足以说明金福明在澳门妇产科界的人气和她的影响力。

（郁陈琳、朱瑾）

林金芳：

赋予女人由里而外的美丽

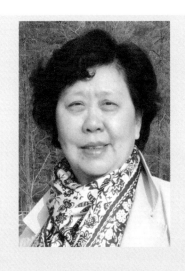

林金芳

1970年毕业于上海第一医学院医学系，1980年开始攻读上海第一医学院妇产科生殖内分泌硕士研究生，1983年毕业后就职于上海第一医学院附属妇产科医院。教授、博士生导师。现任医院药物临床试验机构主任、妇科内分泌及不育病室指导、上海市女性生殖内分泌诊疗中心主任、中华医学会妇产科分会全国生殖内分泌学副组长及全国内镜学组委员，《中华医学》编委、《中华妇产科》编委、国外医学计划生育分册编委，《中国实用妇科与产科》编委。擅长女性生殖内分泌的诊治。主持上海市生殖内分泌中心多项科研课题，承担国家自然科学基金、"十一五"国家科技支撑计划课题多项及上海市科委重点项目1项；主持国家继续教育项目2项。主编《实用妇科内镜学》、《妇科内镜图谱》，并参与编写《中华妇产科学》、《实用妇产科学》、《实用妇科内分泌学》、《现代妇产科学》、《现代内镜学》等，发表论文50余篇。2002年一项科研获上海市科技发明奖。

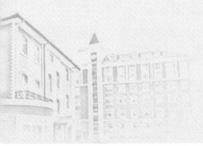

　　林金芳在妇科内分泌专业有很深的造诣，对妇产科医院的妇科内分泌和不育专业的发展有很大的贡献——这是见到她之前，从别人那里听到的关于她的描述。见到林医生之后，又添了诸多感受——非凡的专业精神，勇于开拓、善于钻研，对病人贴心、对学生呵护……

青春无悔　十年贵州行医路

　　1971 年，年轻的林金芳刚考上她向往已久的上海第一医学院，在此开始了她做一个好医生的理想。由于历史原因，她只接受过一年的大学正规课程教育，毕业后被分配到贵州的一个小地方——六枝特区，在那里的公社卫生院做了一名小医生，开始了她的临床从医道路。

　　提到当时那里给她的印象，林金芳说了一个小故事。她当时与一同分配到贵州的两位医生一起坐火车到达贵州六枝特区，下车后，三人找了个地方吃饭，付了钱，饭端上来之后，三人聊天的功夫，一回身，桌上吃的就都不见了。三人回过神来才明白，原来吃的都被周围光屁股的小孩子给抢去了。"你可想而知，当地是一个多么贫困的地方，而我就是在这么个地方，做了十年的医生。"林金芳回忆说。

　　在异乡，林金芳从头开始，一点点积累自己的临床经验。当时医疗条件十分艰苦，各种医疗设备短缺，一旦卫生院来了危急病人，什么能用的方法都拿来用，如口对口的人工呼吸，如产妇忽略性横位出现强直性宫缩面临子宫破裂的危险，林金芳就采用两个金属节育环做成拉锯对宫内胎儿做断头术以娩出胎儿避免子宫破裂，挽救产妇的生命。林金芳回忆道。"抱着对事业充满的强烈激情和对医生这崇高职业的热爱，这可能也是我能够在那么艰苦的环境下一待就是十年的动力。"由于表现出色，年轻的林金芳在当地多次被评为劳动模范，并在贵州六枝特区贡献了十年的青春年华。

　　十年弹指间，回到上海后，林金芳到了当时的中德医院工作。由于有了之前十年在贵州的经历，林金芳不由得对比了一下两地的医疗水平现状，她觉得上海的医疗水平要高很多，很多时候医生不仅是在做治疗的工作，更多是在教人们如何预防疾病，增强大众的预防知识。这些巨大的不同，使她意识到，在贵州的十年，自己虽然收获了不少临床经验，但是从医理念和前沿的医疗知识学习却落后了，自己必须继续深造。

以人为本　日臻纯熟的从医理念和技术

回到上海后不久，在同学的鼓励下，林金芳开始了研究生的艰难备考之路。当时考妇科要考生化、生理，还要考英文，这些对于一般的大学毕业生来说可能没那么大的难度，但是林金芳之前只读了一年的大学课程，十几年的从医生涯纵然积累了不少临床经验，但理论上的知识还是得从头学起。凭着一股坚强的韧劲，林金芳只用了半年时间就考取了当时在全国拥有至高名誉的郑怀美教授的研究生，由此开始了她在医学上更高的追求。

回忆当年，林金芳感慨地说："当时红房子医院很多老一辈的医生和教授真是我们一辈子学习的榜样，他们在从医和做人方面的精神值得我们一代代地传承下去。"至今，林金芳依然秉持着做医生就是做人的原则，她认为医生要有过硬的技术服务于病人；很多病要医治，不能只治标，要治本，遇到难题时，要勇于探索。

如子宫腺肌症患者的不育问题是生殖医学的堡垒之一，林金芳采用精湛的腹腔镜技术清除了合并存在的盆腔子宫内膜异位症并矫正了盆腔粘连引起的影响生育的器质性问题后采用垂体去势药物抑制子宫内的腺肌症病灶，使许多患者成功妊娠。内分泌紊乱的胰岛素抵抗的多囊卵巢综合征常并发子宫内膜增生病变，甚至发展为癌前病变，在采用常规的高效孕激素药物转化治疗失败时，妇科医生普遍采取的方法是切除子宫。2007 年，当一位年轻且尚未生育的病人罹患此类疾病时，曾求助多名医生，在采用常规的高效孕激素递增治疗不能奏效达 9 个月后，还是拒绝手术，坚决要求保留子宫。这一难题最后转给了林金芳，这无疑对林金芳是一个很大挑战，林金芳在与病人充分沟通后，经过严谨的临床思考制定了新的治疗方案：将常规采用的大剂量高效孕激素改为口服避孕药并加用了胰岛素增敏剂，3 个月后成功将这一例不典型子宫内膜增生转化为正常的子宫内膜。随后接连多例类似的患者在林金芳的"妙手"下成功保留了子宫和生育能力。迄今为止，这样的病例已达 40 余例，这一成功使林金芳扬名全国，有些患者还是肿瘤医院的医生转诊给她的。这一决策的成功绝不是偶然和运气，它与林金芳多年的科研累积、总结及在生殖领域对顽疾探索的勇气密不可分。林金芳的团队在2003年已研究过胰岛素对子宫内膜的作用，并且已有深入的思考和探索，林金芳的学生，今天已是妇产科副主任的李儒芝在论文中曾阐述了胰岛素促进子宫内膜间质细胞产生胰岛素样生长因子（IGF-1）的作用；由于过多的IGF-1是致癌因子，林医生推测降胰岛素从而降IGF-1治疗具胰岛素抵抗PCOS患者的重要性，并相信降胰岛素对生殖轴，对内膜病变转化有深远的影响。科研的积累为林医生成功治疗这一顽症奠定了基础。参加世界范围妇科内分泌领域大会时，有的国际学者探讨了雄激素对卵泡发育的作用机制、多囊卵巢综合征卵泡发育障碍，而红房子医院关于青春期PCOS患者胰岛素抵抗的研究论文，也获得了世界学者的认可，学生的论文更是获得了2012年在柏林召开的"妇产科争议热点"大会发言的头等奖。

在林金芳的专家门诊，每天都有不计其数抱着最后一丝希望的不育夫妇来就诊。这些夫妇来自社会各个阶层，经济条件也各异，而林金芳的态度始终只有六个字：负责、认真、诚挚。曾经有位母亲，来就诊时已是44岁，不久前痛失爱子，刚踏进诊室就不禁痛哭失声，仔细询问发现她的卵泡刺激素已经开始升高，这表明她的卵巢功能已经开始衰退，想再生育绝非易事。她去了很多医院就诊，都被告知能够生育的可能性微乎其微。但这次林金芳没有对她摇头，而是安慰她：我还有一些办法，请你不要太难过。一句话，让这位不幸的妈妈坚强起来，她表示愿意配合医生作最大的努力，又对生活抱有了一丝希望。林金芳的门诊有许多卵巢功能减退的年轻女性，在她耐心的安慰、调理和高明的医术干预后，有一部分会成功地诱导自身的卵子自然受孕。病人群中有一部分"经验老到"的患者说："如果林医生这里再没有看好你，那你就干脆放弃吧。"俗话说尽人事知天命，在林金芳身上，能看到她作为凡人所能付出的最大程度的拯救。不管是什么样的难题，她从来都不会说放弃，她总是在想办法，尽自己的努力帮助那些几近绝望的人。她实事求是，从来不以包治百病的姿态敷衍病人，由于近十年来专注于生殖内分泌领域，遇到需要手术治疗的妇科肿瘤病人，比如宫颈癌的病人慕名不远千里而来，她会热情地介绍给做广泛全子宫的手术医生，并告知其最快速找到医生的办法，以便患者能在最短时间接受最好的治疗。在当今这个浮躁的社会，求医之路对于很多老百姓来讲并非易事，尤其是罹患肿瘤这样重大的疾病时，老百姓常常发愁找不到路求医。作为医者，当面对生命之难时，最好的态度就是林金芳的这六个字：负责、认真、诚挚。

突破束缚　创新方式造福患者

20 世纪 80 年代许多妇科手术，包括不育症都只能进行开腹手术。1994 年林金芳从美国留学回国后担任红房子医院内分泌不育病房主任，立即向医院提出申请，提出采用腹腔镜技术应用于不育症；尽管当时存在阻力，但在医院领导的支持下，红房子医院开创了不育症微创手术的新时代，治愈了一批批不育症患者，很快扬名全国。

"一个好的医生，一定是要从病人的角度考虑，选择最佳的治疗方案，这就要求我们不能固化自己的思维，要善于突破，有时候也要抓住灵感。"林金芳说道。她常常对一项新技术、一种新治疗手段充满思索，像个孩子。1997 年她和医院内分泌团队的医生观察和总结了热凝色试验在腹腔镜下诊断子宫内膜异位灶的准确度和特异度，提出热凝色试验是简单、准确诊断内膜异位灶的良好方法，此项技术也用于一批批的子宫内膜异位症患者的治疗，使她们获得了生育的机会。

正是有这种不断进取的精神，使得林金芳能够在妇科内分泌和不育症治疗的探索上永不满足，也让她得以不断前进，渐渐达到"炉火纯青"的境界。林金芳将腹腔镜实践上的丰富经验和总结，汇聚于两年内完成的《实用妇科内镜学》、《妇科内镜图谱》两本专著中，那里面有她倾注的无数时光和心血，很多图片已用来教学，成为非常珍贵的教学资料，至今仍然是各级医生进行腹腔镜操作的重要参考著作。

医术精进　传道授业硕果累累

目前在妇科内分泌领域，复旦大学妇产科医院"全国女性生殖内分泌诊治进展学习班"的名号享誉盛名。这个学习班是由郑怀美教授创办，每年如期举办一次，几代教授薪尽长传，自 1995 年林金芳从于传鑫教授手中接过该接力棒，迄今为止已经举办 40 期，为全国培养了一批又一批的妇产科内分泌专业人才。多囊卵巢综合征自 2003 年以来已成为国内外研究的热点及焦点，林金芳带领着自己的学术团队，从它的致病因素、发病机制、治疗方案及策略等多方面入手，开始了近 10 年的研究。当看到很多临床医生对多囊卵巢综合征的认识存在误区并在治疗中束手无策时，林金芳于2009年首创"全国多囊卵巢综合征诊疗进展学习班"，将她多年的研究成果倾囊相授，为学员打开了未来科研及临床的研究思路。

其实对很多妇产科医生来说，妇科内分泌领域就如同潘多拉盒子，你永远不知道等待着你的将是什么。而林金芳的学习班正是针对妇科内分泌临床上的难点和疑点，内容深入浅出，丰富实用，紧扣当前国内外的发展前沿，结合临床实例层层剖析，总是能提供给学员最实用、最有效的答案，让他们满载而归。每次学习班备课的时候，林金芳都要熬到深夜两三点，因为她总是想把最新的观点和临床实践总结传播到全国各地，所以她的课件一直要"latest"最新的，一直要"update till the day before presentation"（上课前一天还在修改）。天道酬勤，上天给予了她最丰硕的果实：每年林金芳的学习班，都能吸引全国各地的专家和医生，他们都能从学习班上获得最新的知识。课堂上总是问题不断、讨论不断、满座掌声洋溢着学习的欢乐和激情。

林金芳在对全国妇科内分泌专业的发展作出重要贡献的同时，也在关心红房子医院内分泌专业的发展。每次医院的妇科总查房，作为妇科专业的业务指导，林金芳无一缺席。面对内分泌专业的疑难疾病，林金芳总能一针见血地指出疾病的症结所在，并结合循证医学证据，制定精确的治疗方案，且总是药到病除。当年轻医生遇到内分泌方面的难题时，只要找到林金芳，得到她的"点拨"，马上茅塞顿开，问题迎刃而解。

如今，林金芳游弋妇科内分泌学界数十年，发表文章50余篇和她做所有事情的态度如出一辙，她常常对要表达的核心意思字字斟酌，句句推敲。如今，因为工作繁忙，她亲笔写的文章比前些年少了，但仍然亲自修改下级医生和学生写的文章，对文章的新意、角度、表述方法，从来都是严格要求，务必使文章真切、创新、准确、严谨。

这就是林金芳，一位慈爱严谨的医者，一位拼搏探索的学者。她有一种精神，源源不断地给后来人以力量；她生命里有一种爱，救赎着无数无奈和痛苦。

（马瑞瑞、徐晶晶、孙翠翔）

孙 红：
以人为本的行医哲学

孙 红

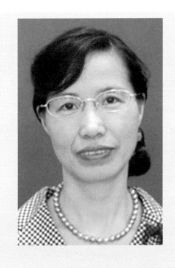

孙红，1963年6月，教授，主任医师，博士研究生导师。1985年毕业于上海医科大学医疗系，获学士学位；1991年毕业于上海医科大学研究生院，获临床医学博士学位。1985年7月至今在复旦大学附属妇产科医院工作，2000年曾在美国红十字会Holland研究中心免疫室进修。目前担任复旦大学附属妇产科医院妇科副主任，并担任中华医学会妇科肿瘤学会委员、中华医学会上海分会妇科肿瘤专科学会委员兼秘书、中华医学会上海分会肿瘤学专科学会委员、《国际妇科肿瘤杂志》编委；（International Journal of Gynecological Cancer: Reviewer）曾获华藏优秀教师奖、上海市卫生局先进工作者。在第二次全国妇产科中青年学术会议获优秀论文二等奖。1994年获卫生部科技进步三等奖（第6完成人），此后又2次获上海市科技进步三等奖（分别为第4完成人和第2完成人）。培养博士研究生4名、硕士研究生20名。

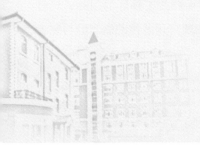

1985 年毕业于上海医科大学且品学兼优的孙红受聘于上海医科大学附属妇产科医院，任妇产科住院医师，从此开始了她治病救人的医学生涯。二十八年来，孙红在学业上勤奋好学，花五年时间拿下博士学位；对妇科肿瘤的临床诊治和研究多有心得，在国内外发表学术论文近 30 篇，中青年论文大奖赛上获得二等奖，受到医学界专家、学者的充分肯定和高度评价。她先后多次被评为复旦大学三八红旗手及先进工作者。"学而不厌、诲人不倦"是她最真实的写照。

给患者一个"生的希望"

"作为医生，技术上先要过关、要过硬；其次，你还要多为病人着想，多个角度去验证，多方向地去检查病因，这样才能及时地诊断病情，挽救患者生命。"孙红感慨地说。

一般而言，患上妇科肿瘤的病人如果没有及时治疗会危及生命。孙红有着丰富的临床经验、高超的医学技术，她就像冬天里的一缕"阳光"，给患者带来生命的希望。一个来自江西的患者，59 岁，半年以来，阴道一直排液，在江西各大医院就诊都没得到有效的诊断和治疗。辗转反侧终于到了孙红那里，全面检查后发现盆腔有个小块疑似肿瘤，马上安排入院做手术，后来证实是"输卵管癌"。因为发现较早又及时开刀，手术很顺利。现在患者每年过来复查的时候都会对孙红表示无比感激，是孙红的执著与耐心才使问题较早地被发现，才及时切除肿瘤挽救患者的生命。

对待患者，我们要出一份力，多了解患者的病情，出现问题及时随访，要让患者配合我们多做治疗；对待患者，我们要奉献一份爱，及时和患者保持沟通，灌输其必要的医学知识，让她了解病情的严重性，从而采取治疗措施。宫颈粘液腺癌是宫颈癌的一种病理类型，因为肿瘤在宫颈深处，一般的检查很难发现。有一位 40 岁左右的患者，因阴道白带增多而就诊于孙红的门诊，经过全面的检查，当时仅发现一些异常细胞，并没有发现宫颈恶性肿瘤。经与患者沟通和传输医学知识后，建议患者进行预防性全子宫切除，但考虑患者还年轻，选择随访。随访数次后，随着肿瘤的慢慢生长终于发现了潜伏的宫颈癌，及时手术切除宫颈癌，保证了患者的健康。

五年的时光，对于一个晚期卵巢癌患者来说，就是给了一个"生的希望"。

在这五年里，她看到了儿子成家立业，她也看到了一个小生命的孕育而出，她满足了，虽然只有短短的五年，但确了却了患者生前的愿望，让她愉快地度过了生命的最后时光。每当回忆起这个患者，孙红感到很心酸但也无能为力。她是卵巢癌的晚期病人，其他医院都婉言拒绝了她，走投无路之下才找到了这里。经全面检查后发现患者有大量胸水、腹水、盆腔肿块、一般情况差。面对这样糟糕的情况，孙红没有气馁，还是主动与家属商谈，告知目前患者的病情，并为患者抽腹水化验，在病理科帮助下，在腹水中找到了癌细胞。由于患者一般情况较差，无法承受手术，所以先行化疗治疗，化疗后，胸腹水明显减少，患者一般情况有所改善，又给予手术治疗。手术后再用化疗来巩固治疗疗效。在这样反复的临床诊疗的过程中，患者也有幸多存活了五年，在这五年里完成了自己的心愿。

"传、帮、带"精神的诠释

孙医生的研究生导师是张惜阴，张教授以治学严谨著称，对研究生的培养非常认真。从课题设计、实验安排到论文写作，她都要花费大量的时间亲自检查、反复修改，要求研究生一丝不苟，书写工整，连错别字也一一给予改正。有一次，孙红在撰写毕业论文时，字写得潦草了些，她看到后当即严肃指出：字是写给别人看的，写好固非易事，但清楚易认却是可以做到的，也是最起码的要求。正是深受张老师的言传身教，孙红在自己带研究生时也格外认真。她在审改论文时，从设计、统计数据、论文书写等都逐字逐句修改，任何细小的缺点和错误都逃不过孙红的眼睛。这是红房子医院"传、帮、带"精神的最好诠释。

孙红对下级医生做手术要求很高，当下级医生还不能胜任做某类手术时，她决不随意放手，更不允许在病人身上练刀。她常说："手术不在乎做得多，而在乎做得精，做一次手术要有一次收获。""手术不在乎快，而在乎妥善地解决问题，更不允许给病人造成不良后果。"记得有一次，快下班了，有位患子宫肌瘤的患者慕名来找孙红。孙红态度和蔼可亲，极其耐心地建议患者做肌瘤剥除术，并且陪着病人做了术前B超。孙红用腹腔镜这种微创手术为患者成功地取出了大小肌瘤，让患者保住了子宫。手术结束后，孙红依然陪在患者的身边。

孙红对手术的精益求精、对患者的无微不至的关心和照顾让她得到了患者的尊重和表扬。在康复之家的网站上，有来自全国各地的感谢信与表扬信，称赞孙红精湛的医术和高尚的医德。

孙红用自己勤劳的双手、羸弱的肩膀，送来了数万个患者的欢笑。她用爱心、关怀、责任，在妇科疾病的临床诊疗上，给身陷绝境的患者一缕"阳光"，在奉献中享受至乐。孙红坚信"因为爱，我们存在"，坚信"精诚所至，金石为开"，背负着爱，在医者的长征路上继续前行。

（郁陈玲）

周剑萍：
虚怀若谷　慈善为怀

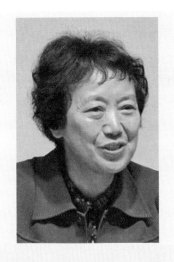

周剑萍 （1943—2012）

上海人，教授，主任医师，博士研究生导师。1960年9月考入上海第一医学院医学系；1988—1992年，任上海医科大学妇产科医院副院长、院长；1992—1997年，任上海市卫生局副书记、副局长等职；1997—2003年，先后担任市计生委党组书记、常务副主任，市人口计生委党委书记、主任等职；2003年2月起，先后担任第十届市政协人口资源环境建设委员会常务副主任、主任。曾任市红十字会副会长、中华医学会上海分会副会长、市计划生育协会副会长等职。

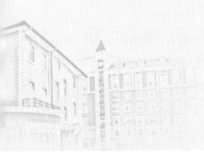

2012年12月17日下午，红房子医院徐丛剑院长打电话告诉我："周剑萍老师去世了！在工作中倒下了……"我顿觉天旋地转，五雷轰顶，泪雨滂沱。

周剑萍老师走了，她走得那样突然，走得毫无预兆，一个救治过无数生命的著名医学专家，竟没有给身边的同行留下抢救的机会！如

375

此噩耗怎能接受！20分钟前她还在和同事们聊来年的工作打算，一小时前她还在会议上激情地发言，几天前我请她参加课题成果鉴定会，电话中她还笑声朗朗，告诉我年底慈善基金会的工作都很忙，鉴定会那天正好是一个重要的慈善活动，很遗憾不能参加，她特别嘱咐我向到会的各位专家告个假。不曾想这就是永诀！

周剑萍老师是从上海医科大学附属妇产科医院走出的一名优秀干部、著名医学专家、教授、博士生导师。她的一生绚丽多彩、灿烂辉煌。她把毕生心血都奉献给了社会，奉献给了她钟爱的卫生事业、慈善事业。作为党的干部，她光明磊落、公道正派、廉洁奉公，有着极强的大局意识、很高的组织管理和综合协调能力；作为一名学者和老师，她治学严谨、诲人不倦、思维敏锐；作为一名医生，她胸怀大爱、医术精湛、医德高尚。她是党的好干部、学生心中的好导师、患者心中的好医生。在我眼里，周老师具有博大的胸怀和极高的人格魅力，她热情谦逊、文雅亲切、生活简朴、淡泊名利的作风熠熠闪耀着人性的光辉。

虚怀若谷　无私奉献

周剑萍出生于一个普通工人家庭，1960年以优异的成绩考入上海第一医学院，在校期间就担任校团委书记；毕业后积极响应党的号召，作为队长她带领上海医疗队奔赴贵州山区，组织"指点江山医疗卫生尖刀排"，在山区开展巡回医疗。她在那里一呆就是11年，无私地奉献了她最美好的青春年华。

打倒"四人帮"后国家人才紧缺，1979年，周老师又响应国家召唤，报考研究生重回上海的母校深造。毕业留校后，她以优秀的管理、协调、领导和决策能力以及扎实敬业的工作作风，迅速走上医院的领导岗位。1988年至1992年，她在红房子医院先后任副院长、院长职务。1992年服从组织安排，调至上海市卫生局任职副局长、党委副书记，从此，她又在领导岗位上不懈努力，谱写新曲。但无论到哪里，无论做何种工作，她总是全身心地投入，一丝不苟、力求完美。她曾是中共十四大代表，第四、第五届全国人大代表，第六届上海市市委委员，第九、第十届上海市政协常委，第十届上海市政协人口资源环境建设委员会主任，市慈善基金会副理事长，曾任上海市计划生育协会副会长，中华医学会上海分会副会长，上海市红十字会会长，复旦大学附属妇产科医院院长，市卫生局党委副书记、副局长，市人口和计划生育委员会党委书记、主任。

周剑萍是一个学者型干部，在市卫生局任职期间，注重调研，从实际出发制定医疗和药品管理管理措施。为提高上海医疗水平，她主张开展医院等级评审；为提高儿童健康保障，她组织实施"上海市0—3岁婴幼儿住院医疗保险"，创建了一批爱婴医院；为建设好医德医风，她组织查处违纪案例，健全规章制度。周老师担任市人口计生委党委书记和主任期间，紧密结合实际，积极探索上海户籍人口自然变动连续负增长背景下人口计生工作的新路子。组织开展人口合理规模和分布等前瞻性研究和人口预测工作，组织编制上海市人口发展"十五"规划。在她的带领下，上海人口计生工作一直走在全国前列。她在政协工作期间，积极带领和组织委员，围绕中心，服务大局，认真履职，议政建言。她深入基层开展调研，针对事关民生的社会难题倾听民意，反映诉求，为人民政协事业的发展作出了贡献。

2004年，周剑萍开始投身慈善事业，在上海市慈善基金会担任副理事长，负责医疗救助工作，做得风生水起。为了更好地开展医疗救助工作，她组织进行了大量的调查研究，提出了许多建议。她为慈善项目的品牌建设、规范操作、公开透明等倾注了大量心血，完成了"点亮心愿"、"姐妹情"、"花儿绽放"等项目品牌，提高了慈善在社会上的公信力、影响力。她关心他人、乐意助人，

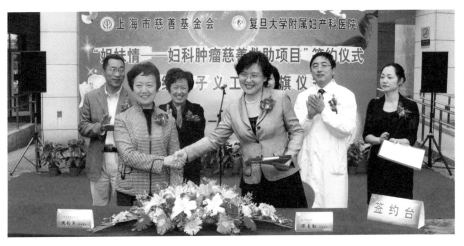

2011年，举行"姐妹情——妇科肿瘤慈善救助项目"签约仪式。

帮助一位来自贵州山区的贫困学生在上海顺利读完大学直至工作。她为推动上海慈善事业的发展作出了突出贡献，但当人们称她为"慈善家"时，她却谦虚地说："我只是个慈善工作者。"

春风化雨　教书育人

周剑萍是一个严谨的学者、一个优秀的知识分子、一个好老师，尽管她长期工作在繁忙的领导岗位上，但她坚持用平生所学教书育人、培育桃李，为国家输出人才，奉献社会。1992年调离医疗教学第一线去上海市卫生局做行政领导时，她唯一的要求是希望继续指导研究生和定期坐诊。管理工作非常繁忙，但她对科研、教学和医疗工作从不懈怠。她坚持定期组织生殖内分泌课题组开会，认真指导研究生的学习和科研工作，积极组织申报科研项目，讨论课题，及时了解和掌握学生的学习及科研进展。

我是周剑萍老师的第一位博士研究生，记得入学时，她有重要会议未能参加新生见面会，但她会后马上和我联系，牺牲周末休息时间把我约到她家里，那次见面令我至今难忘，当我如约来到她家时，她已经等在客厅，茶几上放了提前准备好的厚厚一叠文献资料、专业期刊等书籍，其工作作风的严谨和认真可见一斑。对于这样一位集名校大专家和领导身份于一身的导师，我深怀敬意，因此见面时忐忑不安，但她温暖的话语、亲切的关怀让我很快放松下来。她关切地询问我的家庭、生活，了解我的学习经历和科研兴趣，介绍她所领导课题组的科研方向，指点我未来需要阅读那些文献和专业书籍……那次见面我们谈了几个小时，她严谨的科研精神，诲人不倦的大家风范，谦逊、热情、亲切的作风，给我留下了深刻的印象，也影响着我此后的工作和生活，我欣喜庆幸我有一个如此好的导师！

攻读博士不是件容易的事，学习的枯燥、科研的艰辛、生活的清贫等考验着每个学生，三年间每个学生都可能经历学业压力巨大、实验的反复失败等挫折。每当此时，周老师便会说："萝卜干咸饭总要吃几年的，天将降大任必先累其筋骨。"她鼓励我们耐住寂寞，顶住压力，克服困难，坚持下去。

"一日为师，终生为父"，周老师是学生心中慈祥的长者，不论在学校或毕业的学生，她都给予尽可能的关心和支持，更为我们取得的每个成绩而骄傲。

当年我的毕业论文被学校上报为上海市优秀博士论文，周老师知道后非常高兴。走上工作岗位后，当我申请到国家自然基金项目时，当我晋升教授时，当我被评为博导时，她都特别为我骄傲。我毕业后逐渐挑起了妇科内分泌课题组的重任，使周老师的负担减轻不少。她常常高兴地说："你们逐渐成熟了，我们课题组的工作可以放心地交给你们年轻人了。"有时和她一起参加学术会议，她会自豪地把我介绍给同道："这是我的博士研究生，已经是教授、博导了！"言语间充满了对学生的爱和自豪。

周老师不仅在学业和科研上是我们的导师，在引导我们明白做人做事的道理、学会面对社会的经验方面也很好地诠释着"传道、授业、解惑"的为师之道。

胸怀大爱　医者仁心

周老师热爱医生这个崇高的职业。若能选择，我想她更愿意专注做一名医生，悬壶济世，治病救人。

20 世纪 60 年代，周剑萍从上海医科大学毕业后，即投身贵州山区医疗第一线，那里山高路险、贫穷落后、缺医少药，在那种条件下，开展工作和生活都有着常人无法想象的困难，但她努力钻研业务，克服困难，没有条件创造条件，为当地老百姓诊病治病、送医送药。认真组织培训当地赤脚医生，把党对少数民族的关怀送到千家万户，被当地称为"毛主席派来的好医生"。当地流传着这样一个故事：一位姑娘，尚未结婚肚子却日渐膨隆，街坊邻居认为她未婚先孕，有伤风化，流言蜚语逼得她要自杀。周老师听说后，为她做了诊断，在极端困难的条件下为她做了妇科手术，摘除了一个 20 多斤重的卵巢囊肿。不但治好了姑娘的病，更是救了她的命。在贵州山区的十几年里，周老师胸怀大爱，不计个人安危得失，把自己的美好青春奉献给了山区人民，医病无数，赢得了当地人民的深情爱戴和尊敬。30 多年过去了，贵州山区的人民仍忘不了她。时不时地就会有老乡来上海看她，带上点家里的土特产，送上对救命恩人的深情问候！

周剑萍离开医疗一线走上领导岗位后，虽然不能亲自对患者施治，但同事、下属、认识或不认识的人，只要找到她，她总是很乐意帮助解决就医治病的事。同她一样从医的丈夫成了她用得最多的资源。她深知眼下看病难，找好医生更难，就医难的情况一时半载还变不了。为此她常常告诫我们："作为医生，能做的我们就尽量多做些。"

2012年10月18日，为配合敬老活动，上海政协之友社组织一些医生到社区搞咨询活动，在发给街道的说明资料中，她把自己名字前的曾任职务划去了，只填了一个"主任医师"，还不忘叮嘱，"一到街道就开始咨询，实实在在些"。昔日的光彩或许在她的心中，远没有做一名救死扶伤的医生分量重。周剑萍后期无暇在医疗一线工作，但还是如此深爱着救死扶伤的高尚事业，珍惜"医生"这一崇高的职业！

谦和待人　襟怀坦荡

凡是接触过周剑萍的人，都会被她谦虚低调、虚怀若谷的人格吸引、折服。她为人谦和热情，无论领导还是普通百姓，都以礼相待，有着特有的感染力和亲和力。记得我研究生刚入学时，为了让我熟悉医院环境，早日融入这个大家庭，周老师专门抽出时间赶到医院，亲自领着我一个科室一个科室拜访，一路上不论见到医生、护士或工人，都热情打招呼，尽管那时候她已经离开医院多年，仍几乎能叫出每个人的名字，令我吃惊不已。妇产科研究所的临时工小宋后来对我说："周院长是个好人，她对每个人都很好，我和她接触不多，没想到她还能记得我！"

"海纳百川，有容乃大；壁立千仞，无欲则刚。"周老师为人胸怀坦荡、公正廉洁，身居高位，一尘不染。有一件事令我今生难忘，报考博士研究生入学考试时，我初生牛犊不怕虎，莽莽撞撞投奔红房子医院这个妇产科圣殿而来，面试时才知道报考周老师的学生通过初试的有3个，其他两个都是上海地区这一领域的熟人，但周老师不为干扰，坚持原则，录取了我这一素昧平生的年轻人。

2002年卫生局科研项目招标，我们课题组组织申报了一个项目，想到周老师曾在卫生局任职副局长，课题组的同志很想让她打个招呼，但周老师一口回绝并严厉地批评了我们，她说："科研工作来不得半点虚伪和作弊，这种通过打招呼拿课题的不公平竞争绝不能去做。"

生活简朴　家庭和睦

　　周老师生活非常简朴，她家里铺的枕巾都是"文化大革命"时期的，几十年前的东西，毛都没有了。红房子医院的同事去她家发现了这个情况，忍不住感叹："周老师自己搞慈善机构，把钱财都献给社会，把一颗心都献给社会。"

周老师一辈子那么能干，可她不会做饭，都是到婆婆家吃饭。有一次我跟她去课题组讨论课题的事，到吃饭时间了，她说，上我家去吃点吧。我知道她家没吃的，就说算了，她说没事，随便吃点。到了她家，我才知道，真的很随便。她准备煮方便面给我们俩吃，可她连方便面都不会煮，她放了很少的水，所有的汤料全放进去了，咸得不得了。我吃了几口，说："周老师，我想加点水。"她在那儿吃着说："我也加点水！"她也咸死了。但就是这样一个什么饭都不会做的人，在丈夫张永信教授生肾病后，每天亲自算好他应摄入的蛋白量、主食量，早晨上班前做好，温在锅里，让张老师起床后吃……张老师说："你周老师走的那天，我处理完她的后事回到家，看到她给我剥好的鸡蛋还在锅里，我心痛如绞，我强忍泪水把鸡蛋吃下去……这一年她尽心地照顾我，尽管她以前什么家务都不会……"

她和她丈夫感情极好，她去世之后，张老师一下就病倒住院了。我去看他，他跟我聊了几个小时，我才知道，他们结婚这么多年，虽已是70岁的老人，睡觉仍是手拉手的。周老师去世的第一天晚上，儿子怕他孤单，陪他一起睡。他拉着儿子的手说，儿子，你的手跟你妈妈一样，是凉的。张老师是华山医院的书记，但是他照顾周老师就像照顾小姑娘一样。在外面，周老师是干练、能干的女强人，但是在家里，却是那么幸福的一个小女人。

周剑萍老师的去世跟工作太累有关系，她已年近70岁，但每天仍12点以后才睡，做研究，写议案，天天忙……

周老师是红房子医院培养的一名好学生，是红房子医院的一位著名医学专家、一个好老师，是这个红色屋檐下走出的党的好干部，她为红房子的历史叙写了光辉的一页，为红房子增添了荣誉和骄傲。

周老师，您虽已离去，但您的精神将永世长存！

（张炜）

李 斌：
乐天派的"幸福密码"

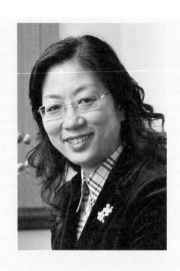

李 斌

医学博士、主任医师、硕士生导师、杨浦区"名医师"建设工程带教导师。曾任复旦大学附属妇产科医院团委书记、党委副书记、纪委书记、工会主席、妇委会主任、黄浦区青年联合会委员、常委。现任复旦大学附属妇产科医院行政副院长、杨浦区政协委员；上海市医学会老年医学、骨质疏松症专科学会委员、上海康复医学工程研究会妇女病康复专业委员会学术委员；《国际妇产科学》、《中国实用妇科与产科》、《中国临床药学》和《老年医学与保健》等编委。自1986年以来一直从事妇产科临床工作，擅长妇科疾病微创手术、围绝经期相关疾病的治疗。以第二作者或通讯作者身份先后在国家级核心期刊发表论文20余篇，SCI期刊文章8篇，参编专著4部。曾获复旦大学"创先争优·医德医风"优秀共产党员，上海市、黄浦区、复旦大学"三八红旗手"，上海市优秀工会工作者，复旦大学优秀妇女干部、优秀党务工作者，上海市医务青年管理十杰提名奖等称号。

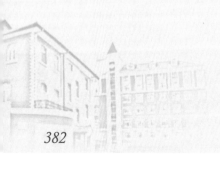

一进入李斌的办公室，她的爽朗笑声立刻感染了大家。李斌的办公室满目清爽整洁，而在她手边放置的一套精致茶具，又透露出优雅的生活情调。第一面，她的声音低沉而柔和，像手风琴的低音部，充满韵律和磁性，运动员的爽朗气质和不时流露出的欢畅笑容，令她看起来阳光而充满活力。

李斌是红房子医院公认的阳光院长。无论何时何地见到她，她的脸上总是挂着灿烂的笑容，永远一副精力充沛、神采奕奕的样子。似乎这个世界上压根没有什么能让她焦虑和无法接受的事情，岁月也仿佛从来没有在她的身上留下痕迹。作为现今红房子医院的行政副院长、主任医师、硕士生导师，无论行政管理或医疗工作，哪一个不是责任大，担子重？李斌是如何保持她的乐天派作风的呢？

李斌说人生要知"四乐"——助人为乐、自得其乐、知足常乐、天天快乐。我想这大概就是她的"幸福密码"吧！

豁达开朗，踏实是福

从一个普通家庭成长起来的李斌，有着一副积极乐天、锲而不舍的性格，回忆自己的成长经历，她感慨尤深："是我的奶奶给了我最大的影响。"文盲的奶奶就有着一副坚强的性格，硬是凭自己的努力，一页页翻着字典，自学认字。这股子不服输的韧劲儿也传给了李斌，她名字里那个"文武双全"的"斌"字，也是奶奶给她取的，寄托了老人家对孙女的期望。老人家总是教导李斌："吃亏就是占便宜。"这对她以后的为人处世影响极大，豁达开朗的性格正是由此养成。

工作28年至今，李斌一步一步走得踏踏实实。1986年7月本科毕业进入红房子，1995年上海医科大学攻读硕士。1998年硕士毕业的时候，李斌也曾面临很多机遇，可以离开红房子寻求其他也许是更好的发展，然而她还是毅然选择回到医院。2004年，学而不止的李斌又考取了在职读博，2008年毕业后，她依旧继续投身医疗工作。她的出色工作赢得医院上下的一致肯定，爱岗敬业，无私奉献一贯是她的工作格言。李斌回忆这段求学历程，感慨道："只要自己作出努力，不怕苦不怕累，成绩大家总会看在眼里的。"

尽管看起来风风火火，但李斌却是一个脚踏实地的人。大家都说，有李斌在的会议，总能将各项任务及时有效地贯彻下去。李斌做事从实际出发，对员工提出的要求从不机械化、指令化，不是一味埋头硬闯，而是考虑到方方面面的现实情况，在充分沟通的前提下展开工作。这种迂回婉转的办事作风，在实践中证明是十分有效的。不钻牛角尖，不给自己过重的心理负担，这就是李斌所谓的"阿Q精神"。她经常对年轻医生说："一个人的工作状态，包括生活状态，就像一根橡皮筋，要拉拉再松松，才能长久使用。不然一直紧绷着，拉着不松，很快就会报废。"而事实证明，正是这种张弛有度的处世之道，反而会事半功倍，也能长久地保持快乐心态。

2009年，李斌报名上复旦的EMBA班，学习管理理论。她倾心调查、研究，积极汇报，配合院长、书记做了大量细致的工作，团结领导班子，安抚职工思想，创新管理，制定和完善了各项规章制度，逐渐使医院各项工作走向规范化、信息化。

2012年7月初，李斌不慎右手骨折，仅在骨折当天复位后休息了一天，又立马全身心投入医院工作。当时，正逢全院准备迎接专科医院三级甲等医院等级复评审工作，同事们在那段时间总是看到打着石膏的李院长，依旧风风火火，挥舞着左手忙里忙外，行动效率丝毫不见打折。李斌笑称自己是个"耐不住寂寞"的人，她以实际行动，在加强干部执政能力上下功夫，在增强职工凝聚力上花力气，在促进医院科学化管理上做文章。在团结同事方面，她有自己的"三有"原则：有喜必贺、有病必访、有难必问。行政部门的工作人员都说，李院长让人没有距离感，每一个行政人员的实时状态仿佛都在她的脑子里。党政办的陈洁说，有一次自己身体不舒服，过了几天电梯间里遇见李院长，让陈洁没想到的是，事务繁忙的李院长问她是否好一些了，让她十分感动。"李院长外表大大咧咧的，但是内心很细腻。"

"三不""三有"，解难是福

谁是世界上最幸福的人？有人说，是给孩子刚刚洗完澡，怀抱婴儿面带微笑的母亲；有人说，是在海滩上筑起了一座沙堡，望着自己劳动成果的顽童；也有人说，是给病人做完了一例成功手术，目送病人出院的医生。李斌的幸福就来自为病人的排忧解难。

李斌的看诊、开药习惯几十年如一日，对每一位就诊病人提出的问题都一一耐心解答，能用便宜药解决的病症，绝不开贵药、大处方。单纯性滴虫或霉菌感染，永远是甲硝唑＋达克宁。这位"三不"医生始终坚持的原则就是：不收红包、不开贵药、不走穴。如此为病人着想的李斌，病人当然都特别喜欢她，这一点，从"好大夫"、"39健康网"等网站上近100条匿名留言就能看得出来。对于李斌的评价都相当高："医术精湛，妙手驱疑瘤；医德高尚，处处为病人"，"刚要进手术室时紧张得哭了，看看你那和蔼可亲的态度，我就没那么紧张了"，"很和亲，和蔼，是个好大夫，是个好医生，我们要永远地支持，她的医术很好，很高明"等等。如此大量的评价，而且是百分之百的好评，非常罕见。

一位孕妇87年生产的时候，当时还是住院医师的李斌是她的床位医师。最近，她被诊断为子宫内膜癌I期，因着当初美好的回忆，她专门找到李斌，请她做了腹腔镜下全子宫切除。这位患者在留言簿上写道："时隔境迁，故地重游，我来到红房子医院，肃然起敬，感谢这些尽心尽力的医护工作者，多多少少个春夏秋冬，不变的是你们的热情，改变的是我们这一个个家庭又走上了幸福快乐的生活道路。"

1994年，李斌进入医院纠纷部。众所周知，医患纠纷历来是医院最敏感、最为头疼的一个问题，需要有相当技巧和能力的人才能处理妥帖。李斌敢于迎难而上，在她的字典里，从来没有"困难"两字。她常说，困难的本质是一种停顿状态。只要你向前走，也许"难"还在，但"困"就已经解除了。解难是种快乐，解难是福。在这个旁人避之唯恐不及的纠纷部，李斌一干就是多年。"有很多事情，我们不要怕讲，只有和病人家属进行很好的沟通，我们才会做到很好的相互理解，家属也才有机会来理解我们的工作。"换位思考，让李斌赢得了病人的信任，也为医院赢得了良好口碑。

温和导师　理解是福

李斌很温和，比较润泽，就像"随风潜入夜，润物细无声"那样，让人慢慢地对她折服。年轻医生都喜欢跟她亲近，有掏心窝子话都愿意拿出来和她讲。李斌常和学生说八个字："吃亏是福、感恩尽孝。"这话说来简单，却蕴含着一个人宽广的胸襟、远大的目光和善良的本质。学生跟随她学习的历程，就像是个磨砺内心的过程，犹如从玻璃到水晶的转变。

李斌很忙，但为了带学生，宁可手术做得慢一点，也愿意为低年资的医生创造操作机会。学生顾超的第一个全子宫切除术、腹腱切除术，都是李老师手把手带出来的。对待学生，她愿意说，愿意教。无论多忙，她坚持每两个礼拜为学生们开一次组会，这个组会，不仅在读的学生参加，很多毕业了的学生也都赶来参加。无论多忙，她总是能够把学生的文章改好，学生们往往是在凌晨收到李老师的回复邮件。李斌爱生，学生肖喜荣读研究生时，在老家的姨妈突然脑出血，急得他团团转，晚上八九点的时间打电话给李斌，李斌马上联系自己的老同学，帮肖喜荣解决了难题。

李斌觉得自己有责无旁贷的义务告诉学生这个学科的现状、进展及未来发展方向，她说："让这些刚刚接触医学，正处于迷茫中的孩子清晰认识到基础知识与临床之间的关系，对他们加以引导和鼓励，让他们有信心，感到现在学的知识对将来的临床是很有用的，这个很重要。"她总是鼓励学生上进，努力，她说这是老师的使命。李斌觉得，"不仅仅是发表了文章，哪怕不是学术上的进步，而是其他方面，比如一例手术成功了，甚至是生活上的新变化，恋爱啦，做父母了，都是值得鼓励的进步。"

李斌有名研二的学生想留学换解剖专业，他满怀着压力找导师谈。没想到，李斌认真了解他的兴趣和志向后，发现他挺适合读解剖专业，非常爽气地鼓励他学习，并且帮助他办理了很多繁琐的手续。另一名研究生读完妇产科硕士专业后，觉得自己更喜欢的是卫生经济学，李斌也完全支持他改行。如今这名学生已成为复旦管理学院 2012 级 MBA 学生，正赶往新加坡国立大学进行 MBA 最后一个阶段的学习。李斌还有一名学生也已奔赴哈佛大学进行博士阶段的联合培养。

阳光院长，快乐是福

李斌的群众基础非常好。有人说，李斌是红房子医院里将群众路线彻彻底底、实实在在贯彻下去的第一人。有人还开玩笑说，天天在群众中的李斌，哪里还要再强调走群众路线呢？虽说是一句玩笑话，其实这里面蕴含着李斌的管理秘诀。

李斌刚进红房子时就积极参与各种活动，入院第二年即开始担任团委副书记，将医院的活动组织得有声有色。七八年的团委书记工作，让李斌成为当时医院年轻人中最为活跃的人物，凡是活动，她都积极参与。后来，尽管工作日益繁忙，作为院领导的李斌从来不是象征性地到场，而是每一次都真正参与进去，将大家的活动热情充分调动起来，与周围的医护人员、病人打成一片。这位在职工群众中出现频率最高的院长，用自己的一言一行真正地带动了大家，感动了大家。

2010 年，李斌作为行政副院长，分管信息、财务、人力资源、医保干保等多个部门的工作。大家对李斌的印象是：不管她接管哪个科室，总能很快融入其中，与大家打成一片。例如，管理医院信息系统（HIP）的建立，信息科的现状和医院设定的目标还有很大的距离，然而李斌不畏难，秉持"未来医院的管理就是信息的管理"这一理念，全身心投入这一极具挑战性的工作，压力有之，而动力亦有之。李斌坚持多与科室人员沟通，多给下面人鼓励，有事情都是第一时间到位。在基础比较落后的状态下，鼓舞士气成为她的妙招之一，大家的信心也随之被激发起来。而在财务管理方面，李斌主抓预算整理，2012 年的预算完成率达到 100%。人力资源管理方面，李斌也注重"感情留人"，倡导新进人员的岗位轮转，培养年轻人换位思考的能力，促进他们迅速成长，"我们所有的职工，都要主动去说话，要不怕去说话"，"年轻人应该努力去学会处理事情，去培养跟人交流的能力，为将来的工作打好基础"。在李斌的耐心指导之下，以前是医院老大难问题的职工纠纷情况也得到很大改善。

此外，李斌一直是位公认的运动健将，篮球、羽毛球，样样拿手，"身体好才有冲力、才有活力！通过体育锻炼，才会跟人有交流，眼界才会开阔，思路才能活跃！"这也是李斌快乐的源泉，幸福的密码吧！

（王珏）

王文君：
和风细雨　谦谦君子

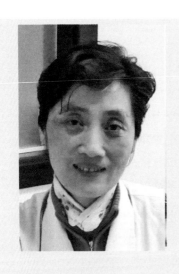

王文君

主任医师、博士生导师。1987年毕业于上海医科大学，2000—2003年接受上海市高层次中西医结合临床科研型人才的培养，2009年获复旦大学妇产科学博士学位。主要从事中西医结合妇产科及老年病的医教研工作，坚持以中西医结合为主的学术发展思路，掌握本学科领域国内外学术动态。临床工作擅长于中西医结合治疗月经失调、不孕症、反复自然流产、围绝经期综合征、生殖道炎症、子宫内膜异位症、子宫肌瘤、卵巢囊肿等。现任全国中西医结合学会妇产科专业委员会常务委员、上海市中西医结合学会心身医学专业委员会副主任委员、上海市中西医结合学会老年病专业委员会委员。作为课题负责人，先后承担国家自然科学基金等7项科研基金研究项目。

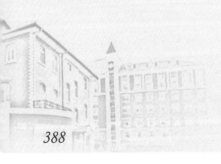

见到王文君的第一眼，是在她的专家门诊外，透过半掩的门，她被一群患者包围着。为了不耽误她工作，打了个招呼，我们就在门外等着。可没多久，她就出来了："不好意思，你们进来等一会。一会就好了。"声音那么温柔，果然名不虚传。我心里暗暗想着，开始仔细打量面前的这位女大夫：面容清丽，短发清爽，个子高挑，身材纤瘦。

从医科佼佼者到俞瑾高徒

1981 年，王文君从上海医科大学毕业时，全年级名列前茅，是施李月卿奖学金获得者，成绩优异的她可以选择任意一个自己喜欢的专业。但她毅然以组织的需要作为自己的志向，来到了当时被认为又苦又累、责任又大的妇产科医院。

在红房子医院，学西医的她开始跟俞瑾老师读研究生。王文君是勤奋的。为了抓紧时间，加快研究进度，读研究生期间，她经常整夜整夜地待在实验室，不知疲惫地进行研究工作，有时候还会拉上她的爱人，同是学医出生的潘卫投入实验中去。"那时，真的是看着太阳落下去，看着太阳升起来。"王文君说。为了获得可靠的研究数据，进行重复实验；不放过任何研究线索，进行数据的反复推敲；绝不妄自猜测科学，努力从自己的实际实验中总结科学道理。参加工作后，对于临床工作和科研中碰到的问题，王文君总是习惯于自己主动阅读国内外文献和资料，通过总结和精炼，形成独特而清晰的专业思维。

导师俞瑾对王文君的影响是巨大的，无论是业务上，还是在精神上，俞瑾都是她的榜样。在采访过程中，她不断地提及俞瑾。"俞瑾老师，她不仅仅是中西医结合，她已经到了中西医融合的境界。""俞瑾老师是一个内心非常强大的人。"在工作中，她继承了俞瑾对中西医结合的热情、对生命整体观的把握和对中医思维的细致认识。她承担了上海市卫生局、上海市科委、国家自然科学基金委等多项研究课题，并承担了"上海市中医临床优势专科（专病）建设项目"，作为主要参与的研究项目先后获上海市科委科技进步奖二等奖及中医药管理局科技进步三等奖。近几年，王文君一直致力于红房子医院中药复方"更年春"的研究。在圆满完成一项国家自然科学基金面上项目后，她不断开拓思维，寻求新的研究线索。通过和药学及神经生物学相关专家的讨论，再次申请到了

389

一项国家自然科学基金面上项目。为了这一项目，王文君经常深夜研读各种文献。她的学生李君回忆那时的情景时说：

> 当时，我经常会接到王老师电话："李君，我觉得对于研究背景的阐述条理还有所欠缺，应该这样调整一下……""研究的技术路线还不够清晰，要这样修改一下……""参考文献有几条格式不对，要细心更改。"

正是这样从整体到细节，一点一点地修改，才逐步形成了获得一致好评的标书。收到标书通过消息的那天，王文君表现出来的那份喜悦让李君感动不已。"那样的激情点燃了我们这些学生的热火，拨开了我们眼前迷茫的雾霾。"李君说。

外柔内强，她是工作一把好手

在红房子，王文君是公认的谦谦君子。温柔，人品好，为人本分，做事踏实、认真，是我听到最多的评价。

2000年，医院要派出支援西藏的医疗队，当时正在因发热接受治疗的王文君没有推脱，即使放心不下家中父母和年仅10岁的儿子，还是毅然赴藏支援。2005年那年她升主任医师，同时兼任人力资源部主任，她硬是临床、行政两头都没耽误。"她工作敬业，几乎从来不请假。她基本上每天都加班。如果哪天白天看门诊了，为了不耽误人事的工作，晚上回到人事科继续加班。""周六、周日，她也会加班。她从来不抱怨、不计较，不争不抢。""她虽然话不多，但人真的很好，很关心下属，任何时候都不为难人。"对于已经任满离开人事岗位的王文君，老部下们这样评价她。

如今，回到临床岗位的王文君全身心地投入对专业的不懈追求之中。她总是对学生说："我认为中药在临床中有着重要的作用，虽然较难研究，但有着远大的前景。"她说："做医生，做学问，贵在坚持。红房子医院的中西医结合在过去是辉煌的，我们要保持优良传统，更要发扬，再创辉煌。"她现在每周都在俞瑾工作室学习，每周跟着俞瑾看一次门诊。"中医靠的就是临床积累，随诊能学到很多教科书上没有的经验。真的很不一样。"王文君说。由于俞瑾老师在生殖内分泌方面与国外学术圈保持着密切的联系，因此也常常将自己关注到的最新动态，结合中西医融合的体会，用 PPT 向学生传授。王文君非常珍惜这样的学习机会。采访过程中一直表示"没什么可说"的王文君很罕见地跟我们分享了工作室的一个研究课题："比如说，现在非常普遍的卵巢功能低下的病症，西医因为担心使用大剂量的雌激素会抑制卵泡发育，且有发生血栓的风险，一般不敢用大剂量的雌激素治疗，但从中西医的角度，就可以根据患者卵巢功能低下的程度，酌情使用大剂量的雌激素，同时辨证给予补肾活血等中药治疗，患者卵巢功能明显好转，一个个不孕患者如愿以偿地孕育出了健康聪明的新生命。现在通过实验，我们已经发现了一些证据。……"尽管是外行，我依然感受到了她沉浸科研的那份热忱和执著。

"中西医结合，就是两条腿走路，该用西药的时候用西药，该用中药的时候用中药，达到全面的效果。现在科学还不够完善，我们要努力探索……"她声音轻柔但语气坚定。

对病人是出了名的好

在王文君看来，和产科"制造一个人"相比，她们的工作就好像是"制造一个胚胎"。病人不可以心急，养好卵巢至少要几个月，才能开始孕育生命。再加上"人是社会的人，要全方位地考虑病人的病情，让人的状态，无论是生理上，还是心理上，得到治愈，人才会真正治愈"。

王文君的学生跟我这样描述：

王老师对待患者总是面带微笑，即使再难缠的患者，也会用她的绕指柔让患者静下心来，照一位患者的描述"不能对一位态度这么好的医生态度不好"。好几次，我下班时去找王老师，即使已经过了下班时间，她还是会耐心地为患者看诊，甚至帮患者联系化验室等科室，请他们协助检查。谈到患者，王老师总是会说"他们真的挺不容易的，医者父母心，我们要尽我们所能去帮助他们，这是我们身为医生的责任"。正是这样的言传身教，我们在自己的临床工作中，也会持着更耐心、更负责的态度对待患者。

"好大夫在线"网的患者留言这样说：

很抱歉这么久才来感谢王医生，我因为例假不准，在本地医院吃了中药意外怀孕了，在王医生这儿第一次因孩子太小没检查出来，以为是内膜厚，差点刮了宫，还好先配了点药，是两面性的，有保胎作用，后来知道是怀孕后，王医生不仅主动给我打电话了解情况，表示未及时在网上看我的咨询，对给我造成的困扰表示歉意，还在她不上班的情况下为我就诊，很感动！一个专家而且是有影响力的专家还可以如此谦虚，真是我们病人的福气。现在我在她的指导下，一切正常，不管后续我和宝宝怎么样，我都很敬重感谢她！

我在她这里看了几年了，虽然这个病不做激光是不能根治的，但是王医生给我开的药，很有控制疗效。最重要的是态度是我见过的医生中最好的一个了。非常耐心、细心，你的问题会一一解答。而且这个医生非常诚实。我后来有个奇怪的病，她非常诚实地告诉我她没有遇见过，叫我到她推荐的医院再检查一下。很为病人负责，不耽误病人的病情。而且她觉得她没法看的病都没有收我挂号费，让我退了。不像有的医生看不懂还故意在病例上写写，算对挂号费有交代。

王医生清新秀丽一点不显老，说话温文尔雅，没有大医生的架子。虽然话不多，但每一句话都是重点。而且开药方很慎重，为病人考虑。由于本人年龄大了，急切想怀孕，王医生总是很有耐心地安慰我。经过王医生的精心调理，在第三个疗程中，我真的怀孕了！现在安胎中，医生检查说长得很好，我很开心！衷心谢谢王医生！祝她永远健康美丽。

采访期间，不断有病人进来询问，此时，王医生今天的门诊时间已经到了，但她仍然柔声细语、很耐心地跟每一个病人解释。我忍不住地说了句："王医生，你真是温柔。"她有些不好意思，向我解释起来："虽然病人多，但还是要耐心，要让病人真正理解其症结所在，病人才能信任你，配合你，和你一道把疑难杂症给解决了。"红房子医院以治疗疑难杂症闻名，现在百分之七十的病人是外地来的，"每个病人都是不一样的，面对每一个病症，都要动脑筋。外面已做的检查报告，有参考价值的就不要重复检查，能省一点是一点，千里迢迢来上海多不容易"。多好的医生啊！真是病人的福音。

和风细雨暖人心

遇见如此温柔的师长，她的学生该是怎样的幸福：她从不会严苛对待学生；她说人都需要鼓励，学生都是优秀的，"大方向要给学生把握好"。对于刚刚接触科研的学生而言，有时会难以控制烦躁的心情，尤其是一再实验却没有获得预想的结果时，失望、失落袭来之时，王文君的和风细雨从来都不会缺席。她会一边指出实验中的不足，同时给出恰当的建议，并鼓励、支持学生。李君曾在文中写道："王老师温暖的和风细雨不亚于任何条框，恰是一盏指明灯，柔弱的光芒，确是满满的希望。"

当得知学生在外租房住开销很大而有经济压力时，王文君主动提出让学生暂住她家。她经常带学生参加学术会议，碰到别的老师时，总是像推出宝贝般介绍："这是我的学生。"

李君说，自己做课题迷茫的时候，王老师定期和她讨论课题的进展，用婉转的方式告诉她，只要再努力一点，就能获得成功。"参加工作后，因为工作和生活的压力，听到我的抱怨后，王老师没批评我不够上进，而是细细帮我分析现状和未来，鼓励我更加积极对待。"

有一种女人，说话不喋喋不休，做事不风风火火，待人不大大咧咧。她们是春天的雨水，润物细无声，她们是秋天的和风，轻拂你的脸庞。她们以女性特有的情怀，放开胸襟去拥抱整个世界。王文君就是这样一个人。

（楼岚岚、李君）

李大金：
学术无涯　杏林常春

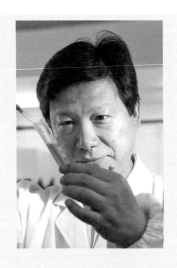

李大金

生于江苏扬州。现任复旦大学附属妇产科医院副院长，妇产科研究所所长，教授、研究员、博士研究生导师，中国中西医结合学理事，中国中西医结合学会妇产科专业委员会主任委员，中国免疫学会理事，上海市免疫学会副理事长，中国免疫学会生殖免疫分会主任委员，上海市计划生育与生殖健康学会理事。中国民主同盟盟员。主要从事生殖免疫学研究及生殖医学临床医疗及教学工作。先后9次承担国家自然科学基金面上项目，2008年入选上海领军人才，获2007—2008年度卫生部有突出贡献中青年专家，2007年获上海市劳动模范，2006年入选上海市医学领军人才。担任《美洲生殖免疫学杂志》(*American Journal of Reproductive Immunology*) 副主编，《细胞与分子免疫学》(*Cellular & Molecular Immunology*) 编委、《国际临床与实验病理学杂志》(*International Journal of Clinical and Experimental Pathology*) 编委，《复旦大学学报》(医学版)、《现代免疫学》、《生殖与避孕》、《国际计划生育与生殖健康》等杂志常务编委；《中华微生物与免疫学》、《中国中

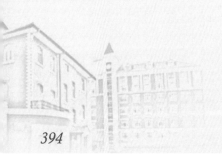

西医结合》、《细胞与分子免疫学》、《中国免疫学》、《生殖医学》、《中国实用妇科与产科》编委。

在上海老城厢一条幽静的小马路——肇周路上，有一幢深红色的四层老式洋房，相对于隔街那人头攒动的红房子医院而言，这幢挂着"妇产科研究所"牌子的小楼，显得格外安静、朴素。然而斑驳的门栏却显示着岁月的痕迹，向世人诉说着它悠久的历史。这幢小楼里的人更是开了中国妇产科生殖免疫的先河，掌握着国际上最为先进的生殖免疫理论与技术，让一个个饱受不孕不育、习惯性流产的不幸家庭看到了希望，找到了幸福。这幢小楼的负责人，就是本文的主角、复旦大学附属妇产科研究所所长——李大金。

"做学问，要耐得住寂寞，守得住清贫"

1982 年，从苏州医学院毕业的李大金，对协和医院的"风湿病免疫"心向往之，却阴差阳错地被分配成一名妇产科大夫。然而信念坚定的李大金还是矢志不渝地继续着心爱的免疫学研究和探索，只是就势调整了方向，选择了与妇产科关系密切的新兴边缘学科生殖免疫作为主攻目标。他先后考取了上海第一医学院研究生院妇产科生殖免疫硕士、博士，成为擅长生殖免疫和中西医结合妇产科的"全国名老中医"李超荆的弟子。

生殖免疫是生殖医学及妇产科学重要的研究方向，在 20 世纪 80 年代属于刚刚起步的前沿科学。当时妇产科医院的研究生深造人数还没那么普遍，加之研究条件比较落后，攻读生殖免疫的研究生更是少之又少。李大金凭借着执著的追求和坚韧不拔的毅力，一路走来，稳扎稳打，一步一个脚印，不但成为了著名的生殖免疫学专家，更是带领着自己的团队跻身国际生殖免疫学界前列，走出了属于中国的生殖免疫之路。

1998 年，李大金课题组瞄准了妇产科临床亟待解决的"反复自然流产"难题，并一举拿下国家自然科学基金，开始"协同刺激分子在母胎免疫调节中作用"的研究。几年里，他们完全依靠国内现有条件，通过刻苦钻研，取得丰硕的研究成果。那时，为了攻克一个个难关，哪怕在寒冷的冬夜，李大金也会坚守实验室，分析各种复杂的实验结果，处理各种枯燥的实验数据。那时科研人员少，经费有限，甚至一些试验材料都需要自己制备，但李大金愣是带领着几个学生，从前期准备工作入手，查阅文献、研究设计、材料收集、抗体制备、分析比对、数据处理，刻苦努力之下，以一年半的时间完成了原本计划中三年才可能完成的课题。当学者、做学问表面看起来风光，但实质上很艰辛。只有甘愿为科学事业无私奉献的人才能忍受别人无法想象的清贫和寂寞，但也只有这样的人才能收获成果取得突破时带来的无穷乐趣。医学科学的研究、实验周期都很长，费时费力，难度也大。为测一组数据在实验室连熬几个通宵是常事。那时李大金办公室、实验室的灯光常常是从傍晚亮到深夜，甚至黎明。夜深人静的时候，常常会有灵机一动的"闪念"，耳目一新的创新思路会让他忍不住立即前往实验室求证检验，这种夜不能寐、废寝忘食的兴奋会让任何孤单、寂寞、忧郁的情绪都在顷刻间一扫而空。而突如其来的突破性成果也常常会出现在"灵光闪现"中，那种兴奋让人终生难忘。李大金回忆当时的情景时，眼神里有种掩饰不住的快乐。

两年的时间，李大金研究发现，围着床期干预协同刺激信号，使母—胎界面呈现 Th2 型免疫偏移，外周呈现母—胎免疫耐受的现象，并最终改善了自然流产模型的妊娠预后，为反复自然流产的孕妇及家庭带来了福音。他也因此获得教育部科技进步二等奖等殊荣。当全面完成这项国家级课题的时候，李大金形成了创新性科研思路，也激发了他对科研工作的一些新想法。此后的十多年里，他一发不可收，在科研这条路上不断探索前行，锐意进取，勇于创新。用"不待扬鞭自奋蹄"来形容李大金一点也不为过，在学术研究上，他始终敢于挑战自我，不断否定自我。他领导的课题组取得的生殖免疫学研究成果得到国际学术界的广泛认可，填补了国内一项又一项空白，并跻身国际先进行列。作为课题负责人，他先后承担了国家自然科学基金项目面上项目 8 项、重点项目 1 项、重大国际合作项目 1 项，总经费超过 700 万元。获卫生部、教育部、上海市及国家中医药管理局等科技进步奖 10 余项，其中"母—胎免疫调节机理的研究"获 2006 年度教育部科技进步二等奖。起草了生殖医学研究"973 计划"。

其中"环孢素 A 在制备保胎药物中的用途"和"母—胎免疫调节机理的研究"

开创了生殖免疫治疗新模式，为众多流产者带来了福音。

1995 年和 2001 年，李大金先后两次作为访问学者到日本大阪大学医学部学习，在实验室工作的日子里，李大金最大的收获是认识到发表英文学术论文的重要性。他看到日本那么一个自尊自傲的民族，却对用英文发表论文的国际权威学术杂志崇拜得五体投地，他知道自己以前只写中文论文的观念是错了。访问结束，日本某企业许以高薪挽留李大金多待一年，李大金却摇头说："日本人的理念我已经学会了，待在日本只能多赚点钱而已，但国内的项目和事业都等着我回去启动。"他按时回国，依然和家人一起住在当时医院地下室的宿舍里，坚持开展起步研究。

访学的收获，让他开始重视向国际学术界的冲刺，一步步的积累和尝试造就了李大金的进一步成功。2002 年，李大金在国际生殖免疫学会的著名学术期刊上发表第一篇英文论文后，他的研究成果和学术论文便频频出现在国际著名学术期刊上。2008 年以来，更是在诸如《免疫学杂志》（*Journal of Immunology*）、《生殖生物学》（*Biology of Reproduction*）和《人类生殖》（*Human Reproduction*）等顶尖杂志上发表了高质量的学术论文。近 5 年来，他发表的学术论文高达 90 余篇，其中 SCI 论文 77 篇，被直接引用近 500 余次。他也因此被《免疫学杂志》（*The Journal of Immunology*）、《临床免疫学》（*Clinical Immunology*）、《生殖免疫学杂志》（*Journal of Reproductive Immunology*）、《疫苗》（*Vaccine*）等国际著名学术期刊邀请为审稿专家。2008 年应国际生殖免疫学会邀请，在国际生殖免疫学学术会议上作主题报告。2010 年开始担任国家自然科学基金委员会生命科学部专家评审组成员，2010 年在《血液》（*Blood*）发表学术论文，10.55 的 IF 突破了中国妇产科领域最高影响因子的界限。2010 年成为《美洲生殖免疫学杂志》（*American Journal of Reproductive Immunology*）的副主编；2010 年受第 11 届国际生殖免疫会组委会邀请，出任会议主席。2008 年和 2010 分别主办两届国际生殖免疫学大会。2013 年成为国际生殖免疫学会决策咨询专家……这些成就更进一步奠定了我国在这一领域的国际学术地位。

"做学问，就要耐得住寂寞，守得住清贫"，这是李大金一直告诫学生并勉励自己的座右铭。严谨慎独的他，不苟言笑，不喜欢应酬，也唾弃学术浮夸之风。他常常对学生说，做研究要靠真本事，切不可急功近利、走捷径。几十年

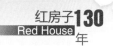

来，他求真务实，几乎每个晚上都在实验室或办公室度过，下班后回家简单吃个饭再折回办公室已经成了他的习惯。只要不出差，每个节假日也都能在办公室看到他的身影。或实验，或思考，或写稿，或著书，他将自己的生活完全融入了生殖免疫的事业中，用他的睿智、勤勉以及身体力行诠释了一个科学家的行事风格——朴素生活，潜心钻研。

"做医生，就要体恤患者，对得起病人的信任"

李大金不是一个只会搞科研的"书呆子"，他更是一名会将学术成果与临床医疗很好结合的医者和智者。将科研成果转化为临床诊治方法，更好地帮助更多的女性患者，是他一生的追求。

在母—胎免疫调节机制的研究获得国际生殖生物学领域广泛认可后，他将其应用于临床实践，使反复自然流产患者的再次妊娠成功率达到90%，吸引了众多全国各地乃至海外慕名而来的患者。"反复流产患者比不孕患者其实要痛苦多了，来我这里的病人一般都是流产过三次以上，并且久治不愈的。"李大金说。他告诉我，反复流产的女性每一次怀孕时，都会经历从喜悦到担心，从无助到恐惧，最后身心俱痛却一无所得的心理历程，她们承受的是无法言语的生

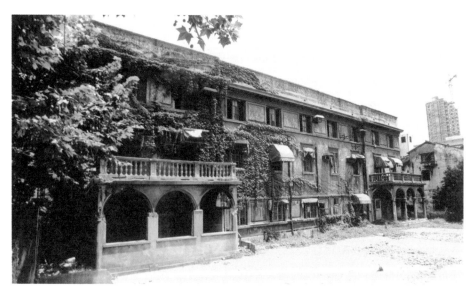

2004 年的妇产科研究所。

命之痛以及无法比拟的心理压力。也正是这些让人同情的女子让李大金坚定了一定要替她们看好病，攻克反复自然流产难题的决心。"科研一定要依托临床，我们做科研归根结底还是要为病人看好病，难道不是吗？"李大金如是想，如是做。

每周两天的门诊，病人中 70%—80% 是来看反复流产的。门诊日的时候，李大金常常会收到成功分娩的患者家庭送来的红蛋。爽朗的笑声和祝福声常常都会让身边那些还在治疗中的患者感动不已，并信心满满。

由于门诊时间不多，外地患者常常会自行找到研究所来，李大金办公室的门常常会被慕名而来的患者敲开，虽然常常也会怨念工作思路被无故地打断，但看着从全国各地奔赴而来的患者那种期盼的眼神，李大金始终不忍回绝。他的学生给我讲了这样一个故事。有一次，李大金的一个科研项目已经到了攻坚阶段，全力备战的他正在办公室内准备资料，门被推开了，一位抄着浓重河南口音的女子探出头问道："是李大金吗？""你是谁？有事吗？怎么找到这儿来了？"被打断了思路的李大金有些不悦地问道。女子知道是李大金后，还没说话就已经泪如雨下。原来这是一位已经有过 5 次流产经历的女性，8 年来，怀孕—流产—再怀孕—再流产，成为了她生活的全部，每一次都是 3 个月左右就流产了。本就生活不富裕的她，把挣来的钱都用在了治疗上，但始终得到的是"又流产了"的结果。这是她的第 6 次怀孕，目前已经 2 个多月了，乡下的婆婆发出最后通牒，这次再不成功就让她和自己的儿子离婚。说完自己的经历，女子已泣不成声，她说自己也是听了当地的一名医生介绍才想到来找李大金的，下了火车直奔红房子妇产科医院，却不想他已经结束了门诊，而下次门诊要一个星期以后才有。她说她等不及了，路上已经再次见红，生怕孩子保不住……看着眼前这位可怜的女子，李大金方才的不悦早已荡然无存，尽力帮助她保住这个孩子，是他最大的想法。于是，他放下手中的工作，边安慰她，边安排人员带其去做 B 超，抽血检验 β-HCG 和孕酮。结果一项项出来了，指标的确都很有问题，李大金在详细询问了病情，并查看了当地历次流产后的记录以后，结合检查情况，开出了处方，他大胆地运用以环孢素 A 为主的中西医结合疗法为其保胎治疗。2 天以后，出血量明显减少，一个星期后，血完全止住了。而此时 β-HCG 和孕酮的检测值也不断上升，接近了正常值。患者再次流下了眼泪，

399

与往常不同的是，这次的眼泪是幸福的眼泪。就这样，病人在李大金的精心治疗下，成功保胎到4个半月后回了家乡。临走时，女子给李大金深深地鞠了一躬。几个月以后，正在看门诊的李大金接到了来自河南的喜讯，是那名女子的丈夫打来的，她顺利生产了，而且还是一对可爱的双胞胎。电话的那头是声声的感谢，而电话的这头，李大金淡淡的微笑后依旧保持着他一贯的淡定。

治愈病人就是最好的广告，一传十，十传百，有一个滚雪球的效应，所以李大金的患者遍布全国很多地方。有时出差在外，手机响起，常常可以听到他在指导外地病人如何用药，复查哪些指标。有人问他，你已经是这么有名的教授了，还用得着这么累吗？等回去了让他们来就诊不就得了。但他却说，流产的患者已经很不幸了，病情说不准就有了变化，她们怀孕不容易，保胎更不容易，来回奔波反而更加容易导致流产，所以我们能够帮他们的就要尽心尽力，这点累又怕什么呢？我们不能辜负患者的信任。

随着生活节奏的加快，越来越多的女性出现了卵巢早衰，往往忙碌的白领女性要等到月经不再光顾或者想要生育宝宝的时候才会来看病，而到了这个时候医生已回天乏术，李大金也曾碰到过这样的病人。一次门诊，一位30多岁的小白领因几个月月经不来而就诊。经检查，李大金下了"卵巢早衰"的诊断。本以为只是月经失调的小白领在了解了这个疾病后面色煞白，要知道因为工作，她至今还未生育呢。而如今一纸诊断不是扼杀她还憧憬着的"做母亲"的梦想吗？她呆坐着，半天也回不过神来，李大金见状，对她说："别急，不是不治之症，还不算太晚，你只要配合我治疗，我一定替你纠正！"李大金铿锵有力的话语无疑像一针强心剂给了小白领莫大的信心。他利用滋阴降火的中药辅以地塞米松、克龄蒙等西药给予其治疗，一个月以后，小白领的月经来了。几个月以后，各项激素指标趋于正常了，当小白领手捧着化验报告的时候，有种重新找回希望的温暖感。在李大金的建议下，她考虑边巩固疗效，边适时怀孕生子。六个月以后，喜讯传来，她升级成为了妈妈，李大金也露出了欣慰的笑容……

这样的例子不胜枚举。一位患者在好大夫网上曾留下过这样一段话：

2006—2009年流了三次产，从老家看到杭州，又从杭州看到上海，金钱时间是不用说，心理上的痛是无法说清的，抱着最后的希望到上海红房子妇产科医院看，从众多医生中选择了李大金医生，这可能是我这辈子最明智的选择。看了半年时间，从中西医调理，到怀孕后吃药保胎。某天李医生对我说，好了，成功了，你回去吧！那时我怀孕正好60天，我都不敢相信！2010年1月26日，我生下儿子，整个心放了下来。谢谢李医生，给了我一个家庭的希望，一个美好生活的希望……

除了治疗习惯性流产和免疫性不孕之外，李大金在其他女性疾病的诊疗方面也有着不同的建树。针对国际上围绝经期激素替代治疗面临的挑战，他率先启动研究了中西医结合激素替代疗法（HRT）方案的药效机制，并在临床应用中显著维护了围绝经期妇女的身心健康。针对免疫性不孕症易诊断而难治疗的国际现状，他率先应用中西医结合治疗方案，使自身抗体阴转率达85%以上，妊娠率在30%以上。始终坚持基础与临床研究相结合，中医与西医相结合，李大金在生殖免疫学涵盖的生殖内分泌—免疫调节、母胎免疫调节及生育免疫调节等多项研究中取得突破性进展，形成一整套具有特色优势的医疗技术方案，治疗水平在国内处于领先地位，也因此成为全国多家医疗机构效仿的典范。在他的领导下，生殖免疫学组在国内外率先开展了对免疫性不孕症、更年期综合征及反复自然流产等的临床工作，积累了丰富的临床诊治经验，破解了众多生殖免疫学难题，不但治疗效果立竿见影，又好又快，而且使生殖免疫学理论清晰明了，不再如盲人摸象般地似是而非，照亮了中西医结合治疗生殖疾患的夜空。而这一切均源于他对患者始终的关爱，源于他急病人所急，想病人所想的大爱情怀。

"做老师，应该在学业上、生活上给予更多的关爱"

李大金的学生遍布全国，多年来他先后培养博士研究生40名，硕士研究生20余名，其中3名获上海市优秀博士学位论文，80%博士毕业生作为课题负责人获得国家自然科学基金项目资助，他也连续两年被评为复旦大学优秀导师。2011年被评为"复旦大学研究生心目中的好导师"。他时时教导学生，做任何事情，都要脚踏实地，一步一个脚印。在他眼中，科学研究工作必须严谨，不允许学生有任何小小的疏漏，更不能放过任何的研究细节。

他格外重视每周一次的课题组组会，记得有一次去杭州出差，因为知道当天要开组会，他连晚饭都没吃就往回赶，并通知大家大约一小时后照常进行组会，为的就是点拨学生阅读文献以及课题设计。当他饥肠辘辘地出现在会议室的时候，学生无一不为老师的敬业精神所打动。他们都说："老师这么重视我们，我们怎么可以偷懒？"身为大牌的教授和专家，他还是时常走进实验室和学生探讨具体实验细节、分析实验结果，关注每一个课题的进展情况。就是这样的言传身教，给他的学生们树立了无形的榜样。自觉、奋进、勤勉——这些李大金所传承的良好科研素养也同样在他的学生身上留下深深的烙印，被一代代传承下去。

李大金始终认为，成功在分分秒秒中，成功在每一个细节中。在指导学生的过程中，他把严谨的作风融入细节教育之中。记得一个学生花了三个月的时间研究后认为在母—胎界面不表达一种特定的细胞因子。然而有着扎实科学功底的李大金却不这么认为，他推测在母—胎界面肯定存在表达这个分子，于是他就督促学生说："如果你认为不能表达，你必须给我足够的证据。你所谓的不表达是细胞真的不能表达这个蛋白，还是试剂不过关，抑或是你自己的操作不过关？你必须给我一个精准的说法"。面对这个认死理的老师，这个学生只得投入更大的精力作更为深入的研究。他买来阳性标志物，反复检验操作过程的每一个环节，最终在反复研究中发现这一分子在母—胎界面上的确存在表达，更促成了之后这一研究成果发表在国际顶尖的《血液》杂志上，并取得了高达10.558的影响因子。"有就是有，没有就是没有"——李大金对于科研的严谨，对于学生的细节教育从中可见一斑。

作为研究生课程的"临床免疫学"教学组组长，李大金在教学工作中也倾注了大量的心血，他编制并不断更新教学计划，主编并出版了《临床免疫学》、《生殖免疫学》等教科书，为培养生殖免疫学专业人才不遗余力。遴选授课教授，改革考试方式，在他的建议下，一系列有关教学的改革措施应运而生。比如对于博士研究生考核，不是采用传统的笔试，而是让学生查阅文献，结合自身的学科方向撰写一篇与免疫相关的综述，且采用汇报的方式进行，并与相关专家提问综合点评来进行考核。这些模式的启用，从一定程度上改变了以往呆板的应试制度，受到来自教学老师和学生的一致好评和青睐。

李大金在学业上严格要求学生，但生活中就像一个慈父。他们说，李大金虽然忙碌，但始终关注着他们的生活。学生的家庭关系不和睦了，他一定会叫来谈话，像父亲一样开导他们，生活和工作同样重要，要学会体谅父母，体贴爱人，关爱子女，要尽量抽时间和家人在一起共享天伦之乐；学生要结婚买房差钱的时候，他听说一定会替他们补上那缺了的部分，在他的学生中有多人都是在他的资助下交了首付买了婚房，顺利地踏进了婚姻的殿堂，而他从来不会再提起这资助的钱款，直到学生有钱时自己还上……记得在一次讨论活动中，他这么向上级谏言："妇产科医院的未来在这些年轻人身上，十年之后一些不起眼的年轻人可能就是妇产科领域的大教授大专家，所以我们要好好带他们，留住他们。作为专家教授，不要计较自己的得失，要学会舍得，我们每个月少拿点钱，让这些现在真正需要用钱的年轻人体会到单位的温暖，是最重要不过的了。"他的这种无私，以及对学生、对年轻人的涓涓细流般的爱护，让在座所有的人都为之感动……

"做管理，要敢管要创新，独乐乐不如众乐乐"

1999 年，李大金任上海医科大学妇产科研究所所长，鉴于所属各实验室条块分隔，实验空间及研究设备利用率低，研究设备老化等弊端，从 2004 年起，他冲破重重阻力，对实验室运转机制进行大胆改革，在全国率先实行研究所所有研究设备及实验空间为医院所有课题组开放及共同利用的政策，使原来仅能容纳 20 名研究人员的研究所，可同时接纳 60 余名研究人员从事各自的研究工作，极大提高了研究设施的利用效率。他建立了成熟的研究技术平台对社会开放，实现资源共享。这种新的实验室开放运转机制，明显增加了日常管理难度，而李大金通过创新意识，投入大量心血，不断强化管理，使各课题组能够顺利完成各自的研究任务，科研优势大大增加。面对褒奖，他却说："独乐乐不如众乐乐，妇产科医院的学术发展就应该百花齐放才能显现出大学附属院校的深厚功底以及独特魅力，我愿意为此而努力。"言语之中的大气让人领略到一个大教授坦荡的心胸以及无私的奉献精神。

此外，为了激励研究人员的工作热情，李大金提出了用绩效评价体系来发放奖金的方法，极大地调动了大家的积极性。随着这些机制的有效运行，目前研究所科研论文的数量和质量都有了大幅度的提高，其中 SCI 论文数量增加了近 5 倍；建立了合理的中青年研究人才梯队；研究所承担的科研项目数量也增加了近 3 倍，逐步建立了体现人尽其才、资源配置优化、科研业绩评价客观的管理运行机制。而这些都与李大金"敢管、敢创新"的管理思路密不可分。在任科研副院长之后，妇产科医院国家自然基金翻了一番，李大金更是为此立下了汗马功劳。

2007 年获上海市劳动模范荣誉称号，2008 年入选上海市领军人才并获卫生部有突出贡献中青年专家，2010 年成为国家自然科学基金委员会生命科学部专家评审组成员，2011 年获上海市医务职工科技创新标兵称号……顶着一连串荣誉的李大金越来越忙碌了，带着学术研究的心为病人诊疗的他依然早出晚归。然而真正的智者懂得如何在纷繁复杂的大千世界里独守自己内心的宁静，真正的智者懂得享受物质名利之外的真正的生活乐趣。李大金就是这样的智者，在纷繁和荣誉中保持着一颗淡然、坦然、豁然的心，怀揣着执著的理想和信念，一步一个脚印地在妇产科生殖免疫的道路上书写着对事业的忠诚、对名利的淡泊以及对患者的深厚大爱。"耐得住寂寞，守得住清贫，心里要永远装着病人"——采访结束时，李大金又重复着采访中他说过的这几句话，更向我诠释了一个医者的杏林挚爱以及心灵境界。

（王珏）

华克勤：
"被人需要是一种幸福"

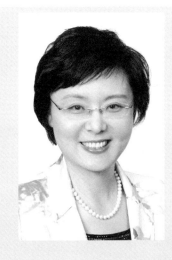

华克勤

复旦大学附属妇产科医院党委书记，上海医学会妇产科分会候任主任委员、中华医学会妇产科学分会常务组委、上海医学会妇产科分会妇科生殖内分泌学组组长、上海市女性生殖内分泌诊疗中心副主任、卫生部四级妇科内镜培训中心主任、上海市妇科质量控制中心主任。从事妇产科专业工作20余年，先后在国内外期刊发表论著90余篇，曾多次获得国家自然科学基金、上海市自然科学基金等项目资助。主编"实用妇产科学"。曾先后获得上海市领军人才、上海市卫生系统先进工作者、上海市三八红旗手、上海市医学科技创新能手等称号，上海市卫生系统"高尚医德"提名奖。获得全国医药卫生系统"争先创优"先进个人、复旦大学校长奖、复旦大学十佳医疗新星。两次获得国际"恩德思"妇科内镜奖。

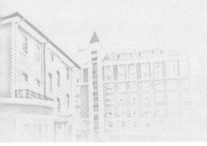

第一次采访华克勤，在她的对面坐定，准备一如既往地观察被访者，却瞬间被华克勤的强大气场震住了。这是一个很优雅的女士，打扮职业得体，面带和善的笑容，说话柔和，自认天不怕地不怕的我不由自主地紧张，甚至有点战战兢兢。这就是传说中的气场吗？我在心里问自己。所幸，采访因为一个她的紧急会议戛然终止。

之后的几个星期，从红房子的老专家、现任院领导、大小医生、行政人员、她的学生等不同身份的人那里，我陆陆续续得到关于华克勤的各种描述：微创技术了不得，对老专家很尊重，逢年过节都想着老人，能干，大度，有责任心，以柔克刚……各种赞誉，近乎完美，以至于我开始怀疑这些评价的真实性。不经意中得知，这是个追求完美的处女座女子，于是我开始把口中的"华教授"、"华书记"改作"华仙女"。

第二次采访，依旧是淡淡的亲切和谦逊，依旧是强大的气场和高贵。随着她的叙述，我开始走近这位"仙女"。那些原本被我看成是不真实的完美竟渐渐清晰起来。

十年微创：挑战妇科微创技术最前沿

华克勤，领衔完成了这十多年来红房子医院几乎所有种类的妇科腹腔镜手术的第一次尝试，当仁不让地成为红房子医院妇科微创技术的"领跑者"。

这是一个喜欢挑战的女性。华克勤说当初选择妇产科，是因为妇产科兼顾临床四大科，需要医生的综合能力、协调能力和创新能力。十余年来，她精心钻研微创技术，使妇科手术疤痕从20多厘米缩短到现在的0.5—1厘米；她不断拓展新的术式，不断扩大微创手术的适应证范围，不断地增加和扩充微创手术的种类，相继成功施行了各种腹腔镜宫颈癌手术（保留膀胱神经手术、保留子宫宫颈根治手术、中期妊娠合并宫颈癌保留宫体手术、术后卵巢保护及阴道延长手术）、深部浸润型子宫内膜异位症微创手术、保留器官功能的盆底功能重建微创手术、中期妊娠合并各类良性卵巢肿瘤微创手术、腹腔镜下腹主及盆腔淋巴结清扫术、宫腹腔镜联合剖宫产切口憩室修补术、单孔腹腔镜下妇科手术（子宫肌瘤剥出、卵巢囊肿切除、全子宫切除）、各种生殖道畸形微创手术（先天性无阴道、宫颈闭锁、双子宫融合手术）以及非产后子宫内翻子宫复位并保留子宫的微创手术等高难度的四级腔镜手术。

在红房子医院，华克勤带领的治疗团队始终是整个妇科收治病种最丰富的，也是和其他学科的医生进行联合手术最多的一个团队。她总是愿意为患者去尝试，从来不会因为害怕承担手术风险而拒绝患者。她曾遇到一位怀孕23周、腹腔长了一个21×18×18厘米的巨大卵巢肿瘤的患者。如此巨大的肿瘤，一般医院一定会选择开腹手术。患者处于孕中期，开腹手术形成的较大切口对母亲的创伤较大，且随着患者步入孕晚期，胎儿进入快速生长期，迅速隆起的腹部更不利于伤口的愈合。为了让孕妇的伤害减到最小，华克勤决定挑战自己，采用微创技术进行囊肿剥离。当一个西瓜样大小的囊肿呈现在电视屏幕上时，华克勤和她的助手屏住呼吸，小心翼翼地穿刺放出囊肿中多达1500毫升（相当于3斤多）的囊液，套扎、分离、剥除，术中出血极少，腹部仅留下3个0.5—1厘米及脐孔1厘米的"钥匙孔"切口。术后1天患者就能下地活动，2天后顺利出院。

这是一个追求完美的女性。华克勤从来不满足只是切除病灶部位，在努力保证手术效果的基础上，尽可能地为患者保留必要的生殖器官和盆底神经，保留生育功能、泌尿功能和性生理功能，就是为了一个愿望——让患者继续做女人。"我自己也是一个女性，只有换位思考，从对方的角度来想问题，才能让医疗效果达到完美。"华克勤如是说。她的另一项突出成绩在于先天性生殖道畸形患者的创新性治疗上。她屡次尝试，先后创新采用了腹腔镜下乙状结肠人工阴道成形术、自体盆底腹膜人工阴道成形术、生物网片人工阴道成形术，不但显著减小了病人的手术风险，更缩短了手术时间。由于微创手术腹部无疤痕、术后恢复快，且新形成的人工阴道解剖学与组织学上证实其形态和功能近似正常，为无数先天性无阴道患者带来了福音，成为该病目前最为理想的治疗方法之一。

这是一个勤于创新的女性。华克勤的勤于思考和动手实践也是院里出了名的。微创手术需要的器械，每一件她都自行拆装，甚至在接台手术的过程中，亲自和护士一起进行拆洗、消毒。她自行设计并改造手术器械，其中，她设计的多功能举宫器和多用途持针器等分别获得国家发明专利和国家实用新型专利，为手术带来各种便利。现在已有多家企业将她的发明专利投入生产，并在短时

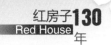

间内在多家医院推广和应用。

在临床工作的基础上，她将目光瞄准了一些与妇科诊疗热点相关的基础性研究。研究的方向均具有重要的应用价值。如腹腔镜手术中 CO_2 压力与肿瘤转移、浸润的关系，运用组织工程技术进行生殖道重建及盆底功能重建的临床和基础研究，剖宫产切口憩室的高危因素多中心研究等。临床与科研的紧密结合，互为转化，使得她在科研工作中也相继取得不菲的成果，相关研究结果发表于 SCI 收录杂志及国内权威杂志 80 余篇，并多次参加国际学术会议并作大会发言及手术视频交流。华克勤说："科研的作用虽然不能在病人身上起到立竿见影的作用，但是通过科研，获得有价值的数据，让全世界的专家都来共享这个成果，当有一天，自己的经验为其他学者所接受并且使病人获益，那是一件多么美好的事情啊。"

千手观音：她是病人眼中的天使

"一个医生医术再好，如果病人不信赖，那就意味着失败。"华克勤说。

在华克勤看来，病人对医生的满意，除了技术，还在服务方面。要让病人对过程满意，这是很有挑战性的。

尊重、同情、关爱，华克勤用心来爱护病人，那种体恤，是体现在每一个

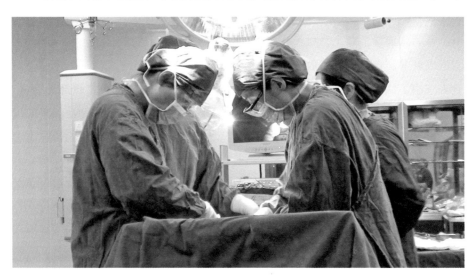

2013 年，为世界首例中孕期腹腔镜保留子宫宫颈广泛切除术患者进行分娩后子宫切除术。

细微处的。每个她上门诊的日子里，诊室外都是里三层，外三层。她总是不忍看着这些本就不幸的人再次失望，于是，加号，再加号，上午的门诊常常看到中午一点多。同事们看她太累，劝她限号。她嘴里应承着，但一张张加号单还是照样到了心急如焚的病人手中。

很多人说，看华克勤给病人诊疗是一种欣赏和享受。问诊的时候，她一定会仔细倾听。诊断的时候，一定能听到她音量不大但果断肯定的话语。做妇科检查之前，她也一定会先安慰病人，让病人放松，然后才轻柔地开始操作。冬天的时候，她一定会搓热双手才会给病人检查。对于年老体弱的高龄患者，她总是亲自把她们扶上检查台，并帮助她们整理衣裤；抢救病人时，多科会诊，就算病人稳定了，她也不愿挪动脚步离开病人，她不放心……

我忍不住问她："你难道没有情绪不好的时候吗？"

"医生当然也有自己的情绪，但职业要求医生有特殊的能力——要能够控制自己，就算有再多的情绪，在病人面前也应该忘却。换一种说法，医生要能够'脱俗'，要有天使心。"华克勤说，"医生要有同理心，为什么患者到医院总是要托人，病人为什么反复问医生同样一个问题，就是因为不信任啊！我觉得让医生也做一次病人就能够明白了，就能换位思考了。"

一位晚期卵巢癌患者，癌肿已经累及肠道，并穿出了脐孔。这种重危病人，到了哪个病房，医务人员都要付出比普通病人更多的心血来治疗和护理，华克勤毫不犹豫将她收治进自己的病房。由于癌肿侵袭肠道，稍稍移动或者触碰，大便就会不由自主地漏出来，那种恶臭味常常让人难以忍受。华克勤一点没有嫌弃，每天查房必定会检查这位患者的腹部创面，查看时总是亲自为她擦拭，为她处理。病人家属很感慨："华医生能亲自这么天天看病人的大便，不嫌脏，不怕臭，她做的，我们病人家属都不一定能做到。"

华克勤以她的仁心仁术，成为女性健康的守望者，为患者带来了重生的希望。一位28岁的新娘新婚后不久在孕前检查中发现自己患有宫颈癌。走遍申城医院，医生们都建议她切除子宫以防后患……带着诸多的疑问，她走进了华克勤的门诊。华教授的仔细诊查、耐心解释让她的担心逐步消除。微创手术非常成功，华克勤为其切除了癌肿，清扫了淋巴，最重要的是保住了她的子宫。术后，华克勤又悉心制定了全方位的诊疗计划，从生理和心理等多方面给予她关心和帮助，消除了她几度反复的心理障碍。一年半后，患者发现自己怀孕了，提笔给华克勤写信："感觉着腹中孩子的'拳打脚踢'，我发现我是最最幸福的人。经历了生命的磨难，得到如此珍贵的礼物，我想我最该感谢的人就是您。这又岂能是一句'谢谢'能够表达的呢？……"

2010年，华克勤收治了一个巨大卵巢肿瘤的7岁小女孩。当核磁共振结果显示，卵巢来源恶性肿瘤可能性大，卵巢未成熟性畸胎瘤待排，女孩的母亲当场泪如雨下，整个人瘫坐在走廊的椅子上。华克勤快速安排女孩入院，分析病情，认为卵巢生殖细胞来源良性肿瘤可能性更大，制定手术方案，寻找最佳的治疗方法，最终成功为小女孩实施了腹腔镜手术，顺利剥除了12厘米大的卵巢畸胎瘤，保住了孩子的卵巢。面对着女孩妈妈的感谢，她淡然一笑，一个劲儿地重复着"不谢，这是应该的……"只有同事和同行懂得，这个过程，华克勤承担了多大的风险和考验。

2013年，一个中期妊娠合并宫颈浸润性黏液腺癌Ib1期的准妈妈来到华克勤的诊室求助。在面对国内多家医院"立即终止妊娠，切除子宫"的诊断意见前，华克勤没有退缩。既保留胎儿，又切除肿瘤，"鱼和熊掌"她想兼而得之。于是，在收治患者的当晚，她即组织手术团队查阅了大量的文献资料，并与妇科刘惜时主任一起分析探讨病情。国际上仅有少量孕期合并宫颈癌报道，均是在开腹或经阴道完成的宫颈广泛切除术，且有近40%的流产率，活产率较低。对于这位处于中孕期的宫颈癌患者，它的手术风险至少还会增加如下几条：孕期子宫增大，腹腔镜器械操作空间小，医生视野受限，手术难度更大；器械碰及宫体造成子宫收缩，将导致胎儿流产；孕期血供丰富，一旦大出血，难以再保留子宫；手术还必须避免造成癌肿播散种植。就这样，华克勤又把困难和风险留给了自己，孕18.6周的宫颈癌患者接受了世界首例"中孕期腹腔镜保留子宫和胎儿的宫颈根治术"。手术团队精心设计，改变了腹腔镜打孔位置、减少了用于充盈腹部的"充气量"、改进了子宫下段与阴道缝合的传统方法，在助手们的帮助下，华克勤胆大心细，6个小时，手术一气呵成。术后患者在连续接受了3个疗程的化疗后，又克服重重难关，于孕34.2周欣喜地迎来了一名漂亮的女婴。手术台上，当看着自己的宝贝儿健健康康地啼哭，幸福的泪水顺着患者的脸颊滑下，华克勤的眼里也闪烁着同样幸福的光芒。

华克勤不收红包，不仅术前不收，术后也不收。有人善意提醒她，这样会不会太不近人情，建议她可以把红包上缴医院纪委。她拒绝了。她说："我把红包交给了纪委，患者就不知道我不收红包。我直接拒绝了，她们就都知道我不收红包，以后就没有人再送了。"这就是华克勤的逻辑。

在最近四年多的时间里，华克勤除了常规的诊疗，还义务在"好大夫在线"网站上免费为病人做咨询，答疑释惑。点击着网上的每一个回复，她对病人说得最多的是："请放心，一定尽力"，"请一定带好病理切片到医院就诊"。而患者们除了咨询病情外，说得最多的是："华医生，请早点休息，请保重身体，您的健康就是我们患者的福分。"在医患矛盾紧张的当下，这样一份温馨尤为可贵。

不久前，华克勤的一个病人出院，临走时提出了一个要求："华医生，让我抱抱你吧。"拥抱之间，患者潸然泪下，华克勤的眼睛也红了。在场的所有人都感动得直掉眼泪。我想，医生的幸福莫大于此。

百年传承：为了红房子的未来

华克勤和红房子医院有着不解之缘。她的妈妈也是红房子医院的妇产科医生，家族里也有很多医生。从小住在建国新村的她，记忆里左邻右舍都是红房子医院的人。她小时候最爱闻的味道就是妈妈橡皮手套的乳胶味，这个味道让长大成人的华克勤始终念念不忘。在她的记忆里，妈妈总是全身心扑在工作上，每周只有周六的一个晚上能够陪自己睡觉，讲故事，妈妈讲得最多的是医生救死扶伤的故事。医生职业的神圣和美好，深深地刻在她的脑海里，对于妈妈深爱一辈子的事业，她也一直心向往之。当成年后的华克勤从妇产科医生的女儿成为妇产科医生，来到妈妈奋斗一辈子的红房子医院时，两代人不变的职业追求形成了一个让人感动的接力。

华克勤对于红房子的感情，是深入骨髓的。见到她，她说的第一句话就是关于红房子，她说，"医院就是财富。与其说病人是冲着医生来的，其实是冲着医院来的。红房子医院一天的病人量甚至比其他医院一个月的量还要多。因此，红房子的信息量特别大，医生的学习曲线也就相对短一些。"

在华克勤看来，自己是红房子医院发展过程中的过路人，只有不断壮大医院的团队，才能保持行业的领先地位。曾几何时，华克勤在妇科几乎所有领域手术的全面开花，让人羡慕，也遭人非议。有人为她打抱不平："现在腹腔镜技术成熟了，人人都想学，大家都忘记了，十多年前腹腔镜刚刚起步的时候，谁也不愿意吃第一只螃蟹，华克勤作为院领导，是她以身作则，没人做的领域，她先开拓；没人做的手术，她先来尝试。她什么都要最先去涉及，这未尝不是她在专业上的一种牺牲。"红房子医院的微创团队快速成长，技术日趋精进，成为了上海唯一一家能够开展全部种类妇科四级腔镜手术的单位。目前，红房子医院85％—90％的妇科手术都能通过微创手术完成，院内有资质完成四级腔镜微创手术的医生达到全市的20％以上，成为国内开展微创手术最早、手术病例最多、术式种类最齐全的专科医院，走在了全国乃至国际妇科微创领域的前列，开创了国内妇科微创领域的新纪元。2007年红房子成为首批卫生部妇科内镜诊疗技术培训基地，这其中，华克勤功不可没。

华克勤从不包揽全部手术，她的大气，让"教会徒弟饿死师傅"论调者自惭形秽。她认为，只有毫无保留地传承、培育，将自己的知识和技能与团队、与学生分享才能不断推陈出新。她总是想方设法多给年轻医生手术操作的机会。她总是这样说："需要我做的手术，不用点名，我也要上。但作为一名年长的医生，如果病人的手术都我一人做了，那年轻人怎么办？那我们的微创技术该如何发展？"每次她都会站在年轻医生的身后，耐心指导。她是那个会为下级医生拉钩、做二助的上级医生，也是一个会帮扶镜头，会在忘记踩踏板时说"抱歉"的老师。在每一个"第一刀"之后，总是可以看到在手术室里她手把手地教授下级医生，也总可以看到她在三尺讲台前，用手术视频给学生上课的身影。难怪学生说："华老师是最有创新思维和理念的老师，是最给学生机会的老师。"

华克勤说年轻医生是要"培育"的。她始终用实际行动为下级医生挡风遮雨。曾有一位患者的手术由一位年轻医生主刀。术后患者出现了并发症。这件事让这位年轻医生连着几个星期一上手术台就心有余悸。华克勤没有一句训斥的话语，更没有一个责备的眼神，而是带着她去看望了那位病人。回来的路上，她又与年轻医生一起分析产生并发症的原因。她用自己的行动给这位年轻的医生上了一堂生动的课——什么是医生的责任？医生该如何关爱自己的病人？上级医师又该如何培育爱护下级医生？这位年轻医生至今清楚记得在返回的路上华克勤说的话："我知道你现在特别难过，我也是这么走过来的，不要怀疑自己，弄清楚原因，不断去完善和改进，不能让病人白吃这个苦！好医生的成长是病人的信任和体谅给予的，所以我们要对病人好，要把病人看成是自己的兄弟姐妹、父母亲人。不要难过，我会支持你的！"

作为卫生部妇科内镜诊疗技术培训基地的主任，华克勤通过学习班、高峰论坛、带教、进修等形式为全国医院培训妇科内镜专业人才数千人。她总是重复这么一句话："要多教进修医生一些，让她们掌握这门技术，那患者就不用大老远的，背井离乡到上海来求医啦！"

"如果有一天，办一个医学研讨会或手术实况转播，所有在会上授课的医生及手术演示者都是我的学生，那时在台下默默注视着他们的我便是最满足最幸福的人了。"说完，华克勤笑了，笑靥如花。

一颗公心：恪尽职守实干家

1999年，医疗副院长丰有吉出国半年，37岁的华克勤以普通医生的身份，直接升任院长助理。走向领导岗位后的最初时光，对华克勤来说并不那么容易。她虽然业务能力过硬，在学校里也一直都是学生干部，但毕竟没有医院管理经验，更何况她属于红房子医院里长大的小孩，很多医生看着她从"小毛头"长大，转眼间，变成大家的上司，技术高超的医生们心里不服在所难免。"不仅是他们，我自己，作为在红房子成长起来的'小医生'心里也有道坎，担心自己会指挥不动。"华克勤说，"但我不能不作为。"

有一次，华克勤发现一位年资较高的医生在一个宫外孕病人的临床处理上有问题，就找这位医生谈话。谈话中这位医生流露出不服气的情绪，但华克勤接下来的一番话让这位医生始料未及："既然这样，我就得组织专家讨论，如果讨论下来仍然觉得有问题，那必须按原则来做。"高年资医生没有想到，华克勤虽然年轻，但是处事这么成熟，当起领导来"有板有眼"。之后，问题得到顺利处理。多年以后，华克勤说这件小事让她树立起了信心。"我觉得，第一步要做的就是规范每一位医生的医疗行为，如果医生的医疗行为不规范，不按标准来执行，这个是对病人的不负责，跟年资和职称无关。"

2000年，华克勤成为妇产科医院的医疗副院长，这一做，就是十年。她的成绩如何呢？对于这十年，华克勤的自我评价是"很自豪"。"我利用好每一分钟的时间，要求自己不但要做好管理工作，更不能丢了业务。虽然很辛苦，但很值得。管理工作的付出不仅没有耽误我个人的业务发展，反而为我提供了一个施展才华的平台，促进了我快速的成长和成熟。"华克勤说。

她有多拼？华克勤的助手说："华老师的特点是'不吃、不喝、不睡'。不吃不喝是工作忘我，她时间安排非常紧，除了门诊、手术外，还有许多行政工作。她一项工作没结束，下一项工作已经开始了。不睡是因为勤于工作，她晚上完成工作，就到了凌晨1点多，基本平时都是这个时间点才开始睡。记得，有一次她出国回来，因为时差没睡，回来当天处理手头积压的工作，完了已是凌晨3点，刚准备休息，就接到电话，产科在抢救病人，她二话没说参与和组织抢救。抢救结束已是上午，她又立刻来到病房，检查我积压下来的疑难病人，决定处理方案。她查着查着，眼睛都睁不开了，却仍然坚持查完，处理好了再离开。可一转眼，到了中午，我却又在医院遇到了她，十分惊讶地问：'您怎么还没回去睡？'只见她轻轻地摇摇头说：'不着急，还有许多事情没干完呢！'"

据说，华克勤的丈夫，一位同样就职于本市三甲医院的顶级教授，因心疼她每天看书、忙工作到半夜，生怕她因此伤了身体，所以每天都将闹钟定时在晚上十二点，催促她休息……我们查询了一下，在最近四年多的时间里，华克勤在"好大夫在线"网站上共回复了2900多名患者，回复量达16000余次，然而时间大多集中在晚上11点至凌晨2点。

2010年6月，华克勤上任复旦大学附属妇产科医院党委书记。有人善意提醒她，党务工作，有些需要实事虚做。而她却坚定地说："我要虚事实做。"于是，在临床工作之余，她又开始学习各类医院管理、党务管理的知识，并多次到兄弟单位取经学习，并逐步摸索出了一套务实管理法。

有人告诉我："病人说你好，你才是好医生；学生说你好，你才是好老师；下属说你好，你才是好领导。"华克勤的口碑有多好呢？

一个病人出院前，反复叮嘱华克勤的助手："华老师太忙太累了，她又要做行政，又要做临床。她是个好医生，是病人的希望，你一定要努力帮帮她！"

华克勤的学生说："我的老师是最棒的老师，是最给学生机会的老师。"

华克勤的下属说："我一开始在她手下工作，就对她，对工作有了特别的感情，每次到了周日晚上，一想到明天又能开始工作，又要见到她就十分高兴。"

大家都说，华书记这个人最大的优点就是有很多公心。谁都不是完美的，但华克勤的确是一个公心大于私心的人，她可以把自己的私心挤到很小很小的角落里。华克勤自己说自律是她的习惯，"你要求底下的医生、学生要有事业心、热爱自己的专业，自己就必须热爱这份事业、爱岗敬业；你要求医生关心病人，自己就必须先关心病人，爱护病人。"我想这就是：克己复礼，仁也。

采访中，我努力寻求成就华克勤的精神内因，最终在华克勤常说的一句话里找到了答案。她说："被人需要是一种幸福"。被病人需要，督促她执著信念，不断攀登医学的高峰，她为此感到幸福。被学生需要，督促她尽心竭力传授知识、培育医学的未来，为此她感到幸福。被医院需要，使她鞭策自己，从一个普通医生成长为医疗副院长，进而成为医院的党委书记，为此她感到幸福。正是这种被需要的幸福，一直支撑着华克勤不断创新，促动着华克勤不断前行，造就了她的善良自律，成就了她的大度美好。她由衷地从妇产科事业感受到了幸福，才会发自肺腑地说：

"事业和工作是不一样的，如果没有一份对事业的喜爱，能力和付出就会打很多折扣。

"很庆幸选择了妇产科，它让我更加了解女性，贴近女性，感受疾苦，享受成功。病人让我找到了自己的价值，也让我找到了为之奋斗终生的动力。我为我的职业骄傲，如果有下辈子，我还要做一名妇产科医生！"

世上能多一些像华克勤这样的人，该有多好。

（楼岚岚、丁景新）

朱芝玲：
一个西医的中医情怀

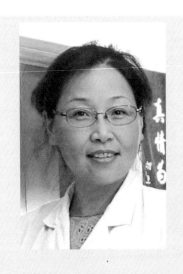

朱芝玲

中西医结合科主任，主任医师，硕士生导师，从事临床工作20余年，擅长于妇科肿瘤、子宫内膜异位症及妇科微创医学的研究，尤其对妇科各种良恶性肿瘤、不育、子宫内膜异位症等妇科疑难杂症具有丰富的临床诊治经验。现任上海市中西医结合学会妇产科分会委员，在国内外杂志发表论著20余篇，以课题负责人承担上海市自然基金项目、上海市卫生局临床项目等，已培养硕士研究生2名，并获得上海市杨浦区优秀医师奖。

21世纪是微创技术时代。随着医学的发展，妇科微创技术作为现代妇科手术发展的方向，正在日益丰富和完善着传统的治疗模式。目前，腹腔镜技术、宫腔镜技术等在诊断和治疗妇科疾病方面，发挥着越来越重要的作用。医疗技术发展的同时，对妇科医生也提出了更高的要求，妇科医生既需要具备扎实的医学理论基础，更需要具备将传统的手术技能融合现

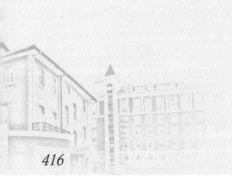

代高科技应用的能力，而复旦大学附属妇产科医院中西医结合科主任朱芝玲就是这样一位掌握前端技术、不断创新的妇科微创专家。

朱芝玲在大学毕业后分配到妇产科医院。十几年来，朱芝玲在前辈言传身教下，潜心研究，临证精审，在妇科微创的临床诊治和研究方面多有心得，并有独到建树。她的中西医结合科不仅西医治疗做得好，术后中医辅助性治疗更是细致而人性化，受到患者的普遍认可，她自己也成为科室的榜样。目前，她承担子宫内膜异位症、妇科微创等多项临床课题，多次参加全国学术会议交流。在业余时间，她还在复旦大学医学院授课，担任研究生及本科生、进修医生的培养及国家级继续教育培训班授课教师。2012 年，在她的领导下，中西医结合科取得国家中医妇产科临床重点专科建设项目。

医者父母心

在 20 多年的医疗活动中，朱芝玲的人生信条是"医者父母心"，她时刻不忘医生的神圣职责，对工作极端热忱，对患者极端负责，对自己严格要求，始终以自己的前辈为榜样，全心全意地为患者提供精湛的医术和优质的服务。在她的专家诊室里，总是挤满了来自全国各地的患者，她的下班时间也常常因为病人太多而延迟，但她每天都会用不折不扣的认真和丝毫不懈的热情送走最后一位患者。

说起医患关系，朱芝玲也颇有一番心得。她说医生是个服务行业，它的存在就是为广大患者服务的。作为一个医生，你不是高高在上的，要学会微笑、学会宽容，要用一颗温暖的心去感化患者，让患者在精神上能感到安慰。病人对医生的要求是 100%，但这也是医生一生的追求目标。她用自己的亲身经历给我们讲述了她处理医患纠纷的经验。一个患者做了子宫肌瘤剥出的手术，因腹膜表现粟粒样结节，随即为其做了活检，活检结果没有显示任何问题，但一个月以后病人产生大量的腹水。而病人原来是想住在中山医院，可病房紧张住不进。当时患者家属就找到了朱芝玲主任，希望能安排住进去，朱芝玲马上联系了她的同学并安排患者及时住了进去，住进去三个礼拜之后，病人就走了。当家属拿到病理报告时，经过比照，发现当时在妇产科医院做的活检报告有问题，数据存在偏差。这时矛盾一下子就激化了，毕竟那个病人还很年轻。当时这起医患纠纷也是由朱芝玲全权负责的。后来经过反复协商和努力沟通双方终于达成和解。在这起医患矛盾中，正是因为朱芝玲之前帮助过他们，在后来的沟通协商中也做了家属很多工作，理性的分析加上无微不至的关怀，最终感动了家属，和平解决了矛盾。

朱芝玲常说："医生的职责就是为病人治病，无论病人的地位是高是低，生活是穷还是富，也无论是本地还是外地，国内还是国外，均应一视同仁。"朱芝玲是这样说的，也是这样做的，上到干部，下到普通市民，她都一样精心治疗，用她的腹腔镜微创手术的治疗方法，让每一个患者享受最好的中西医结合的治疗和护理。

在朱芝玲的办公室走廊里，挂着一面面的锦旗，有的写着"医德高尚、医术精湛"；也有的写着"红医天使、大爱无疆"……这些都点点滴滴地记录了她行医的经历，而这些锦旗是对她精湛医术的肯定，也表明了患者对她的信任。朱芝玲，用爱的甘露滋润了患者那干涸的心田，用火一样的热情温暖了患者一颗颗冰冷的心，使患者感受到了亲人般的关爱。

爱就在大家身边

西医出身的朱芝玲，把中西医结合科搞得风生水起，其中的奥妙至少包括以下几条：第一，她擅于团结科室所有的医护人员，能够把大家的力量拧成一

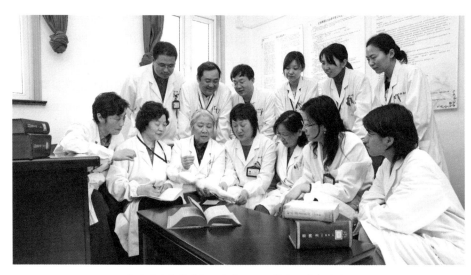

中西医结合科进行业务学习，一排右三为朱芝玲。

股"绳"，劲往一处使。第二，她很有钻研精神，把红房子中西医结合的优势继续延续下去。第三，她有爱心，而且很会动脑子，人性服务的意识很强，使得中西医结合科显得很别致。

眼见为实，我们跟着朱芝玲来到妇产科住院部 9 楼的中西医结合科。在护士台上，有一台屏幕显示器，上面显示着"第几床某某病人在手术中、第几床某某病人在麻醉中"。朱芝玲告诉我们，病人一般做手术要经历四个过程：等待手术—麻醉中—手术中—复苏室，所用的时间一般在 3 小时左右。为了让病人家属及时了解患者手术的进展，我们特意放了这个显示器用来告诉家属们患者的情况。虽然只是一台电脑几行字，但却体现了护士们的点滴用心，考虑到了病患家属焦急等待的心理，这样善意的提醒，既让患者安心，也让家属放心。

"我们眼中的爱，就是将我们每个人的一小点力量汇聚，为身边的孕妇，为所有来我们医院就诊的患者，提供力所能及的帮助。"朱芝玲对爱的诠释也道出了中西医结合科所有医护人员的心声。

在走廊的墙上，嵌着一个个玻璃罐，里面装着不同品种的中药并配上图片和说明，这种别出心裁的做法既普及了大家的中药知识，也承载着医护人员对患者满满的关爱。在爱心墙上，记录了每个护士成长的故事，他们用爱心、用笑容温暖了患者的心，他们把这里当成了一个温暖的家。而病人住在这样一个温暖的家里对他们身体的康复是绝对有益的。

病房外的一大束鲜花、走廊墙上的一张张天使般的笑脸、每一面墙上贴着中药的小罐子并有配图说明，每当病人生日的时候，细心的护士都会送来小小的卡片，祝福病人早日康复……在中西医结合科，爱就在大家身边。我相信，这一切的爱都已经深深融入患者的心里。

爱不是作秀，爱不是体验。爱是平等的关怀，爱是一点一滴坚持的付出。采访一结束，朱芝玲又投入她的工作，继续带领着她们科室的青年医生开始查房……朱芝玲一直强调，服务病人，我们要更注重细节，急人所急，想人所想。这就是朱芝玲，一个西医的中医情怀，她用激情和责任奉献着爱，也呼唤着爱。

程蔚蔚：

梦，开始的地方

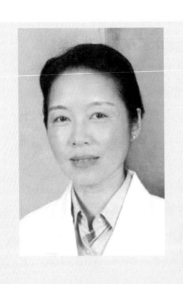

程蔚蔚

主任医师，博士生导师。曾在上海医科大学附属妇产科医院工作18年。先后任上海交通大学医学院附属国际和平妇幼保健院暨中国福利会国际和平妇幼保健院副院长、院长。上海市第十一届、十二届政协委员，上海医学会妇产科学分会副主任委员，中国妇幼保健协会生育健康保健专业委员会副主任委员、上海市优生优育协会副会长，上海市医院管理协会常务理事。熟练掌握妇产科常见病、多发病的诊治，近十年来专注于高危妊娠的研究，对各类妊娠期并发症、妊娠合并症的治疗处理积累了丰富的经验，对围产期保健、优生咨询、产前诊断也颇具经验。

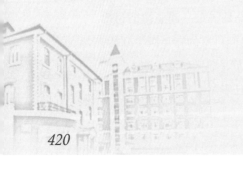

27年前的红房子医院里，有过这样一位白衣天使：手术台上，她严谨、细致，努力做好每一台手术；手术台下，她认真、负责，呵护每一位病人；生活中，她温婉、知性，喜欢静静地看书……这是与她共事多年的同窗和好友

对她的印象。27 年后的今天，已是中国福利会国际和平妇幼保健院院长的她依旧如此，如同花之君子的兰花，芳香而迷人，她的名字叫程蔚蔚。

曾在红房子工作 18 年的程蔚蔚，将自己最美的韶华献给了红房子。当我问她与红房子的情缘时，从她的眼里，我看到了她对红房子的眷恋之情。用程蔚蔚的话来说，"红房子，是梦开始的地方"。

妇产科，坚定的抉择

1986 年 12 月，毕业于同济医科大学公共卫生专业的程蔚蔚，出于对医学事业的喜爱与热衷，毅然决然地报考了上海医科大学公共卫生系妇幼保健专业，开始了她转型之路的第一步。当时的妇幼保健专业是由上海医科大学与美国约翰·霍普金斯大学合办的。但当这批莘莘学子刚刚"上线"的时候，这个专业却突然停办了。突如其来的噩耗重重地打击了那时满怀期望的学子们，大家茫然地看着彼此，不知如何是好。而年轻的程蔚蔚却看得格外透彻，"既然学的是妇幼保健，那么只能往儿科、妇产科这两个线路转变。"因此，她当机立断，作出了人生最重要的决定——向"妇产科"迈进。就这样，她成为了一名红房子研究生。

对于从小就立志成为医生的程蔚蔚来说，能够回归临床是非常令人振奋的。然而，面对绝大部分来自临床医学专业背景的研究生们，程蔚蔚感受到了从没有过的压力与挑战。事实上，临床医学和公卫的妇幼保健专业在学科设置上有着本质的区别，她深深地体会到自己所学的太过狭隘了，她硬生生地成了临床"门外汉"。于是，她不断学习，不断思考，不断地弥补这两者之间的差距。而作为国家第一代重点培养的临床型专家，程蔚蔚面对的是最严峻的教育模式——五年的培训计划里，两年考核一次，不合格者则剥夺考研、考博资格。这样残酷的"淘汰制"并没有吓倒当时的程蔚蔚，相反，热爱这份事业的她毫无畏惧，而是利用现有的资源更加勤奋、更加刻苦地努力着。喜欢看书的她常常忘却了时间、忘却了饥饿，看得如痴如醉。好学的她不放过任何一次上手术台学习的机会，哪怕只是站在台下静静地观摩，没有任何事能够打扰她。一次次地反复练习、一次次病例分析讨论，一年又一年，她原本单薄的医学背景渐渐丰满。五年来，程蔚蔚顺利地通过每一次的考核，成为一名临床型医学博士生，成了一名名副其实的妇产科大夫。

红房子，成长的摇篮

作为临床型的研究生，大学刚毕业的程蔚蔚便在红房子安家，一边读书，一边积累临床经验。起初的几个月里，由于没有特别为研究生准备宿舍楼，所有的研究生和在院的住院医生一起被打乱分到了不同的宿舍空铺上。而程蔚蔚则被分配到了大吉路上的一所破旧的集体宿舍楼（现大吉路290号）。那个集体宿舍旁边是公共厕所，对面还有一个大垃圾桶，时常散发出一股股恶臭。从小生活条件优越的程蔚蔚没有被现实打垮，性格坚毅的她迎头而上，为了她的理想而不断努力着。

不过幸运的是，当时在位的朱关珍老院长一心想改善研究生的生活条件，她作出了一个重要决策——让所有的研究生都住进刚刚修葺好的宿舍里，让这群研究生生活得好些，便于管理，便于培养，也便于研究生之间相互学习。就这样，原本分散的研究生一同搬进了方斜路379号（现建国新路方斜路邮局位置），搬进了那栋充满回忆的"老式小洋房"里。

程蔚蔚如数珍宝般翻开了藏在心底的那份记忆。小到一张床的样子，一把椅子的摆放，大到宿舍格局，南面有几间房，北面房间的用处等等她都记得。她回忆道："那时的景、那时的人、那时的一切都无法忘怀。学生味道十足的大伙，一块儿学习，一块儿研究，一块儿吃饭，一块儿休息，有说有笑，好不热闹。当时的一群伙伴无论是现在仍留在红房子医院的，还是任职到别家医院，甚至是离开上海发展的，都永远记得379号。"是的，在那个小洋房里，除了程蔚蔚住过以外，还有现任红房子医院副院长兼研究所所长的李大金教授、妇科大主任刘惜时教授、第一妇幼保健院院长段涛教授、肿瘤医院B超室主任常才等等，379号如同智者的摇篮，养育了一批又一批的专家学者、院级领导、科室主任。

恩师，专业的启蒙

程蔚蔚的成功来之不易，许多人在夸赞她的勤勉刻苦时，她本人却表现得很淡然，她说，"我的成功来源于我对医学事业的热爱，也来源于我自己一步一步的努力，但是更重要的是我的导师给予我的帮助。"原来，国内首创小剂量熟大黄预防妊娠期高血压疾病的张振钧教授是改变程蔚蔚一生的启迪导师。正是在张振钧的引领下，程蔚蔚才踏上了妇产科围产医学的道路。

经历过"文革"时期被打压、被批斗的张振钧始终坚持着自己的理想。他为人的正直、对学术的严谨、对学生的爱护，点点滴滴都深深烙在了程蔚蔚的脑海里，影响了她的一生。她回忆当时最怕的事莫过于张老师参与的大查房了。在大查房的前几天，身为研究生的她便早早地开始翻阅病史，了解床位病人的病情，因为张老师对于病史的采集、病情的分析、治疗方案的制定，包括疾病在国内外的发展，都有很高的要求。查房参与人员从研究生到住院医生，再到主治医生，挨个提问，如果回答不出，大家都会脸红，战战兢兢。或许是在这样的潜移默化下，原本对临床医学一张白纸的程蔚蔚渐渐地羽翼丰满。

当时张振钧长期致力于对高危妊娠的研究和探索，而作为他的学生们也始终跟随他的步伐，一起开展深入的实践研究。或许正因为如此，造就了程蔚蔚对围产期高危妊娠的独特见解。张老师曾经告诉她，"要治疗高危妊娠，必须对其非常了解。这些疾病光靠产科的知识是远远不够的，必须学习大内科。要把产科和内科融会贯通，成为'产内科'，才能消除根源所在，保障母婴安全。"程蔚蔚意识到导师这句话的意义，与导师一起开始探讨"产内科"这一新型学科。

1991 年 7 月，博士毕业的程蔚蔚成为红房子职工，开始一展所长。9 年的时间里，在还没有请外院会诊的时期，她始终坚持着"产内科"的观点。从一名普通住院医生一级级晋升为副教授，然后凭借自己的能力担任了产科主任这一职务。任职产科主任期间，责任心重的程蔚蔚医生事无大小，无论分内分外，一定亲力亲为，丝毫没有主任的架子。如果有人询问她医疗问题，她一定会认真回答，绝不敷衍；如果有人询问如何做好手术，她也一定会手把手地指导，直到学会。

当时的红房子，来自全国各地的高危妊娠孕妇数不胜数，面对重症肝炎、妊娠期糖尿病、病毒性心肌炎、系统性红斑狼疮、再生障碍性贫血等等严重妊娠期并发症，程蔚蔚总是第一时间出现在现场，参与主持、讨论、分析、治疗、抢救，几乎一环都不落下，不遗余力地拯救生命。

曾经与她共事的助产士陈明珠回忆说，记得 2001 年，在与程蔚蔚主任一起值班的那个夜晚，有一产后孕妇突然咳嗽，心率加快，血压急速下降，在场的医护人员一下意识到可能发生了产科严重并发症——羊水栓塞。大家都知道，一旦发生羊水栓塞，孕产妇随时面临死亡。还来不及犹豫，程蔚蔚立即让人静脉推注地塞米松，与此同时，她和其他医护人员一同将其推至手术室，开始了抢救工作。时间一分一秒地过去了，程蔚蔚和大家一同全力以赴救治这位新妈妈。高强度的抢救工作持续了两天，程蔚蔚一直陪在这名产妇的左右，经过大家的不懈努力，该产妇转危为安，脱离了危险。可还来不及庆祝，没有合眼的程蔚蔚又站在了另一张手术台上，继续着她的工作。或许是没有好好休息的缘故，或许一直处于精神高度紧张状态，此时的程蔚蔚晕倒在了手术室，许多人劝她好好休息，可她却说，"没事，坐一会儿我就好了！还有病人等着我呢。"

崇高的医德风范感动着所有人。可以说，在她的身上看到了红房子老一辈专家的影子，她传承了红房子的仁爱，她把从张振钧老师那里学到的一切都淋漓尽致地体现在了她的工作中——对学术的严谨、对病人的执著。

更加可贵的是，已是产科主任的程蔚蔚也难忘师恩。在张振钧教授重病期间，程蔚蔚多次前往医院探望恩师，多次留在恩师的病榻前陪伴，一陪就是一夜，就像自己的父亲一样，细心照顾着这位曾经教她、育她的老人。

国妇婴，梦想的延续

程蔚蔚在 2004 年的 9 月离开红房子。同年 10 月、2006 年 4 月，相继担任上海长宁区妇幼保健院副院长和中国福利会国际和平妇幼保健院副院长，2009 年 3 月晋升为国妇婴院长一职。作为一名管理者的程蔚蔚，并没有放弃她对临床的厚爱与关切，她沿袭了红房子张振钧教授的治学模式。她明白，临床一线是医院的心脏。因此她坚持每周二上午进行产科大查房、每周三上午参与妇科大交班、每周五早晨进行全院总交班。她希望通过每一次的交班、查房了解到医院的第一手资料，也可对全院医生进行系统性再培训，以此提高医院的医疗质量。

师从张振钧教授的程蔚蔚对围产期高危妊娠治疗有着很高的造诣。她坦言，导师张振钧教授对妊毒症、胎儿宫内发育迟缓、心脏病合并妊娠等有着丰富的临床经验，而作为他的学生也就跟随着老师的研究方向而进行深入研究探讨。慢慢地，自己也积累了一套治疗妊毒症的方法，对妊毒症的病因防治等方面有了更为深入的钻研。

不仅如此，程蔚蔚还将自己的所学所感应用到了产前诊断这一领域。作为创立国妇婴产前诊断中心的负责人，程蔚蔚倾注了大量心血，她带领新团队通过参与国家"十一五"重大课题研究，提高出生缺陷的诊断准确率，制定出规范的产前诊断方案，建立完成的产前诊断网络，有效降低了出生缺陷患儿的出世。

在国妇婴工作的时间里，程蔚蔚共发表论文 30 余篇；作为第一承担人先后负责上海市科委自然基金、上海市教委自然基金、上海卫生局科研项目、上海申康医院管理中心及上海交通大学基金等多项研究课题；参与了国家科技部"八五"、"十一五"等多项课题研究；国内 7 本杂志的编审专家，参编或撰写医学专著 10 部。

现任中国福利会国际和平妇幼保健院副院长，上海交通大学医学院妇产科学系副主任的程蔚蔚，在 27 年的妇产科临床工作中，一直坚持学习。"活到老，学到老"这句古话一直鞭策着她，用她的话来说："年纪越是上去，要读书的想法越是强烈。"

作为一名临床医生和管理者，或许她与许许多多的同行一样，没有轰轰烈烈的业绩，没有传奇式的经历，但她始终恪守着一名医生、教师的天职，把她的青春和才华都奉献给了伟大的医学围产事业。

（富洁）

周先荣：

守着显微镜的 "哈姆雷特"

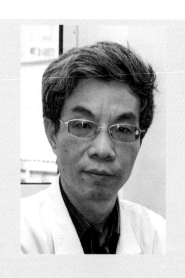

周先荣

教授，主任医师。1984年毕业于南京医学院，1990年硕士毕业于上海医科大学，1994年起任上海医科大学附属妇产科医院病理科主任，兼任中华医学会病理学分会女生殖道病理学组组长、中华医学会上海病理学分会委员、中华医学会上海病理学分会细胞学组组长及《中国实用妇科与产科》编委等职务。长期以来致力于妇产科病理各个领域的诊断工作，包括各种妇科疾病的病理诊断和围产儿尸检诊断研究，重点研究妇科肿瘤病理学、内分泌病理学和胎儿及新生儿先天性畸形的解剖病理诊断，在妇产科病理诊断领域积累了丰富的经验，共发表文章20余篇，参与3部学科专业著作撰写。

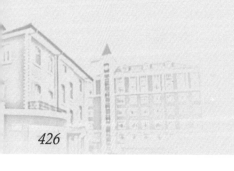

　　有这么一位貌不出众的中年人，他坚守在自己的岗位上，用显微镜下的爱诠释了医生的理想和信念。有的人觉得他很神奇，全国各地任何疑难的妇产科病理切片在他的镜头下便会轻松"破解"；有的人觉得他很特别，对任何事

物都不人云亦云，都有着自己独特的见解，而有的人则觉得他有些古板，不通人情地固守着他一直推崇的"原则"……

听说在某一年中层干部述职会上，他给大家讲了一个关于钻石的故事。钻石由碳原子组成，同样的碳原子，换了结构却可以从最坚硬最美丽的钻石变成最柔弱最黑不溜秋的石墨。他把员工比作是碳原子，把那交错整齐排列成立方体的结构视之为规范，他说："俗话说，没有规矩不成方圆，每一个员工都应遵循规范，那样我们的团队才能成为恒久远的钻石。尤其是医学，患者的生命异常珍贵，必须有钻石团队的守护。"

在医院的 OA 网上，跟过一个最长的帖子，是一位年轻员工离职时的感慨。大伙儿为了医院的发展和未来各抒己见。还是他，作为一个过来人，一个中层，在理智分析、良言荐策之后，用一句"爱，是可以传播，可以弥散的……"激起了妇产科医院多多少少年轻人心底的"红房子情结"。

他，就是红房子医院病理科主任周先荣教授。一个集理性和感性于一身的人，让我渴望采访到他，一探究竟。于是，在几次三番的乱磨硬泡之后，这位"众说纷纭"的大师总算答应接受这次采访，并且真实地坐在了我的面前。但是，采访的过程，无疑"异常艰难"，但也不乏幽默有趣。

"农夫"的家底

在网络上，周先荣自称"农夫"，"挑水担柴观日落日出，犁田锄地迎春去秋来。"是他的网络个性签名。这是我在采访前得到的信息，可当我做好准备见到一个"农夫"时，眼前的周先荣却让我大跌眼镜，他没有一丝一毫的农夫样，中等个，戴着厚厚的眼镜片，瘦削的身板，标准的知识分子长相。

我开始紧张地摸索名片未果，他笑呵呵地问："你找什么？"当得知是名片时，他在台子上顺手拣了一张递给我："给你。"我一看，不是他的。看着我的一脸疑惑，他说："你不是找名片吗？"好吧，不经意间被他幽了一默。

周先荣出生于医学世家，祖父及父母都是医生，受家庭氛围的影响，从小勤奋努力，聪敏好学，并与医学结下不解之缘。以前的同学回忆说："在班上，论衣着，周先荣是最朴素的，但谈学习，无论哪一科，每次考试他都位于班上前五名。"他的导师曾经这样评价："他是所有学生中，悟性最高、毅力最强的，也是医德最好的，我相信他日后一定会做出成绩。"

上述的内容不是周先荣告诉我的。关于他的"家底"，他只是很简单地说了一句——"1979 年至 1984 年，我在南京医药大学读书。到了红房子后，师从杜心谷。"

他爱病理科

在半个小时的采访中，周先荣用了绝大部分的时间在讲他的病理科。

病理科的第一个职责是做病理诊断。作为一个病理科医生，周先荣每天都在做"选择题"。"To be or not to be，对哈姆雷特而言，是生存还是毁灭。而对于我这个哈姆雷特来说，'To be or not to be'则是，是良性肿瘤还是恶性肿瘤？"周先荣说。这样非此即彼的选择，就是周先荣每天的工作内容。他必须给病人一个准确的判断。关于这一点，"病人大多不知道，他的器官是否能够存留，并不是临床医生作出的诊断，而是病理科医生来决定的。"这显然不是容易的事，更何况，送到周先荣这里的病理切片，往往是疑难病例，就是"看起来既像是良性肿瘤，也像是恶性肿瘤"。判断的过程是极其痛苦的，要查阅很多国内外资料文献，遇到特别疑难的，几天都拿不出结论。

"要知道，病理科医生做的结论，要经得起推敲和时间的考验，十年、二十年，甚至更久的时间，因为标本永远都在那里。所以，我们所有的努力都在病理报告出来之前。报告出来后，鼠标点了发送出去，那就是泼出去的水，它是什么样的，就固定在那了，它的过去、将来、未来都不能做任何的改动。"所以，周先荣强调，自己工作必须要有良好的环境，"对于病理科医生来说，办公室就是搞研究的地方"。"所以，我也不喜欢开会，那是浪费时间，把本专业做好，把工作做好，那才是实实在在的。"

病理科的第二个职责，是保存病人的档案。病理科是唯一保存着病人直接材料的地方。"所以，很容易得罪人。"看到我不出意料的不解表情，周先荣接着说："一方面，临床医生想调用病人的所有资料，另一方面，医生做科研时也想调取这些数据。但那是档案，法律规定就是不可以给你。医院的第一要义是保证'医疗安全'。"

周先荣用了一个很通俗的比喻，让我这个外行一下子记住了病理科的职责。他说："如果门诊是公安局，那么放射室、B超室这些就是检察院，而病理科就是法院。"

"病理科原来那么重要。"我忍不住感叹。

"但大家基本上都不了解……病理科医生的责任很大，但收入很低，这些因素导致了这个行业的人才匮乏，全国只有一万多名病理科医生，仅占需求的一半……"

我问周先荣既然如此为什么没有转行，他说因为从小受的是"英雄主义教育"，觉得"有责任，不能做逃兵"，如此种种，我觉得其实可以归结为一条，就是他爱他的专业，他爱他的工作。

他是大家的老师

"周老师，目前为止您有多少学生啊？"

"要看怎么定义学生的概念了。我们科里有三十多位医生。……"说着，他点开一个网页给我，是中华病理网，"我是妇产科病理版块的版主，只要我上去，这里就热闹。我们还有一个红房子病理师生联谊群，有什么想要问我的，就在网上直接贴病理切片就可以了。所以，就看怎么定义学生了。"

据后辈和同行评价，周老师的课讲得一流，他的课往往是深入浅出，容易理解并且实用性强。听过他讲课的病理同道常常是慕着周先荣的名找到红房子医院病理科要求进修，周先荣总是在科里工作允许的情况下让大家自己决定进修时间，然后再根据每个进修医生进修时间的不同安排学习任务，为了让大家能够有所收获，再忙再累，周先荣都会安排出时间为大家讲课、分析病例，常常是课讲到兴起时连饭都顾不上吃。所以，每一位前来红房子医院病理科进修的医生，不管在原单位是主任还是刚刚毕业从零开始的新手，听了周先荣的课，大家都是满载而归，意犹未尽。

周末，当大家都在举家休闲娱乐时，周先荣常常是全国各地飞来飞去，讲课、会诊、开会，忙得不亦乐乎，他已完全记不得上一次陪女儿过周末是什么时候了。科里的小医生说，跟着周先荣主任出去开会，最大的感受就是，周老师要不就在大会发言，要不就是被一堆病理界同道围在显微镜前免费义诊。而他也不止一次听到周先荣在大会上向所有的与会人员保证："有疑难病例的，寄给我，free！（免费）"

继恩师杜心谷之后，周先荣无疑已成为红房子医院病理科，乃至全中国妇产科病理学方面的一块金字招牌。据悉，最新一版世界卫生组织（WHO）肿瘤分类及诊断标准已向周先荣发出撰文邀请，相信不久之后，在 WHO 的作者一栏中就能看到周先荣的名字。

说话当口，一位小医生进去，边递给周先荣一只手机，边告诉他："外地的电话，找您，估计是会诊。"电话没接到，周先荣便嘱咐小医生，"待会再打来告诉他，直接寄来就行了。"

简单生活低消费

周先荣的办公室不久前被撬了。当保卫科翻看监控录像发现，小偷撬开主任房门花了近 2 分钟，然而在房间里待了 1 分钟不到就出来了。"我办公室里除了玻璃片，只有玻璃片。我平时为了寄送快递方便，就在桌上随便放着些零钱，加起来也有几十块，可那小偷愣是没拿。看来现在小偷的生活水平比我好……"堂堂红房子医院的一科主任，办公室里却无钱可偷，周先荣说起这事，充满戏谑，也不无得意。

小偷只知道，这是病理科主任的办公室，却没想到，这是个两袖清风的医生，也没想到，这是个简单生活、消费水平极低的医生。周先荣浑身没有一件名牌，他的鞋子是小菜场买来的，他的裤子穿了很多年。他说自己一辈子的消费，原来是三样：小 POLO 车加油、小菜场买菜、给女儿交学费。现在女儿工作了，消费只剩下了两样。

看着眼前这位看似说话戏谑，实则执著认真的教授，看着垒在他的办公桌上一堆又一堆的病理切片，以及许许多多的快递袋，一份敬意油然而生。世间有此良医，苍生之福。

（楼岚岚、张浩）

花俊生：
卫生改革的排头兵

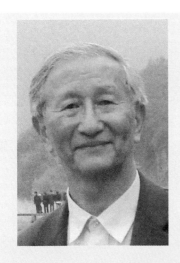

花俊生

安徽无为人，卫管研究员。1962年参加工作，历任上海医科大学附属中山医院党办主任、党委委员，上海医科大学附属妇产科医院党委书记。

随着改革开放卫生医疗市场形势的转变，红房子这所百年老院面临着建筑老化、设备陈旧、病房破旧拥挤的窘境，由于地处老城厢，地域狭小分散零乱，医院难以扩建，与社会需求不相适应的矛盾愈来愈明显，医院发展遇到前所未有的艰难。

花俊生正是在红房子这种前途未卜的状况下，于1991年3月出任医院党委书记。上任伊始，他便坚持把医院的改造与发展放在第一位，带领团队坚持发展是硬道理，为医院走出困境，为百年老院的发展和新生，扩大红房子医院的实力和声誉，扎扎实实扮演了"铺路石"的角色。

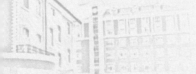

医院发展是硬道理

1962年，花俊生毕业于上海第一医学院卫生系，1979年任上海医科大学党委秘书，1985年担任中山医院党委办主任、党委委员。1991年3月至1996年任红房子医院党委书记。1991年一到任，他首先找机会与院长周剑萍促膝长谈，共同探讨治院战略。他们一致认为：第一，红房子是个百年老院，在医疗水平、学术地位方面的优势必须保持和发展。第二，红房子面积狭小零乱，是医院生存发展的瓶颈，必须彻底改造。这两点共识在获得院党政领导班子成员的一致认可后，确立了"软件硬件两手抓，两手都要硬"的治院方针和共同奋斗目标，随后就勾画出红房子医院发展的宏伟蓝图。

最初新建医院选址在方斜路506号，加上用200万元买下的上海球厂作为建院基地。1992年春，花俊生与副院长仇荣鑫多方奔走寻求外援，一边去上海市政府求援，一边向卫生部陈情。1993年春，上海市副市长谢丽娟同意由市财政出资55%，在浦东建一所总投资规模在7000万元左右的新医院。为了落实建院地址，先后去浦东花木、三林、金桥地区寻址，最后将金桥出口加工区的高级生活园区内的30亩土地作为新院建设基地。就在这个关键时刻，周剑萍突然被调任市卫生局副局长，新院的筹建工作主要由花俊生出面主持。

历经3年多时间的呼吁和筹谋。终于在1994年，由花俊生执笔起草了项目可行性报告，并代表院务委员会，向市政府、卫生局及上海医科大学大评审组汇报新院筹建情况及立项的可行性。会后，市政府正式批准立项。接着，为落实迫在眉睫的45%的自筹建院资金。他出面与迅达电梯公司谈判成功，将球厂地皮卖给他们获得500余万元资金。他始终认为发展是硬道理，建设新院是百年大计。为此，他为尽快筹建新院而四处奔波。

1994年下半年，花俊生、刘豫阳院长等党政领导班子一起共克难关，耐心地与金桥开发公司沟通，最终对方同意将地价款1532万元作为对新院的入股资金。1996年3月，为实现多年追求的建院梦想，因年龄而退居二线任调研员的花俊生，又以一个普通工作人员的身份，继续全身心地投入建院开工前的各项准备工作。从选择设计院，请监理公司，到考察参加投标建筑公司资质等，多次往返市卫生防疫站、市环保局等行政部门，通过各种渠道，加速基建审查。

1996 年 2 月 21 日，当新院正式破土动工时，他欢欣鼓舞地在上医大校报上发表了题为《红房子医院发展的新契机》的文章，为新院开工摇旗呐喊。此后又为新院订购电梯、中央空调、医院污水生化处理设备而奔走。1997 年末，当新院大楼结构封顶，他又写了一篇题为《红楼平地起，旧貌变新颜》的长篇报道，为之欢呼喝彩。就在这胜利在望之际，1998 年由于资金不足，市政府指示医院回浦西发展。最后，新建的医院就变成了后来的浦东妇婴保健院。对此，花俊生无限感慨，说这是他一生中最大的遗憾。

开拓创新，成绩斐然

在与院长共同抓医院硬件建设的同时，作为书记的花俊生勇于开拓，走科技兴院之路，狠抓医院的人才培养梯队建设，坚持医院要有特色，科室要有特点，人才要有特长，进行了临床医疗和科研工作的整合。依据当时医改形势和医院实际情况，花俊生带领团队制定了医院发展的新思路，以新技术、新成果作为医院发展的先导和依托，充分调动全院医务人员的积极性，为医院走出困境，进一步提高红房子医院满足社会医疗需求的能力奠定了基础。

自 1994 年起，红房子医院先后建立了妇科、产科、中医药结合 3 个临床实验室及脐血肝细胞实验室；住院医师均在硕士、博士毕业生中选留，严格人才培养考核，实行淘汰制。

为保持和增强红房子医院在妇科肿瘤、围产医学、中西医结合、生殖内分泌等领域的优势，启用一批优秀中青年业务骨干担任，充实研究队伍，选拔优秀学术带头人和科室业务接班人，建立人才梯队。制定一系列激励扶持科研工作的院内政策。如，规定副高级职称以上的人要有自己的科研课题；鼓励各级人员参加各种渠道的科研课题投标；医院每年出一笔经费供青年医生自选课题投标；凡获得科研成果及发表论文者，医院都给予精神与物质奖励。这些措施取得了积极效果，仅以 1995 年为例，全院中标 13 项，从院外获得课题费 29 万元，取得了 4 项科研成果奖，其中 3 项为国内领先水平，1 项达国际水平。

努力开拓妇产科医学的新领域。随着世界医学科学的发展，妇产科领域的新技术、新方法不断出现。对此，医院确定采取"派出去，学到手，带回来"

的战术，针对红房子医院的空白点，派人出国留学。例如：医院送年轻有为的医生去美国进修妇科手术腹腔镜技术。学成后，医院花50万元进口了第一台手术腹腔镜，配备手术班子开展新技术手术，填补了这方面的技术空白，跑在了全国同行的前列。又如：派李大金赴日进修免疫学，学成回国后，开了红房子妇产科免疫临床应用的先河。1995年8月15日，上海暨华东地区第一例试管婴儿在红房子医院诞生，填补了该领域的空白。1997年，又与美国弗吉尼亚遗传和试管婴儿研究所合作成立了集爱中心，确保了红房子试管婴儿技术在全国的领先地位。

忠实的党务工作者

作为一名党的政治思想工作传播者、推动者、组织者，花俊生具有扎实的理论功底和品行修养，他始终把党的利益放第一位，讲党性，作表率，决不以权谋私。花俊生常说："思想政治工作是党委的职责所在，是医院软件建设非常重要的一环。"他在任职7年间始终把思想工作放第一位。在党务实践中抓好院内外的宣传教育工作，着力开展思想政治工作。1991年4月起，他主持创办了红房子医院第一份院刊——《上妇之声》。每一期花俊生都亲自编辑，亲自审稿，

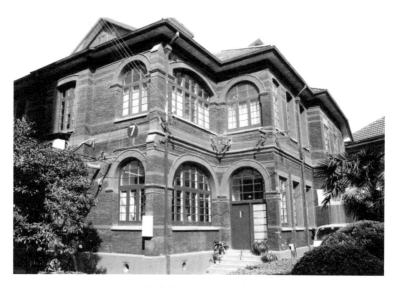

方斜路419号的7号楼。

无论多忙，每月准时出版。《上妇之声》的宗旨是通过发扬先进，针砭时弊，破陋俗，树新风，在院内创造一个团结向上的良好政治氛围。

作为基层党委书记，花俊生始终发扬党的优良传统，把思想政治工作作为沟通、协调、服务职工的载体和手段。他坚持每周深入科室班组参加政治学习活动，了解群众的思想脉搏，掌握思想政治工作的切入点，在宣教工作中做到有的放矢。作为书记，他以诚待人，以情感人，善于倾听，认真细致地做好少数群众的思想转化工作。有一位后勤技术骨干因同事间的矛盾与医院闹僵，一气之下把自己关进小房间，什么也不干。领导对他也没办法，如此已经几年了。了解这些情况后，花俊生主动去小屋找他谈心，听取他的意见与诉求后，进行调查核实，再找他谈心，指出他哪些是对的，哪些是误解，他的缺点错误是哪些。如此反复沟通十多次后，他对花俊生书记心服口服，终于走出小屋，回到相应岗位上班。此后，他认真钻研业务，通过市卫生局的专业考试并取得中级职称证书。对不利于工作、不利于团结的人和事，花俊生从不回避矛盾，他求真务实，不迁就落后，忠于职守，努力耕耘，先后获得中共上海医科大学委员会、上海市卫生系统思想政治工作研究会、中共上海市教育卫生工作委员会授予的"优秀思想政治工作者"称号。

花俊生常说："金杯银杯不如老百姓的口碑，金奖银奖不如老百姓的夸奖。"在医院的精神文明建设中，他带领党委班子全力以赴，持之以恒地抓医德医风、职业道德建设和文明规范服务工作。自1991年起，红房子医院连续5年被评为上海市卫生系统文明单位。1995年初被评为上海市十佳好事单位。在全市506家医院精神文明建设达标竞赛中首批达标。在三级甲等医院评审中，红房子医院的精神文明建设部分获得额外加分。

花俊生非常重视对外宣传工作。他上任之后，总是挤出时间亲自动笔，从不间断地向全国各大小报纸发稿，努力将红房子医院的学术地位、知名专家的业绩、医疗科研成果、优良医德医风等事迹报道出去，扩大医院的对外影响。再则，通过多年的党务理论修养和实践调研积累，他先后撰写发表了《在实践中探索专科医院改革的路子》、《在院长负责制下，党委如何发挥保证监督作用》、《既要深化改革，又要保持社会稳定》、《在市场经济条件下如何发挥白求恩精神》等论文。他撰写的论文，密切结合医院改革工作实际，其中十余篇分别获得上海医科大学、上海市卫生系统、卫生部属医院、卫生部国家中医药局思想政治工作研究会、卫生部《中国卫生界》杂志社等单位的优秀论文奖。在退居二线后，花俊生更是集中精力做宣传报道工作，据统计，1996 年至 1997 年，在各级报刊上发表了 31 篇通讯报道文章。

在红房子医院 7 年期间，花俊生为人朴实正直，严于律己，宽以待人，廉洁自律，淡泊名利，以党员干部的标准严格要求自己，廉洁修身。为医院利益，他全身心投入，而对于自己的个人利益，总是再三谦让。按照规定，他可以用医院的轿车接送上下班，但他认为医院里有许多德高望重的老专家，家里离单位更远，比他更需要用车，每天他都骑着自行车上下班，碰到出差还自己去买火车票。当时作为书记的他是和副书记、办公室工作人员合用一个办公室，有许多出国考察机会，他都让给了其他同志。

工作之余，花俊生文体全能。在复旦大学的运动会上，他代表老年组参加短跑和游泳比赛；在茶话会上，他既可以引吭高歌一曲革命赞歌，也可以唱一出黄梅戏《夫妻双双把家还》。1998 年他退休了，思想却并不"退休"。他担任退休支部书记，被医院党委评为"优秀党员"；在居住小区被选为业主委员会主任，十余年至今尚未卸任。花俊生曾说："有一个信念，那就是一个共产党员为党的事业，只能是鞠躬尽瘁，死而后已。"

（尤仁）

朱 瑾:
现代派好医生

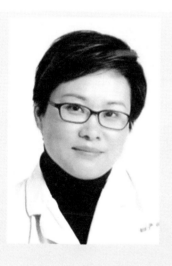

朱 瑾

上海人，1991 年毕业于上海市延安中学。1985—
1991 年就读于上海医科大学，获学士学位。1991
年毕业后工作于上海医科大学附属妇产科医院至
今。1997 年晋升为主治医生。2003 年晋升为副主
任医生、硕士生导师。2011 年晋升为主任医生。
2001—2002 年获国家教委奖学金，赴德国乌尔姆
大学作为访问学者进修 1 年。2008—2009 年，再
获国家教委奖学金，赴美国耶鲁大学进修 3 个
月，2009—2010 年赴澳门山顶医院交流工作 1 年。

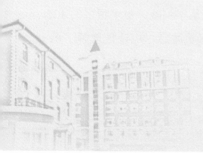

　　走进朱瑾不到 8 平方米的办公室，你会即
刻忘了自己此时正身处在妇产科医院的一角。首
先，扑面而来的咖啡香味就已经把你迷得晕晕乎
乎了。然后你会看到，右侧白色桌子上的各种咖
啡器具，琳琅满目，却多而不乱，收拾得干干净
净。对了，这张不到 1 米的小桌上，还放了一套
功夫茶具。左侧是一张电脑桌，摊开的笔记本，
旁边放着的是一个转经轮。正对面是一排窗子，
窗台上放了各种各样的小玩意，比如说军装蒙奇

奇、一组天津泥人张造型、一小瓶香水……窗子底下则摆了一张单人床。

还没从诧异中反应过来，微微有点胖的朱瑾已经现做了两杯女士最爱的卡布奇诺，对了，还点缀着精致的心形图案。

然后，她坐下来，是一个很舒服的姿势，说："采访我？我说什么呢？没什么好说的！"突如其来的快人快语，一下子就把之前的浪漫气氛驱散了。

"长得壮壮的，适合做妇产科医生"

朱瑾，因为爸爸眼睛不好，所以高中毕业时就有了当医生的念头，便读了医科，学的是法医。1991 从上海医科大学毕业时，已经不怎么想当法医的她，便同时也面试了妇产科医院。那天，面试她的三位老师是周剑萍、于传鑫、杨国芬。她清楚地记得，周剑萍老师说，"她长得壮壮的，适合做手术"。从此，她走进红房子，开始了她作为妇产科医生的职业生涯。

别人都说妇产科医院女医生多，人际关系比较复杂，但朱瑾一点也没有觉得。原因大概是两方面的，一是王淑贞的光环给了自己很多的感动，另一方面是，妇产科医院的培训体系真的很好，在所有科室轮转，无论产科、妇科还是计划生育科，都有经验老到的老医生手把手指导。朱瑾说，做了妇产科医生以后，她觉得自己确实很适合这一行。"从事这个职业，大概是宿命吧。"

采访中，朱瑾说在她的职业生涯中特别感谢两个人。

一个是她的导师周剑萍。她记得自己 1995 年考取复旦大学妇产科在职硕士研究生后，已经担任卫生局副局长的周剑萍把她叫到卫生局办公室谈话。周剑萍的一句话让她铭记在心："凡事先做人，做人做好了，才能把其他事情做好。"她说自己之后的顺风顺水，很感激周老师的这句人生忠告。

另一个是刘惜时主任。2002 年从德国留学回来后，朱瑾便跟着刘惜时医生做手术 13 个月。这是高强度、高压力的 13 个月，从早到晚，很多很多的手术，但给她很多收获。她说刘老师教她分清了事情的轻重缓急，也让她理解了承上启下、梯队建设的重要性。

紧凑高效的求学科研路

看朱瑾的简历，你会发现，其实这个"壮壮的，适合做手术"的医生，在进入红房子医院后的相当长一段时间内，都是在攻读学位，四处求学中度过的。1995 年她开始在职读研，然后"硕博"连读。 2009 年至 2010 年，她去澳门交流工作 1 年。2001 年博士毕业后即获得国家教委奖学金，于 2001 年至 2002 年赴德国乌尔姆大学作为访问学者留学 1 年。2008 年 8 月至 11 月作为国家教委高级访问学者，赴美国耶鲁大学进行科研、临床工作交流。

朱瑾说自己读研、读博，是因为当时还是男朋友的先生的督促，他坚持认为学医的如果不读研甚至读博，是没有前途的。但在查阅朱瑾的材料时，我们发现：朱瑾的硕士学习成绩优秀且硕士课题有纵向发展的潜能，是当时被选拔成为"硕博"连读的少数成员之一。在攻读硕士、博士学位期间，她因学习成绩优异，分别获得上医大授予的"光华奖学金"和"东方奖学金"。

1997 年，她生了儿子两个月后就上班了。很快，一个偶然的机会，她得知有 EPT 出国进修人员英语水平考试这回事情，于是就很快开始准备考试，顺利通过考试，然后前往德国。

我说："朱医生，你真幸运。"

她说："准备去德国的那一年，是我博士第三年，周老师让我放弃去德国的机会，先毕业。所以有很长的一段时间，我早上学 4 个小时的德语，下午回到医院做课题。"

我说："朱医生，你两个月就上班，去德国时你的儿子才 4 岁，你怎么忍心？"

她说："我不上班的话，就需要休学一年。去德国，当时认为是一个很好的机会，而小孩子总会慢慢长大。"

就这样，干脆利索的朱瑾高效、紧凑地拥有了最高学历，并有了海外留学经验。她不是混文凭、混资历，这些年的硕果累累可以证明：2001 年至今，朱瑾积极组织和参与了上海市计生委科技基金的多项研究、国家自然科学基金的研究、上海市重点学科项目等，如"原癌基因、粘附分子在胚泡着床前后表达及其功能研究"、"E—选择素及其配体对胚泡粘附扩展的影响"、"白血病抑制因子在胚胎发育和着床中的作用及其调节研究"，取得丰硕的成果，推进了对胚胎着床和发育机制的探索。"子宫内膜异位症生物标志物的筛选和诊断模型的建立"、"子宫内膜容受性相关基因的克隆及其功能研究"及"HOXA10 与

MMP—9 的相互关系在胚泡着床中的作用及其功能研究"等项目的研究均取得新成果，为女性生育相关问题的研究领域提供了一个新方向与重要的理论基础。共完成编著 3 部，论文近 30 篇，获得科研成果认定 10 项。

2012 年，45 岁的她毫无争议地评上主任医师，羡煞旁人。

思路清爽　外刚内柔

在临床医生中，朱瑾属于特别能说的。有人跟她开玩笑，她的伶牙俐齿，当医生不做医药代表，实在可惜了。这显然只是一个玩笑，因为良好的沟通能力，也是好医生的一个必备条件。

能说，表明沟通能力强，沟通能力强，归根到底是因为思路清爽。医生的沟通，分为两方面。一是与病人的沟通，包括病症沟通，选择治疗方案的沟通，术前后沟通，以及纠纷处理。二是与上下级医生之间的沟通。刘惜时老师出了名的严厉，但朱瑾很少被她批评。刘惜时老师很少夸人，但朱瑾同样是个例外。刘老师说："朱瑾属于这样的人——来了一个情况很紧急的病人，她仍然能够分得清楚轻重缓急。"

采访中，几次有人来敲门找朱瑾。朱瑾开门，一番"哇啦哇啦"，关门，回到位子继续说。熟悉朱瑾的人都知道，她就是这个脾气，外刚内柔。

在我们的再三要求下，朱瑾说了一个工作上她觉得感触很深的事。2011 年，她接到一个年纪只有 29 岁的卵巢癌病人，她的癌肿有多大？直径 9 厘米。治疗方案有两个。根治的话，就是把卵巢、子宫全拿掉；选择保守治疗，则可以把一侧卵巢拿掉，切除淋巴结。朱瑾考虑再三，选择为病人保守治疗，切除一侧卵巢。8 个疗程的化疗之后，将病人介绍到中医调理。"2013 年，这位患者生了一个宝宝。"朱瑾说。说这些的时候，她看起来并没有喜形于色，但我们都体会到了她的喜悦和满足。保守治疗，对医生来说是有风险的，万一复发呢？"但病人只有 29 岁，失去生育能力是非常大的打击。保留一侧卵巢，也是一份希望。真是不容易啊……"寥寥数语，我们看到了眼前这位酷姐内心的温柔。

"医疗纠纷，出现手术损伤、手术并发症，哪个医生都不能避免。我的想法很清楚，就是要和病人换位思考，如果我是病人，病人会如何想。医生要尽可能地为病人安排最佳的治疗方案，如果发生了手术损伤或者手术并发症，那我也是尽力了。"朱瑾说。

这样一个能够把病人的利益最大化放在工作中心的医生,在患者中享有极好的口碑自然是不难想象的。

在红房子,好医生很多,医术精湛的医生很多。但像朱瑾这样,工作出众又很会生活的医生,还真不多。她爱旅游,世界上很多地方都留下了她的足迹,一年15天的年假她根本不够用;她爱美食,休息室抽屉里放着满满的来自世界各地的美食;她有生活小情趣,从世界各地淘来的小玩意让人爱不释手。

我说,像她这样的现代派医生,应该让更多的人知晓,她为医生的形象增添了一份轻松和有趣,她为现在当医生,以及将来有可能当医生的人提供了一种别样的生活范本。

（楼岚岚、王雯）

常 才：

他有一双火眼金睛

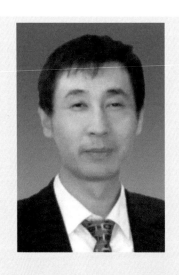

常 才

主任医师，教授，医学博士。1992年毕业于上海医科大学研究生院，获医学博士学位。从事妇产科临床及超声诊断工作20年，现任中华医学会超声专业委员会副主任委员、中国医师协会超声分会副会长、中国生物医学工程学会理事兼超声医学和工程分会主任委员、中国医学影像研究会理事兼超声分会副主任委员和腹部分会主任委员、中国超声工程学会妇产科分会副主任委员、上海医学会超声分会前主任委员和委员、上海生物医学和工程学会主任委员、上海市优生优育协会理事。担任《国外医学》妇产科分册编委，《中国超声医学影像》副主编，《中国医学影像技术》编辑，《上海医学影像》责任编委，上海市超声质控和产科质控专家委员会委员，卫生部全国产前诊断专家委员会委员，《中华超声医学》（电子版）常务编委，《中国临床医学影像》编委（第三届），《影像诊断与介入治疗》副主编，《实用诊断与治疗》副主编（第四届）。参与完成自然科学基金项目4项，参与完成自然科学基金重点项目（胎儿先

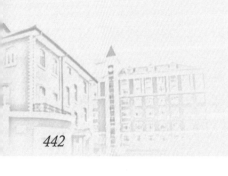

天性心脏病诊治）1 项。曾获教育部霍英东青年教师、复旦大学青年优秀教师称号，上海市卫生局银蛇奖和上海市科学发明一等奖（第二完成人）。主编《经阴道超声诊断学》、《妇产科超声诊断学》，主译《妇科超声手册》、《产科超声手册》和《不孕症超声手册》，参编 10 本以上专著的妇产科超声章节，发表学术论文 110 篇左右。

"很聪明，学习能力很强"，"是金子到哪里都会发光"，"干一行，精一行"。这是见到常才前我听到的关于他的评价。

穿过肿瘤医院 B 超科拥挤的候诊室，几番询问，我们被领到一个瘦削、其貌不扬的男子面前。一看到我们，他拍了下脑门："对不起，我忘了今天的见面。"噢，这就是曾经在红房子医院工作 17 年、目前是肿瘤医院超声科主任的常才。

从临床到超声科

常才来到上海，来到红房子，是在 1987 年。一进医院，导师朱关珍便为他制定了详细的临床工作培训计划。朱关珍老师要求常才："在 1 至 2 年的时间里了解妇产科常见疾病的诊疗常规，能够完成常见疾病的初步诊疗工作。"这句话让当时的常才无法理解：背熟、记牢妇产科诊疗常规，这个是基本功，哪需要 1 至 2 年的时间呢？但很快就有一件事改变了常才的想法。这天，在妇科门诊上班的常才见到一位 60 岁的患者主述"两天前有少量阴道出血"，他按诊疗常规作了妇科检查，发现阴道内未见血迹存在，便让患者去作诊断性刮宫。恰巧在旁的朱关珍看到，对常才说："从诊疗常规看，你的处理能说得过去，但你知道，诊断性刮宫是一种有创检查，所以应该首选利用各种影像学检查，这些方法相对创伤小，如果发现宫腔内有异常，再进行诊断性刮宫可能更好。"朱老师一点拨，常才便顿悟了。"常规的执行有一定的原则，临床诊疗过程千变万化，需要医生具备丰富的知识，通过合理分析，灵活地选择各种处理技术。"事隔 16 年，常才仍然记忆犹新。

5 年的临床轮转，使常才从一个只有书本理论知识的毛头小伙，成为妇科临床的全才。从简单的附件单纯切除术、囊肿剥除术，到恶性肿瘤的广泛全子宫切除附加盆腔淋巴清扫术、外阴癌的广泛手术，并掌握了应用腹腔镜、宫腔镜和阴道镜等内镜检查诊断和治疗技术。

让做过妇产科临床的中青年医师转做妇产科辅助科室，是王淑贞院长在推进妇产科专业建设中的一个壮举，也是妇产科医院的一个特色。那常才自己当初为什么选择去超声科呢？常才笑着解释："现在看来超声检查稀松平常，可在1992年，这还是新领域。我是在轮转时接触超声的。当时跟着林金芳老师看不孕症，觉得超声技术对于病人的帮助很大。于是产生了特别的兴趣，研究生毕业课题就是关于B超技术的。"

1992年至1998年，是常才出书、出文章最多的年份。那时他住在医院半地下室式的宿舍，因为住得近，科里的夜班都是他值的。没有夜班的时候，他也是晚上8点就到医院。"是真正的住院医生。"常才说。

常才很快在B超影像世界游刃有余，成为超声科的佼佼者，病人们说，他有一双火眼金睛，同样一张片子，他能看出其他医生看不出的问题。同事们说，常才有超声天赋。他则是这样解释自己的优势："当时学B超的人很少，我是临床出身，可以两者结合做一些东西。"

也许是常医生的笑容鼓励了我，采访中，我忍不住几次三番直白地表达一个疑惑。"用现在的眼光看，超声科医生远不如临床医生吃香，性价比低。再说超声科医生的风险也是非常大的。"

以下是他的回答：

"我喜欢做超声。B超是很快乐的，我享受从中得到的发现乐趣，这是我当B超医生的满足感和成就感的来源。

"至于收入，什么是钱多？什么是钱少？只要你觉得够用就可以了……"

从妇产科医院到肿瘤医院

尽管当年勇闯上海滩，常才自己也没意识到"脑后长了反骨"。"我一向鼓励人才流动，在红房子的时候，我就对科里的同事们这么说，只是没想到自己最先'流动'了。"2005年，他跳槽到了肿瘤医院。这一年，他45岁。

"我对当时的肿瘤医院院长说，你们引进我，是'取短补长'。"红房子妇产科医院毕竟是专科医院，常才的知识储备也仅限于妇产科，到了肿瘤医院，要面对全身各个器官。虽然对即将面临的困境一清二楚，骨子里喜欢接受挑战和充满闯劲的常才还是来到了肿瘤医院。

"我尽我的可能努力地学。"说起到肿瘤医院的最初时光，常才只说了这么一句。有一种说法，AB 血型的人最聪明。这个说法是否靠谱，尚待科学家进一步研究证实，但眼前的这位 AB 血型的人绝对聪明。他的学习能力和钻研精神是众所周知的，他在红房子的前同事就告诉我们，红房子刚开始装电脑的时候，常才会跑去帮忙装。常才会为了一个病例，跑到病理科讨论半天。很快，常才在肿瘤医院站住脚，并开始担任 B 超科主任。

常才说："我现在仍然是门外汉，还没有学精。医生不可能什么都懂的，医学永无止境。好医生和差医生的区别是什么？打个比方就是，我们坐着高铁出去，差医生只知道这里有一条铁路，而好医生却可以把每一个站名都报得清清楚楚。"

说起红房子妇产科医院，常才说那是他的娘家。"从 1987 年到 2005 年，我从'红房子'获得营养、力量，从默默无闻的学生、小医生逐渐长大，成为能够支撑一片天、带领一批人、从事一个领域的'大医生'。现在出来 7 年了，说起红房子，仍然是'我们红房子'，改不了口。"

"如果有什么事情，需要找以前的同事，他们总是客客气气，没有一个不字。"常才告诉我们。有一种说法，人和人之间的交往，就像是一面镜子，你对他人如何，他人也对你如何。常才得到的礼遇，其实就叫做好人好报。

科主任的"为官之道"

离开红房子妇产科医院前，常才便是 B 超科主任，到了肿瘤医院，常才也做了 B 超科主任。"在这里我需要学的东西还有很多。不过，我想，带团队，把人带出来，也是我的价值所在。"常才这样解释自己的升职。

做医生的头儿，必须医术过硬。但仅仅医术过硬是不够的。那么常才的"为官之道"是什么呢？

"哈哈，什么叫做 B 超科主任，就是要处理各种各样的状况。比如，因为候诊时间过长，患者等着不耐烦，发牢骚有情绪了，我就要出面处理。"

"你怎么处理？"

"我有一次对一个情绪急躁的病人说：'如果我们这里，来了就能做上B超，你还会来我们这里吗？'他就不说话了。……现在的状况就是所有的病人都挤向三甲医院。"

常才说，作为科主任，不能对科室里的同事斤斤计较。别人有小缺点，你必须容忍，"当然前提是不是原则问题"。同事之间相处的时间最长，"你想，除去睡觉时间，清醒情况下，你和同事相处的时间超过与家人的时间，那么长的时间，有点磕碰是难免的，要互相体谅"。

常才很难忘在红房子超声科的日子，"科室气氛是真的好"。那个时候，来了病人，大家抢着做。当时，大家有的在门诊做检查，有的在住院部做检查，如果在住院部工作的同事做完了手头的病人，就会打电话给门诊，说"我这边完成了，你分一些病人过来"。"这就是团队意识。今天你为别人多做一个，明天别人也会为你多做一个。"

常才很满意现在自己的团队，气氛很好，很忙碌，但是很团结。肿瘤医院东院很快就要启动，届时常才和他的团队要浦西、浦东两头跑，会更忙了。早已视忙碌为家常便饭的常才，最大的担忧是："现在B超人才极度短缺，今年有个小医生辞职，我作为主任想要挽留，可是我在了解了她的情况，从她的角度考虑后，发现没有办法……现在超声科的工作量很大，容易被投诉，收入不高，留不住年轻人……"

采访结束时，常才开始招呼手下请病人进来。我们感觉特别不好意思，连忙道歉耽误他工作了。他摆摆手："不用不用，今天没有排我的班，反正现在没事就看几个，闲不住。"只有真正喜欢，才会"闲不住"，超声是常才的事业。他说："如果自己干的事不喜欢，那就别干了，干别的吧。"

（楼岚岚）

段　涛：
从游大师　终生受诲

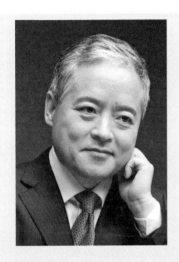

段　涛

同济大学附属第一妇婴保健院教授、主任医师、博士研究生导师、院长，上海市妇女保健所所长，上海市产前诊断中心主任。1990 年赴西德亚琛大学博士联合培养。1992 年毕业于上海医科大学妇产科专业，获博士学位。任世界围产学会理事，国际围产医学科学院研究员，胎儿医学学会理事，中华围产学会前任主任委员，上海妇产科学会主任委员，《中华妇产科》编委，《中华围产医学》编委，《中华医学》编委，《现代妇产科进展》副主编，《中国产前诊断》主编，《中国实用妇产科》编委，《实用妇科与产科》编委；《母胎新生儿医学杂志》(*The Journal of Maternal-Fetal & Neonatal Medicine*) 编委，《产前诊断》(*Prenatal Diagnosis*) 编委，《中华医学杂志》(*Chinese Medical Journal*) 编委，《多哈》(*The DOHaD Journal*) 编委，《国际妇产科杂志》(*International Journal of Gynecology and Obstetrics*) 审稿人，中国 DOHaD 联盟创始人兼共同主席。个人研究方向为子痫前期的预测与预防，染色体异常的产前筛查，染色体异常和单基因遗传性疾病的快速诊断，出生缺陷的非侵入性产前

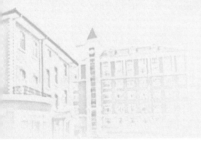

诊断，产后出血，早产，成人疾病的胎儿起源。负责国家自然科学基金3项，以第一作者或通讯作者署名发表SCI文章10余篇。主编、副主编专著8部，主译专著6部。

上海市第一妇婴保健院院长段涛，是从红房子医院成长起来并向业界输送的一代青年专家学者，如今已是国内妇产科学领域的中流砥柱。在红房子医院学习和工作十余年，留在段涛心中的却是一辈子的烙印。用他自己的话来说，曾经在这里和真正的大师交往，聆听他们的教诲，感受他们的风范，这是这所历史悠久的妇产科医院给予自己最宝贵的财富。

关键词一：教科书

让他用几个关键词来描述红房子医院，段涛首先想到的一个词是"教科书"。

"我第一次到红房子医院的时候，觉得很诧异——这么一座著名的医学圣殿，怎么像个街道加工厂，地方又小又破？时间长了，才渐渐体会到这里深厚的底蕴，是越读越耐读的。"段涛如是说。

众所周知，红房子是一所教学医院，当时上海妇产科界最著名的一批专家学者皆云集于此，而他们正是学子心目中一部部渊博、厚重、鲜活的"教科书"。"教科书"有两层含义，第一层是说老教授对年轻医生倾囊相授的培养，他们的学识和能力、他们的认真程度和对学生的关爱程度，就像一本活的教科书；第二层，则是指这些专家学者的名字串连起来，就成了一本真正的教科书——人民卫生出版社的妇产科经典教材中最重要的章节，正是由这些名字共同书写的。

遥想当年的老教授们，段涛的神情中透出无限怀念和敬仰："英文有句谚语'You are what you read'，意思是你读什么书，你就是什么样的人。换句话说，你跟谁混，你就是什么样的人。红房子有很多有名的教授，大师级的人物。跟大师长期相处，你的成长、你的经历、你的心胸、你的眼界是完全不一样的。"

关键词二："吵架"

第二个关键词是"吵架"——当然，"吵架"是打引号的。在当年的红房子医院，总查房是年轻医生最喜欢的场合之一。每逢总查房，全院的专家教授、大小医生都会参加，相当热闹，会看见很多人"吵架"。无论是查房中发现临床错误，还是围绕某个学术问题，只要大家意见相左，都会展开激烈的讨论；针对犯错的责任人，无论是谁，批评指出的时候都毫不留情。这对于年轻医生来讲是非常好的学习机会，当这些大学者、老专家在"吵架"的时候，旁听的年轻医生在迅速成长。让段涛记忆犹新的是他第一次看见张惜阴和袁耀萼两位老教授"吵架"，那时正开着会，两个人拍着桌子就针锋相对起来。"我当时觉得很震撼，这么两个大教授，竟然拍桌子吵架，但后来也就习惯了。她们的争论是有道理的，是为了学术，为了病人，为了更好地解决临床问题。作为年轻医生，我很喜欢听这种'吵架'。如果大家都客客气气，对待临床问题没有不一致的声音，有了失误也一概默认，不敢怀疑权威，不去批评，没有争执，也就不会有进步。现在红房子医院不知道还吵不吵？以前那种氛围，是很令人怀念的。"段涛说。

关键词三：总住院制度

真正有实权、完全可以得到充分锻炼的总住院制度是红房子医院的一大特色。段涛在红房子做总住院医生的时候，手头有本"阎王账"，记录了红房子几十年以来的医生排班表，那是一代一代的总住院医生传下来的，从中可以看出许多东西，是一种老牌医院沉淀下来的文化。不知道那本"阎王账"今在何方？如果丢失了的话，可是红房子的一大损失。当时的总住院医生负责全院的医生排班，权力很大，科主任都无法左右总住院的人员安排。但是想要做好总住院可不是件容易的事，需要对医院的文化、全院上下百十号医生的能力和优缺点有全面的了解，还要摸清楚人员搭配的"禁忌证"，并有强大的协调能力。总住院除了要"搞脑子"以外，还要有很好的身体素质，全院两个总住院一起搭伙干一年，隔一天就要值夜班，第二天出夜班还要查房，写病史，做手术，做完总住院基本上就可以独当一面了。段涛本人正是受益于这样的总住院制度，得到快速的锻炼和成长。

关键词四：带教

红房子医院有带教的传统。段涛回忆，他在做总住院和主治医生的时候，年资不高，就可以在妇科病房管理 30 多张床位，并且带进修医生、住院医生开刀。红房子有一种带教的精神，它并非以权威专家为中心，而是上级医生给予下级医生大量临床实践的机会，并予以相应指导，以帮助年轻医生成长。段涛说："就我自己而言，很开心的一件事是我在很多科室轮转过，包括许多人没有去过的 B 超室，新生儿科病房和十病区（肝炎病区）我也轮过，唯一的遗憾是想去病理科轮转，但是由于种种原因没有去成。医院虽然没有非常明确的制度安排，但这个传统是存在的，只要年轻医生有愿望，就给他们机会去各科轮转、学习，这对年轻医生的成长是很重要的。"

关键词五：第二次投胎

从读书到工作，段涛在红房子医院总共度过了 13 个年头。时间不算太长，但这所医院带给他的成长，这里的医学大师予以他的教导，对他而言正如"第二次投胎"，每言及此，他都深怀感恩。

也许很少有人知道，今天人们在红房子黄浦院区看到的汉白玉雕成的王淑贞院长塑像，最早是在段涛的提议下修建的。"红房子医院最重要、最宝贵的财富，是这些教授们。那时我就提议为王院长做一个雕像，后来这个建议落实了。但非常遗憾的是，我的另一个建议没有来得及落实。我原想应该在老教授都健在的时候，请上海照相馆的老师傅给他们拍摄肖像，放大以后挂在图书馆里，这样我们走进图书馆，感觉大师环绕，文化在传承，氛围就不一样。一座医院，大楼再高，设备再先进，假如没有这些人在，也是没有意义的。大师的照片会是红房子无形的财富，他们是红房子的灵魂。"段涛说，当大师们一个个去世的时候，他看着十分心痛。红房子之所以当初对他有那么大的吸引力、那么大的震撼，就是因为有这些大师。他们的风范、心胸、智慧，是后人所高山仰止的。虽然他们为人很谦和，身材也未必高大，但是"气场大"，能镇得住四方，这是

"脾气大"、"架子大"所比不了的。在红房子，年轻医生终日与大师为伴，耳濡目染，不自觉地会对自己有要求，时间长了，怎能不脱胎换骨？

段涛师从围产医学大师张振钧教授。在导师的影响下，段涛数十年来一直勤奋用功，他曾说："导师在上，弟子不敢有一日懈怠。"也不可能懈怠，曾经跟真正的大师共事过，受教于他们，必定以他们为模范。"那时候的师生关系是一日为师，终身为父，我们拿导师当自己的父母，导师拿学生当自己的孩子，感情特别深厚，所以学生选择导师，就好比'第二次投胎'。张振钧教授既是我学业上的导师，也是精神上的导师，是让人一辈子受益的。红房子曾经有很多像我导师这样的人，我从他们身上学到了太多东西，细想起来，在红房子的十几年真是我人生中很丰富、很美好的阶段。"

五个充满情感的关键词，概括了段涛心目中红房子医院的点点滴滴。2000年，段涛从红房子医院调入上海市第一妇婴保健院担任副院长，后担任院长。近年来，在段涛的带领下，第一妇婴在临床、教学、科研和医院的管理建设方面都取得了令人瞩目的成绩，令同道称赞。作为在红房子医院成长、成材的一代年富力强的专家学者，我们可以在段涛身上看到一种精干、睿智和沉稳的坚持。尽管大师的时代已经远去，但百年妇产科医院积淀下来的传统和情怀永远不会过时，段涛所倾力而为的，正是将这些优良传统辐射出去，将大师留下的智慧和风范在业界传扬。

（熊捷）

李笑天：
至真至诚 创意人生

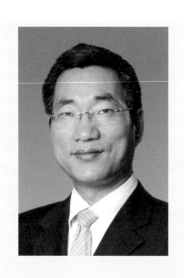

李笑天

博士研究生，主任医师，博士生导师。现任复旦大学附属妇产科医院副院长，兼任产前诊断中心主任、上海市出生缺陷一级预防指导中心副主任、妇产科教研室副主任。此外担任中华医学会围产医学分会委员、上海市医学会围产医学分会副主任委员、上海市医学会妇产科分会委员、医学遗传学分会委员。担任《中华围产医学杂志》、《实用妇产科杂志》、《中国实用妇产科杂志》、《中国医学研究杂志》、《中华妇幼医学杂志》、《中国新药与临床》编委。长期从事产前诊断、高危妊娠和围产医学的研究和临床工作。科研上，主要研究方向为出生缺陷的产前诊断方法和策略、妊娠高血压疾病的发病机制和病理生理机制、胎儿窘迫的病理生理机制、胎儿监护的信号处理技术及其应用等。作为课题负责人，曾主持国家"十五"攻关计划（1项）、卫生部临床学科重点项目（2项）和国家自然科学基金（5项）、"973"项目课题负责人（1项）、美国中华医学基金会（CMB）项目（1项）等多项国家级项目。近年来，发表论文近120篇，SCI收录论文18篇。主编专著1本，

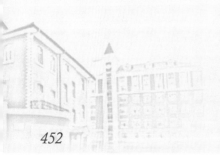

参加多套《妇产科学》教材的编写，参编专著9本。曾入选教育部"新世纪优秀青年"人才计划，先后获得上海市卫生系统优秀青年"银蛇奖"、"上海市新长征突击手标兵"、上海市科技"启明星"以及优秀"医苑新星"等称号。

李笑天说自己出名很早，十多年前就上过央视节目《半边天》。"然后呢？"我问。"没了。"他答。

这就是我第一次见到李笑天时与他的对话。20分钟的时间，面对问题仿佛一管挤得干干净净的牙膏。

第二次是一个漆黑的冬日傍晚。考虑到上一次的不顺利，我们找了他的得意门生"曲线救国"。一个多小时后，李笑天来了，看到他的学生时很惊讶，然后便问我："我是跟你们聊20分钟，然后去看一个病人，还是……""你先去看病人。我们在这里等你。"我赶紧说。一天没吃饭的李笑天边往嘴里塞着从别人那里搜罗来的巧克力，边迅速从我的视线里消失了。

很快，李笑天回来了。满口道歉，然后哗啦啦地谈了很多。我这才恍然大悟：原来这是个Man Show啊。

理性天才：他是为科研而生的

套用赵本山2008年春节晚会的那句经典台词"我就是为奥运火炬手而生的"，李笑天就是为科研而生的。迄今为止，他已经发表论文近120篇，SCI收录论文18篇。作为课题负责人，李笑天曾主持国家"十五"攻关计划1项、卫生部临床学科重点项目2项、国家自然科学基金5项、"973"项目课题1项、美国中华医学基金会（CMB）项目1项。主编专著《病理产科学》，参加多套《妇产科学》教材的编写，参编专著9本。李笑天说，自己喜欢科研，"但我的科研做得不好。我的科研基础不好，做得比我好的大有人在。成绩不是最好，但我的方法可以借鉴"。这个回答一听就是个严谨、周密的理性思维。那么，让我们来看看李笑天的科研之路吧。

李笑天的学习能力相当强。1995年，李笑天去香港进修妇产科。这家香港医院的妇产科主任，也就是李笑天在香港的老板，当时正在开展胎心监护数据分析。这引起了李笑天的强烈兴趣：原来看心电图只能凭经验，如果通过建模、数据分析，建立胎心监护数据系统……这个从小数学很好的男人开始自学高等数学，学C++编程语言。1996年回到红房子医院，他开始鼓捣建立红房子自己的胎心监护数据分析系统，1998年，他就拿到了关于胎心监护的两个自然科学基金。"这是我行医生涯中的第一次蜕变，我从一名普通医生变成一个懂科研的人。"李笑天说。

李笑天很善于"拿来"。他说："学习的目的就在于拿回来用。"鲁迅先生20世纪30年代就已在倡导的"拿来主义"，却不是人人都能做到的。2003年，李笑天到新加坡进修。他发现那里正在开展胎儿医学（产前诊断），2004年回国，他就在医院里建立了产前诊断中心，成为2006年全国仅有的4家类似中心之一。国外的学者惊叹于他的信息捕捉和转化运用能力。他似乎总能够先人一步嗅到学术前沿的气息，每每在新的领域捷足先登。在新加坡，一次同行聚会谈论起"蛋白质组学"这个新词，两周后的一个聚会，李笑天就已经能够对"蛋白质组学"如数家珍，新加坡国立大学的教授无比惊讶，当即表示希望能够收李笑天读博士后。又是一次聚会，李笑天听到"羟甲基化遗传"这个新词。回去后他就开始做功课，一个星期后，他已经了解了羟甲基化遗传的来龙去脉，并通过预判可能的现实需求制作了一份标书，开始招募深入研发的合作对象。

他能快速地吸收他人的养分，为我所用。他能对新技术、新观点进行快速研判、评估、分析，发现问题、创造问题。这些就是取得科研成功的最重要的能力——创新力。正因为此，李笑天得以信手拈来，玩转科研。

面对这位科研奇才，面对他的强大创新力，我自然而然想到一个问题："你的科研创新，我们能不能复制？"

"争取复制。"李笑天的回答很小心，符合他逻辑思维缜密的特质。"我让学生看一篇文章，要求他们读完后写清楚三点——这篇文章讲了什么、存在什么问题、还有什么没有讲的。"比较当下大量存在的"文章一大抄"的状况，这绝对是魔鬼式的训练，但这才是做科研。至今为止，他的大部分博士生和两位硕士生都拿到了国家自然科学基金，毫无疑问，不论对于学生，还是对于老师，这成绩都堪称骄人。

李笑天常常对学生说："Idea是靠平时积累的，100个Idea中有90个都是自己胡乱想的，只有 10 个是可以实现的。而在这 10 个能实现的 Idea 中只有 1 个是自己可以亲手实现的。所以，自己能实现 1 个已经很了不起了。而把自己创造的 Idea 和大家分享，让更多的人来关注和实现其他 9 个，那该是多么美好的一件事！"这里面有三层意思，第一，创新是个思考探索的过程，思考不止，探索不止。第二，创新是观点碰撞的产物，没有分享，没有思维的碰撞，不仅乏味无趣，创新之源也会枯竭。第三，创意只要能够成为现实，对科学发展有好处。不要太在乎对自己有什么好处。

感性男人：他有一颗柔软的心

"抢救生命，就像在抓沙子，有时，抓紧抓松，都抓不住。"

"我觉得是老天爷在借我的手来救命。"

这是李笑天说的话。若不是亲耳听到，我断断想不到，这个科研强人，这个面对媒体的强硬汉子，居然心思如此细腻，内心如此柔软。"其实，很多人猜我职业，怎么也猜不到是医生。"李笑天说。在升任医疗副院长之前，他是产科主任，一名优秀的产科医生。

"产科凶险。任何一个生小孩的人，都有可能出问题。问题说来就来，而且往往千头万绪，哪里都会出问题，哪里的问题没有解决好都不行。所以我是个急性子，一是一，二是二，在产科，哪里有时间让你思前想后呢？"

"我当产科主任 9 年，每天都是 24 小时不关机。晚上电话一响，一家子都睡不好。你看我的头发都白了，我有高血压，心理压力太大了。"

"今年有一次，我半夜接到电话，说产科有紧急情况，我马上开车去医院，一边开，一边打电话问病人情况，听到体温升到 41 度，情急之下马上转弯，闯了个红灯不说，差点撞车了。急啊，人命关天的事啊！"

"可是，今年你已经不是产科主任了？"

"不是产科主任，这并不意味着我离开了团队。"李笑天开始说起他的产科团队，说起团队的一起战斗，一起面对。医生说着医生的无奈，听者流着听者的眼泪。有人说，医生天天司空见惯了生死，会麻木，会麻痹。在李笑天身上，我真真切切得到了另一种解读：医生天天与死神抢夺生命，争分夺秒，赢了，挽回一条生命，输了，生命逝去。在这样非此即彼的残酷中，医生对生命的珍视，对生命的敬畏，远远甚于常人。

李笑天性情中人，心肠柔软，对病人有着强烈的同情心，这督促着他去全力挽救每一条生命，但也在一定程度上折磨了他。因为即便是最好的医者，也必须面对一个残酷的现实——把所有的人从死神处夺回来是根本不可能的。李笑天说自己常常会去龙华寺走走，看看"众生度尽，方证菩提；地狱未空，誓不成佛"的地藏王菩萨，寻找平静和心安。

美国医生特鲁多的墓志铭上有一段箴言"有时去治愈，经常去帮助，总是去安慰"，道出医学和医生角色本质。在这个医患矛盾突出的时代，无论是病人还是医生，都应该细心体会这段话的含义。

农民儿子：他的奋斗史和感恩心

李笑天是农民的儿子。关于李笑天来自农村这一点，红房子医院里流传着一个励志故事。小时候，老师有一天对李笑天说："你长大后是想穿草鞋还是皮鞋？如果你想穿皮鞋，那你就要好好读书。"从此以后，李笑天就发愤读书。同样，医院里还流传着一个关于李笑天"土老帽"的故事。博士毕业答辩那一天，他不会系领带，急得他伸着脖子到处求人帮忙系。

李笑天并不否认自己就是这些故事的主人公。李笑天还告诉我，他是家里最小的孩子，农忙时无论学业多紧张，他总会回去帮忙，晒成"巧克力"再回到学校。他说自己天生不会说话，工作时订了两年的《演讲与口才》，到处主动找人聊天，与人沟通，还给自己定下目标"两天内让对方说实话"。而时至今日，他是红房子医院里赫赫有名的演讲高手。

"农民的儿子"，依旧是已经有着诸多头衔和光环的李笑天最喜欢的标签。他说："任何人都有自己的背景，不论来自城市还是农村，不论富裕还是贫穷，都不要过于在意。如果你开始在意这个，那就麻烦了。"

李笑天认为，人要学会感恩，感恩自己拥有的一切。你不能总觉得你获得的一切都是自己努力的成果。"感恩，就要多做好事。"李笑天说，"现在我什么都有了，要做点对大家都有用的事情。"

2003年取消"强制婚检"，全国一片哗然。李笑天却有自己的见解，他认为这正是社会进步的象征。"结婚是感性的，但怀孕是理性的。"李笑天说。2004

年，李笑天提出"孕前检查"的理念。2008 年，李笑天加入静安区"孕前检查"试点工作。当时，国家科委已在全国设立 8 个地区进行"孕前检查"试点工作。当他们看到静安区卓有成效的工作后，破例将之纳为第九个试点地区。当试点单位增至 100 个时，全国孕前保健的工作指南的主编工作无疑就落到了李笑天头上。

2014 年，由李笑天策划的科普读物《孕前检查手册》在各大医院免费赠阅，受到待孕妈妈们的追捧，这让李笑天特别开心。"这是对老百姓真的有用的东西，这让我最感自豪。"李笑天说。

千面医者：他是众人眼里的"范儿"

患者说：

"感谢李医生在我怀孕期间每次认真负责的产前检查，并安排解决了我突然要剖宫手术的事宜，欣赏李医生的高明医术及优秀人格，若每个医生都能如此，相信目前颇为紧张的医患关系必能看到光明的未来！"

"我是 36+6 周的一个孕妇，刚得知羊水过多，可能畸形率较高，到红房子医院检查，需做一个高危的 B 超筛查，但是由于该检查项目需要预约，最早的预约时间也要到 39 周的样子，这样就失去意义了，李笑天医生为我考虑，从我的实际情况出发，与 B 超工作人员进行沟通，才使我能够及时得到检查，感谢李笑天医生的医者之心！"

学生说：

"李老师很严厉，有个同门要请假一个月回去结婚，被李老师骂了一顿，请假时间太久了。我们会被李老师骂哭，他就说：'你哭了，我怎么骂呢？等我骂好了你再哭吧。'哈哈。但是他也会在学生的婚宴上带头起哄，活跃气氛……"

"有一次，我在做毕业论文时遇到难题，心急火燎地跑去向李老师求助，到办公室时他刚泡上方便面。但他顾不上吃，耐心细致地帮我解决问题，等到我搞懂了，方便面已经糊得不成样了，我心里很过意不去。他却说，没关系，你的问题解决了才是重要的。"

同事说：

"李笑天是红房子医院的四大才子之一，跳舞跳得很好。"

"他读书涉猎广泛，目前为止'被发现'涉及的领域有鲁迅、国学、佛学。"

李笑天自己说：

"又是管理者，又是医生。又是内科医生，又是外科医生。又是看病，又是保健。"

"在科学家面前是医生，在医生面前是科学家。"

"一个急性子的人，是一个很努力的人、一个不是太功利的人。喜欢钱，但是不需要太多的钱。"

2013年，李笑天到哈佛大学进修，教授布置了一个作业，请大家谈谈各自为医的感悟。李笑天说了三点：一是要做好事。二是要慎独，做君子。三是要感恩。

（楼岚岚、王彩燕）

任芸芸：
超声探头下的医道和责任

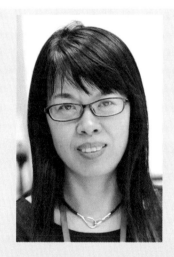

任芸芸

医学博士，主任医师，硕士研究生导师。1993—1995 年在上海医科大学附属妇产科医院（现为复旦大学附属妇产科医院）任临床医师，1995年起进入超声科工作至今，2006 年晋升硕士研究生导师。2010 年赴英国伦敦国王大学附属医院 Harris 胎儿生殖研究中心进修。2011 年晋升主任医师。现任复旦大学附属妇产科医院超声主任、中华医学会超声医学分会第七届委员会妇产超声学组成员、中国医学影像技术研究会超声分会妇产科专业委员会委员、上海医学会超声医学分会妇产科学组成员、《国际妇产科》第七届编辑委员会委员、《上海医学影像》第三届编委会编委、《中华临床医师》编委、中国医师协会产前超声指南专家组成员、《医学参考报》"超声医学频道"第一届编辑委员会编委。以第一作者及通讯作者身份在国家级核心期刊上发表论文 30 余篇，其中 SCI 论文 2 篇，参加多本专著的编写。以项目负责人身份承担上海市科委课题，并参与多项国家级重大课题的研究。

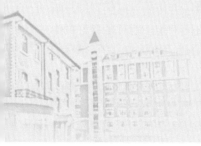

上帝赋予了每个人生存的权利，但无情的病魔却在肆意而疯狂地吞噬着生命的质量，医学就是在人与病魔的殊死较量中诞生。然而，在人类生命的历史进程中，医学也在不断面对无数的挑战和困惑，因此，便有了为征服病魔而前赴后继的探索者。而这些探索者，在每一块医学的未知领域都深入研究，见证了医学技术对于人类生存的重要性，也推动了医学技术的广泛普及。他们在工作岗位上以认真的态度、娴熟的技艺、敏感的判断力，换来无数患者的健康。他们没有惊心动魄，没有鲜花掌声，但却在平凡的岗位上，演绎出不平凡的人生——

任芸芸，复旦大学附属妇产科医院超声诊断科主任，她勤奋好学、刻苦钻研、技术精湛、廉洁行医。作为超声科学科带头人，在影像天地孜孜不倦，特别是在产前胎儿疾病筛查、妇科肿瘤、先天畸形等多项技术方面成绩斐然。而她除了完成本职工作，还注重学科发展、人才培养和科学理论的指导与研究。作为一名老师，她立足教学岗位，恪尽职守，注重对科室年轻医生的传、帮、带。她坚持认为，为患者办实事，为病人所服务，是人生最大的享受与乐趣。

刻苦求学　勤于思考

在科学上最好的助手是用自己的头脑思考，问号是开启任何一门科学的钥匙。任芸芸就是这样一位敏而好学、开拓创新的好医生。于上海医科大学附属妇产科医院研究生毕业后，在妇产科临床工作两年转攻超声医学，她刻苦钻研、勤奋好学，工作认真负责，经常结合临床实践如饥似渴地阅读大量医学书籍。在超声诊断中，她对患者观察细致，检查认真，不断提高诊断正确率。但如果遇上一些特殊病例，她也会思考诊断是不是全面，是不是规范，该畸形会不会是某综合征的一部分。带着这些问题，她会去医科图书馆找资料查阅并学习，并综合其他影像学诊断结果，综合评价。正由于她会将在学习过程中的理论知识，在日常的实践工作中加以佐证和体会，因此技长于人。她具备良好的学习工作习惯，勤于分析，善于总结。在她的带领下，增加了科室内的超声诊疗项目，使得医院的Ｂ超诊断的多项技术处于全国领先水平。

超声是妇产科疾病的主要检查手段，现在污染比较严重，每年有4%—5%的胎儿会出现畸形。在如此强大的压力下，任芸芸没有退缩，她不断学习、不断拓展、不断尝试。她和科内的严英榴老师克服各种困难，结合临床实践，率先开展了胎儿系统性超声检查，胎儿畸形检出率一直居于国内领先水平。很多孕妇慕名而来，争先恐后地预约进行产前超声检查，为妇产科医院带来良好的社会效益和经济效益。她在完成繁重的医疗、教学和科研工作的同时，积极撰写专业论文，以第一作者及通讯作者身份发表论文 30 多篇，参加多本专著的编写。多次在全国性学术会议上进行大会发言或专题讲座，主办全国性妇产科超声学习班。

随着世界医学科学的发展，国内外对 B 超产前诊断研究日益深入，任芸芸经常说："科学研究不是简单的重复，而是在于技术不断的更新。"她于 2010 年获医院王淑贞基金的赞助，去英国留学 3 个月，在此期间，她克服环境障碍、学习时间短等困难，悉心向国外专家请教，圆满完成了学习任务。回院后，便利用所学开始对各种复杂疾病进行单独治疗。在工作实践中，她仍然不忘虚心向严英榴老师和各位同仁请教和探讨，多次准确无误地明确了胎儿的畸形种类，为临床产科处理提供了积极的帮助。在她的带领下，超声诊断科的临床、教学、科研工作得到迅速发展，形成较强的实力。

忠诚病人　服务患者

有一位名人曾经说过："如果你认为你能成功，那么你就是成功者。"任芸芸用她的行动证实了这句话，准确的超声诊断，挽救了患者的生命，解除了患者的痛苦。她比任何人都要更深刻理解病人的需要，哪里有成堆的候诊病人，哪里就有她孜孜不倦的身影。虽然每天要做很多个病人的 B 超检查，但她任劳任怨，在工作岗位上就像换了一个人，心中装的只有患者。由于长期保持持续牵拉、扳压动作，诱发颈椎病、腕部腱鞘炎，但任芸芸无悔地坚持在岗位上。由于两个院区的超声工作量极大，医务人员处在超负荷运转之下，许多同事病倒了，可是瘦弱的她从来是轻伤不下火线。哪里的病患多了，任芸芸就顶上，没有主任的架子，只有主任的风范。

近年来，产前诊断纠纷不断增多，医患矛盾日益加深。面对如此严峻的医疗环境，任芸芸认为首先医院要完善相关制度，其次要针对产科及妇科千变万化的特点，医务人员要通过不断学习，平时注意积累经验来提升自身业务素质。

她经常告诉医务人员，要保持良好的工作态度，对患者来说，有时态度决定一切，在医患矛盾中，医务人员的态度起着举足轻重的作用。在与患者和家属沟通交流的过程中应当树立自己的威信，解答病情时要做到心中有数、掌握细节、实事求是，沟通时要注意场合、时间、地点、技巧，尊敬对方，增加信任，从而避免医疗纠纷。

任芸芸恪守医德、廉洁奉公、对服务对象一视同仁，有许多病人为了感谢她的精湛医术，给她送来礼物，但是她坚决不收病人红包、礼品，为病人服务温馨、诚信、周到，深受服务对象的信赖。

言传身教　大爱无私

在教学工作中，任芸芸十分重视培养年轻力量。数十年来，她亲自参加第一线的教学工作，对研究生、规培生、下级医生诲人不倦、言传身教。对于研究生论文的培养，从课题设计、实验安排到论文写作，她都要花费大量的时间亲自检查、反复修改，要求研究生一丝不苟，书写工整，连错别字也一一给予改正。当有人向她请教时，平等地和研究生一起讨论问题，然后给予正确的回答。对于她不了解的问题，会将这些问题一一记在笔记本上，待查清楚后再给研究生们详细解答。对于规培生的培养，任主任不仅在临床给予大量的实践机会，还定期组织学生参加周末学习班，最近，国家卫生和计划生育委员会妇幼司产前超声筛查技术培训项目，共8期学习班（分布全国不同的地区），华东地区只选了妇产科医院，对于前来听课的学院实行免费开放。对于课内年轻医生的培养，每年定期组织医务学习，参加一年一度的新加坡国际交流会；在临床检查中，帮助他们学习并掌握了经阴道盆腔囊肿穿刺治疗技术，中孕期胎儿筛查技术，科室定期组织业务学习，如罕见胎儿畸形、胎盘剥离、子宫下段切口妊娠等病例，得到同事的一致好评。在科室内营造了轻松、和谐、团结、向上的工作学习氛围。

她时常告诫年轻医生要善于思考、学会尊重别人，养成一种宽容的胸怀，使他们懂得关心人，不仅仅是要给予他一个机会，还要有一颗真诚的去帮助别人的心。在学习上，对自己要有一定要求，在工作上要有对事业的追求，为自己设定目标，不断努力和奋进，在不断的学习中逐渐走向成熟，学会开动脑筋去解决临床医疗工作中和学习生活中所遇到的各种问题，对任何曾经处理事情的方法，在今后的工作中都有可能再次运用，所以我们应当学会积累。

回溯任芸芸 20 年的工作历程，我们看到了一个坚强的背影，面对强大的工作压力，面对病人的不甚理解，她从不气馁、从不退缩。任芸芸告诉我她选择的路有多艰难，但她更告诉我她这一路上有多坚定，为了病人、为了同样是工作在一线岗位上的同胞，她前进的脚步仍未停止，她计划中的研究正在一步一步实现，这是怎样的爱，又是怎样的坚持。她用行动诠释了医道与责任的内涵。

（郁陈琳、刘智）

丁 焱:
让护理成为最美丽的职业

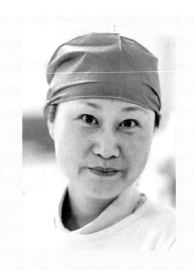

丁 焱

护理学博士，主任护师，硕士生导师，中共党员。现任复旦大学附属妇产科医院护理部主任，复旦大学护理学院妇产科临床护理教研室主任，上海市护理学会理事，上海市护理学会妇产科专委会副主任委员，《中华护理》、《上海护理》编委。参加复旦大学护理学院"妇产科护理学"、"母婴保健"等课程的教学。主要研究方向：妇女健康和生存质量，助产、围产期护理，护理管理等。承担的课题包括："妇癌患者的生存质量和影响因素研究"，"上海地区孕前保健实施情况的现状调查"，"妊娠期糖尿病孕妇产前干预临床实践指南构建及效果评价"等。先后荣获"复旦大学十大医务青年提名奖"、"复旦大学优秀共产党员"、"复旦大学护理论文二等奖"、"上海市护理学会优秀科技论文三等奖"、"上海市护理科技四等奖"、"上海市十佳护士"等荣誉。

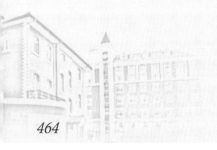

复旦大学附属妇产科医院护理部主任丁焱，是申城护理界出了名的"高材生"：博士学

历、硕士生导师。在许多人眼里，护士职业含金量低，是铺床叠被、端屎端尿"伺候人"的活，然而，她却用20年实践经历，推翻了这一认知误区。她说："护士职业既崇高又有技术含量，还能看到人性的闪光点，怎么不值得全身心投入？"

从业20年，在临床护理岗位上，丁焱勤勉精进，是妇科肿瘤患者最认可的护理专家。在护理管理中，她用全球化的眼光，带领妇产科医院护理团队，"走出去，请进来"，在学习实践中探索和总结了一套系统的护理管理方法，广受赞誉。由她组建和创办的"红房子康复之家"妇癌患者康复沙龙，更是使妇癌患者在康复的道路上走出了阴霾，看到了希望……

倾心妇癌康复护理，让"康复之家"驻扎患者心中

1993年，从上海医科大学护理系毕业的丁焱进入上海医科大学附属妇产科医院从事临床护理工作。当时，护理本科毕业的她，绝对属于护士中的高学历者。许多同学毕业后都选择留校任教或者出国深造，而她却选择参加临床一线的护理工作。被称为"白衣天使"的临床护理工作远没有想象中的浪漫，"天使"的工作琐碎而平凡，因为时刻与人的性命相连，不能有半点懈怠。于是，她的同学、同事中有些人跳槽了，改行了。面对如此的诱惑，她的心中也有过这样或者那样的抱怨，但就是因为患者的一个微笑、一句感谢，因为那些迫切需要护士的患者们，她坚定地留了下来。

在妇科肿瘤病房工作期间，丁焱运用所学到的知识努力地护理好每一位患者。工作中，她细心认真，善于观察和思考，了解到大多数肿瘤患者在手术及化疗之后，对于康复护理的知识十分缺乏，她主动把自己的手机号码留给她的患者。"对不起，我接个电话。"午休时间，她的手机不停地响，大多数都是肿瘤病人的咨询电话。术后化疗反应强烈怎么办？出院回家该吃些什么？电话接受患者咨询几乎占据了她全部业余时间，只要有一点空闲，就去帮助这些患者。由于肿瘤患者大多承受着巨大的精神压力，夜深人静时更显得无助、焦虑，于是电话常常在深夜打来……

当然，在丁焱心里，为肿瘤患者服务的脚步并不止于此。她感到，近十年来临床抗癌新技术不断横空出世，护理却未有显著突破。在病人面前，她体会

到了"心有余而力不足"的感觉："如果只是单纯地聊天，护理这项专业的含金量就被埋没了。我想我还可以做得更多。"她孜孜不倦，完成了中山大学护理系的硕士学业，2005年前往瑞典隆德大学进修；2006年，她又成功申请了"国际抗癌联盟"（UICC）的资助，前往加拿大多伦多大学医学院附属医院取经。如何将护理的触角从生理延伸到心理，从院内延伸到院外？那些曾在脑海里一闪而过的想法，渐渐整合起来，并再次"反哺"临床。

于是，2009年，在丁焱的倡导下，公益性质的"红房子康复之家"——妇癌患者康复沙龙建立了起来。在她的呼吁下，70多名医生护士加入到了康复之家的志愿者服务队伍中来。在她的组织下，康复之家的沙龙活动越来越精彩，越来越丰富，专题讲座、座谈会、患者见面会，不但为患者提供了有关心理、生理治疗等方面的知识，更是让患者在这样的一个平台上建立起了深厚的医患情谊和患患友谊。在她的努力下，红房子康复之家网站从梦想变为现实，让患者感受到了贴身、贴切、无微不至的"专家就在身边"的感觉，更提供了病友间互动与分享经验的网络空间。可以说，"康复之家"的诞生和发展见证了丁焱为之付出的努力，更让她看到"优质护理"的无处不在。在被问起创建康复之家的初衷时，她这样告诉我们："希望给妇癌患者在战胜疾病的过程中有可以分享交流、相互支持的平台，发挥我们专业医疗团队的优势，保证她们能获得良好的科学引导。"没有惊天动地的豪言壮语，更没有可以抓住眼球的华丽辞藻，但这就是她最朴实的情怀，也是这么多年来，她始终为妇科肿瘤患者默默奉献的思想动因。

常常可以见到在康复之家的活动中，几个病人将丁焱围在中间，除了咨询问题，更多的是聊聊家常。她已经成为了妇癌患者生命中不可或缺的一部分。患者在每一次讲座后的一个星期内，也总会收到她的信件和邮件，细心的她总会主动将讲座中大家向专家咨询的一些普遍问题进行整理后发送给每位成员，希望能指导患者真正实现"从治疗走向生活"。

康复之家网站运行之后，常常可以看到患者在网上倾诉挂专家号难的问题。尚在康复中的癌症患者拖着病体复诊，排队挂专家号，一排就是几个小时，这样的情况不在少数。如何让这些已经饱受疾病痛苦的患者真正享受到"绿色通道"的便捷，丁焱为此动了不少脑筋。在康复之家网站开通预约专家号服务，成为她一直想要为患者办的一件实事。和专家们沟通开通"绿色通道"，与信息科、门诊办公室商量预约功能的实现，就这样，在她的努力以及多方的支持下，康复之家网站实时预约专家号的服务功能开通了。妇癌患者和家属听闻后欣喜地说："我们现在终于可以不再为挂专家号而担心了。"

"红房子康复之家"受到妇科肿瘤患者的热烈欢迎，正如一位病友所说："她带给了我们快乐和美丽的心情，坚定了我们在'抗癌战斗'中继续走下去的信心"。丁焱用自己柔弱的肩膀为这一特殊群体搭建了一个温馨的"家"，建立了一条特殊的"绿色通道"。

严抓护理管理质量，打造一流妇产科护理团队

2004年，丁焱担任医院护理部副主任，成为医院最年轻的中层干部。2006年起，她任护理部主任一职，致力于完善医院护理管理的制度化建设、推进病房护理模式的转变，积极探索"助产士高级实践模式"，建立妇癌病人社会支持系统等工作，成绩斐然。

临床护理质量是护理工作的核心，是护理管理的重点，丁焱深知护理制度建设的重要性。她严抓制度落实，持续改进，确保服务质量，提高病人满意率。率先在医院护理部建立"护理部—科室—护理单元"的三级护理质量管理体系，成立护理质量管理委员会，下设7个质控小组，制定各单项护理质量评价标准，指标具体、细化、量化。各质控委员会分项管理，分组实施，重点监控，达到质量管理全面覆盖，持续改进的目的。同时，带领护理部同仁修订了符合医院实际的《妇产科护理常规》、《妇产科

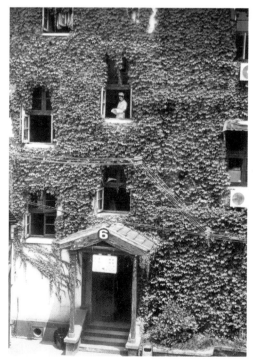

方针路 419 号原 6 号楼外观。

467

专科护理操作常规》，内容涉及产科、妇科、新生儿科、计划生育科、乳腺科，宫颈科。修订妇科、产科、新生儿科、乳腺科表格式护理记录，简化护理书写程序，使护士节省了60%的书写时间，能够腾出更多的时间为病人服务。

"走出去，请进来"，丁焱积极推动医院护理团队扩大国际影响、在国内护理学界发挥的示范和辐射作用。她积极与国外知名大学联系，先后派出10名助产士赴瑞典隆德大学医院交流学习。2010年接受瑞典隆德大学护理学院本科学生两名来医院临床实习妇产科护理，并在她的组织和指导下，完成毕业论文。医院和隆德大学（世界百强大学）成功的护理交流项目得到瑞典斯坎纳省报纸的报道，斯坎纳省副省长和瑞典卫生部长因此于2010年访问红房子医院，商讨进一步扩大护理合作事宜。同时，在丁焱的带领下，医院护理部在国内护理学界也不断发挥着示范和辐射作用。作为复旦大学护理学院妇产科临床护理教研室所在地，大专生、本科生妇产科护理的实习基地，每年接受实习学生近300人。同时是妇产科护理硕士点，拥有复旦大学护理硕士生导师一名，已培养出护理硕士生4名，在读护理硕士生3名。近五年接受外来进修护理人员一百多名，近一半来自三级医院，覆盖20个省。作为学习班负责人，丁焱带领护理团队共举办国家级妇产科护理学习班6次，受训者达450多人。医院承担了上海及周边省市危重、疑难妇产科疾病患者的诊治，在护理上也积累了较为丰富的经验，在丁焱主任的带领下编写了《妇产科护理常规》、妇产科各类危重症的《抢救配合流程》，献给准妈妈的礼物《孕产妇保健手册》等系统的围产期健康宣教手册，以妇产科学组活动、护理学习班为平台，推介到兄弟医院并被实践应用。红房子医院也因此成为上海市妇产科护理质量标准制定单位之一。

关注妇产科护理科研，走国际化专科发展道路

在妇产科医院甚至是上海护理界，可能没有人不知道丁焱的名字，不是因为她个性张扬，而是因为雷厉风行；不是因为她能言善词，而是因为脚踏实地。10年来，她埋头于妇产科护理研究并带领着医院护理团队，在护理科研这条路上不断地探索前行，并且走到了国内的前列。在她的带领下，医院护理科研团队从无到有，立项课题逐渐增多，迄今获得国际抗癌联盟（UICC）基金资助1项，上海市局级科研基金资助3项，复旦大学护理科研基金8项，论文发表

数也随之增加，并获复旦大学护理科研成果奖、复旦大学护理论文三等奖、上海市护理科技论文二等奖、上海市护理科技奖四等奖等荣誉。她本人在护理科研方面也收获颇丰，迄今已在国内外护理权威和核心杂志上发表论文 20 余篇，SCI 收录论文 5 篇。其中《未复发卵巢癌患者的生存质量研究》（*Quality of life of Chinese patients with ovarian malignancies during chemotherapy under condition of no recurrence*）也是复旦大学附属医院中首篇为 SCI 收录的护理论文。"卵巢癌患者生存质量和社会支持研究"课题获得医院科研基金资助，"孕前咨询的流程建设和效果评价"、"妊娠期糖尿病孕妇产前干预临床实践指南构建及效果评价"获得复旦大学护理科研基金资助，"宫颈癌患者的生存质量和影响因素研究"和"上海地区孕前保健实施情况的现状调查"等获上海市卫计委科研基金资助，"上海市妇女宫颈癌筛查知晓和参与情况的调查"获得国际抗癌联盟（UICC）能力建设基金资助。其中"卵巢癌患者生存质量和社会支持研究"获上海市护理科技奖四等奖。她主编了面向护理高职生的教材《妇产科护理学》，参与编写《实用妇产科学》中的"妇科肿瘤病人的心理问题"章节及卫生部双语规划教材《妇产科护理学》部分章节的编写工作。作为硕士生导师，培养护理学硕士多名，并担任复旦大学护理学院专家委员会成员，参与论文及护理科研项目评审等工作。

在丁焱的心中，还有许多梦想有待实现：产后抑郁是否可以从护理角度入手，结合心理服务来缓解？在国外看到的病人图书馆，能否引入国内，丰富病人生活、缓解心理压力？……"我还没仔细想好，再给我些时间，让我琢磨琢磨。"她说。

丁焱的办公室里，挂着她女儿亲手为妈妈写的鼓励之词："You can not live without nurse"。这是女儿支持丁焱事业的真实写照，也是一位护理事业忠诚卫士的动力来源。她说，她要用自己的力量让护理成为一份最美的职业……

（王珏）

刘豫阳：

"既然答应了，我就要做好"

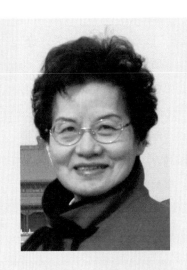

刘豫阳

主任医师，教授，博士生导师，享受国务院特殊津贴。毕业于上海第二医科大学儿科系，曾任复旦大学学位委员会委员、中华医学会儿科学会心血管学组秘书。擅长先天性心脏病、病毒性心肌炎、心肌病，各种类型的心律失常、风湿性心脏病等儿科心血管疾病。1993—2001年，任上医大附属妇产科医院院长。曾获1998年上海医科大学"三八红旗手"、1999年上海医科大学优秀管理奖、2004年复旦大学奖教金、2003—2004年度"上海市三八红旗手"。2010年民革优秀女党员。担任的社会职务有第四届上海市青联委员，第六届全国青联委员，第九、第十届上海市人大代表，第十届上海市人大常委会委员，第九届全国人大代表，第十届全国政协委员；民革中央委员、民革上海市委员会副主任委员、上海市黄埔同学会亲属联谊会主任。

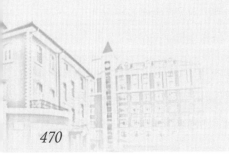

刚刚查完房的刘豫阳穿着红色毛衣、白大褂快步走进会议室。精力充沛、干练是她给人

的第一印象。

"既然答应了，我就要做好。"这是她的为人原则。她一直用行动守护着自己的这条原则。她答应了患儿要做个好医生，照顾他们，让他们健康成长；她答应了领导要做个好院长，把妇产科医院扶上正轨；她答应了人民做个好代表，为他们着想，反映民意……工作近 50 年来，她始终努力着。回顾走过的路，她感慨万千。

住院医生十五年

20 世纪 60 年代，上海医科大学虽有附属的儿科专科医院，但没有儿科系的毕业生，所以每年都会从二医儿科系挑选一些优秀毕业生来补充医院的新鲜血液。1963 年，刘豫阳从上海第二医科大学儿科系毕业，来到儿科医院，开始了她的医生生涯。

想留在儿科医院并非易事。原本刚毕业的医生分配进医院后就是住院医生，工作五六年后，根据工作情况，可以升为主治医生。1963 年，儿科医院出了一个新政策：对新分配来的医生采取了淘汰制。当年新进的医生共有 16 名，这 16 个人的职位是"助理住院医生"，在医院各个部门轮转工作两年后，才决定去留。最终，刘豫阳和另外四人留在了儿科医院。

"文革"开始后，儿科医院的整个运作都陷入一片混乱。作为原国民党高级将领的女儿，刘豫阳的日子可想而知，可她说，这段小心翼翼的岁月使她获益良多，"给她提供了静心行医的机会"。十年间，她本分地做着最基层的工作，从日常行医的过程中汲取经验。从 1963 年到 1978 年，刘豫阳他们这批住院医生一做就是 15 年，他们成了新中国任职时间最长的一批住院医生。

"一个好医生绝不是博士一毕业就是好医生，一定还是要靠实践的积累。"

"医学是门实践的科学，一定要靠经验积累！"

"为一千个病人看诊和为一万个病人看诊的感觉一定是不同的。那是一种对于病人的熟悉与感知，就好比卖油翁能从钱孔中倒油，而油毫不沾湿钱孔一般，一种看诊的'手感'便油然而生。"

日后，刘豫阳常常跟年轻医生们谈实践积累的重要性，想必与她的这段经

471

历不无关系。

走上心血管专业之路

在"文革"中，儿科医院几乎完全停转，只看一般病人，没有专科。"文革"后，不仅被破坏的一切要尽快恢复，专科更要发展，刘豫阳选择了心血管专业，于是被送到中山医院进修一年。在这一年中她不仅学到了心导管等专科技术，也了解了许多诊治心脏病的最新进展。

一年后，进修结束，就在宁寿葆院长领导下，刘豫阳与外科的张善通医生，以及其他同事一起合力组建了小儿心血管中心。刘豫阳担负起做心导管的工作。那时心脏内科和外科是不分家的，当有病人手术时她常常寸步不离地陪护在手术台旁，为主刀医生监护病人的生命体征。手术后的不眠夜，她和张善通也总是守护在病床前。病人出现状况时，没有现成的经验，两个人就一起商量解决。有一次，一个先天心脏病儿在手术后出现术后感染并发心肾功能衰竭，情况十分危急，刘豫阳和张善通始终坚守在病床旁，五天五夜没有回过家。晚上就在值班室里轮流休息，有情况时立刻振作精神，一起想方设法处理问题。两人每天只能睡三四个小时，五天后病人终于转危为安。在仪器设备尚不完善的艰苦岁月里，重危病人的呼吸情况、心脏动态只能依靠人工监护，维持病人呼吸只能靠人工捏皮球，直到捏得手酸得不行了，才换另一个人继续捏。但刘豫阳觉得只要能将病人从死亡线上拉回来，怎样的辛苦都值得。

只要有病人动了心脏手术，第一夜的病床旁就一定会有刘豫阳的身影。只有当病人的病情稳定了，她才能回家休息。一旦病情有所反复，她定是随叫随到。

刘豫阳工作之后，一直和父母一起住在虹口区的老房子里，离医院比较远，天天早出晚归，而且没有固定的休息日。为了将工作做好，只能舍弃了小家。她的女儿从小学开始便是独自上下学，从不用父母接送。到了小学毕业，刘豫阳一听说上师大附中可以寄宿，就立刻让女儿去考，考取了，女儿的寄宿生活就这么开始了。那时女儿上初中，从虹口鲁迅公园附近的家到学校要倒三班车，几乎横穿整个上海。刘豫阳却只有在第一次女儿开学时送过她上学，一边走一边要女儿记住具体乘车路线，之后的每一次都是女儿自行往返家与学校之间。女儿常抱怨道："人家妈妈周三下午的时候都会带了菜来看他们的，你怎么不来啊。"刘豫阳笑道："妈妈知道你乖，你是个坚强的孩子！"虽然嘴上这么轻松地说，但为了做好医生工作她其实也是没有办法。初中三年、高中三年、大学四年，女儿的住校生活一住就是十年。

除了精湛的医术，刘豫阳也不放松科研。她的"影响心肌细胞游离钙浓度的因素及其应用价值的研究"课题申请到了国家自然科学基金，三年后课题顺利完成，获得了 1999 年卫生部科技进步三等奖。她还先后发表了医学论文 30 余篇，参与编写医学著作十余本。由她担任副主编的《现代心脏内科学》获得全国第九届优秀图书奖、1995 年卫生部科技进步二等奖。她还与同事一起获得 1983 年、1993 年卫生部科技进步二等奖和三等奖，培养了 11 名博士和硕士，并享受国务院特殊津贴。

1988 年，刘豫阳作为访问学者前往加拿大，在知名儿科专科医院 IWK 儿童医院心脏科交流学习半年。回国后，刘豫阳和同事们一起开展了许多新项目，其中就有国内第一例肺动脉瓣狭窄球囊扩张术。一些原先必须通过手术才能完成的治疗，如今通过内科的心导管介入治疗也能达到同样的效果，大大节省了病人的治疗费用和减少了手术创伤。

妇产科医院的"空降兵"

1993 年的一天，刘豫阳突然被告知自己将"空降"上医大附属妇产科医院担任院长。这一去，面对的不仅是一个完全陌生的工作圈子，而且还要担任行政领导职务。她深知，医生就像手术刀，如果不时常磨砺，不经常看诊、查房，那么随着时间的推移，很快便会与病人产生隔阂，专业技术生疏。

经过反复权衡，刘豫阳选择服从组织的安排。但她同时提出了两点坚持：第一，组织编制要留在儿科医院，每周有部分时间回儿科医院为患儿诊病。基本工资在儿科医院领，奖金与妇产科医院的绩效挂钩（当时儿科医院职工的奖金远高于红房子医院）。第二，在她从行政工作岗位上退下来后，仍然回儿科医院从事心血管专业工作。

当时虽然已是改革开放之初，彼时的妇产科医院，"文革"的后遗症仍存在，科室之间的壁垒也依然存在。管理体制不顺，职工人心涣散，医院经济效益上不去，医院的沉疴千头万绪。刘豫阳明白肩负的责任与重担，前路是荆棘重重，后面是悬崖峭壁，没有退路，只能冲锋。

到任之初，每天刘豫阳的办公室就像人大代表接待处一般门庭若市，东家说西家长，西家说东家短，而刘豫阳始终面带微笑地倾听着他们的诉说。她知道，耳听八方才能深入全面地了解医院的现状以及每个职工的状况。

在工作中，刘豫阳十分尊重妇产科学的专家教授，医疗上尊重分管医疗院长的意见，凡涉及医疗问题、学科发展、学术研究等问题的讨论，她会像一个小学生一样，虚心听取专家们的意见和建议，为确保妇产科学科的发展，在经费、人才、设备、管理等诸多方面提供保障。

这名空降来的妇产科"外行"，很快显示出了极强的领导才能。红房子医院出现了喜人的新气象：1996年一举通过了妇幼系统三级甲等医院评审；1998年又获得上海市文明单位称号；在上医大文明医院评比名次排列中也由末位上升为第二位；病人满意率达95%以上。学术方面，被评为上医大重点学科单位。医院的经济效益也大幅度增加，职工福利得到相应的改善。

几年下来，她从一个妇产科"门外汉"，成为妇产科医院很多专家的知心朋友。很多医生在新医疗技术、科研学术上遇到问题，都会主动找刘院长谈，希望得到院长的支持和指导。1996年，她被评为"上海医科大学三八红旗手"、1998年"上海医科大学优秀管理奖"和2004年"上海市三八红旗手"。

时过境迁，说起刘院长，大家仍然是啧啧称赞。

有人说，刘院长办事最讲原则。

当时一些江湖郎中如指甲看病、面相看诊等，乘医院内部管理混乱，与基层科室签订合同，大张旗鼓地在医院里给病人看起病来。刘豫阳到任后，二话不说将这些歪门邪道全都清了出去。如此一来，损害了一些人的经济利益，便闹到了刘豫阳面前，他们争辩道："这都是和医院签过合同的，这样做是违反合同法！"刘豫阳寸步不让："那是以前订的合同，现在我来了，就照我说的办，如果真有什么纠葛，我们宁可赔他钱。医生需要对自己的患者负责，这是不能改变的原则。"

当时，抽血是有提成的，因此每个科室都有自己独立的抽血处。一个病人若是要检查三个项目，那么她就必须到不同科室抽三次血。刘豫阳听闻后觉得这种做法简直就是荒谬至极，如此一来病人怎么会没意见？病人不满意，妇产科医院的业绩怎么会上得去？她立刻将这些抽血处合并为专门的抽血组，谁也不准有异议，不论谁来劝说，她一律不给面子。

有人说，刘院办事最讲民主。她对人事安排、奖金分配等院务大事，都通过院务会的集体讨论和协商，力求统一思想，进而形成行动的一致。

有人说，刘院长很廉洁，别人送东西从来不要。

有人说，刘院长奖惩分明。她任上办的一件大事，就是改变了"做好做差，奖金分配一刀切"的状况。

有人说，刘院长和蔼可亲，无论是工人，还是教授，谁要找她谈话，她都会认真听，绝不会用"我很忙，我有事"搪塞。每年参加两会，她会给行政办公楼的同事包括驾驶班的每一位驾驶员寄上明信片，让我们一起分享她参加"两会"的喜悦。

时任工会常务副主席的殷静娅清楚地记得自己第一次向刘院长汇报工作时的情景：

　　　那天预订谈话的时间是下午 1 点 30 分，我准时来到院长办公室，见刘院长也刚回办公室。她一面让我在她对面坐下，一面说："我刚从市里开完会回来，还好，我没迟到，我们都很准时。"我赶忙把准备的材料递给刘院长，她很认真地看后对我说："职代会很重要，医院的发展规划、重大决策都要征求职工代表的意见，这是医院民主管理的重要形式，现在面临着医院的建设，特别是在浦东金桥建设新院区，这要让全院职工都了解，医院发展机遇很重要，今天上午在市里开会，我还特意找了左副市长，汇报我院浦东建设新院的情况，希望得到市里的支持，我到妇产科医院任职，就想通过我的努力，将已经确定在浦东建设新院的问题尽早实施启动，这次我会在职代会上作医院工作报告时向全体职工代表报告进展情况的。"对职能部门提出的职工奖惩条例的修改，刘院长提出了自己的意见，她说："《职工奖惩条例》修改草案，我原则同意，但是医院现有的奖金分配制度要调整，目前的奖金分配还是大锅饭，这问题在明年的职代会上讨论，确定方案需要有一段时间的调研……"刘院长的一席话，远远超出了我的预想，我用多个晚上精心准备的提纲和预想突然变得毫无用处，因为，刘院长对医院民主管理的意识，尊重和发挥职工参与医院管理的认识比我更高，刘院长的一席话，给我上了生动的一课，通过这次谈话，我感受了新院长的不同寻常，精明开明，大气利落。

在刘豫阳担任院长期间，红房子医院与美国遗传与不育研究所合作成立了上海集爱遗传与不育诊疗中心，不仅引进了美国先进的试管婴儿技术，使不孕不育的诊治水平与国际接轨，还取得了良好的社会和经济效益，实现了"双赢"。红房子医院开始走上生机勃勃、快速发展的道路。

担任人大代表和政协委员的 20 年

1988—2008 年，刘豫阳先后担任了第九、第十届上海市人大代表，九届全国人大代表和十届全国政协委员。"如果答应要做一件事情，我肯定是要把它做好的。这是我为人的原则。"提起担任人大代表时，刘豫阳这么说。这个承诺她履行了 20 年。

说起刘豫阳与这些社会工作的渊源，还得从 1972 年的一篇文章说起。1972 年，和父母住在一起的刘豫阳接到了一项任务，为父亲执笔写一篇关于自己的家庭在新中国成立后的幸福生活的文章。文章的内容虽然很简单：介绍了每个家庭成员的学历、工作情况和生活现状，但在当时却引起了极大的反响，被香港《文汇报》、《大公报》等各大报刊转载，由福建前线广播电台向台湾广播，甚至还作为宣传品被放在空炮中打到金门。因为那篇文章，在 1980 年上海市青年联合会吸收新委员时，市委组织部想到了当时在医务界干得不错的刘豫阳。青联常被外界称为"小政协"，青联委员都是各行各业中的中青年优秀骨干，经由单位推荐，市委组织部审核确定。作为青联委员，刘豫阳主要代表两个界别：医务界和爱国人士子女界。而爱国人士子女界的活动主要是由刘豫阳负责的。从学校毕业后一直在医院工作的刘豫阳在青联学会了如何做社会工作，如何组织活动，如何让自己和医院以外的世界紧密地相连。这也为后来做好人大代表工作打下了坚实的基础。

　　在参政议政时能提出有分量的建议，一定是在自己最熟悉的这个领域，医生的身份给了刘豫阳在医疗卫生领域一个独特的视角。但要提出一份高质量的提案，事先必须做大量的调查研究，使提案内容具有代表性、普遍性，充分反映社情民意、关乎到社会民生，这样才能引起足够的关注。"廉价经典药"，这个如今耳熟能详的名词就是从刘豫阳的提案里来的。而这个提案正是源自她在医疗工作中发现的问题：曾经有一段时间，刘豫阳在诊治病人中发现，以前用着觉得效果好，价格便宜的一些药突然缺货了。经过对相关部门的调查研究，才知道原来因为生产这些药的大多是老药厂，老厂的包袱重，老职工多，设备落后，在市场经济条件下原材料又不断涨价，而药品价格却由国家严格控制，再则从出厂到销售还要经过许多中间环节，每个中间环节都要"雁过拔毛"，所以药厂总是亏损，老百姓却得不到实惠，最终药厂就不得不停产或换个包装，改个药名，提高价格后再销售。于是在 2005 年、2006 年，刘豫阳连续两年在全国政协会上提交了《关于提倡恢复生产和使用廉价经典药的建议》和《再论设法恢复生产和使用廉价经典药》的提案，这个提案被评为政协优秀提案，并在社会上引起了很大的反响，全国各大媒体纷纷报道，也得到了政府相关部门的关注。之后政府就开始采取有效措施，逐步推进廉价经典药的生产。鉴于刘豫阳在参政议政和社会工作方面的表现，她被评为 2010 年民革全国优秀女党员。

2001 年，步入花甲之年的刘豫阳完成她在红房子的使命，从行政工作岗位上退了下来。她回到了儿科医院，再次全身心地投入到她热爱的儿童心血管专业工作。如今，刘豫阳依然坚守在临床、教学、议政的平台上，努力履行着自己"既然答应了，我就要做好"的诺言。

（殷静娅）

姜 桦：
学术派后勤院长的精细管理

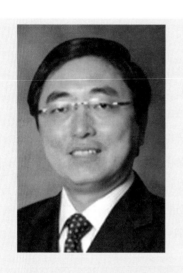

姜 桦

博士研究生，主任医师，硕士生导师。复旦大学附属妇产科医院副院长、中国医院协会大学附属医院分会委员、上海市医院协会医疗质量管理委员会委员、上海市医学会伦理委员会委员。曾赴美国哈佛大学参加"中国卫生发展与改革国际高级研修班"学习。科研上从事妇科肿瘤干细胞的研究，成功建立了一整套实体肿瘤SP细胞的分离方法，为实体肿瘤SP细胞的研究奠定了实验基础。近年来，发表SCI期刊文章2篇，以第一作者发表核心期刊论著3篇，以通讯作者发表核心期刊论著2篇，作为课题负责人承担国家自然基金面上项目1项、省部级以上课题4项。获2009年"扬子江杯"第四届上海市医务青年管理十杰提名奖。

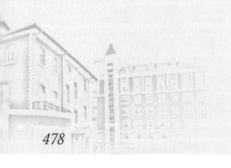

红房子，有一位谦和、亲切、风度翩翩的后勤副院长。他就是姜桦，一个从临床走来，充满着智慧，用5年时间打开了妇产科医院后勤管理新局面的年轻人。也许是多年从事医疗管理工作的原因，姜桦并不像大多数临床医生那样有些讷言，交谈时思路清晰、侃侃而谈。从医疗管理转型为后勤管理，怀揣着为医院传承文化、开源节流的理想，带着满腔热情的姜桦用自己的才华与努力使医院各项后勤管理工作进入了一条新的发展道路。有人称他为"糨糊"院长，因为他总能有办法事半功倍地解决医院后勤管理遇到的难题。"糨糊"这个看似调侃的形容词用在这位院长身上，恰恰体现了员工们对姜桦的智慧和能力的认可。

"基建是医院的百年大计"

2009 年，姜桦从临床岗位走上医院管理岗位。当时面临的一件迫在眉睫的任务，就是红房子医院历史建筑的修葺改建。红房子位于黄浦区的老院区始建于 20 世纪初叶，历经一个世纪的沧桑风雨，许多房屋已经接近或超出建筑寿命年限。8 号楼是红房子最古老的建筑之一，早先西方教会修建这幢楼房时，使用规划年限就是 100 年，而当时的 8 号楼已经有 130 年的历史，是不折不扣的危楼。关于本院历史建筑的修复和维护问题，丰有吉任院长的时候就制定了再现历史原貌的计划，姜桦也依据这一原则，按照档案馆的资料对老院区进行总体和细节上的设计，希望借助建筑改造还原红房子的文化气息，恢复红房子的历史原貌。然而，出于医院业务规模发展的需要，以及办公空间、建筑功能等各方面利益的考虑，这一方案并没有得到院领导的支持。在大大小小的院务会议上，来自不同层面的异议不断，医院最终决定将历史建筑中凡是起不到办公作用的全部拆除，已在进行中

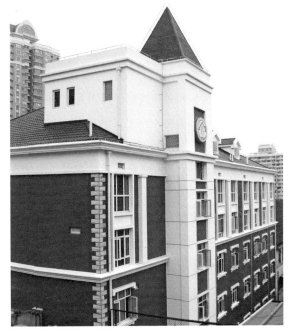

方斜路 419 号 3 号楼。

479

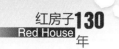

的修建工作紧急叫停。作为医院基建工作的负责人，姜桦面临的压力是巨大的。"基建是医院的百年大计，应该是长远的计划，不论是从建筑的欣赏价值上讲，还是建筑对红房子精神的传承上来讲，都应该尽可能做得更完美。所以尽管决定只能执行，我始终是力主复原。"谈起自己力排众议的坚持，姜桦的语气依旧平和，却透出坚定。

姜桦了解这座有着百年历史的妇产科医院。她体现着西方文化和海派文化的双向交流，呈现古今相融、中西结合的形态，具备开放、多元、人道主义和科学精神的人文特质。对待这样一座历史积淀深厚、文化特色鲜明的医院，"修旧如旧"是对其历史文化建筑修复维护的基本要求，不破坏历史原貌，这是一条红线。但修复旧建筑，应有一个功能指向，即现代人要利用它来做什么。既要人文精神的传承，又要寻找到新的用途，赋予老建筑新的生命。姜桦说："当时复原有两种方案，一种是仅对楼面外观的恢复，一种是完全如实地从建筑材料、建造手段等各方面一一复原。第二种造价很高，也没有必要，所以我们采取了第一种。黄浦院区的主楼门前，就是王淑贞院长的雕像，我觉得这些大楼是王淑贞院长都看着的，至少从外观上，我们不能改变。这也是对老一辈的一种敬畏。"姜桦和他领导的后勤部门面临的难题是，按照医院的决定，不符合功能要求的必须新建；但姜桦对自己提出了更为苛刻的条件，即新建筑的一切功能必须尽可能在旧的外观内部实现。"我们对着图纸修改了四五次，才有了今天的面貌。当然也有遗憾，有几幢楼还是弄得不伦不类，毕竟是受了很多限制在做事情。但现在医院建筑的样貌，可以说还是体现了一些历史传承的。所以我觉得，一个人的执著很重要。我一直希望能还原历史原貌，不见得要多新，但是要保留红房子的本质，保存有价值的东西，对得起后来的人。"姜桦如是说。

如今，坐落在方斜路上的红房子黄浦院区依旧保持着老上海人心目中的面貌，这所百年老院在"红房子精神"的引领下，还将继续焕发崭新生机与蓬勃活力。

节能减排，为医院开支"节流"

作为妇产科医院节能减排计划的开拓者，姜桦在医院耗材招标制度、物资采购流程、中央空调节能系统等方面进行了许多卓有成效的创新改革。杨浦新院的施建运营让姜桦意识到，医院的规模正在逐渐扩大，大型医疗设备和后勤保障设备购置增加，直接导致医院能源消耗量不断攀升，影响到医院和职工的经济利益以及承受能力。姜桦始终认为，医院的收入总体来自医疗，医疗收入一块钱，而除去各项成本，其利润只剩一毛钱，但后勤就不一样了，后勤每节省一块钱，对医院的利润贡献就是实打实的一块钱。这"开源"和"节流"的性价比可见一斑。于是，如何在保证医院整体运营下，行之有效地对医院各种能源进行节能调控，控制支出，从而实现平安、人文、节约、生态、环保型医院，成为了姜桦这两年来在后勤的最大课题。他深入基层，调研考察，将自己的智慧融入后勤管理，成为名副其实的"专家型"后勤院长。

一是引入 BKS 系统，翻开节能减排新篇章。

在调研中姜桦发现，在保证正常就医环境的基础下，能源中电的支出占到 50% 以上，其中空调能耗最大。于是，他想方设法从空调节能入手为医院节约运行成本。针对中央空调是医院能耗大户的特点，他带领团队经过科学调研，院内讨论，以及向兄弟医院借鉴建议后，公开招标引入了 BKS 系统，大大减少了空调在过渡季时能耗的巨大浪费。BKS 的技术引入为医院节能减排工作注入了新的活力，它可以在满足终端用户空调服务质量的前提下节电率达到 38.11%，节气（天然气）率达到 22.01%。2010 年卫生部规财司李斌司长来医院调研期间，姜桦院长详解介绍了 BKS 节能系统，并一起现场观看了系统运行的过程。在与传统空调运行系统对比的实验中，明显的曲线峰值变化、显著的节能效应引起卫生部领导的重视，二次调研之后，卫生部将 2011 年部属（管）单位能源资源消耗统计培训班的任务交由红房子医院承办。当 160 多位来自全国各地的部属医院后勤院长集聚在杨浦新院监控室，听着姜桦院长的介绍时，这些来自五湖四海的大型医院的后勤院长纷纷翘起大拇指。

BKS 系统给医院运行带来了备受瞩目的能源节省效益，而对于姜桦的后勤部门来说却还带来了"能源消耗合同"的选择。是让商家来投资，而后分享节能所带来的收益还是预先支付 50% 金额后分期返还至商家投资期回收结束？如今，当我们再提起当时面临的这道选择题时，无不庆幸当时姜桦对医院发展有着坚定信心。他选择了后者。而选择的结果被事实所论证，医院仅仅用了两年

481

的时间，利用节能省下的费用把五百万元总款全部还清。这在无形之中又为医院节省了一笔大的支出，为医院赢得了效益。

二是物资信息化，为精细化管理迈出第一步。

成本管理精细化，离不开高科技信息化。红房子医院对物流管理采用集中配送的方式，姜桦带领他的团队在医院开发使用了物资采购流程软件，使信息流、物资流、财务流形成一个平台。基于这个平台，各科室可以直接上网申领物品，每天下午4点之前通过网络将所需物品信息发至库房，经过审批，后勤员会根据要求在第二天早上一次性将所需物品送至各临床科室。这样不仅及时有效地了解到临床次日所需用品，保证医院的正常运行，缓解院内的人力运输成本，同时又将医院的库存量降至最低，大大降低了医院的资金压力以及库存占地。姜桦说："医院的面积是有限的，医院的特殊性无法实现零库存，而我们所能做的就是努力把库存量降至极限，把省下来的空间更多的用于医疗，改善后勤人员的工作条件。"

针对各个医院物料管理的通病，敏锐的姜桦将目光瞄准了信息化管理，他建立了医院物料管理系统，包括消耗材料管理、低值易耗品管理、大型仪器、设备管理等，解决了物资、设备从申请购买到入库到出库到其消耗、报废的整个过程。为此他没有少花心思，物品的清点、流程的设计、物资申领过程的拆零计算……都细化到每一个关键点，以保证可以精确计算出每个病区的每月消耗情况。因为医院涉及的参数很多，而且不稳定因素诸多，因此工作量之大、程序之繁琐可想而知。终于功夫不负有心人，在他的努力下，最能体现妇产科医院信息化水平的HRP系统诞生了，这也是ERP（企业资源计划）系统在医院内个性化应用的成功典范，是构建财务管理与业务管理紧密集成的系统管控平台。使管理者详实掌握全院及各临床科室的实际经营状况，实现了成本预算，降低了医院成本，更为妇产科医院后勤信息化管理迈出了重要的一步。

用姜桦自己的话来总结："信息化建设本身并不一定能给医院带来直接的收益，但它可以作为一种工具，依托信息化这个平台，加上自己的管理思路，通过团队共同的努力，使得管理越来越精细化。可以让管理者发现问题，进而解决问题，达到提高效率，增加收益的目的。"

三是全外包型服务，后勤管理社会化的探索者。

以前的能源自己管、维修自己管，所有的后勤工作都自己来。由于缺乏系统和专业的知识，后勤服务也常常会捉襟见肘。因此，在杨浦新院开张运营的最初，姜桦就结合国内外医院后勤服务业务外包的成功经验，对医院新院区的后勤管理模式进行了大胆的改革和尝试，即采用全外包型服务。这是上海市第一家采用这种模式进行后勤运作的医院。这为新院区的后勤运作奠定了基础，使得医院的运营更为流畅。而且全外包服务的施行，使得人员成本变得更加清晰和显性化，不仅有效地优化了医院人力资源配置，提高了后勤员工的整体素质，降低了后勤管理成本，更为改变医院后勤管理体制和运行机制走出了重要的一步。但姜桦并不满足于这一阶段性成果，他不断摸索与改进，形成了现有的劳务外包与维保对外委托相结合的后勤管理模式，使医院从原有的"办后勤"模式向"管后勤"模式顺利过渡，初步实现了"统一管理、统一配备、统一标准、统一服务"的医院后勤服务保障工作新格局。与医院以前的后勤服务成本以及经济发展比例结构进行比较，实行外包以后人员成本的支出低于医院收入增长的百分比。同时，病人的满意度也大幅度提高，医院原有后勤管理人员比例大幅减少，收益效价比显著提高。"让专业的公司做专业的事情，是医院管理走向现代化的必由之路。"姜桦对于医院后勤外包服务管理的思路逐步与国际化接轨。

"医院服务外包并不是外包后就不管了，必须建立完善的外包管理机制。双方形成一致的、完整的服务标准，将外包的风险降到最低，达成外包的目标。"姜桦未来对于医院外包式服务的思路和想法，"医院外包管理的核心应当体现在服务的品质、成本与速度上，这也是我们今后对其进行绩效考核的方向和目标。"

招纳俊贤，建设后勤管理人才梯队

红房子医院作为一家百年老院，经过老、中、青三代的不懈努力站在了妇产科学发展的前沿，但是后勤管理却相对落后。管理人员平均年龄偏大，员工离退休平均年龄不足七年。而随着医院管理体制的改革，医院后勤已经成为集管理型、技术型、知识型为一体的专门学科，现代化医院后勤管理的要求与红房子医院后勤管理人才队伍的状况是不匹配的。

面对人才危机，姜桦很早就意识到了问题的严重性："长期以来，医院有个很大的误区，就是谁的业务不强，医生做不好，就调去后勤吧。这样长此以往，后勤会垮掉，后勤垮掉的直接结果就是医院垮掉。有句话叫铁打的营盘流水的兵，铁打的营盘就是医院的后勤管理，流水的兵就是医护人员。医生护士可以辞职，病人可以流动，但唯一能保证营盘坚固的就是后勤。"姜桦认为，医院的核心竞争力是医生，但医院的生存之本在于后勤，如果后勤特别是总务水平低，管理不善，医院是跑不快的。后勤方面的中青年接班人即将为零，这不符合现代化医院"人才兴院"的思路。因此，在他的建议下，采取了超常措施进行广纳贤才。在院内院外同时主动招纳才俊，用"学术管理"的方法来培养后勤年轻人才。

姜桦发现，目前现有的后勤队伍中，确有一批"土专家"，但专业人才不多，必须加速培养，要像进行医护人员继续教育一样对后勤人员加强教育培训，并使之制度化、规范化。因此，姜桦鼓励后勤的年轻人继续读书深造，定期外出进修，规定每人每年必须完成一篇后勤管理论文，理论结合实际，提高自己的管理水平和管理经验，使其向专业化靠拢。在加强内部人员专业化发展的基础上，有效引进专业性管理人才适应医院长远发展的需要。经过几年的培养，后勤队伍中有4人开始了MBA在读，2人参与了院外的挂职轮岗，招募了一批有着专业学科学习经历的大学生，一系列的举措为年轻一代快速熟悉和胜任后勤管理工作打下了良好的基础，为医院后勤发展提供了新鲜的血液。在2013年后勤各管理岗位的竞聘中，新老两代管理者顺利平稳交接，这与姜桦平时的注重人才培养也是密不可分的。

在历史长河中，百载很短暂，如白驹过隙，妇产科医院的辉煌令人瞩目，但这五年医院在后勤管理工作上的蜕变对医院而言，无疑是一个崭新的起点，更是一次历史的跨越。"路漫漫其修远兮，吾将上下而求索。"如今，能源管理平台正在红房子医院迈出新的步伐，将科室能耗计算与个人绩效考核紧密联系，激发员工的主观节能意识，打造新的综合优势是姜桦在描绘和勾勒的新蓝图。

正如他所说："一个医院，60％的收益来自于信息化管理，对我而言，后勤信息化的重要性远大于医疗信息化。"说至此，我们在姜桦的脸上看到了新的憧憬和希望。

"传承，创新"是红房子妇产科医院的院训，如果说临床医疗服务承载了社会的期望，担当了关爱女性、呵护生命的重任，那么姜桦和他的后勤团队则是以科学创新精神为行动指南，乘风破浪，稳步前行，绘制出医院后勤管理工作的新的蓝图，为临床服务和医院的发展保驾护航。

（李敏、严伟明）

黄绍强：

麻醉科主任的 13 年

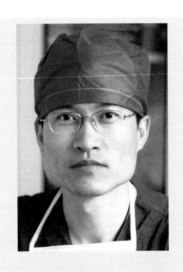

黄绍强

主任医师，硕士生导师，麻醉科主任，1994 年毕业于上海医科大学，1999 年获得上海医科大学麻醉学硕士学位。2000 年起任麻醉科主任至今，是上海市麻醉学会妇产科麻醉学组副组长。在国内核心以上期刊已发表论文近 60 篇，近两年以第一作者或通讯作者在国内权威期刊发表论文 6 篇，SCI 论文 3 篇。专业特长为产科麻醉与分娩镇痛、腹腔镜手术麻醉、围术期疼痛治疗及局麻药药理学等。

从手术室刚刚出来的黄绍强，还来不及换下手术服，就又匆匆忙忙地赶往医院另一端。他给人的第一印象是内敛、沉稳。作为麻醉科主任，他以实际行动在 13 年的时间里，将自己接手的麻醉科逐渐改造一新。

青年壮志不言愁，锲而不舍韧劲足

生于重庆、长于山东的黄绍强，是秉承曾经在农村从事"赤脚医生"工作的母亲的意愿，

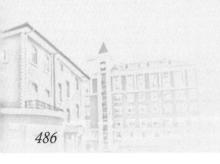

走上从医这条道路的。1994 年以上海市优秀高校毕业生的身份从上海医科大学毕业来到妇产科医院麻醉科。当时隶属于妇科的麻醉组"底子薄，基础差"是众所周知的，然而在医院组织的迎新会上，他作为新职工的代表发言说了下面一段话："妇产科医院肯定是以妇产科专业为主要发展对象，妇产科是医院里响当当的科室，麻醉科可能毫不起眼，作为新鲜血液加入麻醉科以后，我希望能为麻醉科今后也成为响当当的科室不懈努力。"他是这样说的，也是这样做的。尽管很多年以后他告诉我们，当时初生牛犊不怕虎，青年壮志不言愁，工作之后才发现，这是多么困难、多么不容易实现的一个梦想，他曾经想到过逃避，想到过离开，但最终还是坚持了下来。

1995 年，黄绍强去中山医院麻醉科轮转进修一年，临床能力有了较大提高。1996 年，他又考取了上海医科大学麻醉学硕士研究生。黄绍强克服了导师远在美国，不能实际指导自己学业的困难，在华山医院硬是凭着个人的奋发自学，最终顺利完成学业，临床能力有了进一步提高。其间的辛苦艰难让他回忆起来至今感慨良多："当时导师在美国，打一次越洋电话远不像现在这么简单，每次我都是拿着导师的科研经费本，到学校科教处的指定地点去打电话，每次打好电话，都准确记录下通话时间，好去缴纳话费。"正是凭着这股锲而不舍的韧劲，黄绍强逐渐具备了独立科研思维能力。

1999 年研究生毕业后，黄绍强依然回到了红房子医院，因为他的麻醉学启蒙老师，也就是麻醉科之前的负责人陆美对他说："这里比其他地方更需要你。"

规范科室亲操刀，大展手脚紧追赶

2000 年 3 月，在上海市麻醉学会庄心良、蒋豪等老专家的关心下，麻醉科终于独立建科，医院任命黄绍强为副主任暂时主持工作。面对突如其来的责任，年轻的黄绍强有点忐忑，他问陆美老师："我行吗？"陆老师给了他坚定的支持："你肯定行的！有什么问题我也会协助你处理。"在陆老师的帮助下，黄绍强毅然大刀阔斧，开始了把麻醉科建成一个响当当科室的努力。他是医院里最年轻的"老"主任，29 岁就打破纪录主持科室工作，而这一干就是 13 年。

一直以来，红房子麻醉科的状况都没有得到改善，以至于 20 世纪 70 年代还曾经发生过因外援医生戴错氧气瓶而导致的重大医疗事故。直至1994年，当时的麻醉科，依然不是一个独立建制的科室，而是隶属于妇科的一个组，科室只有七八个人，人员以护士为主，专职医生只有3个，麻醉科的工作仅限于完成一般的住院手术麻醉和病人管理，一旦遇到重大手术或紧急抢救，无一例外都是求助于外援，请外院专家来会诊。由于当时硬件设施和技术力量等条件有限，麻醉的种类也几乎为清一色的硬膜外阻滞，其他的麻醉方式数量非常少，仅包括骶管阻滞和全身麻醉，那时上一个全麻是一件全科重视的大事，直到1999年气管内全麻的比例也不足5%。

在几乎没有历史积淀的麻醉科，黄绍强从着手建设的时候就认识到工作所要面临的难度，知易行难，然而他硬是凭着一股拼搏劲儿，迎难而上。因为他清楚地知道："只有将现在手头依赖于别人的工作，自己组织力量开展起来，把科室的人员培养出来、带出来，才能彻底摆脱科室薄弱的现状！""我们一定要努力追赶妇科、产科这些'老大哥'，不管追不追得上，但是一定要追赶！"那么开展工作的突破口在哪里？黄绍强认识到，只有平时多加训练，才能掌握到突发状况时拿得出来的硬本领，比如中心静脉穿刺置管，首先必须找到合适的病患作为临床实践对象。于是他费尽心思，终于在恶性肿瘤根治手术中找到了放置中心静脉导管进行麻醉的适应证病例。之前，红房子的类似病人

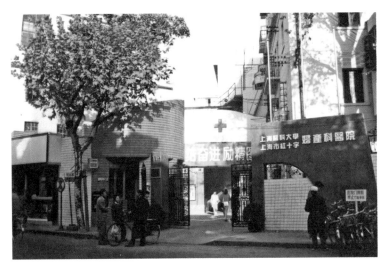

方斜路419号原医院大门外景。

只是通过留置外周静脉来进行手术麻醉，碰到大出血的病人，那就多开几路外周静脉。黄医生的创新之举一经提出，就被很多人质疑，甚至有医生大不以为然："我们用老方法进行手术麻醉从来没有出过差错，我们的手术本来只要打一针外周静脉就可以了，十几年都这样过来了，如今何必多此一举呢？"毕竟刚开始培训和实践时很多人不熟练，操作要花一定的时间，于是有不少人私下里认为麻醉科新方法的临床实践操作是耽误了手术的上台时间，反对之声不绝于耳。

那时候，黄绍强以一己之力顶住了外界很多的压力："我们一定要在平时加强培训，不然出现紧急情况怎么有能力来进行处理？"在麻醉科全体成员的一致努力下，他们将这条路坚持了下来，毅然迈过了这道坎。事实证明这种培训是必要的，也是有效的。如今，产后大出血、心跳骤停、过敏性休克等危重病人的抢救，麻醉医生都能够快速地进行处理，中心静脉通路的迅速建立发挥了很重要的作用。一些原先发出反对之声的老医生，也不得不佩服他的远见卓识，接受了新观念，原先的创新之举也成为今天的常规操作。

此外，麻醉科在他的主持下逐步开展了门诊手术麻醉（主要为无痛人流及妇科小手术）、分娩镇痛、小儿麻醉、术后疼痛治疗等工作，在上海的几家妇产科专科医院中于 2000 年率先开展了腰麻和腰麻硬膜外联合阻滞，到 2002 年腰麻硬膜外联合阻滞已经取代硬膜外阻滞成为主要的麻醉方式，这种变化减少了椎管内麻醉的失败率，也加快了手术的周转，提高了手术室的使用率，适应了当时手术工作量明显增大的形势。由于出色的工作，黄绍强也被评为 2012 年上海市卫生系统先进工作者。

其后随着妇科腹腔镜手术的发展，全麻的比例越来越高，逐步成为妇科手术的主要麻醉方式。2005 年，喉罩在全麻中开始得到应用，2006 年，又开展了急性等容性血液稀释和自体血回输工作。到 2012 年，科室年住院手术麻醉工作量超过两万次，门诊麻醉工作量超过 5000 次，并在年中受命组建和管理 ICU，出色地完成了医院危重患者救治工作。经过十多年的发展，麻醉科由一个基础差、底子薄、只有几个人的科室逐步壮大起来，发展到现在成为拥有 34 名医生、7 名麻醉护士的大型科室，在人员结构、业务范围、专业素养各方面都取得了较大的进步。

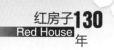

科研实力大提升，业务学习无到有

2000 年之前的麻醉科的科研成果真的是一片空白，业务学习非常少，仅限于阅读一些已经成为共识的文献，即使是这样做的时间，也是不多的。"要提高能力，除了提高操作技能之外，更重要的是管理病人的知识。"黄绍强牢牢记得蒋豪教授的一句话："麻醉学，其实是三分操作，七分管理。"而管理靠的不仅限于麻醉学的知识，一本厚厚的《现代麻醉学》，足以成为其他学科如心内科的学习资料，诸多学科知识的融会贯通，更是对提高麻醉科的学术软实力提出了严苛的要求。

黄绍强硕士毕业后回到妇产科医院，将毕业论文写成了 3 篇文章准备投稿，送到医院科教科签字时，当时的负责老师想了想对他说："你再好好考虑一下是不是文章晚点投出去，因为回到我们医院后，麻醉科要写一篇文章很不容易，你要不还是等中级职称升好后再投，这样升副高时就不至于没有文章了。"尽管她确实是一番好意，想得比较远，但黄绍强还是坚持当时就投出去，后来三篇文章很快发表了。这件事其实对他的触动很大，在当时的条件下，麻醉科的科研工作要开展起来确实困难重重，一是缺人指导，二是缺研究条件，三是科室也没有一点科研的氛围。但他就是不服气，憋着一股劲一定要改变麻醉科的科研状况、改变别人对麻醉科科研工作的认识。

在临床麻醉逐步开展了新工作并渐渐步入良性循环后，黄绍强开始认真思考科研工作起步的问题。在他的主持之下，科室规范有序的学习制度逐渐建立起来。妇产科医院麻醉科土生土长的第一篇文章就是关于术后恶心呕吐的一个比较简单的临床研究，没有花什么经费和设备，只是凭着一点想法和仔细的随访观察而完成。带着这篇文章，他登门请教了蒋豪教授，蒋老师还是给予了肯定和鼓励，并告诫要做好临床科研，一是要善于在临床工作中发现问题，二是要多看文献，但更重要的是要善于思考。黄绍强将蒋豪教授的这几句话牢记在心里，回来之后，在科室业务学习计划中加入了文献阅读的内容，从最初的中文文献，两年后发展为要求每位医生晨会汇报一篇英文文献。刚开始大家都觉得吃力，但坚持了一年后多数人就体会到收获确实很大，一来提高了每个人的专业英文水平，二来大家选择的文献有的对提高临床麻醉管理水平有帮助，有的是增加了大家的知识面，有的则开拓了大家的科研思路，让大家掌握了一些常用的科研方法。

同时，在对学习时间的安排上，黄绍强也动足脑筋，组织大家有效利用了相对宽松的早晨时间，每天 7 点半至 8 点的半小时，麻醉科全体人员聚在一起，完成事先交托在自己手上的学习"排班"任务，文献阅读、病例讨论、小讲座等等，形式多样，讲的人精心准备，听的人获益匪浅。长此以往，通过这种自觉的集体学习，大家越来越发觉原先所掌握的知识是远远不够用的，从而越发地渴求知识，麻醉科的学习氛围也越发浓厚。从 2000 年至今，黄绍强建立的这种学习制度在麻醉科坚持了十多年，现如今，连麻醉科的住院医生都可以自信地说自己了解本领域的最新知识。

此外，黄绍强还经常邀请院外的一些专家到科里来讲课，内容涉及临床麻醉和科研能力的培养，甚至统计学的知识。除了"请进来"，他还积极创造机会安排麻醉科医护人员"走出去"，范围包括国内的医院和各种学术会议，在近几年里，还先后组织科室人员远赴德国纽伦堡艾尔兰根大学、新加坡 KK 医院和香港玛丽医院，学习麻醉学知识和各项临床、科研工作的开展经验，甚至先进的管理理念。

经过学习、思考、实践的有机结合，麻醉科的业务水平有了明显提升，科研工作也逐步开展起来了，从 2004 年的第一篇文章到现在的 9 年时间里，麻醉科已发表 60 多篇文章。近几年在中华系列权威期刊上发表的数量也明显增多（近 3 年发表了 10 篇）。在 2011 年，SCI 论文也有了零的突破，目前也已发表了 3 篇。虽然已经有了这些成绩，但黄绍强丝毫没有满足，他说："尽管我们科室有了一些进步，但别的科室也在进步，一些先进科室的进步比我们还大，差距仍然存在，我们要看清形势，不骄、不馁，努力追赶！"

付出得到不计较，认可支持最重要

2013 年 4 月，黄绍强申请的国家级继续教育项目第一届妇产科麻醉进展学习班如期举办。这是麻醉科有史以来的第一次学习班，也从一个侧面反映了同行对红房子医院麻醉科学术水平的认可。从前期的申请到获批后的组织、安排，从专家的联络到学员的招募，他都事必躬亲，为此投入了大量的精力，目的就是要把这第一炮打响。院外的 83 名学员来自全国各地，直到最后一天下午 5 点多还有 30 多名学员在认真听课。不过举办学习班的这两天，黄绍强真的太辛苦了。在别的专家讲课时，他要做主持人，思路要紧跟讲者；自己的课也有前后 5 场。两天的时间里，黄绍强的精神自始至终都是高度紧张，但在整个过程中看不到他哪怕一点点疲惫的样子。黄绍强后来说，直到学员全部离开后，他一下子觉得特别特别累，坐在回家的车上久久地不想动。

付出的多不要紧，更重要的是得到大家的认可。在学习班结束后，洛阳的一位副主任发来一封电子邮件："从这次学习班中我学到了很多东西，可以说受益匪浅。你们虽说是第一次举办麻醉学习班，但组织得有条不紊，内容丰富，紧密结合平时的工作，实用，从这可以看出你们在背后付出了辛勤的劳动，更可贵的是你们的认真、负责，学习课件及时发给了我们，你们的工作态度让我敬佩和感动，真诚道一声：谢谢！"

黄绍强的家人对他的行动给予了极大的支持。他的父母对半夜儿子起身离家的声音也早已习以为常，两位善良的老人家清晨再见到满身疲惫从医院返回的儿子时，都不忘关切地问一问病人的状况，知道病人一切良好，他们也会发自内心地感到欣慰，状况不佳则为病人诚心祷告祈福。正是在这样的家庭环境中，黄绍强才能更加全身心地投入工作。

有了黄绍强的努力，有了麻醉科全体人员的积极支持和配合，如今的麻醉科才有了越来越多的第一次和第一个，越来越多的突破和飞跃……

（黄玉婷）

要看"病"，更要看"人"

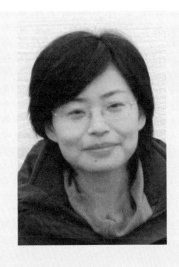

顾蔚蓉

主任医师，硕士研究生导师。全国围产医学分会青年委员，上海市围产医学分会委员兼秘书，复旦大学附属妇产科医院产科副主任。主要从事高危妊娠和产前诊断方面的工作。主持上海市自然科学基金、上海市卫计委重点项目、上海市卫生局科研项目、妇产科医院临床重点项目等，发表SCI文章3篇，中文论文10余篇，指导硕士研究生6名。

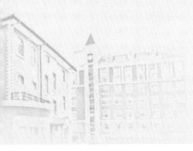

  顾蔚蓉，复旦大学附属妇产科医院产科副主任。1994年毕业于上海医科大学，近20年一直从事产科诊疗工作。作为医生，她以严谨的态度对待每一个即将分娩的产妇；作为"母亲"，她关心着每一个胎儿的健康。不是母亲，却有着母亲般的呵护；不是亲人，却有着亲人般的关爱。这种爱让她无私无畏地为了孕妇能顺利生产而奉献自己。她用勤劳的双手，用羸弱的肩膀，给数万个家庭送去了欢笑。她用爱心、关怀、责任，在临床产科的诊疗路上，留下了一串串闪光的足迹……

谨记师训，三性两戒

在顾蔚蓉的记忆里有这样一位老师：看病认真细致、查房严厉、清晰；关心体贴病人、不时嘘寒问暖，这位顾蔚蓉眼中的好前辈正是产科教授张振钧。张振钧是个德术皆备的老教授，不仅在临床上有高超精湛的医术，而且还善于术后总结经验：要做好一名产科医生，必须牢记"三性两戒"，即原则性、主动性、灵活性；戒盲目观察、戒轻举妄动。顾蔚蓉耳闻目睹了张振钧老师的一言一行，终生难忘张老师对病人一丝不苟的诊治态度，待病人如亲人的作风。在自己近 20 年的行医生涯中，顾蔚蓉始终以张老师为榜样，谨记张老师的"三性两戒"，并把它运用到临床实践中去，时刻做到想病人所想，耐心细致，全心全意为病人服务。

产科是一个高风险性质的行业，孕妇在整个孕期及产后可能会出现各种状况。顾蔚蓉向我们介绍，在高危产科的诊疗中，像子痫前期这样的妊娠期并发症对母亲和胎儿安危都有很大的威胁。对于母亲来说，有可能出现胎盘早剥、心脑血管的意外；而对于胎儿来说，会出现宫内生长受限或宫内缺氧甚至胎死宫内。而唯一治本的方法就是终止妊娠，这样母亲才有可能好转，但选择何时去终止妊娠是处理这类疾病的难点所在。这种时候，切忌盲目观察，更不能大意乐观，否则母儿都有危险，应该根据诊治指南并结合临床经验做出准确的判断。但如果轻举妄动，过早终止妊娠，虽然孕妇的情况将得到好转，但过早早产会导致新生儿存活力低下，即使存活也可能出现严重的早产儿并发症，这对孕妇及其家庭而言将是很大的打击。因此，产科处理需要以诊疗规范为原则，积极主动地观察病情变化，并遵循个体化原则灵活处理。

要看"病"，更要看"人"

2013 年初的一个星期五，江苏张家港转来孕 26 周、怀了双胞胎的孕妇，由于是单绒毛膜双羊膜囊双胎，双胎胎盘之间存在血管交通支，继而发生了一胎往另一胎输血，造成供血儿贫血，受血儿心衰、羊水过多的情况。经诊断，孕妇已经是 TTTS（双胎输血综合征）Ⅱ-Ⅲ期了，必须尽快做宫内治疗。否则，一旦心衰胎儿死亡，另一胎儿紧接着会胎心消失，即使存活也将出现神经系统损伤。基于这种情况，并结合胎盘位于前壁的情况，实施胎儿镜手术存在困难，手术风险极大，以顾蔚蓉为首的胎儿医学组制定了治疗措施——选择性减胎术。但是，孕妇从情感上一时无法接受放弃其中一个胎儿的处理。为了让孕妇及其家属有充分考虑的时间，同时又要考虑羊水过多对孕妇的影响，于是胎儿医学组当天先给予羊水减量术。星期一再次评估胎儿的宫内状况时，发现胎儿状况并未有所缓解，甚至还有所恶化，而此时孕妇已能接受减胎这一选择，于是当天下午临下班前，经麻醉科、超声科、产科共同协作，成功进行了射频消融减胎术，并在孕 35 周时因胎膜早破分娩一健康女婴。

另一例双绒双胎胎儿生长受限的病例，在孕 28 周时出现 FGR 胎儿脐动脉舒张末期血流缺失，因双绒双胎胎盘之间没有交通支，即使 FGR 胎儿胎心消失，也不会影响另一胎儿的安危。一开始孕妇及其家属希望尽早分娩以挽救 FGR 儿，让其脱离宫内缺氧环境。针对这一病例，顾蔚蓉不建议为抢救 FGR 胎儿而提早终止妊娠，因其预后较差，而另一胎儿可能因过早早产，存活力受到影响。究竟如何取舍，既考验着孩子的父母，又考验着医生。顾蔚蓉始终牢记张老师的教诲，对于不同的病例要灵活处理，选择最适合病人的治疗方式，对症下药才能药到病除。在双绒双胎的病例中，顾医生引导家属作出正确选择，从而保证了发育正常胎儿的健康，体现了一个合格的医师所需要的考量和担当。在双胎输血综合征的病例中，让孕妇为失去孩子有了情感的缓冲，照顾到了病人的心理和家属的情感。顾蔚蓉一直强调，给病人看病，不仅是要处理疑难杂症，更是要看人，要从患者的角度，选择最适合的处理方式。

救治危重，注重人文关怀

在临床产科的走廊里，挂着一卷卷的感谢信，这些信记录了产科医生的爱心点滴，字里行间都表达了孕妇对医师们的感激之情。其中有一封是江西上饶的病人家属写给顾蔚蓉的感谢信："您的话语我一直记在心间，务必请您和您的家人有空来上饶三清山和婺源走一走、看一看。"信里虽然只有寥寥几行字，但顾蔚蓉回忆起来就感觉很值得、很欣慰，这不仅是对她精湛医术的肯定，更是对她的无私付出的回报。

495

这位孕妇是凶险型前置胎盘，胎盘已经植入子宫肌层。在上饶产检时，医生告诉她即使切除子宫也不一定保得住命，所以她辗转来到顾蔚蓉的专家门诊。由于是高危孕妇，在孕 34 周顾蔚蓉就将她收住入院待产，准备孕 37 周终止妊娠。在手术之前，顾蔚蓉做了充分的准备，先是请麻醉科、新生儿科会诊做好孕妇及新生儿的抢救准备，术前申请了 2U 悬浮红细胞带入手术室，麻醉前先行颈内静脉穿刺中心置管。就如术前预计的一样，手术中出血接近 4000 毫升，但由于事先准备充分，输血及时，患者生命体征维持平稳，手术有条不紊地进行着，是顾蔚蓉把她从死亡线上挽救过来，保住了其性命。

顾蔚蓉对待病人总是温柔敦厚、无私关爱，她认为对病人的体贴和心理的安慰是治病的主要环节。不论身处哪里，她总是心系病人：半夜的一个电话就让她从床上翻起直奔医院，淋着暴雨也要及时赶到医院抢救患者，尽管自己淋湿，也要守着病人 6 个小时直到病人渡过危险期才回家。她深感要成为一个优秀的临床医师，必须以病人利益为重，关爱病人，重视实践经验，重视病人的病史，检查要细致全面，一丝不苟。正是这种严谨的工作态度，让她赢得了病人的尊重和信任。

大爱无言，仁者无私

顾蔚蓉在工作之余，还始终不忘教学和科研，在 2011 年复旦大学青年教师授课比赛中获三等奖，2012 年获妇产科医院优秀园丁奖，同时也主持多项科研项目。她不断用理论指导实践，希望有更多的年轻医生掌握新知识、新技术，为更多的患者服务。她在授课中常以自己的临床经验为范本，生动形象地为学生阐述妊娠生理以及产后出血、羊水栓塞等分娩并发症的一些情况和处理方式，分享自己的从医心得和手术经验；病房里的教学查房，她要求下级医生熟记病史、各项化验结果以及病情发展中的一点一滴细节。

说起家庭，顾蔚蓉沉默了。她的女儿正上小学三年级，作为妈妈，她却无暇顾及女儿的生活和学业。她总是在女儿还睡眼朦胧的时候就出发去医院，每年学校组织春游和秋游她都无法陪着女儿参加。对此她很愧疚，也很无奈，但她仍然无私地为病人奉献，女儿也从一开始的不理解到支持，现在每当看见妈妈又去医院，女儿总说："妈妈，你早点回来。"讲到这里，顾蔚蓉脸上也露出了欣慰的微笑。她不是一个人在奋斗，她的背后有家庭的支持，有女儿的理解。此外，顾蔚蓉还积极践行公益事业，定期参加义诊，免费为患者服务，每当母亲节的时候，为病房里的新妈妈们送上鲜花与祝福。她认为，公益不分大小，从身边的小事做起，她还鼓励青年医生积极参加志愿者活动。

她相信，帮助别人，能感到快乐，拯救生命，就能感到至乐。这样一群大爱无私，对社会有公益心、对病人有责任感的人，有了她们的身体力行，有了她们对医疗工作毫无保留的付出，对病人最真实、最无私的关爱，对产科工作的狂热和激情，才保证了每一个孕妇和新生儿的健康。如今，担任复旦大学附属妇产科医院产科副主任的她仍然活跃在医者的长征路上，继续无怨无悔地奉献着她的大爱。

（郁陈琳）

徐丛剑：

为医为师为院长　善心诚心责任心

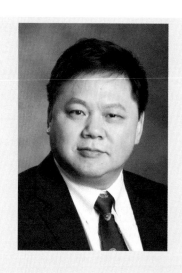

徐丛剑

教授、主任医师、博士生导师，医学博士、管理学硕士。现任复旦大学附属妇产科医院院长、复旦大学上海医学院妇产科学系主任、复旦大学生殖发育研究院执行院长、上海市女性生殖内分泌相关疾病重点实验室主任。荣获"新世纪百千万人才工程"国家级人选、上海市优秀学科带头人，上海市领军人才等称号，享受国务院特殊津贴。现任中华医学会妇科肿瘤分会委员、上海市医学会妇科肿瘤专业委员会副主委、上海市抗癌协会常务理事兼妇产科专业委员会副主委、中国医师协会中西医结合医师分会委员、上海市中西医结合学会常务理事兼妇产科专业委员会常务副主委、中国介入工程学会介入医学分会妇产科介入治疗学组副组长；国家医学考试中心医师资格考试临床类别试题开发专家委员会委员，人民卫生出版社全国高等学校临床医学专业"器官—系统"整合课程规划教材《女性生殖系统》主编、《生殖与遗传》副主编、《中国实用妇科与产科杂志》常务编委、《中华妇产科杂志》《国际妇产科学杂志》等杂志编委。作为负责人承担及完成国家863计划

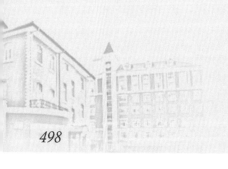

专题项目、"十一五"国家科技支撑计划项目、国家自然科学基金及上海市科研项目近20项。以第一作者或通讯作者在国际肿瘤研究权威杂志《临床肿瘤学》（*Journal of Clinical Oncology*）及《癌症研究》（*Cancer Research*）等国内外重要杂志发表论文60余篇，其中SCI收录30篇。获教育部科技进步二等奖、教育部技术发明二等奖、中华医学奖三等奖各1项（均为第1完成人）。

　　在红房子，有这么一位男性，虽然不能亲身体验各种妇科疾病带来的痛苦，却始终用自己的心灵去体贴她们，以自己多年来的学术研究为基础，为饱受疾病折磨的女性解除痛苦，帮助她们找回健康和美丽。他的学术成果更是获得了国际同行的认可，在美国《临床肿瘤学》杂志上发表了影响因子高达18.9分的论文，开创了国内妇产科学界学术贡献的先河。而这一切均源于长期以来他对家庭的深爱，对生活的态度以及大医精诚的恻隐之心——他就是本文的主人公、现任复旦大学附属妇产科医院院长的徐丛剑。

做家人：情义汉子，追随着爱人走进大上海

　　徐丛剑落户上海，极具浪漫色彩。1988年从徐州医学院毕业时，他面临着留在家乡工作还是去外地医院的选择。由于女友是山西人，他最终放弃了家乡的就业机会，随着女友远赴他乡，成了山西省太原市西山矿务局职工医院的一名妇产科医生。在山西的三年里，这位妇产科里唯一的男医生凭借着扎实的基本功以及善于思考总结的精神，很快受到病人的欢迎和信任，工作中他更是深切地体会到了女性饱受疾病折磨的痛苦。也就是在那座人文历史丰厚的古城，徐丛剑与女友喜结连理，组建了幸福的家庭。由于都是从事医务工作，他们共同的话题也特别多，白天一起上班，晚上一起在灯下学习、探讨。在徐丛剑看来，那时条件虽然艰苦，但单纯和质朴的生活，更加值得回味，在他的心里，浪漫就是相互扶持，一路有爱。

　　1991年，在临床跌打滚爬了三年的徐丛剑觉得，要想成为一名真正为女性解除痛苦的好医生，必须再学习，于是他考入山西医学院攻读妇产科学硕士

学位。读研的第二年，有着同样想法的爱人也顺利考研成功，成为了上海医科大学的一名研究生。于是，徐丛剑在取得硕士学位后再次追随着爱人的脚步步入了上海医科大学，并于1997年获妇产科学博士学位，来到了他事业的新起点——复旦大学附属妇产科医院工作。

走过了初来上海的不适应，捱过了经济拮据的困难时期，这对医学伉俪都深爱着自己的工作，也默默支持着彼此的事业。徐丛剑告诉我："我最穷的时候，和爱人租住在一个同事的亲戚家，博士毕业时需要打印大量的资料，爱人二话没说把家里仅有的积蓄拿出来给我买了一台打印机。我印象特别深刻的是买好了打印机，我们俩口袋里仅剩下10元钱，连打车的钱都不够。"就是这样的相濡以沫，让他们分外珍惜这份感情。虽然工作忙碌，但他们都不忘家庭责任，两人把小家置办得井井有条。徐丛剑包揽了每天接送孩子上下学的任务，而同样在某三甲医院任职的妻子则承担了繁重的家务以及辅导孩子学习的重任。与徐丛剑夫妇在一起，立马就能体会到什么叫幸福，什么叫相敬如宾，什么叫夫唱妇随。他们既是生活中的佳侣，又是事业上的伙伴。

徐丛剑有一个十几岁的儿子，忙碌的他从来没有放松过对儿子的教育，在他的心里做好父亲是一个男人最崇高的荣誉。因为对孩子负责，就意味着对社会负责。对于孩子的教育他更多的不是赶鸭子上架，而是启发和诱导。他说："孩子应该有他自己思考和成长的空间。作为父亲，我要做的只是言传身教，让他看到一个热爱生活、认真工作、终身学习的父亲。"在他宽松而不失严谨的教育之下，儿子茁壮成长，健康、快乐、向上、自信，各方面的表现都十分出色。

徐丛剑觉得，一个懂得体贴女人、爱护孩子、对家庭有责任感的男人，才是有担当的，才是心里能装下"大爱"的男人。家庭，是爱情的组合，更是责任的组合。一个没有担当、心无大爱的人又谈什么理想和抱负呢？又怎么在工作中、在社会上挑起大梁呢？

做医生：关爱女性，当"福尔摩斯"式的医生

对家庭的责任和爱，让徐丛剑时刻体会着生活的美好，也更深刻地体恤着女性的疾苦与不易。这份体恤，让病人看到他就"心定了下来"。徐丛剑擅长妇科肿瘤、子宫内膜异位症的诊治。妇科疾病患者要忍受身体的痛苦，要撇下放

心不下的家庭，有的甚至还要面对夫妻关系破裂的局面。此时，憨厚而没有架子的徐院长，成了她们最贴心的人。他不但为她们诊病，还不厌其烦地答疑释惑，甚至进行心理疏导。患晚期肿瘤的周女士曾一度悲观失望，是徐丛剑每天的亲临查房诊治和安慰让她度过了最艰难的时刻。她逢人便说："只要看到徐医生，我就心定了。"放化疗期间，有一次徐丛剑要到外地出差，临行查房时，周女士期待地说："徐医生，回来后记得先来看我哦。"几天后徐丛剑回沪，晚上8点下了飞机，9点半就出现在了周女士跟前，仔细询问她的病情发展情况，直到10点才离开。"只是一句玩笑话，没想到徐医生真记住了。"周女士感动地说。

把为女性解除痛苦作为最高理想的徐丛剑，对于疾病的诊断和治疗也有着独特之处。他诊病治疗如同福尔摩斯破案一样，常常能从别人看来不起眼的地方着手，发现与疾病相关的重要线索，常常能在遵循诊疗常规的基础上结合病人身体的特异性进行个体化治疗。

两年前，一个hCG持续升高，但子宫、盆腔等处始终不见孕囊的年轻女性多方求医无果后就诊红房子医院，为尽快明确诊断、防止宫外孕大出血，经家属同意后，行腹腔镜检查术，在被放大几十倍的情况下，医生看到的仍然是外观正常的输卵管、卵巢、盆腔和腹腔脏器。如果是宫外孕，孕囊在哪里？如果是其他妇科疾病，那病灶又在哪里？使用杀胚药后，hCG为什么还是反复上升？一系列的疑问困扰着医生，而病人的hCG仍然在不断地攀爬，甚至出现了肝损的现象。正当大家一筹莫展的时刻，徐丛剑提出了再次完善辅助检查。报告一份份出来了，细心的徐丛剑查看胸片的时候，一个类似"乳头影"的阴影引起了他的重视，经过侧位片复查，显示出右下肺叶确实有一个2厘米的阴影。或者很少会有医生会将肺部阴影与妇产科疾病联系起来，也或者专科医生在看到这张报告后会让病人去综合性医院做进一步检查，但是徐丛剑却想到了妇产科里一种叫作"滋养细胞疾病"的病。这是一种起源于妊娠胎盘部位滋养细胞的疾病，病灶转移性强，容易转移至肺、盆腔等全身脏器。患者hCG持续升高，找不到孕囊或病灶，而肺部却有一个2厘米的阴影，这之间是不是有什么联系？徐丛剑立即对患者行盆腔、腹腔、胸部、颅脑磁共振检查。结果，在一侧的输卵管区发现了原发的病灶，而这原发的病灶在腹腔镜检查时是潜藏在正常的组织之内的，根本无从发现！从细节出发，作出合理的判断，徐丛剑发现了该病的"元凶"——绒癌。这是一种通常发生在子宫的妊娠滋养细胞肿瘤，而这一例则是发病隐秘、诊断困难的罕见异位绒癌。没有敏锐的洞察力、准确的直觉和缜密的思维，是无法综合作出这样的诊断的。在徐丛剑看来，医学是个体的，除了长期积累经验，严格训练基本素养外，开动脑筋、灵活运用、大胆合理地综合推断才能成为一个出色的医生。

虽然病情被"告破"了，但后续的治疗再次困扰着医生，因为病人的肝功能已严重受损。为了保护病人的肝脏功能，在请教了专家以后，徐丛剑放弃了常规大规模联合化疗的方案，而胆大艺高地选取了敏感单药治疗。效果出奇得好！hCG明显下降，而肝功能随即恢复正常。在此基础上，他再改用联合化疗，很快，hCG恢复到正常值，大家也终于松了一口气。随后的治疗一路顺利，至化疗疗程结束，辅助检查提示原发病灶已经完全消失。

善于不断总结临床问题，并进行深入研究的徐丛剑，在成功诊治这个罕见疑难病例之后，并没有沾沾自喜，而是立即结合病例开展起了基础研究，从基因与肿瘤可能存在的潜在相关关系出发，对两种可能有意义的基因进行检测，并在检测结果的基础上对绒癌的发生进行了进一步的探讨和研究。从临床诊治到科研研究，徐丛剑实现了实践到理论的二次飞跃，并将成果写成论文，获得了国际同行的认同，在美国《临床肿瘤学》上发表。正因为这样的孜孜不倦，徐丛剑5年内获得3项国家授权专利，主编专著2本、科普著作1本、教学参考书2本，以通讯作者发表论文70余篇，其中SCI收录30余篇。获教育部科技进步二等奖、教育部技术发明二等奖、中华医学奖三等奖各1项。并于2009年入选"新世纪百千万人才工程"国家级人选及上海市优秀学科带头人。徐丛剑说过这样一段话："生活就是一条巨大的链条，只要见到其中的一环，就可试着推想出整个链条的情况。医学也一样，任何疑点、难点的背后都可能是一个线索，一个答案甚至是一个新的治疗方案。"

做老师：传道授业，走出妇产科转化医学之路

徐丛剑的学医之路颇具戏剧色彩。梦想着成为医生的徐爸爸，把自己当年的理想寄托在徐丛剑的身上，而徐丛剑却因受哥哥的影响，一心只想当一名教师。在高考报志愿时，他偷偷地将第一志愿填成了一所师范院校，第二志愿才

填了徐州医学院。不料，当年负责调档的老师却认为他的成绩学医更合适，于是他就阴差阳错地成了一名医科学生。

如今，徐丛剑不仅成为了一名出色的临床医生，更是实现了做老师的梦想，成为了一名博士生导师。在和徐丛剑聊天的过程中，他说的最多的就是他那个有40名博士、硕士的团队。他如爱自己的孩子一般，关心和爱护着学生，每一个学生他都如数家珍，滔滔不绝。十年来，每周一晚上是徐丛剑雷打不动的研究生组会时间。他不断地鼓励研究生及时发现自身存在的学术素养和能力短板，并努力弥补，以迎接新的挑战。对准备继续深造的研究生，徐丛剑则注重他们学术科研能力的提升，让他们积极参与到重大课题的研究工作中去。对于学生的培养，他始终坚持用引导和启发的方式。他说："学生们的成长千差万别，医学教育和生产产品有很大的不同，我们应该根据学生的不同个性提供适合他发展需要的教育，而不是用我们的教育和思维去框定他的发展。教育是动态的，而不是静态的，我们要看他们有什么需要，再去引导他们。"很多人对徐丛剑这样"温和"的教育方式持怀疑态度，觉得学生就该逼着上才能出成果，而徐丛剑恰恰用他的个性化教育方式，培养和造就了妇产科医院未来的人才梯队。近年来他所指导的研究生中已有4人获得"上海市科技启明星"称号，4人获得国家自然科学基金资助，2人获得国家出国留学基金资助，2人获得上海市优秀博士学位论文奖，1人获评上海市卫生系统优秀青年人才、复旦大学研究学者、上医之星。学生丛青这样评价他的老师："徐老师的容忍度很大，对我们非常支持，做他的学生是我们的荣幸，我们珍惜这样的机会，所以从来也没有想过偷懒。"

在徐丛剑的带领下，他的学术团队"追梦"的脚步从不松懈，将科研成果从实验室向临床转化，以实在的疗效惠及患者是他们的梦想。近年来，申城宫颈癌发病率一路"走高"，再次成为令人关注的"红颜杀手"。而宫颈癌筛查却面临一个"悖论"：人乳头状病毒（即HPV病毒）筛查虽较为方便，诊断效能却不高；想要精准地筛查出早期患者，须配以连续完善的随访体系，违背了普查低成本、广覆盖的原则。徐丛剑带领着他的团队试图突破瓶颈，找寻"整合态"的HPV病毒，也就是等HPV病毒发展到一定阶段、对宫颈癌诊断有更大意义时，再进行专项普查。目前，这个项目已经申请专利，预计投入临床后将可能极大提升普查效能，产生一定的社会效益。

同样，其团队所负责的国家自然科学基金项目聚焦研究的子宫内膜异位症干细胞起源，在这一领域也已在国内外产生了一定影响。他和他的学生们发明的一种含妇科药物的海藻酸钠微球血管栓塞剂也已在北京协和医院进行临床试验，其对子宫腺肌病的疗效也已初步得到肯定。

"真理需要用实践来检验，只有源自于临床需求、服务于临床应用的医学研究才能促进医学学科的发展，才能真正实现我想要解除女性疾苦的梦想。"徐丛剑如是说。

做院长：强理念重原则　脚踏实地建设幸福和谐"红房子"

2002 年 7 月，刚刚上任的徐丛剑在履新后的第一次职代会上就对全体职工提出要求：强理念、重诚信、守规则，脚踏实地建设幸福和谐红房子。他认为，红房子不是一般的妇产科医院，应在全国的妇产科医院中起标杆作用。大家要珍惜红房子这个平台，把自己看成红房子的人。强理念，就是强调不管是医生、护士还是其他工作人员，都要时刻强化这种职业理念。重诚信则是针对目前整个社会体系存在诚信缺失的现象提出的，徐丛剑说："重诚信和守规则是相辅相成的，作为一家标杆性医院的医生，更应强调这两点。"

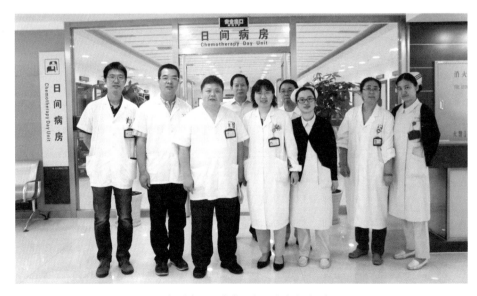

2013 年创建日间病房，左三为徐丛剑院长。

　　尽管红房子是全国知名的三级甲等医院，但徐丛剑强调职工要脚踏实地，真正为老百姓服务。他认为，脚踏实地建设幸福和谐的红房子，就是既要让员工感到幸福，又要有和谐自然的人文环境，"希望它成为所有妇产科人及其支持者都心驰神往的事业发展基地。"为增强员工在医院发展过程中的幸福感和事业感，医院日前增加了鼓励职工重视医院综合效益的有关奖励。"医院发展了，大家都发这个奖；反之，都不发"。

　　医疗服务是医院的核心社会使命。据悉，红房子医院年门诊量近 130 万人次，住院病人 4.6 万人次。病人多，资源也有限，但红房子仍克服种种困难，出色完成援疆、扩张产科床位等任务，积极服务社会。"派实力这么强的人去，经济上，对我们医院是很大的损失，但援疆建设是服务祖国发展需要和惠泽当地人民需要的举措。"徐丛剑说，无论何时，红房子都将继续以"资源共享、优势互补、互惠共赢、联动发展"为原则，通过临床传帮带、学习班、现场查房、手术演示等方式，将红房子的优良医疗资源辐射到祖国最需要的地方。

　　2013 年产妇剧增，上海市政府要求红房子医院增加 100 张产科床位。徐丛剑上任后，多次与领导班子、职工沟通："医院的存在，就是依赖于社会需要。如果社会不需要你，你就不能存在。"最后，全院齐心，通过压缩妇科床位、提高妇科床位使用效率、寻求外单位合作等方式，顺利完成了任务。

　　在学科建设方面，红房子医院在妇科和产科方面有着传统优势。2011 年，该院的妇科、产科还双双入选国家临床重点专科。尽管自身发展态势很好，但徐丛剑认为，作为专科医院，必须加大合作，否则无法生存。早在 2003 年，妇产科医院就前瞻性地提出成立生殖医学研究院的设想。经过多年酝酿筹备，不断争取社会资源，并与时俱进拓展研究范围。2012 年 10 月，妇产科医院在复旦大学和上海医学院领导的大力支持下，与儿科医院、市计生所签署合作协议，三家联合筹备成立复旦大学生殖发育研究院。徐丛剑透露，目前三家单位正从多学科角度出发，详细探讨未来的研究重点。

　　在学科横向合作上，红房子还不断加强与国内优秀妇产科学科的交流。据介绍，2012 年底，由徐丛剑担任主任、依托妇产科医院成立的上海市女性生殖内分泌相关疾病重点实验室举办了一次妇产科高端学术讲座，邀请了国内知名专家协和医院郎景和院士、浙江大学妇产科医院黄荷凤院长等来院讲座交流。

据了解，往后，这种学术讲座还将在妇产科医院每季度举办一次。

此外，医院的产科与上海市计生委和相关社区也密切合作，早在 2009 年就成立了上海市出生缺陷一级预防指导中心。妇科则联合社区医院成立了妇科肿瘤康复之家。

医院的发展，归根到底取决于人才的发展。徐丛剑很看重人才梯队结构建设。在院务会议上，他多次对中层干部强调："我们要不惜一切努力，引进三个层次的人才。"一是引进领军式人才。"目前我们医院没有杰青、长江学者，没有大项目，这是我们在与兄弟院校进行学科比较时明显感觉有差距的地方。"徐丛剑表示，对领军式人才，哪怕引进之后，证明是失败的，也要大胆去尝试。二是引进副高以上、40 岁左右的临床或科研骨干。三是引进 35 岁左右的妇产科专业人才。对非妇产科专业，尤其是麻醉、病理、超生、新生儿等几个紧缺科室，更会在编制等政策上倾斜。

对青年医生，妇产科医院会给他们更多机会和压力。徐丛剑介绍，医院在多年前就与新西兰的奥克兰大学签订了协议，每年都会通过打擂台选拔一些年轻医生去进行 3—6 个月的培训。此外，医院还设有支持青年医生出国进修的王淑贞基金。

医生各有偏好，但医院的综合发展，需要各种人才。早在 2001 年，徐丛剑任院长助理时就提出，医院应允许三种人存在。一种人主要做临床，手术做得特别好。第二种人主要做科研。第三种人，在临床上独当一面，但科研上也还不错，但单比一项，比不过第一、第二种人。对医院的各种人才，徐丛剑表示，要因人管理，对不同的医生采用不同的管理方式。

如今的妇产科医院正是在徐丛剑这种"强理念、重诚信、守规则，脚踏实地建设幸福和谐红房子"的精神指导下，努力实现着打造标杆性妇产科医院的目标。

采访徐丛剑的整个过程，时刻能感受到他对荣誉的低调和内敛，也时刻感受着他对生活的热爱和憧憬。他对家人的责任感、对病人的仁心仁术、对学生的无私教诲以及对医院的细致高效管理无一不彰显着他在多种角色中的善心、诚心、责任心。

（马瑞瑞、王珏）

张 炜：
温文低调　宁静致远

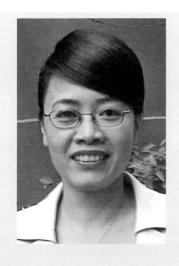

张 炜

主任医师，教授，博士生导师。1989年毕业于西安医科大学，获妇产科专业硕士学位；1999年毕业于上海医科大学，获妇产科专业博士学位；2004年5月至2005年4月在美国纽约州立大学妇产科生殖内分泌研究室做访问学者；1997年7月至今在复旦大学附属妇产科医院工作。为国家重点专科妇科内分泌亚学科负责人。2012年获上海市优秀学科带头人称号。国家科学技术奖励评审专家、卫生部科研项目评审专家、国家863项目评审专家，国内多家专业期刊编委及国际杂志审稿人。主要研究方向是生殖内分泌疾病机理；胚胎着床机理和生育调节。曾承担世界卫生组织课题、国家计生委科技发展基金、上海市重点项目、美国国立卫生研究院（NIH）项目、国家自然基金等课题20余项。发表SCI等论文90余篇，撰写专著10余篇，获发明专利1项，获各级科技进步奖3项。指导硕士、博士研究生近20名。

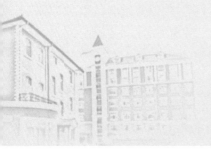

上海市优秀学科带头人、国家科学技术奖励评审专家、卫生部科研项目评审专家、国家 863 项目评审专家、上海市科技发展重点领域技术预见专家……除去了这些光环，在人们眼中的张炜，是一个温文低调的好人，她一直是病人心中的好医生和学生的好导师，淡泊、宁静，没有夸张的辞藻，无需刻意地拿捏，却似春风化雨，滋润着人们的心田。

"良医之门多病人"

张炜 1983 年开始从事妇产科临床工作，主要擅长女性生殖内分泌紊乱常见病及疑难杂症的诊断及处理。生殖内分泌疾病的直接表征就是月经失调及不孕。许多病人因为不孕而产生家庭问题，造成很大的精神负担。而张炜作为一位女性和母亲，能设身处地地为病人着想，更加细微地体贴她们的难处，为她们解忧和治疗。

生殖内分泌的疾病激素用药时间和剂量对年轻医生来说都是比较复杂的难题，对于没有医学背景的患者更是如此。张炜每次都是在认真开处方之后，再亲自把激素具体日期的不同用法用量写在一张白纸上，方便患者按时服药，讲解时不厌其烦，态度又极其谦和。生殖内分泌的疾病特征往往不太明显，不像肿瘤之类的病症容易发现，如果立即开刀，效果立竿见影，通常需要一个长期的观察和治疗过程。所以在医疗上，她总是更加细心地倾听病人的诉说，体察病人的痛苦，急病人之所急。曾经有一个从安徽过来求医的病人，已经结婚 5年了仍没有怀孕，各方面的检查在外地已经做了很多，始终没有明确病因。张炜通过问诊，发现病人有痛经史，根据临床经验，她怀疑是子宫内膜异位症，但既小又分散的病灶 B 超发现不了，不符合住院手术的要求。张炜不忍看到病人走投无路，就前前后后帮着做了很多工作，争取到了手术。病人接受治疗之后半年就怀孕了，对张炜医生的感激之情无以言表，便给儿子取名叫"张炜辰"，以铭记给予孩子生命的这位良医。

我看到"好大夫在线"患者的评价："张医生让我们重燃生命的希望，且看病时态度和蔼"，"听了张医生的话心里真的很高兴，终于有医生给我希望了，我真的觉得张炜医生很不错"……不用说，那些尚未言表、只在心里默默感谢的患者一定更多。张炜医生真诚地为病人着想，赢得了患者的认可。

当然，最吸引患者的还是张炜高超的医术。月经失调、青春期肥胖伴高雄激素血症、高胰岛素血症、多囊卵巢综合征、高泌乳素血症、更年期、性早熟、青春期延迟以及各种原因引起的不孕症，这些复杂的妇科内分泌疾病问题经她看诊后，似乎都条理分明，迎刃而解。《荀子·法行》中说，"良医之门多病人"，用门庭若市来形容张炜的看诊台一点也不为过。很多病人不远千里慕名而来，或是老病人复诊，却一号难求，而张炜总是心疼病人，先加号解决燃眉之急，又不忘嘱咐下次学习网上预约或是电话预约。

"我每次门诊不得不加号很多。医院规定一个专家门诊只看 20 至 25 个病人，初衷是保证每个病人的看诊时间，这是对的，可是大部分病人千里迢迢从外地过来，如果没挂到号，就是白耽误一天，已经进行的治疗也许就要中断。特别是我们治疗不孕，有时候是促排卵的，要连续观察，你要是不给她看，这个周期可能就浪费掉了。"张炜说，虽然提前一个月就可以在网上挂号，可还有好多病人提前一个月也挂不到。为病人着想，就觉得哪怕自己辛苦一点，这号也应该加。"我本来一天计划看 40 至 50 个病人，结果总要看上百个病人。"

只要张炜坐诊专家门诊，诊室门口需要站着保安维持秩序，因为加号的人太多，一旦有争执，就会造成局部拥堵。大部分时候，张炜都尽量满足病人，把排队的病人看完才走，除非实在有特殊情况，比方说事先安排了重要会议，或者自己病得头晕呕吐、动弹不得。即使是这样的原因不能加号，张炜心里还会很过意不去，觉得耽误了病人时间，让病人白跑一趟。"他们都知道我好说话，对病人很好。当然，治好了病她们很感激，我自己也从中获得了莫大的满足和快乐。关键是帮到了病人。病人经常说，张医生，你给我留个电话吧。没法留，因为留了电话就被打爆了，没法工作，没法休息。最后我想了个办法，建了一个 QQ 群，闲下来就看看，解答病人的问题。只好这样解决。"张炜无奈地摇摇头，脸上依旧挂着温柔的笑容。

"明治病之术者，杜末生之疾"

东晋医学家葛洪在《抱朴子·用刑》中说："明治病之术者，杜末生之疾。"深明病理，了解疾病产生的原因及机制，在疾病还没暴露之前先作预防，这也是所有医学工作者包括科研人员共同的心愿。张炜长期致力于研究生殖内分泌疾病机理以及胚胎着床机理和生育调节。她曾承担世界卫生组织、NIH、国家自然基金委、国家教委、国家计生委、上海市科委科研项目20余项，获得6项科技成果，国家级、省级科技进步奖3项，国家发明专利1项，撰写妇产科专著十余部、学术论文80余篇，可谓科研成就斐然、著作等身，这些研究成就对推动对生殖内分泌领域的发展和进步具有积极意义。

张炜经常问学生："你有没有在工作中发现值得研究的问题？"在科研方面，她有着极其敏锐的创新嗅觉，总能从中外文献中搜集到有利于临床的最新方法或科研的新思路，这与她每日坚持阅读专业文献，实时更新女性生殖内分泌疾病的最新诊治方法密切相关，是循证医学真正的实践者；同时她也随时发现和总结科研及临床实践中遇到的问题，指导研究生系统设计、搜集与分析资料，得出相关研究数据，做到"从实践中来，到实践中去"。

"不孕的原因很复杂，我研究它的切入点是胚胎着床，因为这是怀孕的第一步。这个过程其实非常难研究，胚胎着床像一个黑匣子，没办法做人体实验。但是我对这个特别感兴趣，所以一直都在研究子宫内膜对胚胎着床的接受性。我从博士毕业拿到国家自然基金，到现在带博士生，也一直在延续这个课题。我觉得人的一生研究时间是有限的，要专注一个领域深入研究，去作出点贡献，可能更好。"张炜在学术上的成就，始于她的专业兴趣和一以贯之的执著，成于她对新技术和其他领域新知识的博采旁收。胚胎着床这个领域之所以难研究，就在于它没有一个评估的指标。而在生物信息学开展以后，张炜马上想到，是否可以拿生物信息学跟我们的学科结合起来，用这个技术去挖掘胚胎着床的关键点？但是生物信息学牵涉大量计算机技术，张炜及团队不是很在行，于是她找到复旦大学计算机系的朱扬勇教授，跟他一起探讨。谁知朱教授一听就特别感兴趣，他是搞计算机和生物信息的，但是从来不知道他们的研究在临床中真正要解决哪些问题，也不知道竟然存在这么大的临床问题没有解决，那就是究竟在什么情况下建立怎样的条件，胚胎才容易着床。"我跟朱教授作了很多探讨，最后申请到了相关项目。我觉得我在科研上有时候会受一些启发，平时多积累，思路才会比较活。"张炜说。

科研结果到实际应用之间有着漫漫长路，许多研究结果尚不能直接用于临床诊断或治疗，但为阐明疾病的发生发展及预防起着积极的作用。张炜常常对学生说，科研是推动医学发展的重要手段，要想成为一个更高水平的医生，一定不能忽视科研工作，有些研究即使不能在短时间内或者在一个人的生命长度内出成果，但只要有闪光的着眼点，做过有益的探索，那就是有价值的。

张炜早年从事计划生育工作，每天都要给大量的妇女做结扎。但是其中有一些"失独"后，又需要回来做输卵管复通，结扎和复通对输卵管都有损伤，她就想发明一种更好的办法。她发现有一种多孔生物材料，孔的大小可以通过液体，但是不能通过受精卵，如果能用这种材料制成栓子进行避孕，可以大大降低对人体的损害。她为此联系了化工方面的老专家，用多种材料进行比对研究。张炜还曾经建立过一个胚胎着床的生物模型，2003 年获上海市科学进步奖。起因是她在检索文献的过程中，了解到日本有一种用高分子生物材料建人工皮肤的方法，于是很快想到，能用于皮肤的再建，是不是能用于子宫内膜的再建？她从日本的实验室讨了一点材料回来做实验，建成了胚胎着床子宫内膜的模型。"这个实验在体外获得了成功，体内能否成功，还在探索中。"说到自己钟爱的事业，张炜的眼神亮亮的。

科学研究是一种劳神又劳力的工作，有时枯燥无聊，而且尽管付出也不一定有立竿见影的收获，因此常常给人挫败感。社会的浮躁和功利使得很多人不愿意从事科研工作，但张炜做科研却乐在其中，淡泊名利，甘于寂寞。她常说，做科研要"耐得住寂寞、经得了挫折、受得了清贫"。不仅是科研，她的人生态度亦是如此。耐得寂寞，才能拥得繁华；点滴耕耘，终将结出硕果。

"师者，所以传道、授业、解惑也"

在学生们的心中，张炜是一位母亲般的师者。耐心、温和、亲切又不失严谨，她温暖的人格魅力令人印象深刻。

学生夏和霞说："张教授是领我进红房子的恩师。虽说'师父领进门，修行靠个人'，但是，我的'修行'还是与张老师的言传身教密不可分。比如，门诊经常会碰到各种月经失调的患者，而我关于生殖内分泌疾病的诊治方法和原则几乎都是跟随张老师看门诊学习得来的，这些宝贵的知识让我在处理异常子宫出血这样的棘手问题时，也能淡定和从容。"

不得不提的是张炜的教育理念和方式，她形象地称之为"散养"而非"圈养"，她就是以这样宽松的教育方式把女儿培养成一名美国常青藤名校的优秀学生。张炜把所有的学生都当成自己的孩子一样，鼓励为主，批评为辅，从不说教，从不逼迫学生做实验或者写文章，却总能让学生感受到一股要做好每步实验或者写好科研论文的正能量。她始终鼓励学生把眼界放得高些。她曾经带过一个优秀的博士生，上博士期间就发表了 6 篇 SCI 论文，非常难得。入学第一个半年，张炜就让这个学生进入实验室，而学生也非常努力，进步飞快，为课题组完成了大量的工作。后来在课题中途，这个学生表达了想要参加复旦和国际名校联合培养的愿望，张炜就帮她申请到耶鲁大学，与著名的休·泰勒（Hugh Taylor）教授合作，培养了一年。"当时要放她的时候，有人说：'学生出国了是给人家做工作，你的课题一放放一年，没人做，怎么办？'我也知道这个问题，但是只要有机会，我还是愿意让她走得更远更高。她确实做得很好，很争气，没有辜负我。现在这个学生留在美国，但她说，每一次想起上海都觉得很温暖，因为上海有一个像妈妈一样的老师在那儿，在科研的路上给了我那么多的指导。"张炜说，她从来没有这样的成见，觉得学生应该留在自己的实验室，为自己做工作。"我永远希望学生获得更好的机会和平台。不管他们是在哪里，给谁做工作，只要能够在科研上获得一定的经验，达到更高的境界，我就觉得很高兴了。"她是真正的传道者，一心一意为学生的发展考虑，为医学研究事业培养人才，心底无私天地宽。

当然，尽管是"散养"，张炜对学术标准非常严格，要求每个学生必须认真、诚实地去做科研工作，不要浮夸，不要为了发表多少文章而去弄虚作假。"我的学生绝大部分是踏实诚恳的，但也遇到过非常难过的事情。有一个学生，因为编造论文数据，我让他延期了半年。"事情过去很久了，张炜仍然感到痛心。"我对他说，你不可以把不真实的内容放进去，如果你有实验没做完，我希望你延期，踏踏实实做完，但是不能拿虚假的数据去糊弄人，去发表。尽管在科学界，我们都微不足道，只能起到像砂砾一样的作用，但是我们也不能去作假！"张炜的心肠特别柔软，她知道学术造假是一个严重的问题，按照学校纪律，公布出去肯定是要开除的，她从内心里不想影响学生毕业。但她同时是一个有职业操守的医生，一个教书育人的传道者，这"道"便是正直之道，她希望培养出来的每一个学生都既学到知识，又建立人格，成为一个有学术道德和医疗道德的人。"你不知道我那一年，心里有多纠结，多痛苦。如果让他通过，良心上过不去；如果不让他通过，感情上过不去。后来我跟教研室提出来这个学生要延期。他还这么年轻，我不公布他，不是为了包庇他，而是为了让他认识到自己的问题，给他一次改过的机会。"教育学生，张炜一贯心慈手软，但在原则性的问题上，她的内心有一道不容逾越的底线："我们是教学医院，对红房子的精神，我觉得是很需要传承的。这些做学问、做人的道理是老一辈一代一代传给我们的，不能在我们某一个人的手里被抹黑。"

张炜对待学生一片慈母之心，不管是工作上还是生活上，都无限关怀，也因此深受学生的爱戴。学生愿意找张老师倾诉生活和感情的困惑，失恋了也会找她来哭，她就像对待女儿般耐心地劝慰、开导她们，帮她们分析问题，提出建议。在繁忙的临床和科研工作之余，张炜有时会亲手烧上满满一桌好菜让学生来聚聚。学生对她的手艺都赞叹不已，开玩笑地表示，除了要学会张老师高超的临床与科研水平，还要掌握老师精湛的厨艺才能毕业，如果真是这样，她们要延期几年才能毕业呢！

张炜是已故的红房子前院长、妇产科医学大师周剑萍教授带的第一个博士，也是她最喜欢的学生之一。周剑萍教授曾说："张炜是一个品格高尚的人。"周教授对人是不轻易下结论的，张炜幽默地说："我觉得我听了很受用。"提起恩师的猝然去世，张炜采访中几度哽咽落泪。她说，周老师那一辈人是真正的大师，是红房子的精神，是不平凡的，"而我真的很平凡，真的很平凡。""如果我能给别人一点启发的话，那就是我一直都积极，对目标很有追求，有韧劲。我不像我的导师那样事业做得轰轰烈烈的，但我踏实努力，能把学问做好，达成自己理想的目标，我已很满足了。"

至此，我们已无需历数张炜教授在临床和教学上作出的贡献、在科研上获得的荣誉。当她以谦逊、朴素的语言诉说自己对导师的眷恋，对科研的热爱，对学生的拳拳呵护，便足够令人感受到这片红色屋檐下代代相传的爱与温柔，正如此平凡又如此不凡地感动着世界。

（夏和霞）　513

鹿 欣：

让世界了解红房子　让红房子走向世界

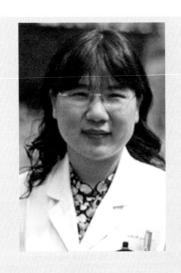

鹿 欣

医学博士，博士生导师，主任医师，复旦大学附属妇产科医院妇科副主任、教研室副主任，从事妇产科临床、科研和教学二十余年，专业特长为妇科肿瘤基础与临床研究，妇科常见病和疑难病诊治，妇科良恶性肿瘤的诊断和治疗，擅长妇科恶性肿瘤的综合治疗。近十年发表中英文文章三十余篇。主编《卵巢肿瘤》；参编参译著作《Novak 妇科学》（*Novak Gynecology*）（中文版）、《中国妇科肿瘤学》，医学研究生入学考试精要丛书《妇产科学》等。负责复旦大学本科生双语教学，并先后指导硕士和博士研究生 12 名。担任《国际妇科肿瘤》、《肿瘤》编委，中国妇科肿瘤疑难诊治中心青年沙龙委员，上海医学会妇科肿瘤分会委员，国家自然基金评审专家，教育部留学生启动基金评审专家。

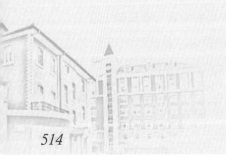

　　10 年前，鹿欣因其海外引进人才的身份，在红房子备受瞩目。10 年后，她不仅能够在临床上得心应手，而且在科研和教学上也硕果累

累。她主持开展双语教学，为红房子搭建国际交流平台。让世界了解红房子，让红房子走向世界，已然成为复旦大学附属妇产科医院妇科副主任、教研室副主任鹿欣的职责和使命。

老革命家庭走出的女儿

山东出生、河北成长的鹿欣，1986 年毕业于河北医科大学临床医学系。1995 年 1 月怀着满腔热忱赴日本求学，在蜚声海内外的前任国际妇科肿瘤协会主席藤井信吾（Fujii Shingo）教授的严格指导之下，在日本信州大学妇产科攻读博士学位。20 世纪 90 年代的中国与发达国家相比，还有不小的差距，自费留学的鹿欣就如同电影中描述的那样，一边打工，一边勤奋攻读，四年后顺利地完成了博士学业，获得医学博士学位。她在留日期间积极参加中国留学生活动，利用业余时间为中文导报撰写健康专栏，笔耕不辍。1999 年 3 月毕业后紧接着又远赴美国，先后在美国肯塔基大学和加州大学旧金山分校进行博士后研究。2002 年 11 月来到红房子医院之前，多年的海外留学经验使得当时的鹿欣有很多机遇，而红房子远播海内外的声名吸引了她，她毅然选择做一名红房子人。

谈及最初选择从医的决定，鹿欣不无感慨。"这得感谢我的父亲，正是在他的坚持之下，我才最终走上了医生这条道路。"作为一名 1944 年就参加革命，投身抗日、解放战争以及抗美援朝战场的老党员，鹿欣的父亲不仅将自己的一生奉献给了祖国的解放和建设事业，而且在他的长期熏陶和严格教育之下，家中子女从小接受的就是"不为良师即为良医"的观念。从小性格爽朗的鹿欣，一心憧憬从事地质勘探工作，走南闯北，然而是父亲的坚持，让她走上了从医这条道路。作为教师的母亲也对她产生了极大的影响，在这两位老党员的培养下，她这位"党的女儿"也继承了老革命家庭的高风亮节。年轻的鹿欣从投身医疗事业之初，就表现出了家庭熏陶之下的独特个人魅力，不为钱不为权，只为治病救人，在从身体上解除病患痛苦的同时，也从心灵上深切地抚慰他们。

如今，鹿欣实现了既为良医又为良师的理想："这是我最感欣慰的一点，既能做好医生，又能教书育人，这也最大地满足了父亲的愿望。没有我的父亲，我不可能取得如今的成就，我真的很感激他。"

作为一名拥有美国绿卡、在海外待过多年的医生，医院方面也曾担心能否留得住鹿欣。听闻这事后，她毫不犹豫地就表了态："我宁可放弃绿卡，也会留在红房子的。十年来，是红房子培养了我，十年的时间，十年的感恩，红房子才是我真正的归属。"

从住院医生做起的海归

初来乍到红房子时，作为院内一名倍受关注的海外引进人才，鹿欣做的第一件事，居然是从住院医生开始做起，这让许多人大跌眼镜。"医学进展很快，我离开医疗工作多年，必须从头做起，对病人不能马虎。"鹿欣郑重地说。

回国后，鹿欣面临着一段艰难的适应过程，她笑称自己曾被戏称为"美国来的乡下人"——T恤衫、牛仔裤，不知何为名牌，与时尚之都的上海格格不入。为了更好地适应医院高强度的临床环境，届时已晋升副教授的鹿欣主动要求从住院医生做起。一位副主任医师从住院医生做起？但鹿欣真的和大家一样搭钢丝床睡在办公室，收病人，写病史，妇科、产科轮转，做着如假包换的住院医师工作，一点儿特殊也没有。老专家查房听诊的时候，她总是安静地紧随其后，让大家都感到有点意外，这样一个文文静静的年轻医生，谦虚有礼，兢兢业业，完全没有人们想象中的海归的傲气。

10年之后的今天，鹿欣一如既往，除了白天医院的临床工作，晚上回到家还要编书、审稿、翻译，每每下班之后都会看到她拎着一堆资料回家的背影。第二天，大家又会在专家门诊室看到鹿欣耐心、和蔼的笑脸。正是在这种努力下，鹿欣如今才能得心应手地开展妇科手术，拿到了四级腹腔镜和开腹手术都是最高级别的资质。10年间，获得国家自然基金2项、上海市科委课题2项，中英文论文发表更是硕果累累。

在医院内部建设方面，鹿欣也颇多创建。她出谋划策协助护理部创办了"红房子康复之家"，为出院后的妇科肿瘤患者，提供一个与医生、护士和其他患者继续交流的平台。这种关爱患者的公益性活动，体现了对生命的人文关怀。

2013年6月，医院成立了肿瘤化疗病房，鹿欣积极响应领导的号召，从零开始建立妇科恶性肿瘤化疗规范。在肿瘤病房，有许多晚期复发的肿瘤患者，她们更需要人文关怀。而这一切都是出自她对病人负责的使命感，"病人能够从中最大程度的受益，就是我们最大的心愿。"鹿欣说。

她助红房子"走出去"

作为一名拥有深厚海外留学背景的人才，自打来到红房子，鹿欣就开始不遗余力地加快国际交流平台的建设。她积极利用自己长期留学海外所拥有的资源条件，为红房子走向世界牵线搭桥。通过这一平台，日本、韩国、美国国际知名教授与红房子开展了广泛的学术交流和医疗技术合作，尤其值得一说的是，恶性肿瘤腹腔镜手术水平有了很大的提高。同时，鹿欣屡次在国际性交流大会上进行发言，在全世界面前展示红房子的发展和成就。不少外国专家来到红房子之后，才被眼前所见震惊：原来中国竟然有这么一所如此大规模的专科医院！这在其他任何一国都是不可想象的。国外医院一年的妇科手术量，仅相当于红房子一个月的手术量。外国专家们由此才真正了解了红房子，由衷地佩服红房子。鹿欣通过自己的实际行动，使得红房子在国际上"多发出声音"，"让世界更了解红房子医院"，为红房子医院塑造了国际形象，打出了自己的品牌。

自从鹿欣来到红房子以后，在她的带动和主持之下，医院开展了双语教学，用英文授课，为医院进一步走向国际，医生及时接收最新的科研成果打下了良好的基础。2012年复旦大学开办留学生班，她更是亲力亲为，编写妇产科教程教案，同时还承担大量的教研工作：教学排课、大课教学、PBL 授课、硕博考试、规培医师和专科医师培养等……对于自己所从事的教研工作，她认为是分内的事，从无怨言。作为一所教学医院，她继承并坚持着红房子的"传、帮、带"精神，住院医师和专科医师培训活动中都有鹿欣忙碌的身影。

随着常规工作的开展，鹿欣的工作作风渐渐为大家所了解。她治学严谨细致，颇有古风，常常会在诊疗细节中提出一些改良的方案，力求将诊疗过程整理得更加高效务实。年轻医生跟鹿欣老师查房，鹿欣要求将肿瘤患者的 CA125 和异位妊娠患者的血 HCG 画在坐标轴内，用曲线的方式表示出来，放在病史首页，住院医生做好后查房时再看，患者病情的进展一目了然，大家不禁由衷地钦佩鹿欣的巧思，这都是对诊疗精益求精坚持的成果。

鹿欣感慨道："我为自己成为一名红房子人而骄傲，我希望将来红房子也为有我而骄傲！"她一直是这样鼓励年轻医生，这也是她自我激励的理念。作为一名来自北方的"新上海人"，王淑贞老院长的《实用妇产科学》、张惜阴教授的《妇科肿瘤学》伴随了她的整个求学阶段。红房子更是有许多在国内外享有盛誉的专家教授，是鹿欣崇拜已久的。来到红房子之后，看到自己敬仰的偶像就在眼前，作为一名离开临床工作八年的"年轻"医生，她心中渴求进步的愿望更加迫切，而正是这些老教授给予她及时的鼓励，指导她一步一步做起，从门诊到病房、从住院医生到主治医生，从副主任医师再到主任医师，从硕士生导师到博士生导师，一步一个脚印，兢兢业业，终成大器。"正是红房子培养了我，我才有今天的成就。"鹿欣动情地说，"感恩，就是最能表达我对红房子的词语！"

德技双馨，悬壶济世

"病人以性命相托，我们怎能不诚惶诚恐，如临深渊，如履薄冰。"医学大家张孝谦的一句话，也正是鹿欣的心声。

鹿欣不端架子，为人和蔼，不少病患慕名前来，"鹿医生那么忙，找她合适吗？""没问题！找鹿医生，她一点架子都没有的，放心好了！"不管是病人还是医院的同事，只要是拜托到鹿欣那儿的事情，大家都格外放心。曾经有病人为了感谢鹿欣，私下里送红包，一律被她婉言拒绝。尽管红包问题在现在不少人看来是理所当然的事情，但是到了鹿欣这里却行不通。这种为人解忧、不图回报的高风亮节，感动了很多病人，也带动了红房子的其他医生。每每有人提到这些，鹿欣都一笑而过。在她的理念中，掌握高超的医术是一方面，保持高尚的医德更是不可或缺。

常会有患者形容，和鹿欣的相处"如沐春风"。鹿欣对病人坦诚如挚交好友，治疗方案的设计，兼顾生育能力的全力保护到夫妻生活的影响等各个细节，力求既能多、快、好、省地解决疾患，又能使患者的代价降到最低。浏览好大夫网站，对鹿欣的好评不绝于耳，甚至有位不知名的患者，仅根据鹿医生的照片和住院期间对鹿医生的观察，做了一个惟妙惟肖的雕塑。那是一个掺入了些许巴洛克风格的彩泥雕，鹿医生身穿白衣，手捧和平鸽，脖子上以美式格调挂着一个听诊器，雕塑下方还篆刻了"悬壶济世"四字，把鹿医生的沉稳干练和洒脱气质描绘得栩栩如生。收到年轻医生转交的雕塑时，鹿医生很是开心，幸福感洋溢在她的脸庞上。

　　在鹿欣看来，医患之间是将心比心的关系。"作为一名医生，将自己的本职工作做到位，病人也会诚心地回馈你"。而这正是鹿欣最感欣慰的一刻。医生这个职业的魅力就在于，在肆虐的病魔面前，医生如同斗士般披荆斩棘，战胜病魔后在胜利的号角中凯旋，大多数患者会回报以真诚的谢意和依赖。鹿欣无疑正是白衣斗士的表率，她无数次奋力攻克病魔，换来了无数患者的信任和赞誉。

　　"我决心竭尽全力除人类之病痛，助健康之完美，维护医术的圣洁和荣誉……"这句每位医生都耳熟能详的誓词，每次复诵时都会让鹿欣感动不已。医学的神圣不就在于这崇高的使命感吗？而这种神圣不正是由鹿欣这样具有强烈使命感的医者代代传承下来的吗？鹿欣，正是在自己的实际行动中，一步步踏实地履行着一名红房子人的使命和医生与生俱来的天职。

（黄玉婷、武欣）

宫颈疾病诊疗学科的"放大镜"

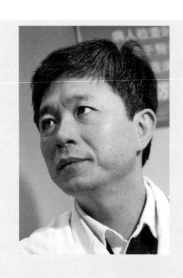

隋 龙

教授，博士生导师。现任宫颈疾病诊治中心主任、教研室副主任，上海市生物医学工程学会理事、妇产科生物医学工程专业委员会副主任委员，上海市妇产科学会委员、感染学组组长、妇科内镜学组成员，上海市激光学会理事，上海市激光医控专家委员会委员，国际妇科内窥镜协会（ISGE）会员，《肿瘤》、《实用妇产科》、《医学与哲学》等编委。主编专著 2 本：《良性子宫出血性疾病的治疗》、《白带异常》；发表科研论文 50 余篇。获得省部级科技进步三等奖 1 项、医疗成果三等奖 1 项；研制新药 1 种。承担或参与国家和省部级科研项目多项。擅长应用妇科内镜技术对月经过多、子宫肌瘤、子宫内膜息肉和子宫纵隔进行微创治疗。在下生殖道癌前病变和感染性疾病的早期诊断和治疗方面具有丰富的经验。

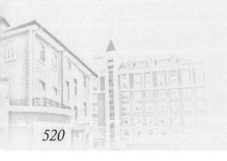

在红房子医院，宫颈疾病诊疗中心是一个很新、很小的亚专科，但从 1975 年学科成立算

起，也有 40 年的历史了。隋龙之于宫颈疾病诊疗中心，是一位承前启后的学科带头人，恰如和风细雨，润物无声，使得中心在最近的 10 年间迅速发展壮大，持续呈现一派生机勃勃的景象。而隋龙自己，亦是其中一道最亮丽的"风景线"。

"为了不辜负红房子的品牌"

2003 年，隋龙自第二军医大学附属长征医院转业至红房子医院工作，主持宫颈疾病诊疗中心。作为妇产科大夫，隋龙从年轻时就有在专业上发展的追求。北方的协和医院和南方的红房子，是妇产科学的两座神圣殿堂，代表着专业，也代表服务的精神和理念。"红房子在医学界已有如此高的位置，我想的是，这个所谓亚专科的发展决不能拖医院的后腿，一定不能辜负红房子的品牌。"

当时，宫颈疾病诊疗中心还叫"光电室"，它的前身是阴道镜门诊和宫颈门诊，包括两个专业领域，一个是宫颈病变，一个是宫腔疾病诊疗。红房子医院的一批老专家，丁爱华、张惜阴等教授，都为这个学科的创建、发展作出了非常重要的贡献。隋龙归纳说，近 10 年间宫颈疾病诊疗中心的发展速度如此之快，有三个主要因素，其中首要的因素是："前人栽树，后人乘凉"。

"万事开头难。我们这个亚专业的发展，在国内同行之中远远领先于其他医院。这与我们前辈的远见卓识密切相关，在别人没想到的时候，红房子的老专家三四十年前就预见到宫颈病变、癌前病变的诊疗，将会发展为一个重要的亚专科，这就是过人之处。我们现在是在前人肩膀上继续推进，就没有很多创业之初的艰苦。前人有这样的预见，我们不能辜负。"如今，在隋龙的率领下，宫颈疾病诊疗中心的地位在国内日渐攀升，无论从病人的口碑还是专业同行的认可度来看，和红房子的品牌都能相映生辉。

第二个主要因素，隋龙认为与红房子历届党委、领导的支持分不开。在过去的 10 年间，隋龙参与了宫颈疾病专科的医教研发展的全过程，深感有一个良好的平台，工作的推进将会容易得多。"哪怕我们只是一个亚专科，有了好的学科发展规划，都得到了领导的大力支持，这点让我非常感动。"隋龙清楚地知道领导支持对于学科发展的重要性，"发展哪个学科，完全取决于院领导对于妇产科学学科前景的判断，领导班子认为这个学科是有潜力的，应该重点支持，再加上这个学科自身的努力，发展的条件就非常好；如果领导觉得相对其他学科，某个学科没有什么前途，要把有限的资源投入其他学科，那么，过不了几年，你这个学科就会停滞不前，甚至倒退。"

十几年间，宫颈疾病诊疗中心的发展有目共睹。十年前的光电室，连隋龙自己在内，总共才四位医生，三名护士，年资都很高，兄弟科室的同事调侃说这里收留的都是"老弱病残"。随着学科和医院的整体发展，中心的病人、手术越来越多，医疗需求远远超过医务人员的保有量，隋龙作为科主任面临的两个最重要的问题，第一是需要人，第二是需要空间。当时，隋龙把困难向丰有吉院长、华克勤副院长反映，华院长大手一挥说："你在全院看，看中哪个医生，我们来做工作，只要他愿意，我们立即给你调过去！"当时光电室在老门诊顶楼，空间十分局促，医生更衣、吃饭、工作、休息全挤在一处，病人等候在那里连身都转不开。医院领导在人力、工作用房方面为中心提供了大量的支持。现在的宫颈疾病诊疗中心，已经发展为有15位医生、11名护士的团队；中心有一年在院内招聘2名医生，最后有8名医生来报名，学历至少是硕士，还有不少博士、博士后。中心目前在两个院区都开了宫颈门诊、阴道镜门诊、激光治疗室、利普刀治疗室、门诊宫腔镜手术室、住院宫腔镜手术室和病房。"在围绕学科发展的主题上，我们要人，要空间，历届领导班子一贯是支持我们的。对基层一线人员来讲，工作上能得到领导的支持，是多么快乐的事。假设你想法很好，热情很高，如果上面否定，马上打回到原点。所以中心有今天，离不开院领导的支持和帮助。"隋龙感慨地说。他不是唱高调，而是真正发自肺腑。"我们科不少医生，若到别的医院都可以做主任，但是她们没有去，这跟我们医院全力支持的环境是分不开的。同行医院就没有这个优先条件。"

第三个因素就是科室自身团队的团结和凝聚力。"让我感到欣慰的是，除了红房子这个大家庭很温暖，我们宫颈疾病诊疗中心这个小小的集体——也是不小的集体，我们科里开会，连医生、护士、研究生、进修生，那也是三四十号人坐在一起开会，也是不小的团队——在学科发展的问题上，从来没有出现异议或画外音，从来都是团结一致向前走。每个人都关心、积极参与学科的发展。"隋龙举了一个例子，科室里年资越高的医生上班越早，下班越晚。医院规定早上8点开门诊，下午5点下班，但很多老医生7点之前就开诊了，干完工作才下班。宫腔镜手术做到晚上八九点结束，是常有的事，但是从没有医生护士抱怨过。"作为科主任，我很庆幸。"隋龙说，"我管理的宗旨是，不管加班也好，愿意轻松点也好，我希望所有的医生护士能够精神饱满上班，开开心心下班。但在科里能够做到的范围内，谁工作做得多做得好，就会给谁更多的回报。"这也正是隋龙作为管理者的英明之处。

技艺精湛　勇于担当

　　如果说高超的临床技能是医生服务患者最基本的要求，那么责任心和担当则是医生的可贵品质。作为学科带头人，隋龙的精湛技艺自不待言，他强烈的责任心和勇于担当的精神，更为疑难疾病诊疗中心的建设插上了翅膀。

　　"我们科室去年宫腔镜的手术量是6000台。6000台什么概念？同样是专科医院，上海还有国际和平、一妇婴，两家的数字加起来才可与我们比肩。而且他们是全院的医生都在做宫腔镜，我们就是一个科室十几个医生在做。再有，我们的门诊也人满为患，两个院区加起来，一天的门诊有六七百，几乎等于大型三甲医院的妇产科一天的门诊量。"隋龙说，要与医院建设疑难疾病诊疗中心的思路同步迈进，就是要多积累病例，敢于挑战疑难杂症，技术上才能有进步。

　　曾经有一位患者，分泌物突然持续增多，没有任何其他症状，好几家医院都认为属于正常现象。患者辗转找到隋龙。通过耐心仔细的观察，隋龙认为其中可能存在病变，且病变隐蔽，无法通过常规手段获得直接证据。但非常规手术的可能后果就是误诊误治，不堪设想。顶着强大的压力，隋龙为患者实施了手术，术后证实所患为一种临床少见的早期恶性肿瘤。挽救了一条生命，隋龙并没有因此而沾沾自喜，仅是轻叹一声，摇摇头，仿佛什么都没有发生过。只有了解他的同事才知道，他是在为病人叹息，根本没想到自己的担子有多重。

　　还有位病人在怀孕中期查出宫颈癌，在外地好几个医院看过，都说要引产，切除子宫。隋龙召集红房子一批有经验的医生给她会诊以后，决定做保守性的宫颈锥切手术。这个手术风险很大，妊娠期宫颈血管充盈，稍微碰一下就会大出血。幸运的是，手术非常成功，切下来的是一个早期的肿瘤，后来胎儿也得以足月分娩。类似的例子在宫颈科还有许多。"做这种治疗，医院当然是要承担风险的。这是成功的案例，万一大出血呢？但假如医院不愿意承担这个风

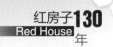
险，病人也没办法，只能选择风险小、伤害大的子宫切除。但我们还是选择了承担，因为我们知道，一旦放弃小孩、切除子宫，绝不仅仅是对身体伤害太大的问题，很可能病人一个家庭就毁了。"隋龙说。

手术的风险是每个医生都必须面对的话题，但手术风险却不是每个医生都能承受得了的。作为科室的主心骨，隋龙从来都是鼓励年轻医生坚定信念，沉着冷静，勇于担当。医者父母心，这种修养，离不开隋龙深厚的专业功底、持久的工作热情和随时感受他人疾苦的怜悯之心。

严于律己　行胜于言

隋龙严于律己、醉心科研的精神让每一位年轻医生为之折服。目前隋教授担任多家核心杂志的编委，《妇科微创杂志》(*Gynecology and Minimally Invasive Therapy*)、《妇科肿瘤学》(*Gynecologic Oncology*) 等期刊的审稿专家，承担国家自然科学基金、卫生部、国家科技支撑计划以及上海市科委、上海市卫生局等科研项目 8 项，发表了多篇高影响因子的论文。这些荣誉的光环让人赞叹，却少有人知道光环背后所付出的辛勤奋斗。

隋龙的一位研究生说："曾经向导师表示熬夜功力不足，导师却云：'不熬夜是做不出成绩的，我这有茶叶与咖啡，你拿点去吧！'"其刻苦科研的精神令人惊叹不已，而隋龙渐渐花白的头发仿佛也在向我们诉说着他日以继夜倾情科研的故事。

近年来，隋龙将重点放在了科室的科研工作上。科研曾经是宫颈疾病诊疗中心的软肋，但过去几年，已逐渐有了积累。现在的 15 个医生中，博士在读和已经拿到博士学位的有 11 个，还不包括留学生和博士后，每年都有许多高质量的科学论文发表并获得国家级、省部级课题，这在过去都是没法想象的。他说："有时，大家看到的都是表面，大家白天干的工作好像都是一样的。但是要多出成就，就要多用功，很多付出都是幕后的，常人看不到。我深深知道我们这 10年当中的发展，都是点点滴滴的积累。我们很多医生都是节假日、晚上在用功。我们的同事深知，作为一个仍有待发展的专科，要比别人付出更多的努力才能有进步。"

科室骨干高医生说："隋老师平时并不多言，也从不严厉指责我们疏于耕种，只是常常念叨'机会总是留给有准备的人'，并不断向我们提供各种学术活动、科学研究的信息。长此以往，科内学习之风日盛，大家都不甘落后：考研、考博得以进一步提升，撰写论文、申请课题，各自努力向前。"年轻的医学团队、高涨的科研热情，宫颈疾病诊疗中心显现出一派生机勃勃的景象，下生殖道疾病的诊治和宫腔镜技术得到前所未有的发展和提高。

树立红房子的学界标杆

隋龙主持科室工作的另一个重点，是组织培训和学术交流。在过去 10 年间，宫颈疾病诊疗中心每年都举行一次国家级的阴道镜、宫腔镜技术培训班，最初办的时候只有四五十人参加，现在的学员每年都是好几百，各地高年资的主任都来参加培训，可以体现中心发展的一个侧面。培训班能够请来各种权威专家，也说明学界对中心学术地位的认可；学员越来越多，年年都来，说明培训班的知识保持高度更新，并已形成品牌度。

隋龙是这样解释他对学术性活动如此重视的原因："红房子在华东，乃至更大范围内，向来都是学界的标杆。我们开展某种手术或技术，浙江、江苏要做同样的手术，都会先问：红房子是怎么做的？红房子怎么做，我们也怎么做。这个标杆是怎么来的？都是我们的专家、主任用业余时间，在全国进行学术交流，介绍我们的经验，传授我们的技术。"酒香也怕巷子深，全国的、区域性的妇产科年会一个又一个，红房子的技术水平再高，倘若在学术界不发出声音，大家怎么知道呢？时间一长，就被淘汰掉了，那是很可怕的。隋龙和他的同事为此付出了相当多的时间和精力。"这些名声不是我们个人的。如果说你今天积累了一些经验，掌握了一些技能，学会了一些本领，从狭义上理解是你某个医生的，但是广义上，你获得的，都是红房子培育你的。要形成一个良性的循环，你要把你学到的这些技术，让更多的妇产科医生去学习掌握。在这个过程中，你也进一步扩大了红房子的影响力。"隋龙认为，学术交流虽没有强制性、组织性，也不是医生的本职工作，更是要花费本人大量的业余时间，但这是每一个红房子培养出来的专家、学科带头人对于医院的责任。每个人都出一点力，对医院的品牌影响力提升会有很大的益处。

作为宫颈疾病诊疗学科的承前启后者，隋龙对于学科的未来充满信心。在他的带领下，科室里传帮带的氛围相当浓厚，老医生对年轻医生十分关爱，无论他们考研、出国留学、参加国际学术交流会、发表论文，都鼎力支持，帮助年轻医生成长。"我们的发展没有后顾之忧，现在我们的三四十岁的医生，再过五到十年，又是了不起的技术力量。跟同行医院比起来，我们的后备力量是非常强大的。"

军人出身的隋龙，行如风，坐如钟，站如松，有着特别的刚毅气质。言谈间，他总是把自己当作宫颈疾病诊疗中心的一个代表，在"我们红房子"130年的历史坐标轴上讲述"我们学科"的故事，在他看来，一切拼搏和荣耀都是集体的事业，绝不是某个人的功绩。"高山仰止，景行行止，虽不能至，然心向往之。"正如隋龙教授的学生所说，有老师作为榜样，他们不仅"心向往之"，更将"行以为之"。

（高蜀君）

张国福：
穿铅衣的"福尔摩斯"

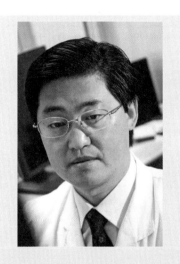

张国福

现任放射（介入）科主任，医技二支部党支部书记。上海市放射学会委员；妇儿专业学组副组长；上海市抗癌协会肿瘤介入专业委员会常委；上海市生物医学工程学会放射专科学会委员；上海市中西医结合学会影像专业委员会委员；中国生物医学工程学会介入医学工程分会妇产科介入治疗学组委员兼秘书；《介入放射学杂志》编委；欧洲放射学会会员；北美放射学会会员等。发表专业论文30余篇；参编《介入放射学》、《急症介入诊疗学》、《腹部CT诊断学》、《实用妇产科学》等多部论著。承担和参与省部级课题多项。

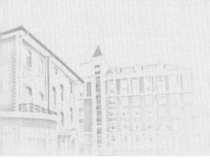

　　他以卓越的领导才能、严谨的工作作风，带出了一个团结协作、积极进取的党员队伍；他以执著的敬业精神、甘愿奉献的高尚品格和精湛的专业水准，培育了一支业务能力强、服务水平高的放射诊疗团队；他以与时俱进的意识、敢为人先的魄力，开创了放射影像学工作

527

的新局面；他不畏高危的工作环境，细致严谨地分析每一个蛛丝马迹，这位穿铅衣的"福尔摩斯"，就是本文主人公——张国福。

身先士卒，勇于创新

作为妇产科专科医院放射科，过去设备陈旧、技术力量薄弱，只开展简单的放射线检查，例如胸片、HSG 等，对于临床的帮助有限。但自从张国福到来后，在院领导的支持下，实现了放射科的设备全部数字化，在华东乃至全国妇产科专科医院率先引进高端 MRI、数字平板 DSA，为妇产科疾病放射诊疗注入新的活力。即将购进的 128 层 CT 也是全国妇产科医院的首台，这对于促进妇产科学的医教研发展具有重要里程碑意义。这犹如为放射科的快速发展注入了一剂"强心针"，不仅使放射人员及临床医师拓宽了眼界，而且充分发挥了现代化影像设备在妇产科疾病诊疗中的积极作用，并使患者从中受益，更奠定了妇产科影像学在临床、教学和科研中的重要地位。

除了设备的更新之外，张国福还开展了多项放射诊疗新技术——血管介入（包括切口 / 宫颈 / 宫角妊娠、胎盘植入、产后出血、肿瘤化疗栓塞、盆腔淤血综合征等疾病的介入治疗）和输卵管栓塞等。尤其在血管介入方面，他以高超的介入技术在承受射线辐射的同时，为部分患有子宫腺肌症 / 肌瘤的患者带来了福音，减轻了她们多年来因痛经或贫血等带来的疾病痛苦，保留了子宫，提高了生活质量；为部分切口妊娠、产后大出血、胎盘植入等患者介入微创止血，更有利于保留子宫和再次生育的能力。在输卵管栓塞方面，也为输卵管积水的患者带去了希望，提高了她们做试管婴儿的成功率，降低了宫外孕的概率，节约了开支，更重要的是更早地享受到了试管成功后做妈妈的喜悦。所谓"艺高人胆大"，张国福以他高超的技艺、精湛的医术为红房子医院放射科拓宽了业务范围，体现了"以患者为中心"的理念，更重要的是奠定了妇产科放射学的学术地位。

培养梯队，注重科研

过去的放射科由于设备差、技术力量薄弱，科研基本为零。近些年，在张国福的带领下，科研有了长足进步。先后获得资助和合作科研课题多项，近 5

年发表核心期刊论文近30篇，参编各类专业著作5部。4篇论文被欧洲放射学大会录用，其中论文在国外大会英文发言是红房子医院放射科历史上的首次，并且2013年首次以通讯作者或共同通讯作者发表SCI论文3篇，实现放射科SCI论文零的突破。他还当选上一届上海市放射学学会青年委员、妇儿专业学组副组长，2013年上海市放射学学会换届改选后当选委员，填补上一届没有妇产科放射专业委员的空白，也是医院放射科的新跨越。张国福同时兼任多个放射介入专业学会委员和杂志编委、特约审稿专家，并且被《欧洲妇产科和生殖生物学杂志》(European Journal of Obstetrics & Gynecology and Reproductive Biology)、《专业放射学》(Academic Radiology)、《妇产科学合集》(Archives of Gynecology and Obstetrics) 等杂志邀请为评论者。2012年起成功举办国家级继续医学教育学习班两届，联合超声科成功申请了上海市住院医师规范化培训医学影像学教学基地。张国福也从2013年开始招收硕士研究生，加快人才培养的同时，又引进博士1名，加强了科研力量。目前，科室有博士2名，硕士16名（包括在读），这些对促进学科发展和人才梯队建设意义重大。

平易近人，人缘极佳

身为放射科的主任，张国福是科室的掌舵人，把握着科室前进的方向，但是他一点主任的架子都没有，待人处世非常和蔼可亲，在同事的眼中是一位可亲可敬的好主任、好老师、好朋友；在病人中更有极好的口碑，在好大夫网站上的好评如潮就是见证。浏览他的主页，映入眼帘的尽是病人的感谢、赞美和感动，这些以一传十、十传百的速度而声名远播。

每周只要是张国福的介入精品门诊时间总会有很多病人，但他常常为了照顾外地患者就诊而额外加号10至20人不等，经常忙到中午，有时连饭也顾不上吃；他对待每一个病人都是非常热情、细心，给予患者的是无微不至的关怀和安慰，并且总是面带微笑，患者感受到的是温馨和信任。

在党支部的工作中，作为支部书记，上级党组织布置的工作总能带领支部成员按时、保质保量地完成，并且很有自己的小创意和新想法。在支部中能和党员保持着良好的交流，无论是哪个成员，不管是工作上的困难还是生活中的窘境，他总能第一个挺身而出、出手相助，帮助他们摆脱困境。鉴于他的工作能力和成绩，先后 5 次被评为妇产科医院和复旦大学优秀共产党员。

兢兢业业，任劳任怨

自从杨浦新院开张以来，张国福一直都是杨浦、黄浦院区两头跑，只要是介入手术都亲自上阵，不论是术前询问病史、术中融洽地沟通，还是术后耐心地讲解，都亲历亲为，完全顾不上自己有多疲惫和多辛苦，也完全不计较射线对身体的伤害。有时一天里两个院区会同时有好几台介入手术，他也都会有序安排，没有丝毫的怨言，看得大家都不禁感慨：这个做法，主任身体是否吃得消？有时深夜急诊介入，张国福随叫随到，因为他深知时间就是生命，患者的生命是至上的！这种敬业精神，多么令人敬佩啊！因此在院内的 OA（办公自动化）网上曾一度掀起"国福兄正能量"的热议和感动，他俨然成为"正能量"的化身，"有这么好的主任带领，作为小兵小卒的我们能不好好工作吗？我们要向他学习，为科室及医院作贡献。"科室的同事纷纷说道。

除了高强度的工作之外，张国福业余时间对于网络平台上病人留言、咨询等也非常认真地逐条回复，甚至有时从深夜至凌晨，基本上保持着全天候待命状态。网站上有患者这样写道"张医生不仅是一名医术精湛、医德高尚的好医生，而且态度亲切、和蔼、有问必答，这样的医生为我治疗，我心里即踏实又快乐"。是啊，有这么好的医生，哪个病人会不安心呢？

作为一名医生，他勤奋务实、兢兢业业；作为一名共产党员，他积极进取、信念坚定；作为一名科主任，他和蔼可亲、平易近人。张国福用他的方式诠释着"好医生"、"好党员"、"好主任"。相信在他带领下，放射科和医技二支部一定能走得更远、飞得更高！

（马瑞瑞、钱岚）

尧良清：
勤治学　巧创新　走边疆

尧良清

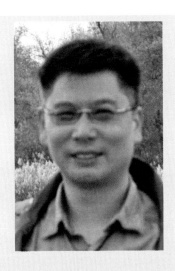

尧良清，江西南昌人，医学博士，主任医师，博士生导师，妇科副主任。入选上海市卫生系统优秀学科带头人计划。多年来从事妇产科临床工作，擅长妇科良恶性肿瘤的诊断、手术及化疗；经阴道妇科手术；腹腔镜微创手术；以及女性盆腔器官脱垂和尿失禁的诊断和手术治疗。先后负责承担各类科研课题12项；在SCI及中文期刊发表论文近40篇；获发明专利3项；担任多本SCI期刊Reviewer和中文期刊的编委或审稿专家；是国家卫计委科研项目评审专家、中国博士后基金项目评审专家、上海市卫生人才引进考评专家。先后获得教育部自然科学二等奖、喀什地区第七批省市优秀援疆干部、上海市重点工程实事立功优秀者等荣誉称号。

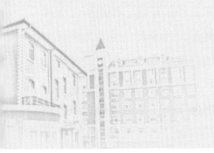

　　从江西医学院，到广东佛山医院，再到上海红房子妇产科医院，步入中年的尧医生始终奋斗在医疗一线，不断传经解道。他带领的团

531

队积极开展妇科纯阴式手术，拓展妇科无疤痕手术的理念和范围；自己动手制作手术器具，有效弥补现有手术器械的不足；积极参加援疆活动，以精湛的医术造福边疆人民。作为一名热爱医学事业的人，他默默地奉献着自己的青春；作为一名医生，他用精益求精、不断进取的精神和超群的医学技术为病人服务。

艰苦求学　立志行医

1992年，尧良清从江西医学院毕业后，便去广东佛山做了医生。工作5年以后，他毅然放弃南方安逸的生活，决定继续深造：读硕士、博士。他勤奋好学，不断取得优异的成绩，特别是在竞争激烈的博士入学考试中以所有单科成绩第一、总分第一通过。在读期间，他经常沉浸在大学各种学术论坛、知识讲座之中，求知如饥似渴，勤于思考。博士毕业后，他所完成的相关论文发表在国际著名生殖医学杂志《生殖与不孕》(Fertility and Sterility) 上，也是博士点所在妇产科早期发表的第一篇 SCI 文章。为了实现更高的"悬壶济世、治病医人"的理想，他又一次放弃了广东优厚的待遇，迁家来到上海，来到复旦大学继续博士后的求学，由于国内条件限制，试验所需缺氧培养仪需进口且价格昂贵，实验一度陷入停顿，而他并不气馁，历时3个月自行研制微型数字缺氧培养盒，用两千元成本发明代替国外20余万元的设备，取得了相同效果，最终试验得以走出困境并顺利完成，该发明也获得了国家专利。

出站后，尧良清加入红房子妇产科医院，医院严谨的学术氛围和全国源源不断涌来的求医寻治者，使得他在求知的道路上得以磨练、成长。尧医生在从事妇科微创技术和妇科肿瘤的临床医疗工作中，刻苦钻研、工作认真负责，无论是做临床手术还是门诊治疗，均一丝不苟，经常结合临床实践如饥似渴地阅读大量国内外医学书籍，逐步走上了探索妇科临床工作的征途。他之所以会选择妇科，不仅是因为他动手能力特别强，更重要的是，他希冀用手术刀来解除更多病人的痛苦。他从妇科临床工作需要出发，选择微创手术作为自己的研究方向，决心向微创无疤痕妇科手术进军，他并不满足于单纯的理论知识，经常外出观摩专家手术，钻研不同手术技巧，将"岭南派"与"海派"的优点巧妙结合在一起，形成一套自己的手术思路和风格。

创新求实 治学严谨

尧良清经常说"科学研究不是简单的重复，而是在于不断的创新"。随着国内外对微创手术和经自然腔道内镜手术（NOTES）的研究日益深入，阴式手术的简约、朴素和安全，成为病人、医生最佳的选择之一，其科学性得到不断完善、实用价值在不断拓宽。在临床工作中，他选择并努力拓展纯阴式手术，因为它具有组织创伤小、术后疼痛轻、术后并发症少、医疗费用低等诸多优点，因其微创无体表疤痕日益受到人们的欢迎；从微观理念上来考虑，纯阴式手术更具有微创的特征。近年来，尧医生在医院新开展了多种阴式手术。他的创新还体现在对医疗器械的改革上，他寻找特殊的不锈钢材料，主动联系制作厂家，找人描绘图纸，设计了经阴道内窥镜手术器械，联合外科医生完成了国际上首例单纯经阴道（非脱垂）阑尾切除术，年轻女性患者在未留体表疤痕情况下恢复良好，《中华普外科》予以报道，该发明获得国家专利。他在完成繁重的医疗、教学和科研任务的同时，抓紧点滴时间，总结经验在国内外杂志上发表了二十余篇高水准的学术论文，先后获得十余个各类科研课题资助，多次参加国际学术会议并发言，2013年入选为上海市卫生系统优秀学科带头人。在临床和科研创新的道路上，他在追求中孜孜不倦。

尧良清十分重视医疗实践和教学工作。除了参与复旦大学八年制临床医学妇产科英文大课授课外；在日常查房工作中，他经常组织一线医生参加教学查房听课，开展讲评，不断总结经验，疾病诊治和手术规范上会严格按照最新的诊疗规范来操作。他治学严谨，对研究生的培养非常认真负责，从课题设计、实验安排到论文写作，都要花大量的时间亲自检查、反复修改。学生一旦有新的课题想法，他就会很严肃地问其研究目的，告诉学生所研究的问题必须对临床医学有帮助，在他看来，学术必须是严谨的，不容许造假，必须是非常有效的东西才有价值去做。他除了临床工作和做科研以外，余暇时间就安排上课。多年来，他坚持每个星期都组织研究生开组会，教授临床知识和交流国内外妇产科方面学术最新进展。他讲课内容广泛，包括经阴道手术、妇科肿瘤等的问题的解答，文献阅读，临床经验分享，形式活泼生动。英文是世界医学交流必需的载体，他每周二带领学生查房以及组会时，坚持用英语交流，意在锻炼和提高学生的英文能力，力求培养符合医院学术地位的高水平医学人才。

兢兢业业　奉献边疆

2012 年 7 月，尧良清赶赴新疆喀什二院开展医学支边活动，由于医疗条件艰苦，医疗器械落后，而每天的手术量增加，导致腰椎间盘突出，但他以顽强的毅力，克服种种艰难困苦，仍然奉献在新疆一线岗位。在新疆喀什一年多的时间里，他先后完成"外阴癌根治术、晚期卵巢癌根治术"等有难度或大型妇科手术百余台；指导抢救，成功挽救十多名危重维族妇女生命；多次参加下乡义诊和巡回医疗，传送先进的医疗技术，解除少数民族病人痛苦。他为援疆科室的学科建设辛勤工作：在上海派出单位的支持下，他先后组织了 3 次国家级妇产科学术活动；指导当地医生申报省部级课题 6 人次；指导完成学术论文 4 篇，其中 2 篇论文以喀什二院为通讯作者单位已在国际医学杂志上发表，这是当地医院在国际杂志发表论文零的突破，在新疆地区引起非常好的反响。一年多来，他用高度的责任心和精湛的技术造福边疆人民，为增进民族团结和友谊作出应有的贡献，受到上海人民和政府的高度关注，上海电视台等媒体多次予以报道，他自己身体力行地践行了援疆时的承诺"工作在边疆，奉献在边疆"！

我相信，帮助别人，能感到快乐，拯救生命，就能感到至乐。这样一群大爱无私对社会有公益心、对病人有责任感的人，有了他们的身体力行，有了他们对医疗工作毫无保留的付出，对病人最真实、最无私的关爱，对妇产科工作的执著和激情，保证了每一个患者的健康。如今，尧良清仍然活跃在医者的长征路上，继续无怨无悔地奉献着他的大爱。

（郁陈玲）

金莉萍：
尽心用情的"可爱医生"

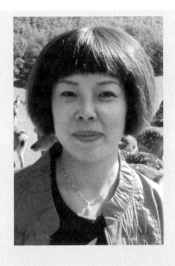

金莉萍

浙江临海人，复旦大学硕士生导师，复旦大学附属妇产科医院研究员、副所长，国家自然科学基金委医学科学部流动项目主任。2004年获复旦大学医学博士学位，2004—2007年在美国路易斯安那大学、美国贝勒医学院进行博士后研究工作。主要研究妇产科生殖免疫学和生殖内分泌学。发表论文40余篇，其中SCI收录20余篇。作为课题负责人主持国家自然科学基金面上项目、科技部863项目子课题、教育部新教师基金、上海市自然科学基金等9项；参与国家重大科学研究计划项目、国家自然科学基金重点项目、国家自然科学基金重大国际（地区）合作交流项目等7项；获得省、部级科技成果奖励5项（第三完成人）；入选2013年上海市卫生系统优秀学科带头人。参与编著《临床免疫学》、《生殖免疫学》。担任《美国临床免疫和实验杂志》（*American Journal of Clinical and Experimental Immunology*）编委、《国际生殖健康计划生育》编委、《美国生殖免疫杂志》（*Am J Reprod Immunol*）审稿人等。

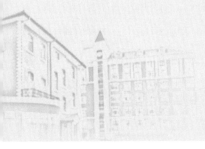

没见到本人之前，她的学生都这样说："我们老师是一个特别率性的人，想法新潮，会生活，跟我们沟通更是无障碍。"于是，还没见面，这位让学生们赞不绝口的老师就已经让人充满了期待。在她百忙之中抽出一天从北京回到上海的间隙，我们"逮"住了她，近距离地接触到了这位学生口中"可爱"的老师、优秀的医生——金莉萍。

重科研，抓临床的业务精英

2011 年，金莉萍来到红房子，在妇产科研究所工作。在这里，她边做科研和带教研究生，边在医院出诊，主要从事反复自然流产和不孕不育的诊治以及生殖内分泌疾病临床治疗和相关基础研究工作。

金莉萍结合自身研究成果开展临床医疗工作，通过中西医结合、内分泌与免疫综合治疗不孕症与反复自然流产患者，使许多家庭有了健康的后代。有一次，一位反复流产达十二次的病人来到红房子的反复自然流产门诊就诊，她运用免疫综合治疗，最终使这位病人成功受孕，并生育一个健康宝宝。目前运用这种综合治疗方法，在她所在的门诊成功率可达到 85% 左右，造福了众多的不育症患者。

"一个女人不孕不育，往往不仅是她个人的事情，还涉及整个家庭，甚至夫妻双方家庭。所以她们背负的压力很大，作为医生，在治疗她们病痛的同时，更要关心她们的心理，及时给予关怀和慰藉，这对于她们来说往往更为重要。"金莉萍如此感慨道。的确，对前方充满未知的患者往往充满了焦虑和不安，及时疏导她们这种负面情绪，让她们积极面对未来也更加有利于医生进行治疗。对于医生来说，哪怕平时一句小小的问候和亲切的关怀，都可能会带来意想不到的效果。她在出门诊时，与其他医生叫病号名字的方法不同，如果病人是三个字的姓名，她会省去姓，直呼其名，令人倍感温馨。"被叫到名字的病人往往都会很意外，当然也很开心。"体贴的她将细腻带到了治疗中，温暖了病人的心。

借调北京，专业尽责的"把关人"

国家自然科学基金委员会成立于 1986 年，根据国家发展科学技术的方针、政策和规划，主要支持基础研究，坚持自由探索，发挥导向作用，发现和培养科学技术人才，促进科学技术进步和经济社会协调发展。其中的医学科学部则负责组织拟定医学科学领域的发展战略、优先资助领域和项目指南；负责受理、评审和管理各类医学科学基金项目；负责国际合作交流项目的组织与管理；负责专家评审系统的组织与建设；承担重要科学问题的咨询以及承办自然科学基金委交办的其他事项。由于在科研上表现优异，经过国家自然科学基金委员会的严格选拔，金莉萍被选中并于 2012 年 2 月起赴北京担任国家自然科学基金委医学科学部二处生殖 / 泌尿科学流动项目主任一职。

与在医院工作不同，来到基金委的金莉萍发现，虽然这项工作类似行政管理工作，但对自己来说却是一个不可多得的学习机会。通过大量阅读相关申请书，积极参加基金委组织的各种评审会议和论坛等，不仅使金莉萍熟悉了基金委评审的操作规程，而且对本专业领域的发展、前沿和趋势有了更为清晰的认识和把握，进一步开阔了眼界和视野，提升了认识层次和知识水平，为以后的科研工作奠定了更好的技术功底、严谨的科研作风和活跃的科研思维。国家自然科学基金委作为国内含金量较高的基金申请单位，历来为广大的科研工作者所重视。通过在基金委的工作，她认识了很多以前久仰大名的专家，通过与他们的交往，也学习到很多做人、做事的宝贵经验。与机会同时存在的还有各种挑战——诱惑便是其中之一，由于负责妇产科、泌尿科以及新生儿科的基金申请管理工作，平时的确也面临很多诱惑。"我们绝对要对得起自己的良心，尽最大努力做到公平和公正。"金莉萍说道。

在国家自然科学基金委的工作一般是两年为一个任期，由于表现出色，金莉萍被要求再续签一个任期。"其实现在有固定留在那边的机会，但是我一直放不下医生这个职业，这也是我自小的理想，所以我还是会选择回来的。"她坚定地说道。

用心用情，这个老师很暖心

金莉萍的学生范登轩回忆，她第一次见金老师是在 2008 年考研结束后顺利进入面试时。金老师当天并不参加学生的正式面试，她是产假期间到医院来做常规体检，但还是非常有心地来面试报考她的学生。当时她扎着大马尾，很年轻，像是邻家的大姐姐。她先让学生作一个自我介绍，很耐心地询问她为什么报考生殖免疫专业，对这个专业有什么认识。她说话语速不快，很随和地问些她关心的问题，也很仔细地倾听。有学生提到自己性格中的"理想主义"情结，她会赞许地点点头，说自己也是这样的人。金莉萍当年硕士主攻生殖内分泌方向，博士考入生殖免疫专业。当时范登轩就感觉到金老师关心学生成长、关心学生的为人、关心学生的理想。从金老师的口述中也体会到她曾经也为了自己的理想做出过艰苦卓绝的努力。

入学后一年，课程学习任务非常繁重，金莉萍没有像很多导师那样要求范登轩一定要早早到研究所做实验，而是清楚地给学生一个方向，要求多读文献，在理论上奠定好基础。之前，小范曾听很多师兄师姐都说过，读研究生就没有正式的寒假、暑假。第一年放寒假时她战战兢兢地发短信问金老师是否可以早点回家，没料到金莉萍回复她道："实验不用急在一时，爸妈年纪也大了，将来陪他们的机会越来越少，现在有机会就多回家陪陪他们。"这让小范觉得倍感温馨。

到实验室后，每两个星期金莉萍会约定和学生单独见面，听听他们在课题方面的研究进展。小范有时喜欢钻牛角尖，把事情想得很复杂。"但每次与金老师谈完话后，顿时会感觉思路梳理得很清晰，开始想得很难的事情也不会有什么心理负担，轻松上阵地开始做实验。"

"每年年终研究所的工作人员要进行工作述职，虽然我们学生没有参加，但听参加述职的师姐回来说，金莉萍在年终述职时会说她的学生们都很优秀，她为她们感到骄傲。作为金老师的学生之一，我能感觉到金老师对我们的厚爱和期望，她能在课题上给予我们最实际的指导和帮助，也引导我们追寻自己的理想。"

在曾经是金莉萍硕士研究生的段婕眼中，金老师是一个工作严谨认真的人，她每天会看科研相关最新的文献，保持与最前沿研究同步，具备良好的科研思维，科研选题准确，并且能为解决临床问题奠定基础。"我在研究生期间，金老师帮我选择研究课题，并且实验过程中定期关心我的实验进度，如有困难随时告诉老师，金老师会尽力帮我解决，研究生期间的课题最后顺利并发表了

SCI 文章。"

金莉萍十分关心学生的生活，甚至自己掏钱给学生发生活补助。"金老师从不会摆老师架子，我有什么事情或者想法都可以跟金老师讲，觉得金老师像我的亲朋好友。"读博时，段婕有一段时间非常不适应，一度严重到想退学。金莉萍得知后，与其他老师一起做了很多工作，还细心地打电话给段婕的妈妈，让她从侧面多做做孩子的思想工作。最终，段婕在大家的帮助下度过了那段对她来说艰难的适应期，顺利走上了攻读博士学位的道路。每每提起这件事，率性的段婕都会感动不已。

（马瑞瑞）

严英榴：

用探头"阻隔"出生缺陷

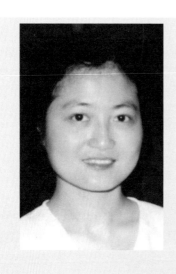

严英榴

1978 年就读上海第一医学院，2008 年进入复旦大学附属妇产科医院工作。长期从事妇产科超声诊断工作，在国内临床超声学科初始阶段，结合实践经验及手术病理，探讨摸索常见妇科疾病的超声诊断方法及鉴别诊断要点，在国内首创超声监视下妇科介入性诊断及治疗途径。1993 年赴新加坡 KK 医院工作，致力于产前诊断的研究，尤其是出生缺陷，并建立超声筛查规范及诊断标准，包括心脏、中枢神经系统、胸腔肺脏等异常的诊断、胎儿生长受限及病理双胎妊娠的评判与监测、宫颈机能不全的超声诊断等。在我国产前诊断的初始阶段，首先将国外的先进技术引入国内，开创我国的产前超声诊断学科。培训国内医生，带教研究生，制定规范，开展疑难杂症会诊、胎儿宫内治疗等等。近 10 年内，在国际国内的相关学术大会或学习班上授课百余次；在国内外发表学术论文及参与编著专业书籍 50 多篇；主编出版《产前超声诊断学》，并在 8 年后完成第二版；承担并完成国家科技部 863 重大科研课题。

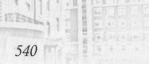

她，文质彬彬，一派标准的知性风范；她，严于律己，让人心生敬畏；她，学富五车，让每一个了解她的人心悦诚服；她，以事业为立身之本，用探头"阻隔"出生缺陷，为广大育龄女性带来优生优育的福音。她就是复旦大学附属妇产科医院超声科的严英榴。

出国门，习得先进技术回报祖国

1993 年，国内超声产前诊断领域仍是空白，当时已在红房子医院工作的严英榴选择去新加坡 KK 妇幼医院的产前诊断中心学习，在那边一边工作，一边学习国外的先进技术和理念，这一待就是十五年。还在 20 世纪 90 年代，严英榴协同国外专家在国内的学术会议上介绍了超声产前诊断的内容和方法，与会者大开眼界，颇为震动，但由于当时国内产前诊断各方面的条件均不成熟，大家并未马上展开这项工作。直到 2004 年，国务院提出优生优育、降低出生缺陷、提高出生人口素质的计划，当时还在国外的严英榴决定为红房子医院培训专业人员。当时，她已经成为新加坡所在医院的核心医生，想要回来并不简单，可谓阻力重重。开始的时候，她先参与了国内的"春晖计划"，这项计划是教育部为了支持留学人员回国服务，由国家教育部拨出专项经费资助在外留学人员短期回国工作。一开始是一年回来 3 个月，在医院进行国际标准的产前超声诊断培训、开展规范化的胎儿异常多科会诊等。慢慢地，工作量越来越大，短短的 3 个月已经远远不够用，而国内的产前诊断进展迅速，需要大量的专业人员，同时又有太多需要处理和解决的问题，这个矛盾必须解决。严英榴深感"国内需要我，我能为祖国的优生优育出力"，于是改变了原本不打算回国的想法。"多年的共同工作和搞科研，我与 KK 医院的上下级同事们已经相处得非常融洽，建立了深厚的感情，我的上司，也即医院学术委员会主任安排我参加了好几个课题，课题还没结束，上司不希望我离开。但我主意已定，在答应完成课题的同时，又为科室培训了 3 位可以接替我工作的专业人员。于是请假从每年的 6 个月到后来的 9 个月，现在，差不多整年都在国内了。"就是这样反反复复的坚持和努力，严英榴最终回到了红房子，为医院、为上海乃至全国的妇产科带回了新的技术和理念。

白手起家，以专业精神树行业标杆

严英榴刚从新加坡回到超声科室工作的时候，当时医院在胎儿畸形筛查这个方面还是空白，有些工作是边摸索边开展，有缺项，有误差，缺乏系统观念，缺乏操作指南。严英榴到来后，几乎是白手起家，将她的产前筛查诊断相关理论普及到日常工作的每一个细节，这一工作的强度和难度可想而知，但是她无怨无悔，全力以赴地进行专业化的指导。胎儿畸形筛查的标准和相关规范的概念，是她在海外任职期间的潜心学习和努力实践的心血，在国内这方面的研究水平和临床应用水平都处于相对低下、标准不一的状态，严英榴下定决心在这方面开创新局面，把复旦大学附属妇产科医院的胎儿畸形筛查超声树立成国内产前筛查的行业标杆。

为了学科建设，当年严英榴不厌其烦、手把手地指导学习超声产前诊断的医生，让每一位医生慢慢熟悉和掌握这一技能。在这个过程中，每个人的悟性、态度不同，掌握速度难免有先有后。严英榴首先是严格要求每一个人，每一个难点疑点均不放过，以严谨的教学让每个人都跟上团队的步伐，然后在私下，她也会鼓励赞赏大家的每一点进步和收获。不但在国内培训辅导专业人员，她还安排同事出国培训、参加国际会议。她一遍又一遍帮助修改发言稿，帮忙多位医生在国际会议上的论文获得奖项。团队每个人都能看得出，她的确是为了工作，为了事业，为了大家能力的提高而殚精竭虑。

作为一位长者和前辈，严英榴能舍弃名利，一心为了事业的开展、为了这个团队专业能力的提升呕心沥血，医院的其他同事也在她的带领下不断更新自己的知识结构和工作技能。在她的努力工作和超声科全体同事的全力配合下，规范化的产前胎儿畸形筛查已经成为医院超声科的优势项目，吸引了大量的孕产妇，占领了相关学科的战略高地。她的工作也得到整个妇产科超声界的广泛认同，每年的学术会议、讲学邀请纷至沓来，应接不暇。而严英榴也从不保守，以创业治学为己任，悉心指导每一位同行的求教，分享工作中的点滴心得和收获，她的人格魅力得到广泛的认可，也为医院在全国取得巨大的声誉。

胎儿大畸形筛查，"快"与"慢"的选择

严英榴在工作和业务上高标准、严要求，在指导医生如何获取标准的胎儿

筛查切面的时候，绝不允许有一丝一毫的马虎和误差，往往为了获得一张满意的图像不厌其烦地反复斟酌。她经常告诫医生们：胎儿畸形筛查是一份相当枯燥、繁琐的工作，我们超声医生要随时保持高度的警惕，才能避免疏忽大意。她虽然对医生要求严格，但是对自己的要求更高，对自己所采集的超声图像的质量一直追求完美，宁愿多花些时间精力，也绝对不放松质控标准。

在国内，由于孕妇众多，很多医院做产前超声诊断的时间都很紧张，大概平均每个人 10 分钟到 15 分钟。而这在红房子、在严英榴的科室，是绝对不会发生的情况，"我们至今仍坚持着每位孕妇平均 30 分钟的检查时间，这是我们的标准，也是我们的原则。"当年在新加坡的时候，她就在学习对方的胎儿畸形筛查标准和相关规范的概念，回国之后，也一直坚持着这种标准，如今医院筛查项目也是在她的严格规范下确定的。"对比一下我们院和别家医院的检查项目就会发现，我们为什么慢，因为我们采用的是国际标准，我们把在标准规定范围内的项目都检查了，并且对不是常规检查的项目，如果胎位合适，能看清楚的，我们的医生都会给孕妇看一看，做一下检查。坚持认真仔细检查每一个脏器，对绝大部分正常胎儿来说，可能看不出我们的成就，但对少数异常胎儿来说，尤其是那些发生率很低很可能漏诊的畸形，就是 100% 畸形，我们作出的产前诊断，对整个妊娠过程及对该家庭将具有深远的意义和影响。在快与慢上，我们一直坚持后者，坚持仔细又精确。多做几个人，是可以多得些收入，但我们在自己能做到的范围内要确保质量，我们要对孕妇和他们的家人负责。"这几近严苛的原则背后，是严英榴极强的专业精神和坚韧的品格。也正是这种精神，使严英榴能够用探头"阻隔"大量的出生缺陷，造福了众多家庭。

严格无私，为事业无悔奉献

严英榴的同事表示，刚认识她的时候，第一感觉这是个严厉的人——工作上一丝不苟、绝不松懈。当时对她相当敬畏，可随着时间的推移和互相了解的加深，大家发现了严英榴的另一面，为人诚恳随和，私下里是个和蔼睿智的朋友，可以对她诉说很多自己的想法，她会给予真心的建议，完全没有距离感。对于后辈，她全力提携，循循善诱，这些年来，严英榴给了他们很多指教和建议，让他们受益匪浅，也让他们对于工作更加有信心。她的研究生们有机会系统地学习超声产前诊断的理论体系，在这个学科上更完善更深入地学以致用，规范自己的日常工作，可以说自己的每一点滴的进步，都和严英榴的辛勤培养有关。科室里面每一位从事胎儿产前诊断的医生都得到过严英榴悉心的指导和帮助，在产前筛查业务上的每一点提高都和严英榴的努力息息相关。

还在 20 世纪 90 年代，严英榴就一心想着国内产前诊断事业的发展，想着要让国内的同行了解并掌握该学科领域的先进技术。当时，电脑还不十分普及，严英榴硬是手稿写作，一稿两稿部分章节甚至三稿，每天除了上班，其余时间均扑在写书上，常常忙到深夜。足足花了三年，完成了 100 多万字的《产前超声诊断学》，于 2003 年由人民卫生出版社出版，成为我国第一本关于产前超声诊断的专著，成为我国产前诊断起步阶段的重要指导参考书。由于该书学术先进、写作严谨、由浅入深、图文并茂，深受广大读者的欢迎，需求多年不减。在出版社一再提出再版的请求下，9 年后，严英榴又花了整整三年的时间完成再版。同行对她说，可以请科室同事或学生帮忙写，但她坚持亲自动笔，查阅参考文献或资料，仔细斟酌每一个字甚至标点符号，整本书前后呼应，一气呵成。自 2012 年起，严英榴参加了中华预防医学会主办、妇幼管理分会承办的产前超声规范化检查基础培训班，向全国的贫困地区提供免费产前诊断知识培训。她还自费出资购买了 100 本自己的专著，委托预防医学会赠送给贫困地区的医生们。

由于多年从事超声工作，超声医生常见的职业病，如颈椎病、肩周炎、腰背痛、腱鞘炎、视力问题等等，严英榴一样不落，全都深受其扰。私下里，同事们常常劝她要适当地注意休息，不能无休止地加病号。可是只要疑难病例一出现，她一定会把工作放在第一位，第一时间把会诊工作完成。同事们说，她总是说，孕妇大老远赶来不容易，早一点帮助她们作出超声诊断，就能为后续的产前诊断和优生优育工作争取更充分的时间。她的专业精神长期以来一直是大家的榜样，她的事业心，是毋庸置疑的，是每位医生都心悦诚服的，但是更难能可贵的是她的为人和人品。

在平时生活中，严英榴谦虚和蔼，朴素大方，不贪图虚荣，不追名逐利，光明磊落，得到大家内心衷心的认可。在和同道的交流中，她也是以诚相待，以道相交，分享每一点心得，在她这里没有不传之秘，一切都是为了胎儿产前诊断这一她为之奉献了终身的事业，因此在产前诊断超声界，她好评如潮，开辟了属于自己的一方天地。

严英榴是个好老师，也是个好的学科带头人，将整个学科的水准和凝聚力推向一个高水平；她更是个好医生，为广大孕产妇带来了福音。在她和整个超声团队的努力下，医院产前诊断的学术水平和相关临床能力日渐提高，在上海乃至全国各地影响力均不断加大，成为产妇信得过的一块金字招牌。

这就是严英榴，一个普普通通的学者、医生，但她对医学事业的精诚不倦、矢志不渝又绝不平凡，她的仁心仁术、医德高尚，对产前诊断工作的孜孜不倦的追求，诠释了全心全意为妇产科超声事业付出心血的敬业精神和崇高理想。

（马瑞瑞）

邬惊雷：
海派院长的红房子情结

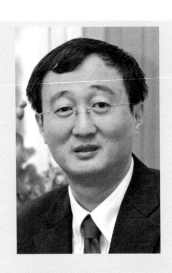

邬惊雷

上海人，医学博士，主任医师。现任中共上海市卫生局委员会副书记、中共上海市卫生局纪律检查委员会书记。1985年毕业于上海医科大学。历任上海医科大学附属儿科医院综合办主任、院长助理。1998年6月，任上海医科大学附属儿科医院党委副书记。1999年12月，任上海医科大学附属儿科医院党委副书记、副院长。2000年6月，任上海医科大学附属儿科医院副院长。2004年3月，任复旦大学医院管理处处长。2008年12月，任复旦大学附属妇产科医院党委书记、副院长。2009年12月，任复旦大学附属妇产科医院党委书记、院长。2010年6月，任复旦大学附属妇产科医院院长。2012年4月，任中共上海市卫生局委员会副书记、中共上海市卫生局纪律检查委员会书记。分管党委办公室、机关党委、纪委监察室（审计室）（纪检工作）、干部人事处、新闻与宣传处、医务工会（团委、妇委会）。

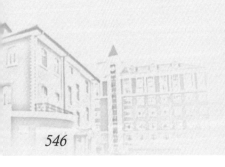

虽然已经离开红房子医院有一段时间了，医院的同事提起他仍习惯地称之为"我们邬院长"。采访当日，提前与党办的老师约好在卫生局办公楼下汇合。这个我印象中做事干脆利落，率性有为的年轻主任还没上楼就迫不及待地如数家珍般给我介绍起了他们的"邬院长"，神情里满满的自豪。我说："平时可没见过你这么夸人啊！"她笑道："因为他是邬院长嘛！"我心里嘀咕："因为是领导的原因吗？"但她一句话立刻打消了我的疑问："你知道吗？邬院长在我们医院'粉丝'众多，他离开医院后还有很多人恋恋不舍……"于是，被吊足了"胃口"的我便在她一路不停的赞美和引领下，与这位举止温文尔雅的年轻官员在其位于上海市世博村路 300 号的办公室进行了一次长谈。

职业生涯的转型——从临床医生到医疗管理者

邬惊雷，20 世纪 80 年代中期毕业于上海医科大学医疗系，作为改革开放催生的新生代知识分子群体中的佼佼者，1990 年获得医学博士学位，1992 年赴香港大学儿科系进修了一年小儿心血管病专业和重症监护临床业务，1998 年晋升为主任医师，曾为复旦大学附属儿科医院医生、副院长。

20 世纪 90 年代初，他领衔组建了上海第一个涉外儿科医疗服务部门，曾成功抢救多名来自澳大利亚、美国等来华旅游或工作的外籍人士的年幼子女，以其出色的救治效果赢得赞誉，为中国儿科医生争了光。用他自己的话说，这样的从医经历，不仅给了他一个应对专业挑战的机遇，更为他由一个单纯的临床医生转型为担当医疗管理的角色，提供了有益的尝试。

由于在医疗管理上极富见解并建树颇多，2003 年，他获得由中欧工商管理学院授予的、被当时国内不少媒体称为是我国"首个真正意义上的医院管理学历教育"的毕业文凭，成为上海最早一批科班出身的"职业医院管理人"。2004—2008 年，邬惊雷出任复旦大学医院管理处处长，在他的工作简历上于是多了一项从事医院宏观管理的经历，这也为他全身心投入医院管理做好了储备。

2008 年岁末，邬惊雷离开了徐汇区枫林路上的复旦大学医院管理处，走进了黄浦区老西门附近的红色小洋楼，挑起了百年名院复旦大学附属妇产科医院的担子，成为医院的新当家，先为党委书记兼主持工作的副院长，后担任院长。

新的工作环境与职业使命，他必须作出职业院长的职业应答。

管理的"艺术"——初到红房子，小步慢调理细节

在大众眼里，当年到院就直接当领导的邬惊雷，属于"空降兵"。但这名毕业于上海医学院，在复旦大学附属儿科医院行医数年，最后从复旦大学医院管理处空降到红房子医院的"伞兵"，拥有良好的沟通能力。他善于倾听，用温馨、细致的海派管理风格，逐步理顺医院的遗留问题，把医院带上了良性发展的轨道。

邬惊雷认为，医院护理人员和一线医生工作重、压力大，他们的奖金分配需要重新调整，但基于医生内部存在的等级观念等问题，他选择了先提高流失率较高的护理人员的工资。

"当时医院处于负债的状态，我们只能通过小步快走，多次小幅度提高一线护理人员补助。"两年内，护士的"平均奖金"分了5次，共增加了1000元，公积金也有所增加，护理人员的跳槽率明显降低。"医院发展讲究连续性，稳定人心很重要。"这是邬惊雷进行内部管理时一项重要的衡量因素。

在医院内部的绩效分配上，他也作出了向有创新的科室、手术难度大的科室倾斜的调整，但以"稳定"为指导原则进行管理的邬惊雷，在具体分配系数的配置上，又充分考虑到产科手术的特殊性，增加了产科安全质量系

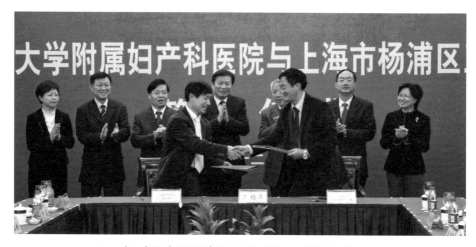

2009年，邬惊雷院长代表医院与杨浦区卫生局签署合作协议。

数，在国家严控孕产妇死亡率的大政策下，对产妇安全控制较好的小组给予奖励。

而对医护人员的考评上，邬惊雷巧妙运用了医院的社会评价，除了常见的院长测评、上下级互评，他还引入了民间测评。

"我们不会因为谁是大科主任或者科室正主任，就给他一等奖。如果医生不能对科室进步、医院形象起到正面推动作用，就没有资格拿一等奖。"在新的考评机制下，当年医院的一等奖，被一名小科的副主任所得到。这名医生虽然只是医院的中层，但她在好大夫网站上收获了大量来自患者的好评，提到她时，邬惊雷的赞扬夸张又真实："她简直就像白求恩一样！"

同样，在医院发展方向设定等战略问题上，邬惊雷没有搞"一言堂"。他沿用了在医院管理处的工作经验——用数据说话，邬惊雷请到了专业的咨询公司，使用上海卫生局的数据，拟定出国内妇产科行业资源报告，让全院一目了然地看到医院的临床能力、科研教学水平等细节。

"不猜测，不盲目，用数据为'十二五'规划打基础。"邬惊雷扎实仔细的管理风格，如今已经渗透讲医院的百年历史，闪烁着细节致胜的光芒。

提炼医院核心价值观——追本溯源，弘扬"红房子精神"

也许是天意，邬惊雷走进红房子后迎来了双喜临门。2009 年 6 月 6 日，红房子建院 125 周年暨杨浦新院落成典礼隆重举行。

站在 125 年历史的新起点，红房子如何发展？"未来发展目标很清晰，但是当时我们医院与上海的经济发展一度有过脱节，硬环境与软环境都有所下滑。"邬惊雷对医院曾经面临的困境直言不讳。远景是美好的，但如何凝聚人心、重塑医院的地位却需要多方推进。思虑再三，邬惊雷决定从医院的百年历史入手，通过重温医院的灵魂人物——老院长王淑贞的故事，寻求新时期医院发展的文化滋养。

在邬惊雷看来，经历时代变革的王淑贞老院长身上不仅有着为医者厚重的人文情怀，更有着极具前瞻性的医学灵光。"当人们沉浸传统的妇产科时，她已经看到了妇科与产科的区别与联系，很早就在医院建立了妇科肿瘤、内分泌等专科。这是医院文化中最优秀的精华，需要加以提炼并创造出新的氛围。"而将红房子悠远的历史与王淑贞的传奇人生融合一起，这就是红房子拥有的无可替代的镇院之宝，也是红房子百年魅力长盛不衰的源头所在。

于是就有了 2010 年 10 月 28 日那场"讲述王淑贞故事，弘扬红房子精神"的主体报告会。

在这次主题报告会上，邬惊雷作了主题为"王淑贞精神与医院发展"的演讲。演讲以大量珍贵史料照片，展现王淑贞老院长崇尚科学、热爱祖国、关爱民生的崇高精神，勉励今天新一代医务人员传承红房子文化神韵，提升医疗服务内涵。党委书记华克勤做《医院文化与医院发展》演讲，阐述红房子传承发展的精神文化、管理文化及卓越文化。同时放映由上海电视台"大师"栏目编导录制的专题片《大爱无疆》，该片形象而翔实地再现了王淑贞院长的光辉生平。之后，团员青年的配乐诗朗诵，抒发青年一代对老前辈的由衷景仰，对红房子未来的殷切期望。

那次的主题报告会还揭晓了"红房子医院愿景、宗旨、院训、核心价值观、服务理念"群众性征集活动的结果。

当时红房子医院正处于一个过渡的特殊时期，这种深挖医院历史文化内涵的方式，对于提升价值观起到的作用十分巨大，其影响也甚为深远。

提升核心竞争力——定位精准，医、教、研三位一体

医院管理有相通之处，但作为大学附属的专科医院管理，应该有它的个性和特点。"临床知识和科研知识的结合，医院为患者服务和为社会、社区服务的结合，医院治病救人宗旨和医院文化建设的总和，应该成为一个院长特别关注的管理重点。"邬惊雷说。

在邬惊雷看来，基于"三性合一"，红房子医院的服务内涵应该包含三个层面：首先是服务好患者，治病救人是第一位的，腰围大众提供优质的医疗服务；其实是顺应国家医改、卫生事业的发展需求，为国家的全民医疗服务政策服务，积极探索如何发挥好公立大医院的主力军作用，以及未公立医院品牌建设提供借鉴。第三要与复旦大学建设一流大学的目标相吻合，为医科学生提供教学需求的服务，成为培养新一代医生的培训与实习基地，同时，也要为高端、高层次的医学科研提供学术服务，培养出更多高层次的医生。

基于这一理念，邬惊雷更加重视医患关系和医疗质量，更加关注培养青年业务骨干，更要用心建立医学教育梯队，更加主动地拓展社区网络服务，开辟自助挂号、预约服务等便民措施。仅 2010 年一年，红房子先后选送 6 名医生及两名护士出国培训，引导临床医生讲临床问题转化为科研课题，为青年医生设立主治医生助理岗位等，营造浓厚的学术科研氛围。2011 年，一线医生申报国家自然科学基金项目达到 50 余人，创了红房子历史之最。在此基础上逐年递增，正因为他打下了坚实的基础，2013 年全院申报成功国家自然科学基金项目21 项，创造了国家自然成功申报的新辉煌。

邬惊雷对医院管理定位精准的另一大体现在于，对黄浦和杨浦两个院区的服务重心作了精心布局：方斜路老园区保持风貌，彰显特色，侧重门、急诊和妇科特色医疗服务项目，杨浦园区，侧重妇科肿瘤手术及疑难杂症的诊治。

作为管理人，邬惊雷还有着直面同行竞争压力与医改等社会挑战的勇气。他说，在上海，红房子与中国福利会国际和平妇幼保健院、上海第一妇婴保健院"三足鼎立"、各有千秋；在全国，更有北京协和一马领先，各地妇婴医院不断新兴，他意识到："如果只有同质的适宜技术而没有创新，是危险的！一定要做深做透红房子医疗强项这篇文章！"

邬惊雷认为，红房子的医疗强项首先在于诊治妇科疑难杂症，其次在于妇科微创手术等医疗新技术的临床运用。但由于妇科的独立性较强，各专业组长期各自为政，与其他科室交流甚少，要改变似乎非常困难。但细心的邬惊雷在观察中寻找到了突破口。他发现，上海市的宫外孕患者几乎都会被送到红房子医院。百思不得其解的他，从下属处得知，自家医院可以 24 小时接诊宫外孕，并且所有的值班医生都有进行腹腔镜手术的能力，不需寻求上级医生的帮助。这对于时间即为生命的急诊宫外孕患者而言，是最有力的保险。

"我们有传统优势，需要的是一把手助推，促进科室更好地融合，提高所有医生的诊疗水平。"邬惊雷在全院强调了病房主人巡查、监督各专业组手术及患者情况的责任，强调了带组医生向病房主任汇报的机制，逐步提高了科室合作，抢救重症患者的能力。他语重心长地对职工说："不要因为改变习惯很困难就放弃，医院要进步，必须打破思维定势。"

不久之后，医院各大科主任、医疗院长、资深专家共同参与了一例子宫肌瘤压迫输卵管，并导致患者肾功能下降的急救案例，并获得成功，"只有加强协作，诊治疑难病症的能力才有相应的提高。"邹惊雷说道。

随着协作的加强，医院推广新技术的速度加快了。在普及腹腔镜下广泛子宫切除和盆腔淋巴结清扫技术时，正是由两名正副主任先学习，而后通过科内学习推广的。已在院内推广的腹腔镜下保留膀胱的广泛子宫手术，正是医院在临床"擂台赛"中推出的众多新技术中的一种。协作也是医院取得成功的关键因素。

医院在传统文化发新芽的推动下，整体医疗水平得到逐步提升，医院的妇科和产科于 2010 年入选国家临床重点专科建设项目，与此同时，上海市的生殖内分泌先关疾病重点实验室也花落红房子医院。如今，医院已成功申报多个重点实验室、985 工程项目，妇科、产科、中西医结合科已成为临床重点学科、上海市出生缺陷一级预防中心……如今的这一切成功，在邹惊雷看来，正得益于当初的坚实铺垫。

着力建设医院品牌——特色服务亮点迭出

邹惊雷认为，医疗特色意蕴这一家医院的特殊品质，最能体现有别于同类医院的特别素质，正是一家医院的核心竞争力所在。诸如医技的高超、先进与有效，医疗流程设置更趋合理，为患者提供更多后续跟进服务，产妇病房提供更多温馨的家庭化布置，这些都是医院管理中不可忽视的管理要素。在他的带领下，红房子医院的特色服务亮点迭出。

"康复之家"是为妇癌患者康复而组织的沙龙活动。通过病友与专家面对面沟通、交流与分享康复体会，鼓励病友战胜疾病。医院还将沙龙中提到的一些带有普遍性的问题整理出来，以信件或邮件的方式分发给各位成员，帮助她们树立信心，走向新生活。

"世博品牌""三点一线牵，情系母婴之康健"活动，获得上海世博服务品牌奖。红房子医护人员将产前、产时、产后三点服务贯穿一线，把妊娠期、分娩期和产褥期视为一个完整而连续的自然化过程，以孕产妇为中心，窗口服务更快捷、更人性化，产前介入为"分娩"热身，产时陪伴为"分娩"护航，产后支持为新家庭排忧解难。

"天使情怀"，指红房子医院为母体自然受孕的四胞胎的诞生"保驾护航"的事例。

"高峰论坛"。2009 年 6 月 5 日，红房子主持召开了国际妇产科高峰论坛，来自国内外 200 多名妇产科专家同聚上海。之后，红房子医院每年组织五到六次国际性学术交流活动，提供中外学术交流的"免费大餐"，共享学术成果。

2012 年 4 月，邬惊雷离开红房子医院，任上海市卫生局党委副书记、纪委书记。这位出色的职业医院管理人，开始在更大更广阔的平台上发挥自己的光热。采访临近结束，邬惊雷问起了医院院史馆的筹建情况，当得知还有一些困难时，拿起茶杯准备欠身离开的他停了一下，略做思考后说道："好的，我回去想想。"边说边把我们送到了电梯口。

（马瑞瑞、王珏）

孙晓溪：
让试管婴儿不再神秘

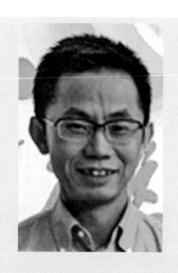

孙晓溪

博士研究生，主任医师，博士研究生导师。1988—2001年在上海医科大学附属妇产科医院妇产科研究所生殖免疫室历任住院医师、主治医师和副研究员。2002—2009年在国际和平妇幼保健院生殖医学中心历任副主任医师、主任医师。在此期间，曾赴瑞典卡罗林斯卡研究所攻读生殖健康博士学位，并历任上海交通大学医学院硕士研究生导师、博士研究生导师。2010年至今，担任复旦大学附属妇产科医院上海集爱遗传与不育诊疗中心副所长、主任医师，并担任复旦大学博士研究生导师。同时担任上海市医学会妇产科生殖学会副主任委员，上海市女性生殖内分泌相关疾病重点实验室副主任，《生殖医学》《生殖与避孕》和《上海交通大学学报》（医学版）编委会委员等职务。

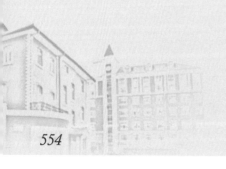

儒雅、谦逊、平易近人，这是他给人最平实的感受；或盏灯伏案，或穿梭于病床、实验室，这是他每天身影出现之处；精密仪器、先

进技术、精英集萃，这是他的团队的三大法宝；创造奇迹，播撒大爱，让天使降临，这是他专注一生的事业。他是全国著名老中医李超荆的得意门生，他年纪轻轻就已获得瑞典卡罗林斯卡研究所的博士研究生学位，他是见证我国试管婴儿从无到有的第一批专家之一，他让试管婴儿在中国不再神秘，他就是上海市红房子医院集爱遗传与不育诊疗中心副所长孙晓溪。

创造机会，吸引更伟大的智慧

1988 年，孙晓溪毕业于原上海医科大学，获医学学士学位，后分配到中山医院妇产科，做住院医生。1991 年以优异的成绩考入全国著名老中医李超荆门下，1994 年获得妇产科硕士学位。同年，他进入红房子医院工作。在短短 6 年的时间内，经过自己的勤勉、努力，迅速从一名普通的住院医生升为副研究员，并获得前往欧洲一流医科大学瑞典卡罗林斯卡研究所进修的机会。

进修期间，在外方导师的影响下，孙晓溪第一次接触到妇产科领域最先进、最前沿的分支——辅助生殖，即俗称的试管婴儿技术。正如每个人首次听到这个新的医学奇迹的感受一样，他也一下子被这个领域的神奇魅力深深吸引，拿他自己的话来说："这是一个用新的方法研究治疗不孕不育症的领域"，"这是一个非常有前景的事情，它可以给许多不孕症夫妇在用传统的治疗方法没有效果的情况下带来生命的曙光"。怀着对这个新兴领域的浓厚兴趣以及期望能为国内的不孕症夫妇带去希望的想法，孙晓溪作出了一个大胆的决定：放弃研究多年的紧急避孕领域，转为攻读辅助生殖方向。在这个重大决定作出之后，凭借出色的工作表现，他赢得了外方导师的肯定，并获得攻读该领域博士研究生的资格。这是一个令他备受鼓舞的消息，但他不知道的是，还有一个来之不易的机会正在等着他……

2002 年，在他攻读博士学位的时候，国际和平妇幼保健院的程利南院长给孙晓溪寄来一封特殊的邮件——一封前往国际和平妇幼保健院新建立的试管婴儿中心工作的邀请信。这封邮件对他的从医生涯意义深远，这意味着他可以在攻读辅助生殖博士研究生期间就能从事相应的医学研究与临床实践。此后，孙晓溪凭借自己前瞻的眼光和果敢的判断，顺利进入妇产科领域最新的医学临床应用领域——辅助生殖领域，开始了致力于为中国的不孕症夫妇带去曙光与希望的医学事业。2005 年，他取得瑞典卡罗林斯卡研究所的博士研究生学位。而在国际妇幼保健院试管婴儿中心工作的 8 年期间，他已经从一名辅助生殖领域的新手，成长为一位出色的专职医生和研究员。

在这并不短暂的成长过程中，红房子医院始终如一地关注着他、栽培着他，而李超荆老师也一直默默地给予他支持、鼓励和指引。2010 年 1 月，在一次医学研讨会上，红房子医院的华克勤书记向国际和平妇幼保健生殖医学中心主任孙晓溪伸出了橄榄枝，希望他能回归红房子，主持集爱遗传与不育诊疗中心的工作。当他听到这个消息的时候，多年的栽培之恩和感激之情一下涌上心头，他激动地对华书记说："虽然我毕业去了国际和平妇幼保健院，但是时时刻刻都心系红房子医院各方面的发展。有这么好的一个机会能让我回归，这是我义不容辞的事。"很快，孙晓溪回到红房子医院，顺利地承接起集爱的各项工作。"很高兴自己回来的时候不再是一张白纸。"是的，短短的 8 年时间，他没有辜负红房子和导师的培养，怀揣着梦想和大爱，用努力和汗水使自己迅速成为了一名有所为、能担当的医学研究和管理的双料人才。

师恩难忘，病患情深，大爱人间

在孙晓溪的求学从医生涯中，最想感谢的人是李超荆老师。在他的眼中，李老师是一位和蔼可亲、涵养深厚的长者，用母爱关心、鼓励、支持着自己的学生；她也是一位学识渊博、医术精湛的医者，用智慧潜心研究，力图解决各种疑难杂症；她更是一位满怀爱心、善良仁慈的白衣天使，用真心极尽所能，悉心关怀、照料病患。她是学生崇拜的偶像，也是患者尊敬的仁医。孙晓溪说，在他最迷茫的时候，是导师为他点亮了夜行的灯；在他最艰难的时候，是导师在他背后给予信任、默默支持。在瑞典进修期间的两次契机——转职业方向、转工作单位，李超荆老师都充分理解、鼎力支持。"所以我今天能够走到这步，要感谢众多前辈对我们的理解、支持和栽培，而我最想感谢的就是我的导师李超荆老师。"朴实无华的语言，却道出了孙晓溪对导师深沉而又真挚的感恩之情。此刻，窗外起风了，落叶纷纷，我突然体会到孙晓溪当初想要回归母校，回到导师身边的那种激动的心情。那是落叶归根的心情，回归与恩情相关。

导师的影响，对他来说不只是医术医德方面，还是一份爱心的接续。孙晓溪选择了更大的爱心，不畏放弃过去十几年紧急避孕领域的研究，不畏从新开始，而从事一个在国内刚刚起步、前景尚未明朗的领域。在这个过程中，他排除万难，得到了导师、母校以及国际和平妇幼保健院的支持。3 年在瑞典的刻苦求学，8 年在国妇幼的勤奋工作，只为充分掌握与国际同步的试管婴儿技术，只为能守护天使，把她带到国内的不孕症夫妇身边。值得庆幸的是，在他和他的团队的不懈努力下，长三角地区乃至全国的许多生殖方面的疑难杂症在集爱得到解决，上万个不孕症家庭的宝宝顺利出生，健康成长。

1998 年集爱成立至今，已有 12000 多个宝宝在集爱健康诞生。2011 年，集爱申请到与世界水平接轨的第三代试管婴儿技术的许可。这是上海市 11 家试管婴儿中心中第一个也是唯一一个被获准从事第三代试管婴儿技术的医院。"这的确是我们的荣誉，但更多的是医患的信任与支持。"孙晓溪说到这里，突然停住了，眼睛一红，低下头，哽咽了。过了好一会儿，他才定了一定神，向我们徐徐道来一对"馒头夫妇"的故事。

"这对'馒头夫妇'是来上海打工的，当时对我很是信任，我对他们也很有信心，但是结果还是没有怀孕。他们是卖馒头的，每天要等卖完馒头才会过来，为了试管婴儿，好不容易攒足了一笔钱，但是还是没有怀上。我很内疚，但是这对夫妇却很理解我，对我说：'孙医生，等我攒足了钱，我们还会再来的。'当时我非常感动。因为做一次试管婴儿大概的花费是 3 万块钱左右，对于一般的家庭来说，还是可以接受的，但是对于打工的人来说却是很辛苦的事。他们可能要辛苦积攒一两年才能过来做一次。这件事对我一生的影响都很大，每当我看到这些病人的时候就想到他们很不容易。所以，我一直在想，我们做医生的，首先就要爱护我们的病人，能够尽自己最大的努力进一步提高自己的医术，能够让他们尽可能成功。"

听到这里，我突然感受到了一份感念病患信任的深沉的大爱，这种大爱已经有别于守护天使、创造新生命这般了，而是与病患之间形成的信任与责任的升华。这种爱，已然成为孙晓溪更大的追求。

精益求精，在疑难杂症的研究中锤炼自己

在孙晓溪的身上，除了能看到暖人的故事，还有精益求精、排除万难的一

份执著。集爱在国内尤其是长三角一带享有的名誉度很高，已经成为各种不孕不育疑难杂症的汇集地。"目前，我治疗的患者大多是在外地反复做失败的，搞不定的。当然了，这对我们的挑战也非常之大。"说到这里，他表现得饶有兴致，和我们讲述了与红房子医院合作的一件事。

"前一段时间，我和华书记做了一件非常有意义的事情，我觉得非常开心。是关于一位得了子宫内膜癌前病变的病人，但是这个人很年轻，华书记就为她用大剂量药物保守治疗，结果，很庆幸，她的内膜转化为正常的内膜，然后就转给我，我给她做了试管婴儿，现在成功了，已经怀孕3个多月了。本来如果在其他医院，这个人的子宫肯定是切掉，她就没有希望了。但是我们的医生够有胆识，给她做一个保守治疗之后，这个人就柳暗花明了。"

短短两年多的时间，孙晓溪和他的团队解决了无数的疑难杂症。每当解决一个问题，他们就向更大的目标前进了一步，这也意味着能为更多相似的病患提供生育的可能性。对他们来说，这是无比欢欣鼓舞的事情，因为前进小小的一步，就会造就人间无数家庭大大的幸福。所以，在他的团队中，你能看到精益求精、追求卓越、坚韧不拔、奋勇向前等一系列执著的信念和力量最淋漓尽致的表现。

卓越的管理艺术，铸就集爱新的辉煌

在采访前，我只知道采访的对象是一位医术精湛、曾在诺贝尔医学奖颁奖地的瑞典卡罗林斯卡医学院攻读博士学位、从事试管婴儿研究与临床工作的医生。见到本人，他颠覆了我之前的种种想象，原来是这般年轻、儒雅。而当我听到他侃侃而谈对集爱的规划安排以及已取得的新成绩的时候，我才领略到什么叫做真正的"年轻有为"。

孙晓溪对集爱的历史、现在与未来可以说是如数家珍，清晰明了。"我觉得目前我是在前人的基础上把集爱进一步发展起来的。"他清了清嗓子，胸有成竹地继续说道："我继任以后，大概做了三方面的事情。第一个就是技术投入。我们的先进仪器设备的投入是非常大的，所以我们的助孕手段也非常丰富，这也保证了我们在助孕质量方面是比较高的。之前，我们这边只能做第一代、第二代试管婴儿，我来了之后申请到了第三代试管婴儿。这是目前为止，上海市唯一一家有资格做这个的。我们还做了一个分子遗传学的诊断实验室，为我们遗传诊断学助孕技术的提升提供了技术支持。这个就是技术平台。另外，我们还丰富了促排卵方案，对于不同的不孕患者，给予个体化治疗方案。因此，尽管我们中心疑难杂病患者较多，但成功率还是令人比较满意的。第二，我们觉得人才的梯队建设很重要。我来了之后引进了一些在医疗方面很有特色的，能独当一面的，在病人圈子里反响很好的人才，补充到梯队建设中去。第三，在科研方面，我们过去与红房子医院的差距比较大，我过来以后一直在致力于推动这方面的工作。过去集爱没有得到上海市甚至是国家级别的资助，因为我们不是事业单位，而是中美合作的企业。所以这方面比较困难，但是今年我们得到了上海市卫生局科研处的 5 项科研项目资助。而在 SCI 上发表文章，我们也实现了从无到有。"

这些骄人的成绩，令人不得不叹服孙晓溪的领导才能和管理艺术。正如他在介绍自己的工作时所说的，"我就和科主任一样，一方面要管理好我们的科室，另一方面要掌握科室的医疗情况、学科的发展方向。此外，我们还要身体力行，到一线去看病、做手术"。做一名专职医生已经无比繁忙了，无数的病人、各种突发的情况，事无巨细，每时每刻都需要去面对。而这位自比"科主任"的领导者，还需要面对的是用自己精湛的医术和强大的智慧引领整个中心，有效配置各种资源，使集爱顺利运转起来并稳步前进。

采访结束后的路上，我一直在想，是什么让这位年轻的领军人物有如此大的力量在这个并不明朗的领域一步步大胆前行，创造无限的可能？也许是爱吧，那是一份来自导师的爱心，病患的信任，团队的信念，以及他自己的执著的大爱。

感谢孙晓溪，让天使降临，人间有爱。

（金婕、雷彩霞）

附录一

大事记

1883 年

毕业于宾夕法尼亚州医学院的伊丽莎白·罗夫施耐德作为第一位女医学传教士来到上海，建立医务室。

1884 年

6月，玛格丽特·威廉逊捐款 5000 美元，租房两间，在上海西门外方斜路创办门诊部。同年，毕业于宾夕法尼亚州医学院护理专业的伊丽莎白·麦基奇尼来到医院。

1885 年

美国基督教女公会捐款建造医院新舍，为纪念玛格丽特·威廉逊，医院被命名为玛格丽特·威廉逊医院，中文名为"上海西门妇孺医院"。罗夫施耐德兼任院长之职，全心全意为医院服务了 31 年。

1915 年

美国人易诺 (Eno) 接任西门妇孺医院院长。

1920 年

为进一步充实医院管理体制，美国基督教女公会创办协和高级护士学校。学校注册在中国护理协会名下，学制三年半，美国人安女士任校长。

1922 年

美国浸礼会传教协会出资 2.5 万美元，在肇周路 413 号建造护士学校宿舍。该宿舍为一幢三层楼房，面积合计 1771 平方米。

1924 年

出资 10 万美元，购买医院附近土地 21 亩，在现方斜路 506 号建
BENNETT 纪念实验室、门诊部、第二批工作人员宿舍。

美国基督教女公会、浸礼会共同组织联合董事会创办上海女子医学
院，也称上海基督教女子医学院 (Shanghai Woman's Christian Medical
College)。原有美国监理会女子部所立的苏州女子医学院迁沪师资为核心
人员，西门妇孺医院提供校舍设施，美国人劳合理任院长。这是当时唯
一的女子医学院，是一所小型的高级医科大学。

1926 年

医院花费 4 万美元建 30 个房间的医学生宿舍哈威尔堂 (Howell
Hall)。

1927 年

在内、外、妇产科、癌科、儿科基础上，新增公共卫生科。

1929 年

床位达 100 张，在医院内建成医生宿舍。

1931 年

建造产科大楼，床位增至 200 张，该楼被称为"来婴（Laing）纪念
产院"。

1933 年

国民政府准许上海女子医学院在教育部登记立案，王淑贞任院长。

1934 年

修建了内、儿科病房，购置了 X 光机、膀胱镜、电疗机等新医疗设
备，开展学生体检工作。

1935 年

9 月，张祖华任协和高级护士学校校长。

1936 年

在浦东三林塘开设内科门诊，为郊区妇孺免费诊治。此时，每年
门诊量在 25000—35000 人次，住院 3500—4100 人次（其中产科 1200—
1600 人次、妇科 3000 人次）。

1937 年

八一三事变以后，医院组成了抗日医疗救护队。经中国医学会和上海红十字会准许，医院在地丰路觉民小学内办起了难民医院，床位 30 张，救治从战区逃出来的孕妇和新生儿。

10 月，医院租得徐家汇路 850 号原骨科医院宿舍为临时医院，最初床位 100 张，后增至 150 张。分配工人至难民所，开始建立慈善机构。因战争原因，只有一半左右的医学生返回上海，医院组织了一个小班为返回学生开课。护校也随之迁至徐家汇路 850 号继续办学。

1938 年

在成都路 334 号增设门诊分所。

1939 年

在原爱多亚路 892 号（大世界附近）设产科分院，床位 25 张。至此，医院拥有 260 张床位、35 名医生、护士、传教士等。医院大部分经费由美国基督女公会捐助。

1941 年

年底，太平洋战争后，美籍医护人员被日军关押，次年初全部离沪返回美国。

1942 年

上海女子医学院停办，一、二、三年级学生转至圣约翰大学，四、五年级在医院实习，前后共有毕业生 72 人。

2 月，医院开始由中国人主持，邝翠娥任院长，王淑贞负责财务。开设家庭接生服务，每月接生新生儿 30—40 人次。

1944 年

上海流行脑膜炎，医院腾出全部内科病房，改为脑膜炎临时医院达 2 个月。1941—1945 年，每年门诊在 14600—17800 人次，住院病人 1400—1800 人。

1946 年

春，方斜路 419 号恢复门诊部。

冬，美籍医护人员先后返沪，受教会委托制定修房及复院计划。

1948 年

5 月，医院大部分设备搬回方斜路 419 号，恢复原来各科。徐家汇路 850 号作为分院，专收妇、产科病人。护校也随之迁回方斜路 419 号总院。医院举行盛大复院庆典。

1948 年底，美国医护人员先后回国，医院院务全由中国人主持，邝翠娥任院长，王淑贞任副院长。

1949 年

12 月，医院成立工会，设组织部、文教部、生产部。

1951 年

4 月 25 日，医院在市卫生局完成教会医院登记手续。此时，医院床位 268 张（总院 180 张，分院 88 张），职工 245 人。

7 月 13 日，华东军政委员会卫生部根据处理接受美国津贴的医疗机构实施办法和医院全体同仁要求，派刘球等 4 人来接管上海西门妇孺医院医院。建立临时党支部。

12 月，医院划归上海医学院领导。

1952 年

协和高级护士学校并入上海医学院护士学校。协和护校自创办以来前后共毕业学生 330 余人。年初，医院正式建立直属党支部。成立团支部。

1 月，以上海西门妇孺医院为主体，合并红十字会第一医院（今华山医院）的妇产科及中山医院的妇产科，组建上海医学院妇产科学院，院址在方斜路 419 号。原西门妇孺医院徐家汇路 850 号分院归并上海医学院儿科学院。

3 月 21 日，启用上海医学院妇产科学院条形印章，正式任命王淑贞为院长。

11 月，更名为上海第一医学院妇产科学院。重建三层妇科病房楼一幢，建筑面积 2500 平方米，增加病床 100 张，使病床总数回升到 286 张，婴儿床 150 张，职工近 400 人。成立妇产科教研组，负责教学工作。建立血库和中心供应室。产科开始试行家庭接生的地段负责制。

1953 年

10 月，取消秘书室，设副院长室，文秘工作设在副院长室内。实行门诊负责制，增设妇科、产科各专科门诊。成立妇女儿童保健所，进一步推行地段负责制。

1954 年

8 月，儿童保健工作划归儿科医院，本院仅设妇女保健所。

9 月，建立院务委员会。医院妇科、产科分科。

12 月，成立医务办公室。推行无痛分娩法，推行巴甫洛夫保护性医疗制。

1955 年

5 月，更名为上海第一医学院附属妇产科医院。改为科室负责制，由科办公室领导业务部门，由医务办公室领导辅助部门。

1956 年

设医院办公室，领导全院业务。聘请唐吉父，设立中医门诊。成立上海第一医学院医疗系妇产科教研组。妇保所划归市卫生局管辖，家庭接生工作停止。建立劳保厂女工保健制度。

9 月，门诊病房工作改为三大组制，每组内有产科、妇科。

10 月，遵照苏联专家罗基奥诺夫建议调整床位，增开隔离室及浴室，减少 12 张床位，平产妇的平均住院天数延长至 5—7 天。

1958 年

6 月，成立门诊部。

12 月，建立中医病房，设床位 20 张。

1960 年

王淑贞主编的《妇产科学》出版，这是中国第一部高等医学院校妇产科教科书。

4 月，成立护理部。

1963 年

王淑贞担任第一届全国计划生育委员会主任。

1964 年

1 月，医院办公室改称医教科。医院党支部改为党总支。

1966 年

11 月，医院先后成立各种造反队组织。

1967 年

"一月风暴"后，四个造反派组织，宣布联合夺权，收缴全院公章，成立联合指挥部，掌管医院。

1968 年

3 月，成立医院革命委员会。

10 月，工宣队、军宣队进驻医院，领导"斗、批、改"，医院体制进一步打乱，全院一度分为 3—4 个连队建制，实行"医护工一条龙"。

1970 年

9 月，医院党总支恢复，建立五人总支委员会，成立若干党支部。

1971 年

为解决医院医护人员严重不足，抽调护士脱产学习后承担医疗工作。招收知青及初中生培训后承担护理、技术工作。

1972 年

3 月 28 日，团总支成立大会。

5 月 8 日，全国计划生育工作会议在医院召开。

1973 年

工宣队展开了夺权斗争，合并妇科、产科两支部。妇科楼加层，四楼为手术室，原三楼手术室改为病房。开设肝炎病房，医院床位增至 301 张，职工 539 人。

4 月 13 日，召开党总支选举大会。

10 月 15 日，举办全国宫颈癌学习班。

12 月，成立临床科领导小组。

1974 年

2 月，成立医技领导小组。

12 月 10 日，斯里兰卡公共卫生考察组一行 6 人来院参观。

1975 年

1 月 18 日，瑞典医学代表团一行 3 人来院参观。全年接待外宾 5 批。

9 月，组织赴云南、江西宜春等地办学习班。在江西分宜创办分宜妇产科大学，学制三年，招收 54 名学员（其中 30 名为全国统一招生）。

1976 年

6 月，撤销临床科领导小组、医技领导小组。工、军宣队先后全部撤离医院。

9 月，建立院务委员会，下设四科一室一组，即政工科、医政科、总务科、财务科、院长办公室、教研组。

11 月，全国科学大会以后，医院 28 人恢复技术职称。

12 月，恢复科主任制。

1977 年

医疗护理工作恢复正常，门诊手术达 1281 人次。

1978 年

王淑贞赴北京参加第五届全国政协会议。

4 月，王淑贞、袁耀萼、陆湘云等参加编写《妇产科学》（第二版），林巧稚、俞霭峰、司徒亮等来沪讨论编写。

4 月，江西分宜妇大停办。

12 月，医院调整机构，设立四科二室二部，即人保科、医教科、财务科、总务科、院长办公室、党总支办公室、护理部、门诊部。

1979 年

2 月，成立妇产科研究所，下设生理室、生化室、放射免疫室、病理室、遗传室、药理室六个研究室。成立妇保组，隶属医教科。

1980 年

医院实行诊室一贯制，各诊室配备主治医生或高年资住院医生把关，提高门诊医疗质量。举办全国内分泌防癌涂片学习班、遗传学习班、阴道镜涂片学习班。全年发表科研论文 110 篇，国外医学译文 17 篇，护理论文 24 篇。接待来自美国、日本等外宾 18 批 95 人。外宾来院作学术报告 5 次。

2月，医院召开第一届职工代表大会。

1981 年

为应对生育高峰，扩建六病房阳台为产科病房，增加产科床位9张，医院床位增至330张，职工631人。

全年，完成科研项目30项，其中鉴定3项，得奖4项。接待外宾18批118人。医院进行护理工作改革，实行护理责任制。成立计划生育科和防保科，计划生育科被评为上海市模范先进集体。

4月，成立医院学术委员会。

1982 年

7月，我院与世界卫生组织协作开展第一期甲孕酮避孕药临床试验。

全年接受进修医师16名，举办了妇产科内分泌学习班、内窥镜学习班、产前诊断遗传学习班、围产医学学习班。上报上医科研成果3项。接待来自英、美、荷兰、瑞典、西德、印度等国的外宾12批，合计67人。门诊手术18750次无事故，获上海市模范集体称号。

1983 年

举办全国性学习班6期。完成卜报课题和进行成果鉴定5项，编写学术论文69篇，翻译外国文摘20篇，编写专业书籍13部。

6月，我院实行公费劳保、自费两种收费标准。

12月，门诊手术室被卫生部授予全国卫生系统先进集体称号。

1984 年

编写学术论文102篇，翻译专业外语20篇，专著4篇。接待外宾15批，81人，举办3期外宾学习班。计划生育科被评为上海市先进集体。

5月，成立妇委会。

7月，全院人员定编完成，实行岗位责任制。

11月，合并院长办公室、医教科为院长办公室。

1985 年

建造方斜路506号宿舍，面积为600平方米。完成上海市课题3项，教育部重点课题2项，卫生部重点课题2项，申请高等院校博士科学基金5项。撰写论文87篇，接待外宾8批30人，举办学术报告会3次，外宾学习班 2 期。

8 月，上海第一医学院改名为上海医科大学，医院随之改名为上海医科大学附属妇产科医院。

8 月，建立中心实验室。

12 月，2600 平方米五层的新产科楼建成使用，卫生部批复增加床位 40 张，至此床位达到 370 张。

1986 年

全年举办全国性进修班 6 期，学员 111 人。申报中科院 8 项、国家计生委与市计生委 5 项、卫生局基金 1 项、"七五"攻关项目中标 2 项，获奖 3 项。接待来自世界卫生组织、美国、加拿大、香港等外宾 14 批 50 人，举行两次外宾学术报告会，出国开会、进修 6 人。

3 月，成立退管会。

10 月，人保科分开，分别设立人事科、保卫科。

12 月，建成四层职工宿舍一幢，面积合计 600 平方米。

1987 年

5 月，举办全国胎儿心电图学习班。

12 月，婴儿沐浴对外开放。

1988 年

举办全国性专题学习班 7 期。承担科研项目 27 项，通过鉴定 1 项，获科技成果奖 2 项，编写书籍 4 部，拍摄教学录像 4 部。接待外宾 19 批 49 人次。获上海市计划生育先进集体、上海市卫生文明单位。

1 月，成立医院党委。创建"职工之家"，健全职代会制度。

2 月，与上海县妇幼所合办莘庄联合病房。

1989 年

3 月，成立院内感染控制委员会。

1990 年

5 月，成立医院"应急突发事件"救护队。

10 月，成立医院药事管理委员会、医护质量管理委员会、病案管理委员会和医院上等级管理委员会。

1991 年

3 月，医院团总支改为团委。

4 月，购进方斜路 534 号原上海球厂房屋合计 2400 平方米，价值 250 万元。医院成立科技开发领导小组。

6 月，成立政策与管理研究室。

9 月，建立成人教育领导小组。

11 月，王淑贞在华东医院逝世，享年 92 岁。

12 月，成立科技开发服务公司。

1992 年

医院获批成为上海市红十字妇产科医院，并成为卫生部、世界卫生组织联合国儿童基金会命名的首批"爱婴医院"之一，母乳喂养在全院推广。

6 月 29 日，在方斜路 588 号启用新建四层门诊大楼，面积合计 2200 平方米。

9 月，撤销肝炎病房（十病房），建立高危婴儿病房，床位数仍为 370 张。

9 月 21 日，设立科教科。

11 月 6 日，开设"温馨阁"家庭化产科病房。

1993 年

为筹集医院迁建浦东项目资金，出售方斜路 534 号房产，成立浦东方案工作小组。申请科研课题 5 项，通过科研成果鉴定 2 项，获奖 2 项。发表论文 54 篇。

5 月，实行院长负责制。

10 月，ICU 病房开张。

1994 年

医院管理体制重大改革，推行综合目标管理责任制为核心的劳动人事分配制度。举办全国性专题学习班 4 期，培训学员 74 名。完成 28 名进修医师培养及 30 名在读博士、硕士研究生的培养任务。中标课题 10 项，获奖课题 3 项，鉴定课题 1 项，发表论文 68 篇，55 人次参加全国性学术会议。电视腹腔镜手术达到经免气腹腹腔镜全子宫切除水平。

3月，开始实行科室承包制，与各科室签订协议，下岗人员由院部统一安排。

9月，通过卫生部爱婴医院复评。

10月15日，医院庆祝建院110周年，同时举行王淑贞塑像落成典礼。

12月14日，通过上海市卫生局三级甲等医院评审。

1995 年

中标课题13项，申请科研基金29万元，鉴定课题4项，其中1项达国际水平，3项达国内领先水平。发表论文84篇，46人次参加全国性学术会议。

8月，诞生华东地区第一例试管婴儿，该女婴体重为3810克。

9月21日，举行上海医科大学附属妇产科医院与金桥出口加工区开发公司建设项目合作和土地预约协议签字仪式。

12月，试管婴儿技术获上海市临床医疗成果奖二等奖。

1996 年

医院与WHO合作开展药物避孕临床研究，与美国康奈尔大学合作成立试管婴儿研究中心，与法国巴黎血液研究中心合作成立血液重建实验室并投入运行。加强国际交流，选派各类人员20人分别赴美国、英国、意大利、日本、新加坡、澳大利亚、奥地利、澳门、香港等国家和地区考察进修；接待外宾7批。购房30套，解决37户职工住房问题。

3月，迁建浦东工作启动。

5月，开设乳房疾病门诊。

1997 年

接收进修医生51名，进修护理人员6名，举办国家级继续教育项目6期，省市级2期，参加人员234名。中标课题22项，获得科研基金54.62万元，鉴定课题3项，获奖课题2项。发表论文75篇，综述13篇，37人次参加全国性学术会议，19人次参加国际会议，17人次赴境外参观学习。医院加强各类制度。

1月，买下毗邻门诊部的浦西中学，并改建为门诊用房，门诊用房面积增加800平方米。

7月，成立上海市女性生殖内分泌诊疗中心。

10月，与美国遗传与实验生物研究所合作建立"中美合作上海集爱遗传与不育诊疗中心"。

12月，上海市中西医结合月经病医疗协作中心通过验收达标。

12月，一名孕27周分娩、体重915克的重度窒息儿抢救成功。

1998 年

获奖科研成果2项，科研基金资助15项；学术交流69人次；发表论文89篇。医院医、教、研联网电脑化管理体系启动，完成门诊工作电脑化。完成热网工程。

3月，上海市内分泌诊疗中心正式挂牌开张。

3月，启用方斜路588号新门诊楼，增加门诊业务。

9月，中美合作上海集爱遗传与不育诊疗中心正式运营。2例无精症患者经睾丸穿刺吸取精子后完成受孕，为国内首创。

1999 年

推行"减员增效"政策，通过后勤工作社会化及工作安排适当调整，将临时工减至64人。举办各类学习班9期，学员295人次。申请科研课题22项，总经费55万元。制定学分登记和学分授予制度，编写《继续医学教育文件汇编》。中美合作上海集爱遗传与不育诊疗中心的助孕技术不断增加（试管婴儿、单精子穿刺、冷冻胚胎到睾丸穿刺取精术），使361位不育妇女受孕，成功率稳定在35%以上，达到国际先进水平。获评上海市文明单位(1997—1998年度)。

6月，设立上海教育基金会倪葆春、王淑贞基金。

2000 年

举办国家继续教育学习班6期，学员195人次。科研中标12项，经费77.9万元。产科实行产前检查到分娩一贯制。开展无痛人流、术后镇痛，并建立麻醉复苏室。将8号楼改建成特需综合楼，行政人员搬至7号楼办公。

4月，上海医科大学与复旦大学合并，医院更名为"复旦大学医学院附属妇产科医院"。之后，又更名为"复旦大学附属妇产科医院"。

12月，与金桥公司签署关于土地使用权转让合同（编号为JQ96X112H—040)的终止协议。

2001 年

复旦大学附属妇产科医院更名印章正式启用。接待来自美国、英国、日本、荷兰、德国、越南等 7 批 81 人次的来访和学术交流活动。举办国家继续教育学习班 7 期，学员 386 人。一例孕 35 周三胞胎产妇心衰病危抢救成功。

4月，开设特需病房。

8月，工会成立第一届妇委会。

2002 年

成立院务公开领导小组、工作小组、监督小组。制定《院务公开实施意见》。改革院级基金招标，设立院级专题招标，征集专题招标项目建议书。成立妇产科系考试专家库，成立妇产科系督导小组、管理小组。

2003 年

成立防治 SARS 工作领导小组，并进入常态长效管理。成立社会发展部。获评上海市文明单位（2001—2002 年度）。

4月，正式批准上海市红房子妇产科医院为医院第二冠名权。本院申请注册"红房子"商标（REDHOUSE)。

9月，启动后勤社会化工作。

2004 年

出台"复旦大学附属妇产科医院科研奖励办法"。实行教学改革，结合临床典型病例进行 PBL 教学模式。国家自然科学基金项目"孕早期干预协同刺激信号诱导母胎免疫耐受的分子机制"通过上海市卫生局鉴定，成果水平达国际先进。

2月，成立产前诊断中心。

5月，改建 4 号楼 8 病房、5 病房及 3 号楼手术室，手术室由 7 间增至 10 间。

10 月，杨浦区规划管理局同意在杨浦区南部 91 街坊小木桥南基地建造医院，新院占地 50 亩，450 张床位。

2005 年

"妇产科学"入选上海市医学重点学科建设项目。"母胎免疫调节机制的研究"、"提高卵巢恶性肿瘤自杀基因的治疗疗效的研究" 2 项科研课题通过鉴定。在国内外杂志发表论文 91 篇；课题中标 18 项，科研经费人民币 519 万元、美元 35 万。获评上海市卫生系统文明单位（2003—2004 年度）。

1 月，医院设立"突出贡献奖"，李大金、李笑天、华克勤、张绍芬获此殊荣。

4 月，成立上海第一家癌前病变诊疗中心。

5 月，成功施行上海市首例"宫内胎儿输血"。

6 月 22 日，妇产与生殖调节专业药物临床试验机构顺利通过上海市药监局资格认定。

9 月 6 日，与华东设计院签署杨浦新院设计合同。

2006 年

3 月 18 日，柤借闲置厂房改建为大林路产科大楼，正式投入使用，该楼总建筑面积达 8700 平方米，有效缓解了几十年来困扰孕产妇的拥挤状况，改善就医环境。

4 月 18 日，"子宫内膜射频热消融术"获上海市卫生局批准。

6 月 4—6 日，举办 2006 上海国际子宫内膜异位症基础与临床高级研讨会。

12 月 12 日，中西医结合科"自然流产"获评上海市中医临床优势专科。"提高卵巢恶性肿瘤自杀基因治疗疗效的研究"通过成果鉴定，获第四届上海医学科技奖三等奖、教育部科技进步二等奖、中华医学奖三等奖。"母胎免疫调节机理的研究"，获第四届上海医学科技奖二等奖、教育部科技进步二等奖、中华医学奖三等奖、上海市科技进步二等奖。"环孢霉素 A 在治备保胎药物中的用途"获国家专利。

2007 年

实现国家自然基金重点项目及国际项目零的突破，总经费达近千万人民币（不包含上海市重点学科建设项目经费）。建立健全多达 300 余例的典型病史库，获 2007 年度复旦大学教学成果奖三等奖。率先在上海开展宫颈癌保留盆腔神经丛手术。

1 月，"东"、"方"、"明"、"珠"四胞胎在我院诞生，获得媒体广泛关注。

2 月，第一期《红房子医院报》出版。

11 月 9 日，《妇产科学》被评为 2007 年度上海市精品课程。

12 月 12 日，医院产科、产前诊断超声、新生儿科、麻醉科专家联合儿科医院的小儿外科、小儿麻醉、新生儿科、五官科专家，首次为一先天性颈部囊肿胎儿施行"分娩时子宫外产时处理（EXIT）"，实现"手术开始于胎儿尚未离开胎盘循环状态时"的技术突破。

12 月 15 日，卫生部批准我院为卫生部内镜诊疗技术培训基地（妇科）。

2008 年

1 月 25 日，"卵巢癌血管生成及其调控的临床前研究"获 2007 年度教育部自然科学奖二等奖。

1 月，经上海市卫生局批准，上海市妇科质量控制中心挂靠我院。

3 月，被授予 2008 年度卫生部百年 PCC 项目"优秀示范单位"称号。

5 月，医院第一批抗震救灾医疗队成员陈晓军在四川都江堰市成功接生第一个汶川地震宝宝。

7 月，与瑞典隆德大学签订合作协议。

11 月，举办 2008 上海生殖医学国际学术交流论坛暨上海集爱十周年庆学术交流会。

2009 年

2 月，举办"2009 上海宫颈癌国际研讨会"。

5 月，上海市计生委依托我院建立上海市出生缺陷一级预防指导中心。

5月，"红房子康复之家"——上海市妇癌患者康复沙龙成立。

6月，召开国际妇产科高峰论坛，200多名来自日本京都大学、意大利米兰Bicocca大学、美国M. D. Anderson癌症中心、瑞典Lund大学、新加坡KK医院、新西兰等国专家参加。

6月6日，举行复旦大学附属妇产科医院建院125周年院庆暨新院落成典礼。时任卫生部部长陈竺、上海市市长韩正分别发来贺信。

10月28日，杨浦院区对外试运行。杨浦新院位于杨浦区沈阳路128号，占地面积50亩，建筑面积6万余平方米，拥有核定450张床位。

2010 年

1月，职代会审议通过《妇产科医院职工住房补贴实施方案》和《妇产科医院科研奖励办法》。

4月7日，检验科获CNAS医学实验室认可证书。

5月20日，8位科技人才获得2010年度市科委面上项目和科技专项资助。

7月，举行纪念王淑贞教授诞辰111周年暨复旦大学附属妇产科医院—北京协和医院妇产科学术交流会。

10月，召开全国中西医结合围绝经期综合征学术会议。

10月，中国计划生育协会在杨浦院区举行《产后妈妈养心宝典》首发式。

11月30日，举行第二届国际生殖免疫学大会，会议文献以《美国生殖免疫》增刊形式发表。

2011 年

5月6日，举行"姐妹情——妇科肿瘤慈善救助项目"定点医院签约仪式，成立"红房子义工队"。

8月，复旦大学985工程三期医学学科建设项目"生殖与发育健康研究"项目建设启动会召开。

9月20日，成立"复旦·杨浦优生促进中心"。

9月，"胚胎植入前遗传学诊断（PGD）"技术项目获批，成为上海市首家开展该项目的单位。

9月30日，诞生上海首例"第三代试管婴儿"。

10月1日，医院网站（http://fckyy.fudan.edu.cn）完成改版上线。

12月3日，成立上海市女性生殖内分泌相关疾病重点实验室。

12月10日，中西医结合科被确定为上海市第三批综合医院达标中医科建设单位。

2012 年

7月，杨浦院区 ICU 正式运行。

9月29日，与儿科医院、上海市计划生育科学研究所签订三方科研全面合作协议。

10月10日，在喀什二院成立"喀什妇科肿瘤中心、微创中心"，并举办国家级继续医学教育项目"妇科疑难疾病的综合诊治进展学习班"。

11月10日，黄浦院区开设周日专家门诊。

12月22日，杨浦院区开设周六专家门诊。

2013 年

1月14日，成功实施选择性减胎射频消融术，该患者于3月28日产下一名健康女婴。

6月1日，成立妇科肿瘤病房暨化疗病房。

6月7日，举办红房子论坛暨第二届复旦大学附属妇产科医院国际妇产科高峰论坛。来自美国、新西兰、日本等国际著名妇产科专家出席。

6月9日，麻醉科被中华医学会麻醉学分会授予"产科麻醉培训基地"。

6月27日，医院官方微博开始运行。

7月7日，世界首例中孕期行腹腔镜保留子宫宫颈广泛切除术患者在我院顺利分娩一女婴，体重1950克。

7月8日，黄浦院区大林路358号新门诊楼正式运行。

8月，医院接受国家卫生计生委三级妇产科医院年度评价。

8月，举行首届中美生殖医学高层论坛暨上海集爱15周年庆学术交流会，来自美国、英国、瑞士、中国等国的 200 余名著名学者参加。

8 月，成为上海市首批专科医师规范化培训医院，承担妇产科专科医师的规范化培训工作。

10 月，杨浦院区日间病房开始运行。

10 月 25 日，"上海市护理学会产科护士实训基地"在医院挂牌。

附录二

历史沿革表

院　　　名	时　　　间
上海西门妇孺医院	1885年6月—1952年11月
上海第一医学院妇产科医院	1952年11月—1955年5月
上海第一医学院附属妇产科医院	1955年5月—1985年8月
上海医科大学附属妇产科医院	1985年8月—2000年4月
复旦大学医学院附属妇产科医院	2000年4月—2001年
复旦大学附属妇产科医院	2001年至今

附录三

历任院长

职　务	姓　名	任职时间	职　务	姓　名	任职时间
院　长	伊丽莎白·罗夫施耐德	1885—1916			
院　长	易　诺	1915—1941.12			
院　长	邝翠娥	1942.2—1951.12	副院长	王淑贞	1948—1951.12
			副院长	黄德芳	1949.7—1951.12
院　长	王淑贞	1952.1—1966	副院长	陈　洁	1953.10—1956.8
			副院长	司徒亮	1952.5—1958.8
			副院长（代理）	李治国	1956.9—1959.7
			副院长	李治国	1959.7—1965.12
			副院长	袁耀莘	1961.1—1973.7
			副院长	刘富华	1963.4—1973.7
"革委会"主任	张培胜	1973.7—1976.8	"革委会"副主任	许守铭	1970.8—1973.7
			"革委会"副主任	刘富华	1973.7—1978.8
			"革委会"副主任	袁耀莘	1973.7—1978.8
			"革委会"副主任	王淑贞	1973.7—1978.8

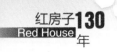

续表

职　务	姓　名	任职时间	职　务	姓　名	任职时间
			"革委会"副主任	严敬明	1973.7—1978.8
院　长	王淑贞*	1978.8—1984.10	副院长	袁耀萼	1978.8—1984.10
			副院长	王光正	1978.8—1984.7
			副院长	郑怀美	1979.8—1984.10
			副院长	葛公俊	1980.3—1982.12
			副院长	汤辅善	1982.12—1991.3
院　长	朱关珍	1984.10—1991.3	副院长	梁红妹	1984.10—1987.12
			副院长	王者宛	1988.5—1990.5
			副院长	杜明昆	1988.10—1991.3
			副院长	周剑萍	1988.10—1991.3
院　长	周剑萍	1991.3—1992.7	副院长	丁以武	1991.3—1993.5
			副院长	仇荣星	1991.3—1993.11
院　长	庄依亮	1992.7—1993.11	副院长	蔡文玮	1992.7—1994.4
			副院长	张荣芳	1993.5—1994.4
			副院长	黄敏丽	1993.5—1998.1
院　长	刘豫阳	1993.11—2001.4	副院长	叶永祥	1994.4—1997.1
			副院长	丰有吉	1994.4—2001.4
			副院长	殷静娅	1998.1—2009.3
院　长	丰有吉	2001.4—2008.12	副院长	华克勤	2000.4—2010.6
院　长	邬惊雷	2009.12—2012.7	副院长	徐丛剑	2002.7—2012.7
院　长	徐丛剑	2012.7—	副院长	邬惊雷	2008.12—2009.12
			副院长	姜　桦	2009.3—
			副院长	李　斌	2010.6—
			副院长	李笑天	2010.6—
			副院长	李大金	2013.3—

＊王淑贞离任后为名誉院长。

附录四

历任党委书记

职 务	姓 名	任职时间	职 务	姓 名	任职时间
直属党支部书记	顾 秋	1952.1—1953.12			
直属党支部书记	陈 洁	1953.12—1960.8			
代理支部书记	李治国	1956.8—1960.8			
直属党支部书记	李治国	1960.8—1963.12	直属党支部副书记	王光正	1960.10—1962.12
党总支书记	李治国	1964.1—1965.12	直属党支部副书记	苏克强	1960.10—1965.3
			直属党支部副书记	黄 锐	1960.11—1962.12
			直属党支部副书记	袁耀莘	1963.1—1963.12
			党总支副书记	刘富华	1963.4—1966.8
代理党总支书记	刘富华	1964.9—1965.3	党总支副书记	杨云峰	1964.10—1970.4
代理党总支书记	刘富华	1966.8—1970.9			
党总支书记	沈锡春	1970.9—1973.5	党总支副书记	赵留忠	1970.4—1973.4

续表

职　务	姓　名	任职时间	职　务	姓　名	任职时间
党总支书记	张培胜	1973.7—1976.8	党总支副书记	严敬明	1973.4—1977.7
			党总支副书记	吴树琴	1973.4—1975.10
代理党总支书记	严敬明	1976.2—1976.7	党总支副书记	陆如娟	1976.2—1976.7
党总支书记	陆如娟	1976.8—1977.5			
党总支书记	袁美英	1977.5—1979.10	党总支副书记	林世英	1978.8—1984.10
代理党总支书记	王光正	1979.10—1979.12			
党总支书记	王光正	1980.1—1984.7			
党总支书记	郑天心	1984.10—1987.12	党总支副书记	叶榴娟	1984.10—1987.12
党委书记	郑天心	1988.1—1988.10	党委副书记	叶榴娟	1988.1—1996.4
党委书记	王者宛	1988.10—1990.5			
党委书记（主持）	叶榴娟	1990.6—1991.3			
党委书记	花俊生	1991.3—1996.4			
党委书记	杨国芬	1996.6—2000.4	党委副书记	张荣芳	1996.4—2000.5
党委书记	杨国芬	2000.4—2008.12	党委副书记	李　斌	2002.12—2010.6
党委书记	邬惊雷	2008.12—2010.6	党委副书记	陈晓军	2010.6—
党委书记	华克勤	2010.6—			

致谢

在成书过程中，我们得到了来自各方的大力支持，在此，一并致以诚挚谢意！

丁 艳　丁景新　刀承湘　马 军　王义棻　王文仙　王作云　王 宏
王采玉　王 莉　王 凌（研究所）　王 凌（宣传科）　王海燕　王菊英
王彩燕　王 雯　王 磊　尤 仁　卞志宏　方冬平　方 芳　龙琦琦
卢 媛　叶小蓉　付海鹰　冯炜炜　达玉婷　成 健　曲玉清　朱铭伟
朱 棋　朱臻颖　乔丰云　庄培福　刘民刚　刘 芳　刘吟秋　刘 智
刘颖涛　江 绮　许兴娣　许 钧　孙平伟　孙翠翔　杨 丹　李 珊
李 君　李明华　李 征　李 敏　李朝民　李惠霞　李 勤　李燕萍
李儒芝　吴小庆　吴 越　邱佩芳　何 媛　邹世恩　邹勤男　应玉娣
张玉霞　张红妹　张 劲　张荣芳　张树清　张俊惠　张晓金　张 浩
张 琦　张 皓　张 斌　张 蕾　陈伶俐　陈尚杰　陈 洁　陈彩云
陈维根　武 欣　范登轩　林 娜　易晓芳　周乃成　周乃章　周丽蓉
周林根　周和萍　周霞平　郑金妹　胡文珍　段 婕　俞而慨　施大鸣
施世传　施幼豪　祝 琳　费莹如　姚吉龙　姚晓英　骆 菲　秦 怡
袁谢华　聂姬婵　夏秀珍　夏和霞　夏靖芬　顾正平　顾正纶　顾旦薇
顾 超　钱 岚　钱金凤　钱俏红　倪玲芳　徐勇明　徐 倩　徐常恩
徐 焕　徐晶晶　徐新华　徐 箆　殷静娅　高怡菲　高蜀君　郭焕如
唐振杨　黄元华　黄雅芳　曹育南　曹 琦　崔大敷　崔根娣　梁 甦
彭杏菊　董 曦　蒋玉珍　蒋阿兴　谢如勇　谢景丽　楼 昀　雷彩霞
虞冠雄　蔡云林　蔡银霞　黎毅仁　颜本元　穆彩娣
（按姓名首字笔画为序）

《红房子130年》编委会
2014年3月

后记

今天，当最后一篇文章收笔之时，心中的激动难以言表。一整年的努力，此刻在这密密麻麻的50多万字书稿中尽现。不禁感慨，红房子是一本厚重的书！

近几年参加了不少老同志的聚会，看着这些曾经的中流砥柱回忆工作的片段，品评朝夕的情谊，细数医院的成就时那份满满的自豪与满足，我在想，医院虽有"大事记"，但因文体、篇幅和历史材料本身的缺失，对于构成130年历史的"人"鲜有相应的文字记载。而这些历史的亲历者正在逐渐步入暮年，有的已经离开了我们。10年、20年、50年之后，这些医院历史上重要的人和事将无人知晓，无从谈起。这点点滴滴、深深浅浅的往事，若仅流于口头或封存记忆，没有形成文字，无法跃然于纸上，我们的后辈在多年以后又该怎样去触摸那些鲜活的、具有生命质感的永久载体？这对于红房子以及红房子人而言将是莫大的遗憾。莫让此情成追忆，于是，《红房子130年》这本以人物为主体的书成为了我们献礼院庆、留给后人的一份礼物。

写一本让人读来饶有兴致的书并不是一件容易的事。如果仅仅是文字的堆砌，便只能成为书橱里的高级装饰品，于是我们将撰写的切入点定位在了"讲故事"——鲜为人知的、耳熟能详的、理想信仰的、敬业爱岗的、仁心仁术的、科学研究的……从医院出资者玛格丽特·威廉逊女士到素有"南王北林"之称的王淑贞，从生殖内分泌创始人郑怀美到妇科肿瘤一代宗师张惜阴，随着一个个故事的拨云见日，这些人物也纷纷鲜活起来，85位杰出的专家教授让我们看到了不同历史时期红房子的医、教、研工作，在沉浸于每一个故事的晨昏昼夜里，我们时时感受到他们创业的艰辛苦难，感受到他们坚韧不屈又严谨乐观的精神，那许许多多默默无闻、不问名利得失，为了妇产科事业、为了白衣天使的职责倾其一生的红房子人，永远值得我们肃然起敬。而在追寻他们奋斗足迹、辉煌人生的过程中，我们亦深刻感受到红房子人内在深层次的精神内涵，以及这130年辉煌历程的内在动力。

成书的过程是非常辛苦的。为掌握第一手资料，保证故事的可读性和真实性，我们组织了6场不同层面的座谈会。举办座谈会的时候正值梅雨季节，怀揣着"故事"的老人们克服各种困难，在闷热难捱的天气里，从四面八方赶到方斜路，准时准点出现在会议室，看着他们不住地擦汗，拿着手绢扇风，我心里充满了感动。有些老同志说自己接到通知后连夜回忆，写下了长达几页的笔记；有些老同志带来了珍藏多年的工作物品，送给院史馆作为馆藏。

为了更好地还原每一个人物，我们列出名单，请与这85位专家教授相熟识的人提供线索并在可能的情况下撰写初稿。这些撰写者中有当事人的同事、学生、朋友，甚至是亲属。尽管大家都非常繁忙，但对撰稿的热情空前高涨。记得在收集已故副院长郑怀美的素材时，无意中偶遇她的邻居，得知医院撰文纪念郑怀美，她主动请缨联系了郑怀美教授的儿子以及10多位老邻居来"讲故事"。那天，回忆这位52户居民共同的保健医生"郑妈妈"时，不少人都眼角泛红。而郑院长的两位儿子更是捐出了妈妈生前一直使用的"储药柜"给院史馆。就这样，这些鲜为人知的故事成为了我们文章中最实实在在的"料"。记得我们还来不及采访周剑萍教授就接到了她突然去世的噩耗，之后在采访她的学生张炜教授时，那几度哽咽的深情回忆，那一张张被泪水打湿的纸巾至今还深深地留在我们的脑海里。记得我在四川开会时偶遇卞度宏教授，他听闻医院正在写这样一本书，主动申领了撰写司徒亮教授文章的任务，当稿件从遥远的四川"飞进"红房子医院的时候，看着那一排排整齐而工整的文字，我可以想象这位九旬老人在灯下不知熬了几个夜晚。

为了更好地拿捏人物性格，更好地反映这些专家们的真实工作状态和生活状况，参与写作的团队成员历时6个月，几乎走访了所有健在的老专家、老教授。从酷暑到严寒，采访、撰写、补充采访、修改，据不完全统计，前后共采访120余人次，数易其稿，经受访人修改确认，院领导共同审定，最终定稿。我至今仍清晰地记得在上海图书馆找到建院50周年纪念画册，得到三位医院创始人照片和介绍时的欣喜；常常感动于老专家的谦逊和低调，采访92岁的原护理部主任赵君琇时，老人精神矍铄，口齿清楚，一个上午侃侃而谈他人的好，说到自己时却总说"没什么可讲的"、"那是应该做的"、"这是工作的本分"等等；常常钦佩于老专家的严谨和认真，在采访82岁的俞瑾教授时得知受访当天为了赶给学生上课的PPT，她凌晨3点才躺下睡觉，而8点就准时起来等我们。她告诉我们，自己做PPT而不叫学生代劳，是因为这样可以让学生腾出更多的时间来做更重要的事情……这种种的感念，在我看来就是医院的财富，红色的屋檐下造就了一代代的大医、名医、良医，而这85位人物鲜活的故事，讲述的就是我们常常说到的红房子精神。

与大师同行，与群彦共济。130年，栉风沐雨，筚路蓝缕，胼手胝足。回顾这悠长的百年，芸芸万生之众，"红房子"的名字翘然秀出群伦，离不开一代又一代理解、支持、献身妇产科事业的人。书稿收集的过程中，在这些专家和教授的身上，我看到了一家名扬四海的专科医院所必须具备的追求卓越的精神；看到了一家妇产科专科医院必须具备的仁术之本、仁爱之情；看到了一家经久不衰的三甲医院必须具备的立足国内、放眼国际的视野；看到了一家有着百年积淀的名院必须具备的海纳百川、兼容并蓄的胸襟。在她的传统与现代之间，在她的成功与磨砺之中，我们总会有新的感悟和憧憬。

在聆听中，在交流中，在撰写中，在阅读中，屡屡被感动。感谢所有为红房子的过去、现在呕心沥血的人们，感谢所有爱着红房子，关注她的发展和未来的人们。你们是历史的创造者，更是未来的奠基者。红房子的绚丽中有你们无悔的耕耘和执著。感谢所有提供史料、接受采访的受访者，感谢你们的尊史求真、熔前铸后，你们是院史溯源还本的功臣，是生动、翔实、精彩的红房子故事的主角，是后人温故鉴今的推动者。感谢所有参与人物初稿撰写的作者们，感谢你们在忙碌的工作生活之余不遗余力的支持，红房子精神的传承中有你们栩栩的身影。感谢档案室、人事科、宣传科和党办同志们的埋头整理、撰写，感谢你们抢救了医院宝贵的历史，并满怀深情地将一个个鲜活的人物流淌在笔端。感谢上海人民出版社诸位编辑几个月风雨无阻、任劳任怨地参与本书的采编，你们将与《红房子130年》一书一起留在医院熠熠生辉的历史中。

130载峥嵘坎坷，记录着我们的荣辱与辉煌；130年艰苦创业，砥砺着我们的追求与信念；130个春华秋实，我们聆听一种声音；130度花开花谢，我们感悟一种精神；130年时光荏苒，我们走过风风雨雨；130年岁月悠悠，我们再次整装待发……

谨以此书献给红房子130年，由于历史资料乏匮，水平有限，疏漏不少。去芜存真，披沙见金，敬请大家多提宝贵意见，谨致谢忱。

华克勤

2014 年 3 月

图书在版编目(CIP)数据

红房子130年/《红房子130年》编委会编.—上海：
上海人民出版社,2014
ISBN 978 - 7 - 208 - 12117 - 1

Ⅰ.①红…　Ⅱ.①红…　Ⅲ.①医院-历史-上海市
Ⅳ.①R199.2

中国版本图书馆 CIP 数据核字(2014)第 038638 号

责任编辑　楼岚岚　马瑞瑞　黄玉婷
封面设计　范昊如

红房子 130 年

《红房子 130 年》编委会 编

世 纪 出 版 集 团
上海人民出版社出版

(200001　上海福建中路 193 号　www.ewen.cc)

世纪出版集团发行中心发行
上海中华印刷有限公司印刷
开本 720×1000　1/16　印张 40　字数 600,000
2014 年 5 月第 1 版　2014 年 5 月第 1 次印刷
ISBN 978 - 7 - 208 - 12117 - 1/K · 2162
定价 188.00 元